高等医学院校康复治疗学专业教材

Community
Based Rehabilitation

社区康复学

（第二版）

●付克礼　主编

华夏出版社
HUAXIA PUBLISHING HOUSE

高等医学院校康复治疗学专业教材（第二版）
组织委员会与编写委员会名单

组织委员会

顾　　　问　吕兆丰

主任委员　李建军

常务副主任　董　浩　线福华

副主任委员　王晓民　高文柱　张　通　梁万年　励建安

委　　　员　李义庭　付　丽　张凤仁　杨祖福　陆学一
　　　　　　马小蕊　刘　祯　李洪霞

编写委员会

学术顾问　卓大宏　周士枋　南登昆　吴宗耀

主　　审　纪树荣　王宁华

主　　编　李建军

副主编　董　浩　张　通　张凤仁

编　　委（以姓氏笔画为序）

　　　　　江钟立　刘克敏　刘　璇　纪树荣　华桂茹
　　　　　朱　平　乔志恒　李建军　李胜利　陈立嘉
　　　　　陈小梅　陈之罡　张　琦　金　宁　赵辉三
　　　　　恽晓平　贺丹军　桑德春　敖丽娟　付克礼

办公室主任　杨祖福　　副主任　李洪霞

《社区康复学》（第二版）
编委会名单

主　编　付克礼　中国康复研究中心社区康复研究员

副主编　刘惠林　中国康复研究中心博爱医院主管治疗师

　　　　　戴　东　中国康复研究中心博爱医院主管技师

编　委（以姓氏笔画为序）

　　　　　马　科　中国康复研究中心博爱医院治疗师

　　　　　王亚囡　中国康复研究中心博爱医院治疗师

　　　　　王丽华　中国康复研究中心博爱医院主管技师

　　　　　王艳玲　中国康复研究中心博爱医院治疗师

　　　　　贝维斯　香港复康会WHO复康协作中心培训部主任

　　　　　邓敏杰　广西壮族自治区残联副理事长

　　　　　付克礼　中国康复研究中心社区康复研究员

　　　　　冬　雪　中国残联社会服务指导中心实习研究员

　　　　　朱晓敏　中国康复研究中心博爱医院治疗师

　　　　　吕振存　中国康复研究中心博爱医院治疗师

　　　　　刘　林　中国农业大学人文与发展学院发展管理系教授

　　　　　刘　萍　中国康复研究中心博爱医院主管技师

　　　　　刘　璇　中国康复研究中心博爱医院副主任技师

　　　　　刘元旻　中国康复研究中心博爱医院治疗师

　　　　　刘惠林　中国康复研究中心博爱医院主管治疗师

　　　　　闫志宇　中国康复研究中心博爱医院治疗师

　　　　　许　涛　华中科技大学同济医学院附属同济医院康复科副主任、副教授

　　　　　许家诚　北京联合大学特殊教育学院院长、教授

　　　　　李　敬　中国社会科学院社会学研究所助理研究员

　　　　　李凤珍　华夏出版社医学专业副编审

　　　　　李晏龙　中国康复研究中心博爱医院治疗师

　　　　　杨　超　中国康复研究中心博爱医院治疗师

何学金　中国康复研究中心博爱医院治疗师

张金明　中国残联社会服务指导中心副研究员

陈夏尧　中国残联社会服务指导中心服务处主任

陈海明　北京崇文区天坛社区卫生服务中心主治医师

周玉梅　煤炭总医院康复医学科主管技师

郑飞雪　中国残联社会服务指导中心助理研究员

赵正全　华中科技大学同济医学院附属同济医院康复科副主任

黄富表　中国康复研究中心博爱医院技师

银　芳　中国残联社会服务指导中心综合处副主任

熊国星　首都医科大学公共卫生与家庭医学学院讲师

戴　东　中国康复研究中心博爱医院主管技师

戴　红　首都医科大学公共卫生与家庭医学学院康复医学教研室
　　　　教授

高等医学院校康复治疗学专业教材
再版序言

高等医学院校康复治疗学专业教材第一版是由首都医科大学康复医学院和南京医科大学第一临床学院联合组织编写的，一大批具有丰富临床和教学经验、有高度责任感、有开创精神的老教授和康复医学工作者参与了教材的创建工作。本套教材填补了我国这一领域的空白，满足了教与学的需求，为推动康复治疗学专业快速发展做出了巨大贡献。

经过自2002年以来的各届学生使用后，根据教学反馈信息、康复医学的发展趋势和教育教学改革的要求，首都医科大学康复医学院又组织在临床、教学、科研、医疗第一线的中青年教授、学者，尤其以康复治疗学专业一线的专家为主，继承和发扬老一辈的优良传统，借鉴国内外康复医学教育教学的经验和成果，对本套教材进行修订和改编，力争使修订后的第二版教材瞄准未来康复医学发展方向，参照国际PT和OT教育标准，以培养高素质康复治疗专业人才为目标，以满足教与学的需求为基本点，在阐述康复治疗学理论知识和专业技能的同时，紧密结合临床实践，加强了教材建设改革和创新的力度，形成了具有中国特色的康复治疗学专业教材体系。

二版教材的修订和编写特点如下：

● 在对教师和学生广泛与深入调研的基础上，总结和汲取了第一版教材的编写经验和成果，尤其对一些不足之处进行了大量的修改和完善，充分体现了教材的科学性、权威性与创新性，并考虑其在全国范围的代表性与在本土的适用性。

● 第二版教材坚持了"三基（基本理论、基本知识、基本技能）、五性（思想性、科学性、启发性、先进性、适用性）"和"三特定（特定对象、特定要求、特定限制）"的原则，以"三基"为重心、以临床应用为重点、以创新能力为培养目标，在继承和发扬第一版教材优点的基础上，保留经典且注重知识的更新，删除了陈旧内容，增补了新理论、新知识和新技术。

● 第二版教材的内容抓住了关键，突出了重点，展示了学科发展和教育教学改革的最新成果，体现了培养高素质康复治疗学专业人才的目的。因其层次分明，逻辑性强，结构严谨，图文并茂，并且做到了五个准确——论点准确、概念准确、名词术语和单位符号准确、语言文字准确、数据准确，且材料来源可靠，所以属于现阶段的精品教材。

● 第二版教材共计19种，根据康复治疗学专业的要求，新增《职业关联活动学》1种。

1.《康复医学导论》由李建军教授主编,主要介绍康复与康复医学的基本概念、基础理论知识、康复医学的基本方法、康复医疗服务体系、康复专业人员教育和培养,以及残疾人康复事业等相关问题,是学习康复医学的入门教材。

2.《人体发育学》由江钟立教授主编,是国内第一部以新的视角论述人体发育与康复治疗理论的专著。

3.《运动学》由刘克敏主任医师和敖丽娟教授主编,是康复治疗理论的基础教材,内容包括:生物力学、正常人体运动学、运动障碍学、运动生理学、运动生化学、运动心理学。

4.《物理疗法与作业疗法概论》由桑德春主任医师主编,主要介绍物理疗法和作业疗法的发生、发展过程,与之有关的基本概念、基本理论、基本特点,以及学习、运用的基本方法。

5.《康复疗法评定学》由恽晓平教授主编,全书系统介绍康复评定学概念及理论、相关基础知识、评定原理、评定所需仪器设备和方法,以及临床结果分析,理论与临床操作相结合,兼顾学科新进展,是国内外首部,也是唯一一部全面、详尽论述康复评定理论与实践的专业著作。

6.《运动疗法技术学》由纪树荣教授主编,是国内第一部运动疗法技术学专著,详细介绍运动疗法技术的基本理论、常用的各种治疗技术及其在实际工作中的应用方法。

7.《临床运动疗法学》由张琦副教授主编,根据国际上运动疗法发展的新理念,结合国内运动疗法及其临床应用编写而成,是国内目前内容最全面的临床运动疗法学教材。

8.《文体疗法学》由金宁主任技师主编,主要介绍利用体育、娱乐项目对患者进行治疗的方法,是 PT 和 OT 的补充和延伸,也是国内第一部文体康复治疗的专著。

9.《理疗学》由乔志恒教授和华桂茹教授主编,内容包括物理疗法概论、各种电疗法、光疗法(含激光)、超声疗法、磁场疗法、温热疗法、水疗法和生物反馈疗法等。

10.《基础作业学》由陈立嘉主任医师主编,主要介绍现代作业疗法的基本理论、基本技术和基本方法,也是第一部此领域的专著。

11.《临床作业疗法学》由陈小梅主编,国内和日本多位具有丰富作业疗法教学和临床治疗经验的专家共同撰写,涵盖了作业疗法的基本理论、评定和治疗方法等内容,并系统地介绍了脑卒中、脊髓损伤、周围神经损伤、骨科及精神障碍等不同疾患的康复特点和作业治疗方法,内容全面,具有很强的实用性。

12.《日常生活技能与环境改造》由刘璇副主任技师主编,是我国国内有关残疾人日常生活活动作训练,以及患者住房和周围环境的无障碍改造的第一部专著。

13.《康复心理学》由贺丹军主任医师主编,从残疾人的角度入手,论述其心理特征及康复治疗手段对康复对象心理的影响,将心理治疗的理论和技术运用于心理康复,是国内第一部康复心理学方面的专著。

14.《假肢与矫形器学》由赵辉三主任医师主编,内容包括:与假肢装配有关的截肢,截肢者康复的新观念、新方法,常用假肢、矫形器及其他残疾人辅具的品种特点、临床应用和装配适合性检验方法。

15.《中国传统康复治疗学》由陈之罡主任医师主编,内容主要包括中国传统医学的基本理论、基本知识,以及在临床中常用且比较成熟的中国传统康复治疗方法。

16.《言语治疗学》由李胜利教授主编,借鉴国际言语康复的现代理论和技术,结合国内言语康复的实践经验编写而成,是国内第一部内容最全面的言语治疗学教材。

17.《物理疗法与作业疗法研究》由刘克敏主任医师主编,是国内第一部指导PT、OT专业人员进行临床研究的教材,侧重于基本概念和实例分析,实用性强。

18.《社区康复学》由付克礼研究员主编,是PT、OT合用的教材,分上、中、下三篇。上篇主要介绍社区康复的最新理论、在社区开展的实践活动和社区康复管理知识;中篇主要介绍社区实用的物理疗法技术和常见病残的物理治疗方法;下篇主要介绍社区实用的作业疗法技术和常见病残的作业治疗方法。

19.《职业关联活动学》由吴葵主编,主要介绍恢复和提高残疾人职业能力的理论和实践方法。

在本套教材的修订编写过程中,各位编写者都本着精益求精、求实创新的原则,力争达到精品教材的水准。但是,由于编写时间有限,加之出自多人之手,难免出现不当之处,欢迎广大读者提出宝贵的意见和建议,以便三版时修订。

本套教材的编写得到日本国际协力事业团(JICA)的大力支持,谨致谢忱。

高等医学院校
康复治疗学专业教材编委会
2011 年 6 月

《社区康复学》
再版前言

社区康复（community-based rehabilitation, CBR）是世界卫生组织（WHO）在 1978 年召开的国际初级卫生保健大会及该会议订立的《阿拉木图宣言》（Declaration of Alma-Ata）签署生效之后，将其视为推进发展中国家残疾人享受康复服务的一项策略，开始推广的一项工作。社区康复经济有效、简便易行，30 余年来全球发展迅速，得到各国政府及国际组织的认同，也受到广大残疾人及其家庭的欢迎。当今，社区康复所涵盖的内容已经大大拓展，发展成为一个多部门战略，旨在满足残疾人的广泛需求，确保残疾人参与和融入社会生活，并提高他们的生活质量。

20 世纪 80 年代，康复的理念引入我国，与此同时，社区康复得到重视并加以倡导。我国开展社区康复工作 20 多年来，社区康复实践不断顺应医疗卫生、社会保障的改革和残疾人事业的发展，已取得了较大的成绩，在此基础上，现已形成社区建设、社会保障、社区卫生、残疾人社区康复服务等相关领域互相融合、协调发展的格局与方法。2005 年，卫生部、民政部、中国残联等联合开展"全国残疾人社区康复示范区"培育活动，以点带面，推动了城市地区社区康复工作的发展。2009 年，又开展以农村为重点的"全国残疾人社区康复示范县"培育活动，"十一五"期间，共培育了 347 个示范县（市、区）。示范培育活动时间不长，但效果显著，对于进一步加强残疾人社区康复工作，实现到 2015 年残疾人"人人享有康复服务"，具有重要的推动作用。加强康复治疗学专业本科教育和社区康复培训工作是完善残疾人康复服务体系建设的根本途径，培养致力于以社区为基础的康复人才，是形成基层残疾人康复工作长效机制，促进残疾人社区康复工作持续、健康发展的关键。

新版《社区康复学》是理学疗法（PT）专业、作业疗法（OT）专业合用的教材，分三个篇章。第一篇为理学疗法（PT）专业和作业疗法（OT）专业合用的社区康复概论，主要介绍当前世界卫生组织等在全球正式发布《社区康复指南-2010》的内容、国内社区康复最新理念和在社区开展的实践活动的建议，以及简要的社区康复管理知识；第二篇是社区理学疗法（PT），重点介绍社区实用的理学疗法技术和常见病、残的理学治疗方法；第三篇是社区作业疗法（OT），重点介绍社区实用的作业疗法技术和常见病、残的作业治疗方法。

新版《社区康复学》主要用于临床康复治疗学本科教育、康复医学专业方向教育和临床医学专业康复医学教育，也可用于康复工作者和医疗卫生工作人员学习社区康复知识。目前，社区康复专业教材仍处于高教教材建设的初期阶段，需要不断积极探索和发展。因此，本次修订的社区康复教材只有在不断改进中才能逐步成熟和完善，欢迎读者多提宝贵意见。

编者
2012 年 3 月

目　录

第一篇　社区康复概论

第二篇 社区理学疗法

第一篇

社区康复概论

第一章 社区发展与残疾问题

当前,社区康复强调的是以社区为基础的康复,是为残疾人康复、机会均等、减少贫困和社会包容的一种战略,目的是倡导整合本地资源,正确对待残疾问题,改善环境,使得社区所有残疾人得到有效的康复服务,享有均等机会,平等充分地参与社会生活,达到社会和谐进步,将促进社区发展与残疾人工作融为一体、同步发展、共建共享。

第一节 社区与社区发展

一、社区与社区发展概述

(一)社区概述

作为社会学专业用语,"社区"一词由英文community一词翻译而来,并在1933年首次引进中国。其初始含义是指以地区为范围,人们结成的互助合作的群体。演绎至今,社区的类型已纷繁复杂,社区可大可小,不一而足。

现如今,中国普遍认同的"社区建设"所指社区,属法定的小型社区,"是指聚居在一定地域范围内的人们所组成的社会生活共同体"。"目前城市社区的范围,一般是指经过社区体制改革后作了规模调整的居民委员会辖区"。依法准予"社区"组建基层群众性自治组织——居民委员会。我国大力推进的"社区建设",主要在业已整合规范的城市法定"社区",即现行的社区居民委员会辖区展开。一般到社区中心15~20min半径,辖区人口

1 500～3 000户、5 000～10 000人。在农村,与城市、城镇社区相类同的是村民委员会辖区,亦即"村"。所以,通常人们将我国城乡基层自治组织—居(村)民委—辖域即"社区"和"村"相提并论,统称为城乡基层政权以下的基层自治组织辖域范围(图1-1-1)。我国城乡构成法定社区具备5种要素,即有一定数量的同质人群、有一定界限的地域、有一定的生产和生活设施、有一定的管理机构和管理制度、有一定的文化和归属感。这与西方大多数社会学家认同社区作为区域性社会有四要素基本吻合。其中,人群是社区的主体,地域或集聚场所是社区生产和生活的物质基础,秩序与管理机构是维持社区生活关系的协调机构,而社区归属感和认同感则是维系社区成员关系的精神纽带。

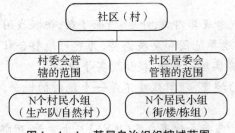

图1-1-1　基层自治组织辖域范围

(二)社区发展概述

社区发展(community development)是一个由人民自己的努力与政府当局的配合,一同去改善社区的经济、社会文化等环境的过程。这一过程包括:一是由人民参与,自己创造,以努力改进其生活水准。二是由政府以技术协助或其他服务,助其促进更有效的自觉、自发和自治。无论发达国家、发展中国家,还是欠发达国家,都把社区发展视为社会全面进步的基础,希望透过居民的广泛参与,打造和谐亲善、公正协调、健康多元的城乡文化,推动经济的发展和整个社会的和谐运作。

社区发展在国际上有着悠久的历史。20世纪50年代,联合国经社理事会为推动全球特别是发展中国家的经济和社会发展,开展全面的地方建设运动,以乡村社区为单位,由政府有关机构同社区内外的民间团体、合作组织等进行合作,发动全社区居民自愿地投身于社区建设之中,由此加快落后地区的经济和社会发展。通过社区发展实现社会进步,进而实现社会现代化,早已成为联合国和世界上许多国家的共识与实践,成为许多国家加强城乡治理的一种必要手段。作为中国特色的社区发展,就是近年率先在我国城市整体推进,并在农村逐步创新探索的社区建设。其目的是以社区为单位,通过政府机构和社区组织的通力合作,解决经济发展过程中出现的一系列社会协调发展问题,促进社会和经济的和谐全面发展。社区建设是以建设社区、发展社区为目的,所关注的重点是对个体,即社区居民,当然也包括社区残疾人的关怀,强调处理与居民、残疾人生活息息相关的日常事务时的合作、共享与参与,适应经济社会发展的需要,是对发展理念的观念创新。

二、我国社区建设和社区发展

我国的社区建设类同西方国家的"社区发展"。大致经历20世纪50至80年代中期的单项组织建设探索、20世纪80年代后期至90年代末期多项社区发展和2000年至今的社区建设整体推进等3个重要发展阶段,并逐步扩大和完善,形成整体推进社区建设的良好态势。

(一)我国城镇社区建设概述

我国城镇社区建设,是指在党和政府的领导下,依靠社区力量,利用社区资源,强化社区功能,解决社区问题,促进社区政治、经济、文化、环境协调和健康发展,不断提高社区成员生活水平和生活质量的过程。它已成为基层政权和基层组织建设的重要组成部分。

我国城市社区建设从小到大、从城市到农村,走过三个重要发展时段。一是从 1984 年至 1991 年,民政部把"社区"概念引入城市基层管理和服务领域,首先提出城市社区服务,并探索试点。二是从 1992 年至 1999 年,从社区服务扩展到社区工作的其他方面。三是从 1999 年至今,许多城市进行了社区组织体系改革,提出社区建设的实质和核心是社区自治,即社区成员除了受所隶属的国家、政府或上级单位的领导外,对自己的事务管理行使一定的权力。主要是依照法律和政策行使民主选举权、社务决策权、事务管理权、财务自主权、摊派拒绝权、内部监督权,进而整体推进社区建设,把社区建设作为解决城市现代化进程中各种矛盾和问题、满足城市居民各种需求、提高城市文明程度、促进社会和谐的有效途径(图 1 - 1 - 2)。

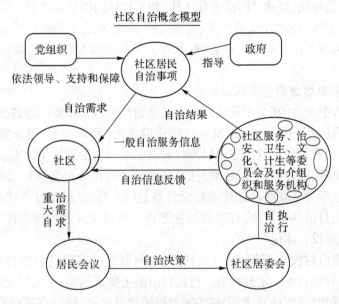

图 1 - 1 - 2 社区自治

社区建设主要目标是构建新的社区组织体系;拓展社区服务,不断满足人民群众日益增长的物质文化需求;建立与社会主义市场经济体制相适应的社区管理体制和运行机制;努力建设管理有序、服务完善、环境优美、治安良好、生活便利、人际关系和谐的新型现代化社区。

社区建设的基本原则:一是以人为本,服务居民。二是资源共享,共驻共建。三是扩大民主,社区自治。四是责权统一,管理有序。五是因地制宜,循序渐进。社区建设实事求是,从实际出发,突出地方特色。要从居民群众迫切要求和热切关注的问题入手,有计划有步骤地实现社区建设的目标。

近年来,各地在推进城市社区建设的过程中,开展了以下工作:

(1)完善社区组织:《中共中央办公厅、国务院办公厅关于加强和改进城市社区居民委员会建设工作的意见》,对社区的组织建设内容作进一步的深化和创新:一是对居委会是推进和谐社区建设的主体、是群众自治的主体、是党和政府联系社区居民群众的桥梁和纽带的定位更加明确;二是对加强居委会建设从总体框架设计、主要职责、组织体系、队伍建设、自治制度、服务设施、理顺关系和强化领导等方面提出了更新更高的要求。

(2)拓展社区服务:建立服务门类和设备齐全、服务质量和管理水平较高的社会福利服务和便民利民服务的网络,构筑起完善的社会化服务体系,逐步实现面向社区老年人、儿童、妇女、残疾人、社区贫困户、优抚对象的社会救助和社会福利及优抚保障服务,面向社区居民的便民利民服务,面向社区单位的社会化服务,面向下岗职工的再就业服务和社会保障社会化服务。

(3)繁荣社区文化:结合创建精神文明社区,广泛开展各种群众性的文化、体育、教育、科普等社会主义精神文明建设活动,努力倡导文明新风,共建美好家园。

(4)发展社区卫生:努力做好社区的公共卫生、医疗保健和计划生育等医疗卫生服务工作,集中开展集医疗、预防、保健、康复、计划生育、健康教育等为一体的社区卫生服务。

(5)美化社区环境:积极推进环境优先的发展战略,大力建设各具特色的景观街区和休闲游园,抓好社区的绿化、亮化、净化、美化工作,构筑社区内的景观体系。

(6)加强社区治安:以创建文明小区、安全文明单位、安全文明楼院活动为载体,层层落实社会治安综合治理工作。规范人口管理,加强人民调解和帮教工作,增进邻里关系,维护社会稳定。

(二)我国农村社区建设创新探索概述

党的十六届六中全会的《关于构建社会主义和谐社会若干重要问题的决定》首次完整地提出了"农村社区建设"的概念,并把城乡社区建设成为"管理有序、服务完善、文明祥和的社会生活共同体"。我国农村社区建设以现代意义的基层自治式民主为主。首先,与城市社区的组织性质、管理层级、辖域界定相类同的,是农村的村民委员会辖区,亦即"村"。其次,我国农村村民自治理念与城市社区建设理念日益趋同。其三,城市社区建设整体推进的创新举措逐渐为村民自治共享借鉴,有的农村甚至直接引进社区建设理念作为新农村建设范式,促进城乡社区建设一体化。

村民自治是指由村民自我管理、自我教育、自我服务的基层群众性自治组织——村委会,对自己的事务管理行使一定的权力。村民自治的主要范围是:依法制定和实施本村经济建设和社会发展规划、年度计划,制定和实施本村镇建设规划、村民宅基地的使用方案,发展壮大集体经济和各种形式的经济,实现共同富裕;依法选举和罢免村委会成员、村民小组长和村民代表,评议村委会成员的工作;依法制定和实施村规民约或村民自治章程;依法维护村民的合法权利和利益,修改或撤销村委会不适当的决定;依法管理本村集体所有的土地、山林、水面和其他财产,制定和实施土地承包经营方案;依法办理本村农田水利、交通、用电、通讯、科技、卫生、文化、教育等公共事务和公益事业;决定本村享受补贴的人数及补贴标准,村集体经济所得收益的使用,村提留的收缴及使用;制定村办学校、村建道路等村公益事业的经费筹集和实施方案,村集体经济项目和公共事务、公益事业的立项、建设承包方案。落实计划生育政策,规范管理和监督。村民自治与国际社会倡导的社区发展特别是我国城市的社区建设是大同小异,也是一种中国特色的社区发展。在实际工作中,人们常常将我国城乡基层社区建设和村民自治相提并论,城市抓社区建设,农村抓村民自治。

民政部于2007年确定了304个"全国农村社区建设实验县(市、区)",在农村社区建设探索中取得初步成效,主要体现在三大方面:一是深化了农村村民自治,一个基层政府与基层群众自治有效衔接和良性互动的格局正在形成。二是推动了乡镇政府职能的转变,丰富和完善了农村基层的社会服务。通过农村社区建设,使党和政府强农惠农资金整合在社区、项目展现在社区、作用发挥在社区,转变乡镇政府职能落到了实处。三是促进了农村基层的和谐稳定,提高了农民群众的文明素质。许多社区利用现有设施,开展农业技术培训和农民工职能培训,组织农民收看现代远程教育节目,成立文体娱乐团队等,活跃了农民文化生活,提高了农民就业能力和自身素质。

(三)参与式社区发展

社区发展模式归根结底是一种参与式发展思路。参与可以被定义为在决策过程中人们自愿的民主介入,包括:确立总目标,确定发展决策、计划、实施及评估经济及发展计划;为发展努力做贡献;分享发展利益。参与发展理论认为,外部的支持固然重要,但是当地人在一般情况下有能力认识和解决自己的问题,发展的一个重要过程是强化和提高当地人自我发展的能力。参与式发展最大的优势就是动员每个社区居民、残疾人及家庭的力量,充分体现社区居民、残疾人的主体意识。我国的新农村建设的主体是农民,农村社区康复的主体是农村残疾人及其家庭,所以,残疾人的参与应是它的基本特征。这种残疾人作为主体的参与体现在:残疾人对社区康复的自愿参与,对工作的决策、实施、利益分享等环节的介入,对社区康复工作内容的修订及对相关工作人员的监督等。

(邓敏杰)

第二节　残疾概念的演变

不同的历史时期有不同的残疾人观念,残疾的概念随着时代的进步,不断有新的改变。从最初的原始宿命模式到医学模式,再到现代的社会模式,经历了不同的发展阶段。

一、传统模式

传统模式是最古老和最原始模式。在社会经济极其落后的年代和地区,生产力低下,体力劳动者构成生产力的主体,体壮者被崇拜,体弱者被鄙视或淘汰,迷信思想甚至将残疾视为"天意",在世界上许多文化中,有身体、感觉或心理残缺的人仍旧被认为魔法缠身或因为自己或其父母犯错而受到神惩罚的恶棍或罪人,是老天爷对前世作孽的因果报应和惩罚。残疾人往往被视为"废人",是家庭和社会的累赘。残疾人备受歧视和压迫,过着低人一等的生活。尽管也有救助残疾人的善举,但杯水车薪,并非社会主流。这些观念在某些地方仍存在着。

持有这样传统观念的人,认为残疾人一无是处,比其他人应该较少接受到帮助或重视,并且因为残疾人外表或者行为上异于其他健全人而遭受许多歧视和不公平对待。有传统观念的残疾人父母或其亲属,往往将家庭的残疾人与家庭内外的其他人保持距离,把残疾人与社会、家庭隔离起来。这样,残疾人的权利得不到保证,残疾人得不到应有的尊重,直接影响残疾人自我价值的体现和参与社会的程度。

二、医学模式

最近两个世纪,从纯医学观点看待残疾,往往注重残疾个人身体或心理的损伤或限制,这就形成了医学观念模式。随着社会经济与科学的进步,长期以来,人们认为残疾是个人由疾病、创伤或不良健康状态所导致的障碍或难题,需要矫正,因此要采取医学方面的治疗、手术、装配矫形器等方法,减轻残疾状况,克服残疾人个体功能障碍,补偿失去的功能,防止个体功能障碍进一步加重。该观点从开始的残损观点逐渐进展到功能限制观点(图1-1-3)。

疾病或外伤 ——→ 损伤 ——→ 残疾 ——→ 残障

图1-1-3 残疾的医学模式

(一)残损水平观点

残损观点认为残疾是人本身固有的问题,直接由疾病、创伤或其他健康状况引起,需要医学专家以治疗个人方式,提供医疗护理技术来解决障碍问题。帮助和解决残疾问题的目标是治愈残疾个人和调整或改变他们的行为,使其尽可能能"正常化"。否则,一些重度残疾或多重残疾的残疾人,应该将其单独隔离或安置到特殊的机构,以解决残疾问题。

残疾人被动地将本人的生活交给医学和相关的专家安排,由他们决定残疾人在哪上学?应该得到什么支持?住在哪?赋予什么利益?能否工作?甚至是否准许养育小孩等。总之,这种观点认为医疗护理是解决残疾问题的关键,并且在政策水平上其主要责任只是调整或改革医疗卫生系统和相应政策。

残损观点重点是关注残损而不是残疾个人的需求和期望。此观点导致残疾问题死板、僵硬化,带给人们的是可怜、恐惧和对他人屈尊俯就的态度。残疾人被迫想到的是:"妨碍我参加社会活动的是我的残损问题,如果我能够寻找到一个治愈残损的方法,我就能做很多事情。"许多残疾人被这些观点牢牢控制住,并发展成自卑的情感。残损观点和医学介入,使得残疾人产生难以解决的依赖思想和拒绝主动参与的社会态度。当代的残疾人运动反对这一纯粹以损伤和医疗为重点的观点,并积极做出了相应的改进政策。

(二)功能限制观点

功能限制观点形成主要是残疾人运动反对纯粹以损伤和医疗为重点的观点,它指出自然环境对残疾人参与社会,取得有关的社会地位产生重大限制。功能限制的观点就是:残疾人除自身障碍外,所经历的融入社会的困难环境被看作是限制他们在社会和家庭生活中获得机会的障碍。如果无障碍环境改善了,残疾人将有更多机会参与社会,并拥有自己的社会地位。

功能受限论将损伤的范围延伸到包括非医疗范围(如进入学校学习、参加工作等),即是医学-社会观点一大进步,但此观点仍把重点放在残疾人不能适应社会上,反对用正常人的标准来衡量残疾人的活动受限。过去十年来,纯医学模式已经逐渐遭到质疑。但是,质疑医学模式并不否认医疗科学在残疾人保健和健康方面所担当的重要角色。功能限制观点阐明了不能用损伤或功能缺陷来定义残疾。它注重了纯医学模式是基于传统和慈善的办法,将残疾人视为被动接受医疗-社会服务的人。由于当时社会历史条件的局限,残疾人经常被隔绝于社会之外,被视为施舍和同情照顾的对象,成为只能被动接受社会扶助救济的人。针对医学模式,残疾人运动多次呼吁一个更平等、参与的方式,使残疾人能够做出明智的选择,来决定自己生活和参与社会的方式。

三、社会模式

随着联合国千年计划的实行,残疾问题的人权观促进了从注重残疾个体障碍的局限,到注重残疾人社会环境障碍的转变,形成了对待残疾的社会模式(或权益模式)。它认为残疾人的劣势是因为复杂的歧视性问题所致,就像社会性别或种族歧视一样,解决问题的方法涉及政策问题和人权问题。

从权利的角度出发,残疾人和其他任何公民一样,有权利享受健康和幸福,并充分参与教育、社会、文化、宗教、经济和政治活动。从环境考虑,残疾主要是社会障碍性问题,政府、社会各个部门、社区要重点考虑与残疾有关的医疗、社会、文化、教育环境,阻碍残疾人参与社会生活活动的偏见和态度等多方面因素,努力改善残疾人参与的社会环境状况。这就是现代倡导的残疾的社会权益观点。

残疾社会模式的主要观点有两个:

其一,残疾问题是人权问题。任何对残疾人有意或无意的歧视,其本身就是对基本人权的侵犯。

其二,残疾问题是社会和发展问题。残疾人所遭遇的困难主要不是残疾导致的,而是社会造成的,是不健康的社会态度与政策共同造成了对残疾人的社会排斥与隔离。社会的可持续发展、和谐社会的实现,要求所有社会成员以行动者和受益者的身份充分、切实地参与。

社会观念模式否定了残疾人参与社会的障碍主要来自其自身状况这一长期存在的观念,强调人人平等和非歧视,社会模式不再将残疾看作个体问题,而是考虑社会没能从更高视角重视残疾人问题。因此,问题的处理需要整个社会行动,它是集体的责任,为使残疾人全面参与社会生活的所有领域,当今社会需做出必要的调整行动。

社会模式侧重残疾人的优势(而不是医学模式中侧重对残疾个体的限制)和注重其潜力。社会模式将残疾包含在人多样性的一部分。对残疾人的恐惧、忽视和偏见造成障碍和歧视,反而会增加残疾程度。残疾问题成为了个人的态度问题,需要人们改变自己的看法以确保残疾人在社会中的充分参与的权利,并且从以下几个方面考虑残疾人的社会环境障碍问题:①普遍改善对残疾的态度和偏见。②中央到地方政府制定的各种政策、办事程序及处理事务习惯方便残疾人。③卫生、教育、民政、社会保障和社会福利等部门的结构及制度等有利于残疾人。④社区建筑、交通、交流工具和环境无障碍,便于残疾人像其他人一样可以得到和享用全面的社会生活资源。⑤发展社会经济,减少贫困,尤其是解决残疾人及其家庭的贫穷问题。

消除和减少残疾人面临的社会环境障碍问题,一方面强调残疾人自身对消除参与的障碍能够做出积极贡献,另一方面强调政府和社会、社区在消除残疾人所面临的障碍中应该发挥主要作用,努力改善社会环境,以使残疾人在其生活、学习和工作环境中成为积极的参与者。社区康复的最基本的目的是在全社会树立对待残疾的正确观念。

倡导当代残疾的社会权益观念并不是拒绝医疗、卫生专业服务和其他专业的支持,不应否定减少和减轻损伤所采取的措施,也不应否认提供医疗康复和康复培训等干预措施所产生的积极效果。给残疾人大力提供医疗干预、专业支持和辅助技术,都是积极促进残疾人能力提高和独立自主的极为重要的方法,也是社会权益模式的整体组成部分。例如,在医疗、卫生条件极差的地区,只需要基本的医疗措施,就可以帮助一个孩子治好眼病或耳疾感染,使其能够在普通小学课堂上学习。

现代社区康复认为,只要社区内的残疾人及其家庭、社区成员获得有关的康复信息、知识和技能,他们都能成为康复服务资源。大力提倡和树立残疾的社会权益观念,消除和减少残疾人面临的社会环境障碍,使残疾人及其家庭得到在政府、社区组织、服务机构等各个领域和健全人一样享有服务、机会均等的公民权利,这也是现代社区康复的基本原则。

四、国际健康和残疾分类(ICF)与残疾

世界卫生组织于 1980 年在全球推行《国际疾病分类(ICD)》时,针对残疾问题,制定并公布了《国际残损、残疾和残障分类》(international classification of impairment, disability and handicap, ICIDH),它是一种对疾病造成的健康后果进行分类的分类体系。经过近 20 多年在医疗、康复和其他领域的研究和应用,ICIDH 发挥了重要的作用。有关残损、残疾与残障的分类,使当时的医疗、康复工作者能更好地分析患者由于身体疾病及由此造成的日常生活和社会生活上的障碍。然而,随着卫生与保健事业的发展和社会的进步,以及国际残疾人活动的开展,人们对残损及由此产生的社会生活的变化有了新的认识。同时,随着社会人口老龄化的加剧,卫生保健系统不断改善服务,卫生保健的重点从急性、传染性疾病转移到慢性、难以准确说明的疾病状态和健康问题,医疗服务的重点也从治疗转移到预防保健与康复,以提高处于疾病状态的人们的生活质量为目的的变化等因素日益明显。原有的残损、残疾与残障等模式越来越不能满足卫生与康复事业的发展,迫切需要建立新的理论模式与分类系统。1996 年,世界卫生组织制定了新的残疾分类系统,从生物、心理和社会角度认识残损所造成的影响,对原有的《国际残损、残疾和残障分类》系统进行修订,简称为 ICIDH－2,它为从身体健康状态、个体活动和个体的社会功能上考察发生的事件提供了理论框架,以适应由于卫生保健观念和对残疾认识所发生的社会变化的需要。这些就是新医学模式和《国际功能、残疾和健康分类(ICF)》产生的基础,是康复医学发展的基础,也是对残疾认识的很大进步。

联合国千年计划推动世界残疾人运动的发展,从残疾人融入社会的角度保障残疾人的人权。残疾不仅是个人的特性,也是由社会环境形成的一种状态。因此,对残疾问题的解决要求整个社会发动起来,强调社会集体行动,要求改造社会环境以使残疾人充分参与社会生活的各个方面。世界卫生组织为顺应这一潮流,在 2001 年 5 月 22 日第 54 届世界卫生大会上通过,并于同年 10 月由世界卫生组织正式发布《国际功能、残疾和健康分类》(international classification of functioning, disability and health),简称 ICF(图 1 - 1 - 4)。该分类提供了一种新的人类功能理论与应用模式,这种人类功能理论是针对所有人的、终身的功能而言,它不仅可以对疾病进行诊断,注意健康状态的结果,并且建立了一种国际性的统一的术语系统。

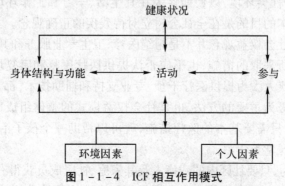

图 1 - 1 - 4　ICF 相互作用模式

这将促进国际性的疾病研究和制定国际性的政策。《国际功能、残疾和健康分类（ICF）》也满足了世界上处于残疾状态人们的需要，建立最新的和综合性的关于功能和残疾的身体－活动－参与社会功能理论模式，即残疾的社会权益模式，使残疾人成为医疗卫生工作者的合作伙伴，而非接受卫生服务的被动者，并对未来制定有关残疾的社会政策发挥极其重要的作用。

早先的《国际疾病分类（ICD）》将残疾视为个人问题，并将它作为疾病、创伤和不健康所导致的结果，要求患者作为单个人的治疗形式被动接受提供医疗保健服务。残疾管理的目标是让患者个体的行为发生改变，使个体能够改造自己来更好地适应社会现实，并以此要求医疗保健政策来满足个体需要。而在《国际功能、残疾和健康分类（ICF）》中，残疾是一个包括身体损伤、活动受限和参与局限性在内的概括性的术语，它表示有某种健康异常/疾病状况的个体与该健康异常/疾病状况的个人因素，以及其生活环境的外在因素之间存在复杂的联系。如上图所述，《国际功能、残疾和健康分类（ICF）》特别强调的是人的"功能"，它包括"身体功能"、"活动功能"及"参与功能"，并且这种功能与健康状况、个人因素以及环境因素相关联。残疾与功能相对应，它包括损伤、活动受限和参与的局限性。"身体功能"是身体系统的生理功能、心理功能和身体结构情况；"活动功能"是由个体执行一项任务或动作时的功能状况；"参与功能"是将个体融入整个社会生活环境中时的功能状况，它代表了功能的社会方面。所以，残疾人在康复时需以促进其三个功能为目标，同时，环境及个人因素亦会影响其功能表现。总之，个人的功能和残疾是健康异常状况（疾病、障碍、损伤、创伤等）与背景因素之间动态交互作用的结果，残疾不再是个体的问题，不再是作为疾病、损伤和不健康状态的结果，不再是个体的特征，而是作为一个社会性问题，是一个与社会环境相关的问题，因而要求有社会的参与，要求改变环境以使残疾人充分参与社会生活的各个方面。

五、残疾是社会发展的问题

随着经济发展、社会进步，健康成为政府、社会和人们关注的重要问题，成为一个人权问题，提高人民特别是残疾人的生活和生存质量，已经成为判断一个国家、地区的社会进步和人权状况的判定标准。

在以生物医学模式为基础的疾病分类系统（ICD）里，残疾成为疾病和损伤的后遗症，预示着残废成为社会的负担。

社会模式的新残疾观和《国际功能、残疾和健康分类（ICF）》为残疾人事业发展提供了发展机会。按照新模式和《国际功能、残疾和健康分类（ICF）》，残疾的概念发生了改变，指出残疾的最终结果不但取决于身体和生理残疾的影响，个体因素和环境因素对残疾人的功能发挥和能力可能也是决定性因素，残疾个人不一定能有残疾障碍，不一定都是社会的负担，因此，改善残疾人的生存环境、提高残疾人健康水平和生活及生存质量具有重要意义。这些都促使有关国家、地区政府、社会和社区，更加关注改善残疾人状况和促进残疾人事业的发展。

残疾人问题是一个涉及社会进步、社会文明的国际性问题，残疾人问题解决得好与不好在一定程度上反映出国家的文明程度。因此，世界各国政府都非常重视残疾人工作，都在尽力改善残疾人现状，提高他们的生活和生命质量，都在为残疾人平等参与社会生活提供条件。随着社会进步与发展，中国的残疾人事业近年来取得了很大进步。国家不仅制定了一系列法律、法规保障残疾人的权益,而且制定了促进残疾人事业的国家计划,规定了扶持、保护残疾人的政策,建立了残疾人工作协调机构。现代文明社会的残疾人观日益深入人心,人道主义思想得到进一步弘扬,尊重和帮助残疾人的道德风尚在全社会逐步形成。伴随着中国经济的快速发展和社会的全面进步,中国残疾人的生存和发展状况得到了明显改善,残疾人平等参与社会生活的环境和条件也越来越好。全社会依法维护残疾人权益的意识不断增强,发展残疾人事业的法治环境得到了进一步改善。残疾人必将与全体人民同步奔向小康社会。

(郑飞雪、贝维斯、付克礼)

第三节　社区残疾人工作

一、社区(村)残疾人

根据第二次全国残疾人抽样调查主要数据,全国各类残疾人总数 8 296 万人,其中 75.04% 的残疾人生活在农村,24.96% 的残疾人生活在城镇。不论是农村,还是城镇,社区(村)残疾人工作的对象是常年生活在社区(村)的残疾人,即在心理、生理、人体结构上,某种组织、功能丧失或者不正常,全部或者部分丧失以正常方式从事某种活动能力的人。

我国现行的残疾人分类包括视力残疾、听力残疾、言语残疾、肢体残疾、智力残疾、精神残疾、多重残疾等七类,每类分为四个等级。

二、社区(村)残疾人工作组织形式

我国残疾人组织,是指依法成立的,代表残疾人共同利益,维护残疾人合法权益,开展各种适宜活动,团结教育残疾人,为残疾人服务的各类由残疾人及其亲友和残疾人工作者组成的组织。主要包括按国家行政区划设立的中国残疾人联合会(简称中国残联)和中国残联各级地方组织、残联专门协会、社区(村、企业)残疾人协会等等(图1-1-5)。其中,直接联系和主管社区(村)残疾人工作的最基层残联是乡镇(街道)一级的残联。社区(村)残疾人协会是按照社区组织建设的要求,依托社区(村)居(民)委员会,建立社区(村)残疾人组织。社区(村)残疾人组织名称为社区(村)残疾人协会,其主要职责是配合社区(村)居(民)委员会做好本社区(村)的残疾人工作;密切联系残疾人,代表其利益,倾听其呼声,反映其需求,维护其合法权益;联系有关方面,为残疾人提供切实服务;倡导"自尊、自信、自强、自立"精神,团结、教育、带领残疾人参与社区建设和社会生活,为社会主义现代化建设贡献力量。

三、社区(村)残疾人工作主要内容

我国社区(村)残疾人工作是依托社区、充分利用社区资源力量为残疾人服务,促进残疾人平等参与社会生活的一项工作。社区(村)残疾人工作有三个基本原则:一是坚持以政府为主导,社区为依托,有关部门密切配合,社会各界共同参与的社会化工作方式;二是将社区(村)残疾人工作纳入社区建设总体规划,融为一体、同步发展、共建共享;三是建立以社区(村)居(民)委员会为核心、社区(村)残疾人组织为纽带、社区服务机构为基础的工作机制,促进残疾人平等参与社会生活。

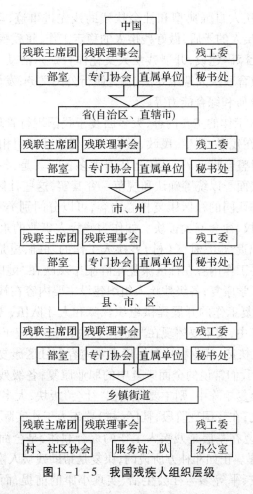

图1-1-5　我国残疾人组织层级

社区(村)残疾人工作的主要内容有六个方面:一是建立社区(村)残疾人协会,并发挥密切联系残疾人、反映残疾人意愿、带领残疾人积极参与社区建设和社会生活的作用。二是保障残疾人的基本生活,为残疾人提供帮扶服务。三是以家庭为基础,开展残疾人社区康复。四是培养残疾人积极向上的生活情趣,活跃残疾人文化生活。五是建设社区无障碍环境,方便残疾人参与社会生活。六是维护残疾人合法权益。

社区(村)残疾人协会最基本的工作包括:①摸清残疾人的基本情况。②密切联系残疾人,热情为残疾人服务。③当好社区(村)居(民)委员会的助手。④同其他社区组织机构建立良好的工作关系。⑤做好社区(村)残疾人普法和公众宣传工作。其专职委员随时走家串户,了解、掌握、收集残疾人的基础信息和迫切需求,上报村(社区)残协和乡镇(街道)残联,建档立卡;及时向残疾人传达党和政府及上级残联的政策精神。代表残疾人利益,听取他们在生产生活、康复、教育、就业、维权等方面的要求和建议;同时积极联系、协调村(社区)残协、乡镇(街道)残联设法解决,发挥好桥梁纽带作用。宣传残疾预防、康复医疗基本知识,协助开展残疾康复训练,提供残疾人辅助器具信息等。帮助有困难的残疾学生接受义务教育、职业教育、高等教育等。开展就业指导,提供就业信息等。及时上报符合以下条件的残疾人信息,并协调落实:纳入低保和社会救助范畴、落实新农合补助和新型养老保险补助(已开展新型农村社会养老保险的地区)、落实危房改造补助、落实康复扶贫贷款和小额信贷等。宣传人道主义思想,宣传残疾人自强典型和社会扶残助残先进事迹,动员社会理解、尊重、关心、帮助残疾人。调解残疾人的矛盾,做好残疾人的稳定工作,将残疾人的问题解决在基层。协助推动当地公共场所无障碍建设,开展残疾人文化体育娱乐活动、志愿者助残活动,做好残疾人证核发等工作。教育残疾人遵纪守法,自觉履行公民义务;发扬"自尊、自信、自强、自立"精神,不断提高自身素质和综合能力等。

上述社区(村)残疾人工作的主要内容,大多因袭于我国现行管理体系部门职责定位和业务分工,以往主要体现在残联、卫生、民政、教育等主要涉残部门相关业务职责中,除部分通过专项工作联动或项目整合推动外,具体运作时大多各行其是,各负职责,并没有从社区康复抑或基层全面康复层面予以统筹确认和规范。究其实,这些社区(村)残疾人工作的主要内容都是国际社会日益认同的社区康复核心内容,可以分门别类对应归纳于社区康复矩阵的健康、教育、生计、促权、社会五大板块。如作为残疾人事业的永恒主题,康复不仅是各级残联首当其冲的工作职责,也是社区(村)残疾人工作的基础,更是社区(村)残疾人工作的重要组成部分。其主要工作内容在社区康复矩阵集中反映在"健康"板块,大多对应于我们常说的全面康复中的医学康复;各级残疾人组织建设主要内容在社区康复矩阵中,则主要体现在"促权"板块;为康复工作的开展提供组织保障和人才队伍,也为各类残疾人教育的主要内容在社区康复矩阵中,则主要体现在"教育"板块,大多对应于我们常说的全面康复中的教育康复;各级残疾人扶贫、就业和社会保障主要内容在社区康复矩阵中,则主要体现在"生计"板块,大多对应于我们常说的全面康复中的职业康复;各级残疾人宣传、文化、体育、维权等主要内容在社区康复矩阵中,则主要体现在"社会"板块,大多对应于我们常说的全面康复中的社会康复。总之,在我国现阶段,社区(村)残疾人工作实际上是社区康复具体化和常态化。换言之,社区康复在基层是残疾人工作的综合载体,是全面康复的总抓手,是残疾人事业"牵牛鼻子"的工作。正如邓朴方所说的,康复是帮助残疾人恢复或补偿功能的手段,是残疾人就学、就业、脱贫、平等参与社会生活、实现小康的前提,而包括医学康复、教育康复、职业康复、社会康复的全面康复亦几乎涵盖了社区(村)残疾人工作的所有领域。

四、社区残疾人工作基本方法

社区工作大多属社会工作,是社区建设的重要组成部分。其主要工作方法多数采用社会学工作方法,具体类属个案工作法、小组工作法、社区工作法(图1-1-6)。残疾人是社区人组成的一部分,社区残疾人工作离不开这些基本方法。

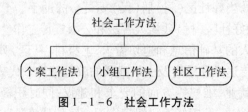

图1-1-6 社会工作方法

(一)个案工作法

个案工作是指运用专业的知识、方法和技巧,通过专业的工作程序,帮助有困难的单个个人或者家庭发掘和运用自身及其周围的资源,改善个人与社会环境之间的适应状况。个案工作的介入过程可以分为接案或转介、收集资料、制订计划、签订协议、开展服务、结案、评估和追踪等不同的阶段(图1-1-7)。每个阶段都有各自的内容和工作要求,社区康复工作人员要详细调查和掌握服务对象的基本情况及迫切需求,采取有针对性的措施,开展服务,使个案工作取得显著成效。开展个案工作时,社区康复工作人员应具有社会工作者的知识和技能,才能够理想地将个案工作程序做完整,即使经验丰富的社会工作者,也会因为服务对象、服务者或其他意外情况等发生,使得个案工作提前结案。

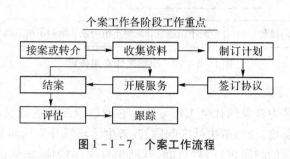

图1-1-7 个案工作流程

(二)小组工作

小组工作又称为团体工作,它是以小组为单位(两个或者更多的人)的助人工作方法,是社会工作方法在群体情境中的应用,是群体与社会工作方法的结合。小组工作类型可以根据服务对象的不同需要,组成各种小组开展工作,如教育小组、技术支持小组、心理工作小组等不同类型的小组工作(图1-1-8)。

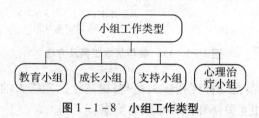

图1-1-8 小组工作类型

小组工作一般应分为五个阶段:准备期、小组初期、小组中期、小组后期和小组结束期(图1-1-9)。在每个阶段,无论是对小组成员(残疾人及其家属等),还是对社区工作者来说,从初识到熟悉,再到更熟悉,都有各自的工作重点。①准备期:它是在小组工作正式开始之前,社区工作者对组成小组进行的全面而充分的工作准备阶段。②小组初期:从第一次聚会起,小组工作就进入了小组初期,也是小组的正式开始。③小组中期:这是小组组员之间形成亲密关系的阶段,也是开始出现小组的权力竞争和控制的阶段。小组中期的工作重点,就是围绕着冲突的处理来实现小组目标和控制小组进度。④小组后期:也称作是小组的工作阶段,是形成良好小组状态,小组可以依靠自己的动力发展运作的时期。组员们更联合、更客观、更合作,以至能提出更现实的建议或计划,并实施大型的方案、项目。⑤小组结束期:小组进行到终结,并且小组目标已经实现。

小组工作各阶段工作重点

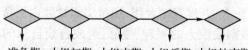

准备期　小组初期　小组中期　小组后期　小组结束期

图1-1-9 小组工作的阶段

开展小组工作时,一般都要应用一些社会学知识和社会工作方法,如沟通互动、控制进程、掌握会议、策划互动等专业技巧(图1-1-10)。因此,开始小组工作时,最好由熟悉社会学知识或有丰富的社区残疾人工作经验的人员主持开展小组活动。

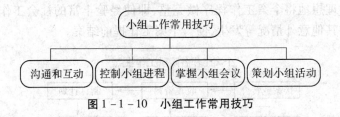

图1-1-10　小组工作常用技巧

(三)社区工作

社区工作是以社区为对象的社会工作方法。它通过组织社区成员参与(图1-1-11)集体行动去确定社区需要,合力解决社区问题,改善生活环境及生活质量;在参与的过程中,让社区成员建立对社区的归属感,培养自助、互助与自决的精神,加强他们在社区参与及影响决策方面的能力和意识,发挥其潜能,以实现更和谐的社区。

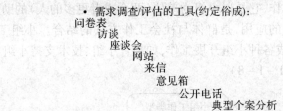

图1-1-11　参与基本工具及方法

社区工作的具体目标:推动社区残疾人参与;提高社区残疾人的社会意识;善用社区资源,满足社区需求;培养相互关怀和社区照顾的美德。

社区工作是一个解决社区问题,满足社区需求的过程,一般划分为以下几个阶段:准备阶段、启动阶段、巩固阶段和评估阶段。在不同的社区工作阶段都有其工作的重点。

1. 准备阶段　首先,了解社区状况,进行社区分析,包括社区的地理环境、人口状况、资源、权力结构、文化特色等社区基本情况的了解、分析,规范性、感觉性、表达性、比较性等社区需求分析。了解社区残疾人对社区的看法和需求主要有两种方式:一是访问法,通过与各类社区残疾人面对面谈话,深入了解社区的需要,并在访问过程中与社区残疾人建立关系;二是通过问卷或访问对社区中的每一家庭进行调查,了解他们对社区需要的想法。准备阶段的工作重点包括确定主要任务和行动方案、确定介入策略和工作方法、社会服务机构做好自己的准备。

2. 启动阶段　主要是发动资源、成立社区小组、训练社区残疾人带头人、巩固社区残疾人的参与。关键是寻找和发现社区残疾人中的带头人,并进行培训工作,提高其对参与社区事务意义的认识。同时,确定工作目标的优先次序,加强社区中的互助合作气氛。社区工作者介入策略是发掘资源和进行社区教育,通过社区服务和活动,发现残疾人中有影响力、权威性和号召力的残疾人带头人,开展互助合作,通过组织社区内的资源,共同解决社区问题;推动成立残疾人小组,即根据残疾人的兴趣、爱好,组成自娱自乐的自助性小组;提供服务,社区工作者要能够创造互动机会,让残疾人通过服务过程相互认识。

3. 巩固阶段　主要是成立或巩固残疾人组织,让社区工作系统化。社区工作者的任务是让残疾人支持社区组织的工作,一是互助合作,用不同的策略服务于残疾人带头人和普通居民,帮助小组成员建立对小组的归属感;二是社区教育,继续培养残疾人带头人,并提高残疾人带头人的办事能力;三是行动竞争,用行动争取更多外来的资源。

4. 评估阶段 随着工作的推进,社区需要和问题发生了改变,残疾人参与的意识和观念得到提升,残疾人对社区工作者和残疾人组织的期望也很高(图1-1-12),社区工作进入评估阶段。主要任务是根据社区的变迁重新评估社区需要和问题;社区工作者对专业工作过程进行总结,决定未来专业工作方向;社区组织对工作进行经验总结,重新界定组织的方向,对未来发展安排。这一阶段的主要介入策略是策划和倡导。社区工作者要利用科学和客观的标准衡量社区组织的独立办事能力,协助界定未来工作方向。在需要的时候,也可以邀请义务的专业人士做顾问,降低社区工作者对决策的影响。当社区工作者专业小组和社区组织能够用客观方法总结以往的工作,并有系统地计划未来时,这一阶段的目标就实现了。

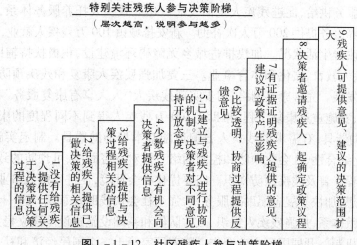

特别关注残疾人参与决策阶梯

(层次越高,说明参与越多)

1. 没有给残疾人提供关于决策过程的相关信息或决策

2. 给残疾人提供做决策的相关信息

3. 给残疾人提供与决策过程相关的信息

4. 少数残疾人有机会向决策者提供信息

5. 已建立与残疾人进行协商的机制,持开放态度

6. 比较透明,协商过程提供反馈意见

7. 有证据证明残疾人提供的意见、建议对政策产生影响

8. 决策者邀请残疾人一起确定政策议程

9. 残疾人可提供意见、建议的决策范围扩大

图1-1-12 社区残疾人参与决策阶梯

(邓敏杰)

第四节 残疾人工作与社区建设同步发展

一、将残疾人工作纳入当地经济社会发展规划

长期以来,我国残疾人事业发展形成了政府主导、社会各界广泛参与、残疾人组织积极发挥作用、协调运作的工作机制。这是由残疾人事业的多领域、跨部门、综合性强等特点决定的。政府发挥主导作用,是发展残疾人事业的根本保证。《中共中央、国务院关于促进残疾人事业发展的意见》(中办发[2008]7号)中指出,要健全残疾人工作领导体制。各级政府要高度重视残疾人事业。各地要把残疾人事业纳入当地国民经济和社会发展总体规划、相关专项规划和年度计划。残疾人事业经费要列入各级财政预算,并随着国民经济发展和财政收入增长逐步增加,建立稳定的残疾人事业经费保障机制。

自1991年以来,国务院先后批准实施了五个残疾人事业发展五年计划(规划)纲要,各级地方人民政府也相应地连续制定了五个残疾人事业发展五年计划（规划）纲要,并且对执行情况组织有关部门进行联合检查,从而确保残疾人康复、教育、就业、文化、体育等各项事业不断发展。《中国残疾人事业"十一五"发展纲要》中指出,"十二五"期间残疾人事业发展的总目标是:残疾人生活总体达到小康,参与和发展状况显著改善;建立起残疾人社会保障体系和服务体系基本框架,保障水平和服务能力明显提高;完善残疾人事业法律法规政策体系,依法保障残疾人政治、经济、社会、文化教育权利;加强残疾人组织和人才队伍建设,提高残疾人事业科技应用和信息化水平;系统开展残疾预防,有效控制残疾的发生和发展;弘扬人道主义思想,为残疾人平等参与社会生活、共享经济社会发展成果创造更加有利的环境。为此,一要加强残疾人社会保障体系建设,保障残疾人基本生活。将符合条件的残疾人全部纳入城乡最低生活保障范围,提高低收入残疾人生活救助水平。帮助城乡残疾人普遍按规定参加基本养老保险和基本医疗保险。建立贫困残疾人生活补助和重度残疾人护理补贴制度。扩大残疾人社会福利范围,提高福利水平。加快发展残疾人慈善事业。二要大幅增加残疾人基本公共服务供给,促进残疾人全面发展。建立残疾人托养服务体系,为智力、精神和重度残疾人托养服务提供 200 万人次补助。新安排城镇 100 万残疾人就业,扶持 1 000 万农村贫困残疾人改善生活状况。加快推进城乡无障碍环境建设,积极扶持辅助器具产业发展,大力发展残疾人教育、文化和体育事业。三要加强残疾人康复和残疾预防工作,有效控制残疾的发生和发展。完善康复网络,初步实现残疾人"人人享有康复服务"目标。全面开展社区康复服务;实施重点康复工程,帮助 1 300 万残疾人得到不同程度的康复;组织供应500 万件各类辅助器具,有需求的残疾人普遍适配基本型辅助器具。制定实施国家残疾预防行动计划,建立综合性、社会化预防和控制网络。针对危害面广、可预防的致残因素,实施一批重点预防工程。普及残疾预防知识。四要优化社会环境,促进残疾人事业可持续发展。弘扬人道主义思想,加快发展志愿助残服务,增强全社会扶残助残意识。进一步完善残疾人事业法律法规政策体系,加强残疾人组织、人才队伍和基础设施建设。建立稳定增长的残疾人事业投入保障机制。开展国际交流合作。随着国家第十二个国民经济和社会发展五年计划的开局,我国残疾人事业将在"十一五"的基础上飞跃发展。

二、将残疾人工作纳入社区建设规划

在整体推进社区建设中,将残疾人工作纳入社区建设规划同步推进,同步实施。在完善社区组织中,建立、健全社区残疾人协会,配备专职委员,组建社区助残志愿者队伍。在拓展社区服务中,融入星光计划,争取社区服务公益岗安置残疾人就业,纳入各种"一帮一"等党团帮扶活动及其项目。在繁荣社区文化中,将残疾人文化体育活动纳入各种社区文体活动中同步实施,实现残疾人和残疾人协会在社区文化建设中活跃起来。在发展社区卫生中,融入医疗、预防、保健、康复、计划生育、健康教育等六位一体的社区卫生服务体系,实施社区康复服务,建立、健全社区康复站。社区康复自"十一五"起层层纳入各级经济社会发展规划单列配套实施方案。在美化社区环境中,争取无障碍环境建设或改造成为美化社区环境不可或缺的重要内容和亮点,安排残疾人就业,参与美化社区环境。在加强社区治安中,结合实施有关残疾人权益保障法律法规政策的宣传教育,落实残疾人维权工作。在建设和谐社区中,在建设管理有序、服务完善、文明祥和的社会生活共同体中,实现残疾人平等、参与、共享。

三、将残疾人工作纳入当地政府年度工作计划

将残疾人工作纳入当地政府工作计划,主要体现在三点:一是将残疾人事业发展规划的任务和目标分解、细化为年度计划并组织实施。同时,每年在政府为民办实事等"惠民工程"中把与残疾人密切相关的民生事项纳入其中,同步实施。比如,近年不少地方政府提出的为贫困白内障患者实施复明手术的"光明工程"、为贫困残疾人危房改造的"安居工程",等等。二是将残疾人工作纳入当地党委政府年度目标管理,切实提高为残疾人提供社会保障和公共服务的水平,比如,很多地方在党政部门年度工作目标分解书中,就详列有关残疾人康复、教育、就业、扶贫、宣传、文化、体育、维权和残疾人事业规划等工作项目/任务及目标值。三是把残疾人事业经费要列入当地政府的年度财政预算,确保残疾人事业经费落实到位。

四、在社区建设中实现残疾人自我规划

社区建设与每个社区成员息息相关,尤其是在安居乐业方面,或多或少影响着许多人的生存与发展。因此,包括残疾人在内的诸多人生规划抑或实施,都与社区建设须臾不可分。在社区建设中实现残疾人自我规划,一方面要看社区建设是否能为残疾人自我规划的实现提供可行、有效的平台和环境;另一方面要看残疾人自我规划是否契合社区建设乃至更大的社会建设需求。

在我国,以完善社区组织、拓展社区服务、繁荣社区文化、发展社区卫生、美化社区环境、加强社区治安、建设和谐社区为主要内容的社区建设,作为建设管理有序、服务完善、文明祥和的社会生活共同体的社区发展战略,无疑也为残疾人的生存发展规划提供平等、参与、共享的实现平台和良好环境。这其中,包括在完善社区组织中实现残疾人参与选举等基本政治权利的行使,在拓展社区服务中实现残疾人社区就业和特殊生活照顾,在繁荣社区文化中实现残疾人义务教育、特殊文化体育才艺需求和社会融合,在发展社区卫生中实现残疾人的康复治疗、训练或转介,在美化社区环境中实现残疾人的出行无障碍,在加强社会治安中实现残疾人的合法维权,等等。

自我规划作为一个人根据社会发展的需要和个人发展的志向,对自己的未来的发展道路做出一种预先的策划和设计,当然会因人而异。特别在心理、生理、人体结构上全部或者部分丧失以正常方式从事某种活动能力的残疾人,不论是个人自身规划(包括身、心、灵),还是其健康规划、事业规划(包含职业规划与学习规划)、情感规划(爱情、亲情、友情)、晚景规划,都有可能因其特殊需求而区别于一般健全人的人生规划。特别是对于需要不同程度康复才能适应生存与发展需要的残疾人来说,其自我规划必须更多地与所在社区各种资源相匹配,才能有望在社区发展中逐步实现自我规划。正如社区发展是个过程一样,自我规划也应在社区发展过程中不断地进行相应的调整和改进,努力做到与时俱进。

基于以上共识,为了切实在社区发展中实现残疾人自我规划,残疾人在策划和设计时,要尽可能地细化或量化每一个重要环节的重要指标(目标),包括确立自己的人生观、价值观和人生目标;充分了解自己、分析自己,确定自己的性格特质与天赋;详细制定自己的人生规划,最好是细化到各个年龄段;发挥自己的优势,以完善自己的素质和能力,为自己制定的目标行动;在成长中磨练自己,及时调整自己的人生目标,因为没有什么规划是一成不变的。

（邓敏杰）

思考题

1. 中外社区发展的异同是什么？

2. 试着解释一下残疾概念的社会模式。

3.《国际功能、残疾和健康分类（ICF）》是什么？并简单诠释一下残疾与《国际功能、残疾和健康分类（ICF）》的关系。

4. 怎样认识我国基层残疾人工作与社区康复之关系？

5. 如何在我国整体推进社区建设中开展社区康复？

第二章　以社区为基础的残疾人康复

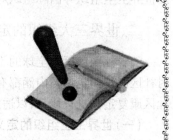

学习目标

1. 了解社区康复的由来。
2. 掌握世界三大组织对社区康复的定义。
3. 掌握社区康复的目标和原则。
4. 了解康复服务的途径。
5. 了解全面康复的内容和涵义。
6. 熟悉社区康复矩阵框架的组成及应用。

　　当前,残疾人至少占世界人口的10%,他们绝大多数生活在贫穷的发展中国家,是最易受伤害、最弱势的人群,经常受到侮辱和歧视,而且所能得到的医疗、教育和就业的机会非常有限。社区康复(community - based rehabilitation, CBR)是世界卫生组织(WHO)在1978年的《阿拉木图宣言》(Declaration of Alma - Ata)签署生效之后开始推广的一项工作。社区康复作为通过充分利用当地资源而改善发展中国家残疾人康复服务状况的一项策略进行推广。在过去的30年中,世界卫生组织(WHO)通过与其他联合国组织、非政府组织和残疾人团体的合作,社区康复所涵盖的内容已经大大拓展,发展成为一个多部门战略,旨在满足残疾人的广泛需求,促进残疾人参与、融入社会生活,并提高他们的生活质量。目前,已有超过90个国家开展了社区康复工作。在近几年工作中,从事社区康复工作的各界人士协同努力,将社区康复提升到国家立法、履行《残疾人权利公约》、保障残疾人权利的高度,组织实施发展战略,并为社区融合式发展提供支持。

第一节　社区康复概述

一、社区康复由来

　　社区康复(community - based rehabilitation, CBR)最先是由世界卫生组织根据1978年的初级医疗保健国际大会《阿拉木图宣言》(Declaration of Alma - Ata)提出来的,主要针对专业医疗康复服务机构的局限性,作为一种新的残疾人康复服务方式提出来,是利用社区资源为本社区残疾人提供康复服务。社区康复的创立旨在通过社区措施提高残疾人的生活质量,也为确保在发展中国家人数最多的残疾人能够享受到康复服务。其重点是鼓励和指导残疾人在家庭或社区进行各种功能训练,以社区为主要资源,能独立进行日常生活活动、上学、游戏、参加家庭与社区活动以及劳动和就业谋生。

社区康复的概念一经提出,便在世界各国推行,现已有90多个国家施行社区康复。在过去的30年中,由于条件、形势变化,社区康复理念与内涵产生了一些变化:1981年世界卫生组织专家报告对社区康复特别论述;1994年联合国教科文组织(UNESCO)、国际劳工组织(ILO)、世界卫生组织(WHO)发表联合意见书,到2004年在采纳了赫尔辛基国际社区康复咨询大会(2003)的意见后更新为《社区康复联合意见书(CBR joint position paper 2004)》;2010年发表了由三大组织联合编写的《社区康复指南(CBR Guidelines)》。以上进程可以看出世界卫生组织等国际组织对社区康复概念的演变。

二、世界三大组织的定义

随着社区康复在全球的不断深入开展,其定义在不断地更新、完善,各国结合实际情况对社区康复的定义及内涵都有着不同的理解。世界卫生组织(WHO)等国际组织曾多次对社区康复定义进行修订,以适应残疾人的康复需求和全球社区康复发展现状。

(一)世界卫生组织的定义

1981年世界卫生组织专家委员会在《伤残的预防与康复》中对社区康复的定义是:"在社区的层次上采取的康复措施,这些措施是利用和依靠社区的各种资源而进行的,包括依靠有残损、残疾、残障的人士本身、他们的家庭以及所在的社区。"因此,应该加强以社区为基础的康复,同时适当开发人力资源。

此后多年来,实施社区康复时,首先考虑训练伤残者和他们的家属。有充分的证据表明,在专业人员监督下由家属或其他非专业人员在家进行训练或治疗,能取得与由专业人员直接提供训练或治疗一样的身体效果,而心理效果更佳。其次,康复专业人员在培训伤残者或家属时,应着重指导如何实现生活自理,参与社区活动,而不是直接提供治疗。如上所述,可动员非专业人员和志愿人员参加伤残者的各种康复和保健,其中包括减少伤残者的孤立和孤独感。

(二)联合国三大组织的定义

1994年,国际劳工组织(ILO)、联合国教科文组织(UNESCO)、世界卫生组织(WHO)发表了一份社区康复的联合意见书,旨在推广社区康复服务的相应方法。其中不仅为政策制定者们、项目管理人员阐明了社区康复的目标与实施办法,还对社区康复做了新的定义:"社区康复是社区发展计划中的一项康复策略,其目的是使所有残疾人享有康复服务、实现机会均等、充分参与。社区康复的实施要依靠残疾人、残疾人亲友、残疾人所在的社区以及卫生、教育、劳动就业、社会保障等相关部门的共同努力。"上述定义表述了社区康复的基本要素:社区康复是社区发展的一项策略,使所有残疾人均具有平等的机会和达到社会一体化;社区康复要通过残疾人自身、残疾人家庭、社区以及相关的卫生、教育、职业与社会服务机构的共同努力来得到实施。

自1994年联合意见书发表以后,虽然在社区康复服务方面取得了很大进步,但很多残疾人仍然没能享受到基本的康复服务,仍然不能在社区内外的社会中,平等参与健康、教育、就业、娱乐或其他活动。2003年,在芬兰的赫尔辛基召开了"国际社区康复咨询大会",会议对历年来社区康复活动进行了评议,并收集了解决问题的意见和建议。基于赫尔辛基大会建议,2004年,国际劳工组织(ILO)、联合国教科文组织(UNESCO)、世界卫生组织(WHO)修订了《社区康复联合意见书(CBR joint position paper 2004)》，再次阐述并支持正在发展的社区康复概念，强调人权，并号召采取行动解决影响众多残疾人的贫困问题，并更新了社区康复的定义："社区康复是为社区内所有残疾人的康复、机会均等及社会包容的一种社区整体发展战略。"社区康复被看作一个战略，致力于解决世界各国残疾人在其社区里的需要。该战略继续提高社区重要地位，推动残疾人及其组织的全面参与，还促进多个部门间合作以支持社区的需要和活动，推动所有团体进行合作，为达到其社区包容(社会融合)式发展的共同目标作出贡献。

三、我国社区康复定义

我国是一个人口众多的发展中国家，残疾人数量大，分布广，经济条件有限，8 200 多万残疾人中约有 70% 以上生活在农村，广大残疾人的康复需求十分迫切。康复工作开展 20 余年来，只有 30% 左右的残疾人得到不同程度的康复，而 73% 有康复需求的残疾人尚未得到任何形式的康复服务。为了实现我国政府提出的到 2015 年，残疾人"人人享有康复服务"的目标，重视农村残疾人康复，"康复进农村，服务到家庭"，是我国社区康复工作的一项重点。

根据国际上对社区康复所下定义，结合我国国情和社区康复实践，目前，我国对社区康复所下的定义为：社区康复是社区建设和新农村建设的重要组成部分，是指在政府领导下，相关部门密切配合，社会力量广泛支持，残疾人及其亲友积极参与，争取社会化方式，使广大残疾人得到全面康复服务，以实现机会均等，充分参与社会生活的目标。

（许涛、贝维斯）

第二节 社区康复的目标和原则

一、社区康复目标

根据 2004 年国际劳工组织(ILO)、联合国教科文组织(UNESCO)、世界卫生组织(WHO)的《社区康复联合意见书(CBR joint position paper 2004)》阐述，社区康复的主要目标是：

(1)保证残疾人能最大限度地增强他们的躯体及心理能力，享受正常的公益服务和机会，并为社区和整个社会作出积极的贡献。

(2)激发社的积极性，以通过社区内部改变的方式促进和保护残疾者的人权，例如：消除残疾人参与社会活动的障碍。

在确定社区康复目标时，既要有前瞻性，又要有可及性，既要有科学性，又要有可操作性，应因地制宜，从实际出发。具体地说，必须综合考虑以下一些方面：①经济社会发展水平。②拥有康复机构、设施情况。③康复人力资源、工作队伍情况。④相关部门的有关政策规定情况。⑤原有的工作基础、经验与不足。⑥当地残疾人基本状况，残疾人康复需求。⑦当地残疾人康复服务总体能力。⑧社会大众的康复意识，等等。

我国社区康复发展规划的目标包括总目标和具体目标。总目标是明确的，有量化、时段、质量的要求，是总体、全局性的目标。具体目标将总体目标具体化、细化、分解并融入措施、进度、行动、监测、评估等中,也有量化、时段和质量的要求。例如,到 2010 年,即"十一五"计划实施完毕时,总目标:应实现建立并健全社会化的社区康复服务体系,建立和完善各个省级、地(市)级残疾人康复中心;城乡基层卫生服务机构、社区卫生中心站、乡镇卫生院、村卫生室普遍开展残疾人社区康复工作;为残疾人普遍建立康复服务档案。又如到 2015 年,实现残联系统全员培训,形成较完善的康复人才培养工作体系及配套管理制度。具体目标:到 2010 年前,对县级以上康复工作管理人员、康复机构专业技术人员和 70% 的社区康复员开展统一的规范化培训,实现持证上岗和继续教育学分管理;到 2015 年基本是全员培训,建立较完善的上岗认证专业技术职务评审、聘任及岗位继续教育制度。因此可见,具体目标与总体目标相呼应,互动实施,最终实现总目标。

二、社区康复原则

在最新版《社区康复指南(CBR Guidelines 2010)》中指出,社区康复的原则是基于残疾人权利公约提出的原则,它们是:尊重残疾人的尊严和个人自主权利,包括有自我选择和个人独立的自由;没有歧视;在社会中完全和有效地参与和融入;尊重差别,将残疾人作为人的多样性和人类的一部分予以接受;平等的权利;可获得权;男女平等;尊重残疾儿童能力的进步/变化,尊重残疾儿童的身份受保护的权利;除此,还有两项原则也被进一步提出,即包含有自我主张的赋权原则和可持续性原则。这些原则应该用于指导社区康复工作的各个方面。

回顾社区康复服务在国际上开展近 30 年的历程,呈现出多种模式发展趋势。在我国,不论采取何种模式,都应遵循开展社区康复服务工作的基本原则,其最终目标应是:使所有的康复对象享受康复服务,使残疾人与健全人机会均等,充分参与社会生活。这些基本原则是:

(一)社会化

康复对象通过社区康复服务不仅要实现功能康复、整体康复,还要实现重返社会的最终目标,这就需要多部门、多组织、多种人员和力量的共同参与。

社区康复是社区建设的一部分,也是社区发展的一部分。社区康复服务只有坚持社会化的工作原则,才能使这项社会系统工程顺利实施。所谓社会化的工作原则是相对于封闭、孤立、一家包揽的工作方式提出的,具体是指:在政府的统一领导下,相关职能部门各司其职,密切合作,挖掘和利用社会资源,发动和组织社会力量,共同推进工作的原则。社区康复服务自始至终均应遵循这一原则。

社会化工作原则主要体现在以下五个方面:

(1)成立由政府领导负责,卫生、民政、教育等多个部门参加的社区康复服务协调组织,制定政策,编制规划,采取措施,统筹安排,督导检查,使社区康复服务计划顺利、健康实施。

(2)相关职能部门将社区康复服务的有关内容纳入本部门的行业职能和业务领域之中,共同承担社区康复服务计划的落实。

(3)挖掘和利用康复资源,在设施、设备、网络、人力、财力等方面,打破部门界限和行业界限,实现资源共享,为康复对象提供全方位的服务。

(4)广泛动员社会力量,充分利用传播媒介,宣传和动员社会团体、中介组织、慈善机构、民间组织、志愿者,积极参与社区康复服务,在资金、技术、科研、服务等各方面提供支持。

(5)创造良好的社会氛围,发扬助人为乐、无私奉献的精神,为残疾人和其他康复对象提供热忱的服务。

(二) 以社区为本

随着经济的发展和社会的进步,人们对社会保障、医疗卫生、群众教育、社会生活等诸方面的需求不断增加,近年来出现了社区化发展的趋势,如:社区服务、社区卫生、社区教育、社区文化等,即向社区大众直接提供各种服务。改革开放方针的实行和中华民族邻里互助的美德极大地促进了我国康复服务的社区化发展。以社区为本,就是社区康复服务的生存与发展必须从社会实际出发,必须立足于社区内部的力量,使社区康复服务做到社区组织、社区参与、社区支持、社区受益。主要体现在以下几个方面:

(1)以社区残疾人康复需求为导向提供服务:每个社区的康复对象构成不同,需求也不同。有些地区老年人的比例逐年提高,有些地区流行病造成的慢性患者增多,每个社区的残疾人构成情况均存在着差异。因此,只有根据社区内康复对象的具体需求制定的社区康复服务计划,才是切实可行的。

(2)社区政府应当把社区康复服务纳入当地经济与社会发展计划和两个文明建设之中:政府统筹规划,加强领导,协调有关部门,按照职责分工承担相关的社区康复服务工作,使社区康复服务成为在社区政府领导下的,社区有关职能部门各司其职的政府行为。

(3)充分利用社区内部资源,实现资源利用一体化:社区康复服务是一个社会化的系统工程,需要社区多种资源的合理布局,充分使用。打破部门、行业界限,实现社区资源共享,这是使社区康复持久发展的主要物质基础。国内外实践证明,大多数依赖于国外或社区外支持开展的社区康复服务项目,都因为未充分利用社区内部资源,而当项目结束、外援撤出后,社区康复服务也逐渐萎缩,甚至停滞。因此,只有充分利用社区内部的资源,才能使社区康复服务持续发展下去。

(4)社区残疾人及其亲友要主动参与、积极配合:残疾人要树立自我康复意识,发挥主观能动性进行自我康复训练。残疾人亲友要及时反映家中残疾人的康复需求,帮助实施康复训练计划。另外,残疾人及其亲友也可以参加社区助残志愿者和康复人员队伍,为社区中的其他残疾人和康复对象提供力所能及的相关服务。

(5)根据本社区病伤残的发生及康复问题,有针对性地开展健康教育:我国是一个人口众多、地域辽阔、社会经济发展不平衡、文化习俗各异的多民族国家,每个社区具有不同的疾病、损伤、残疾情况和康复需求,根据社区中常见的、危害严重的致病和致残因素,有针对性地开展诊断、治疗、预防、保健、康复等一系列健康教育,普及相关知识,使社区大众防病、防残、康复的意识不断增强,社区人群的健康素质不断提高。

(三) 低成本、广覆盖

(1)什么是低成本、广覆盖? 低成本、广覆盖是我国卫生工作改革的一个原则,也是社区康复服务应遵循的原则,是指以较少的人力、物力、财力投入,使大多数服务对象能够享有服务,即获得较大的服务覆盖面。具体地说,在社区康复服务中,以较少投入,保障康复对象的基本康复需求,使大多数康复对象享有康复服务。

(2)坚持低成本、广覆盖原则的意义:我国尚处于社会主义初级阶段,不能盲目追求康复机构在规模和数量上的发展,而是要加强康复资源的有效利用,提高康复服务质量,走低成本、广覆盖、低投入、高效益的道路。据国外统计,机构式康复人均费用约为100美元,近覆盖了20%的康复对象,而社区康复服务人均费用仅9美元,却覆盖了80%的康复对象。据国内统计,以脑瘫儿童康复为例,由于床位有限,加之大多数脑瘫儿童受经济、交通、陪护等条件的限制,很少能到机构进行康复训练。少数能到机构进行康复训练的,3 个月为 1 个疗程,费用近万元。社区康复服务可以就地就近,甚至于在家庭中开展训练,不受疗程的限制,可以长期进行,且经济投入仅数百元就可以满足训练的设备要求。

(四)因地制宜

社区康复服务既适合于发达国家,也适合于发展中国家,其目的是使大多数的康复对象享有全方位的康复服务。发达国家和发展中国家在经济发展水平、文化习俗、康复技术及资源、康复对象的康复需求等方面有很大的差异,即使是在欠发达国家和地区也有很大的不同。因此,只有根据实际情况,因地制宜地采取适合本地区的社区康复服务模式,才能解决当地的康复问题。

(1)发达地区社区康复服务的特点:在经济发达地区的社区康复服务可以兼顾到经济效益和社会保障政策,为康复对象提供的各项康复服务可以是有偿的;在设施设备方面,多具有专门的训练场所,设置有现代化的康复评定、康复治疗和康复训练等设备;在训练地点方面,以专业人员、全科医师、护士在康复机构中直接为康复对象提供服务为主,以家庭指导康复训练为辅;采取的是现代康复技术,如运动疗法、作业疗法、物理疗法、言语疗法、现代康复工程等。

(2)欠发达地区社区康复服务的特点:在经济欠发达地区是以低成本、广覆盖为主,即以成本核算、收支相抵的抵偿或无偿方式提供服务;在设施方面,利用现有场所或采取一室多用的方式提供康复服务;在设备方面,以自制的简便训练器具为主;在训练地点上,采取以家庭训练为重点,在康复人员的指导下,以康复对象进行自我训练为主;主要应用的是当地传统的或简单的康复技术,同样能够达到提高残疾人生活质量的目的。

(五)技术实用

要想使大多数康复对象享有康复服务,必须使大多数康复人员、康复对象本人及其亲友掌握康复技术,这就要求康复技术必须易懂、易学、易会,因此,康复技术应注意在以下几个方面进行转化:

(1)现代复杂康复技术向简单、实用化方向转化。

(2)机构康复技术向基层社区、家庭方向转化。

(3)城市康复技术向广大农村方向转化。

(4)外来的康复技术向适用于本地的传统康复技术转化。

(六)康复对象主动参与

社区康复服务与传统的机构式康复服务的区别之一,是康复对象角色的改变,使其由被动参与、接受服务的角色,成为主动积极参与的一方,参与康复计划的制订、目标的确定、训练的开展以及回归社会等全部康复活动,负起自我管理和对社会负责的责任。康复对象的主动参与主要体现在以下几个方面:

(1)康复对象要树立自我康复意识。

(2)康复对象要积极配合康复训练。

(3)康复对象要参与社区康复服务工作。

(4)康复对象要努力学习文化知识,掌握劳动技能,自食其力,贡献社会。

(许涛、贝维斯)

第三节　社区康复的发展

二十多年来,随着社会的发展,人们对残疾的认识不断在深化。残疾观的改变,从不同角度促进了残疾人的康复和社区康复的发展。

一、三种康复途径

世界卫生组织(WHO)提出康复的三种途径:①机构的康复(institution – based rehabilitation, IBR)。②延伸康复服务(out – reaching rehabilitation service, ORS)。③社区康复(community – based rehabilitation, CBR)。

(一)机构康复

康复机构的康复,包括综合医院中的康复医学科(部)、康复门诊、专科康复门诊及康复医院(中心)、专科康复医院(中心)以及特殊的康复机构等。它有较完善的康复设备,有经过正规训练的各类专业人员,工种齐全,有较高专业技术水平,能解决病、伤、残者各种康复问题。康复服务水平高,但病、伤、残者必须来该机构,方能接受康复服务。

(二)延伸康复服务

具有一定水平的康复人员,走出康复机构,到病、伤、残者家庭或社区进行康复服务。服务数量和内容均有一定限制。

(三)社区康复

依靠社区资源(人、财、物、技术)为本社区病、伤、残者就地服务。强调发动社区、家庭和患者参与,以医疗、教育、社会、职业等全面康复为目标,但应建有固定的转诊(送)、转介系统,解决当地无法解决的各类康复疑难问题。

(四)三者关系

三种服务相辅相成,并不互相排斥。没有良好的"康复机构康复"建设,就难有良好的社区康复;没有社区康复,康复机构的康复无法解决所有残疾者的康复问题。

二、全面康复

世界卫生组织的医疗康复专家委员会在 1969 年给康复下的定义,指综合和协调地应用医学的、社会的、教育的和职业的措施对患者进行训练和再训练,尽可能地使其功能恢复到最高水平。1994 年医疗康复专家更新康复的定义为:是指应用所有措施,以减少残疾的影响,使残疾者达到自立,有较好的生活质量,能实现其抱负,成为社会的整体。康复的各种措施包括医学的、教育的、职业的、社会的、工程的一切手段,分别称为医疗康复(medical rehabilitation)、教育康复(educational rehabilitation)、职业康复(vocational rehabilitation)、社会康复(social rehabilitation)、康复工程(rehabilitation engineering),从而构成全面康复(comprehensive rehabilitation)。

(一)医学康复

指通过应用医学的方法和手段来改善残疾人的生理和心理功能,为残疾人重返社会、实现全面康复的目标创造条件的科学,包括药物、手术、物理等一切治疗方法。它是全面康复的基础和出发点,是实现康复目标的根本保证。

（二）教育康复

是指通过教育与训练的手段，提高残疾者的素质和能力。这些能力包括智力、日常生活能力、职业技能、适应社会的心理能力、思想和文化素质等方面。教育康复包括普通教育和特殊教育（special education）以及培训等形式。

（三）职业康复

职业康复是全面康复中的重要环节，是为伤残者获得并保持适当的职业，使其重新参与社会生活而进行帮助的方式。职业康复的主要内容包括咨询、评估、培训和就业指导。职业康复不是简单的工作安置，它的中心内容应是协助残疾人妥善选择能够充分发挥其潜能的最适职业，并帮助他们切实适应和充分胜任这一工作，并贡献于社会。这是一项复杂而又系统的工作，这中间要全面了解职业康复的评价方法、就业心理和就业态度的康复治疗方法、职业适应性训练的方法，以及如何帮助残疾人选择和介绍职业，如何安置和进行就业后的随访等。

（四）社会康复

指从社会的角度，采取各种有效措施为伤残者创造一种适合其生存、创造、发展、实现自身价值的环境，并使伤残者享受与健全人同等权利，达到全面参与社会生活的目的。社会康复涉及面很广，并与地域文化、社会制度和经济发展水平有密切关系，内容包括消除社会对残疾人的偏见，消除影响残疾人日常生活工作的物理障碍（无障碍设施），改善残疾人的法律环境，维护残疾人的合法权益，创造全社会都来关心残疾人、支持残疾人事业的良好社会环境，使残疾人平等参与社会生活的康复。

（五）康复工程

采用现代先进的科学技术来替代或补偿功能的减退与丧失称之为康复工程（rehabilitation engineering），是工程学在康复中的应用，是利用工程学的手段（假肢、矫形器、环境家居改造等）代偿、弥补伤残患者功能的不足，并为伤残患者能最大限度地实现生活自理，回归社会创造条件。

三、世界卫生组织的社区康复矩阵框架（CBR Matrix）

（一）基于残疾人权益的社区康复矩阵框架组成

2004 年国际劳工组织（ILO）、联合国教科文组织（UNESCO）、世界卫生组织（WHO）发布了《社区康复联合意见书（CBR joint position paper 2004）》，采纳了赫尔辛基会议的建议，从提供单纯服务到社区发展，反映了社区康复方式的变革。《社区康复联合意见书（CBR joint position paper 2004）》将社区康复重新定义为：是一种社区整体发展战略，包括对残疾人的康复、脱贫、机会均等和社会包容等方面，并通过残疾人自身、他们的家庭、组织和社区，以及相关政府和非政府的卫生、教育、劳动、社会部门和其他服务机构，共同促进社区康复计划的实施。

《社区康复联合意见书（CBR joint position paper 2004）》明确了残疾人和其他社区居民一样，在社区里应获得所有的服务，例如社区卫生服务、儿童保健、社会福利和教育计划。特别强调了人权，并呼吁反对贫困，倡导政府提供支持、国家制定发展政策等。

基于社区康复已经演变成一个广泛的、多方面发展的策略，2004 年世界卫生组织（WHO）结合《国际功能、残疾和健康分类（ICF）》、《社区康复联合意见书（CBR joint position paper 2004)》等新的理念,提出一个社区康复方案通用的矩阵框架(图1-2-1),它绘出了一个关于社区康复总体的、视觉上的描述,阐述了社区康复的不同分支,而这些分支构成了社区康复实施对策。社区康复矩阵框架组成包括5个关键的领域,即:健康、教育、生计、社会和赋权。前4个领域是与发展相关的,也是社区康复关键而核心的问题,最后一个领域与残疾人及其家庭和社区的赋权有关,它从根本上保障残疾人在各个领域的发展、提高生活质量及残疾人享有人权。在这5个组成领域中,每个领域再细分成5个关键元素。

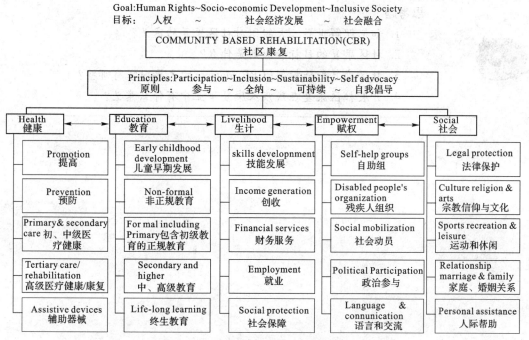

图1-2-1 社区康复矩阵框架(CBR Matrix)

(二)社区康复矩阵框架的应用原则

在社区康复矩阵框架(CBR Matrix)中,组成领域和元素都以下述的原则为基础:执行社区康复方案,可采取包容性、参与性、可持续性、赋权、自我倡导等原则,这些原则彼此之间相互关联、互补、依存,并希望能转换成切实可行的工作方法,在矩阵范围内的每个领域和元素的活动中体现和发挥影响。

事实上,社区康复矩阵框架(CBR Matrix)是一个系列选项,供社区康复方案的规划和组织者进行适宜的"挑选和组合",他们在规划实施社区康复方案时,不必非要全部完成矩阵框架的每个领域和元素。社区康复矩阵框架(CBR Matrix)允许在规划实施方案时挑选最适合当地需求、优势和资源的领域和元素,即方案规划和实施者可以选择其中一部分的领域和元素加以组合和规划执行。

社区康复矩阵框架(CBR Matrix)不应看成一个条块分割体。在实施社区康复方案时,某个领域的规划、执行者需要与负责其他领域或元素的相关组织、机构、人员保持联系;某个领域社区康复方案除了为残疾人开展该领域专项的特殊活动以外,也需要考虑与未涉及的其他领域部门和人员加强协作,以保证残疾人及其家人能够得到其他相关的利益。

因此,社区康复组织规划者在制订方案时,先在某个领域选准残疾人需求最迫切的、见效显著的、最具可行性的切入点;接着,进行组织或规划该领域的社区康复方案;诸如此类,直至形成一个清晰的、跨几个相关部门联合的、相互协作支持的、具有多个适当领域和元素的社区康复方案。

(许涛、贝维斯、付克礼)

思考题

1. 如何理解世界三大组织对社区康复的定义?
2. 社区康复的目标和原则是什么?
3. 社区康复矩阵框架(CBR Matrix)的主要内容有哪些?
4. 开展社区康复在残疾人康复事业中有什么意义?

第三章 社区康复的实践活动

学习目标

1. 掌握开展社区康复活动要坚持以社区为基础的康复原则。

2. 掌握关于开展和加强社区康复方案(健康、预防、教育、生计、社会、促权等)的目的、意义和主要内容。

3. 熟悉促进社区为基础的、针对残疾人需求的社区康复发展策略和方法。

4. 以满足基本需求,提高残疾人及其家庭的生活质量为目标,熟悉残疾人的支持系统作用。

5. 鼓励残疾人及其家人学会维护自己的健康、预防、教育、生计、参与社会等方面的权利。

社区康复经过30年的实践,在国际形成了关于社区康复的共识和通行的做法,目前世界卫生组织(WHO)关于社区康复的实施,提出了全新的社区康复矩阵框架(CBR Matrix)和实用性建议。本章阐述了关于国际上推广的和我国社区康复发展中的实践活动,其中的内容在发展中国家和欠发达地区可以直接引用,并且所涉及的资源是这些地区的社区康复参与者们能够容易获得和利用的。本章内容包括在实施社区康复方案过程中,社区康复矩阵(CBR Matrix)的主要领域在社区层面的康复活动,还介绍了有关社区康复组织管理内容,目的在于阐明残疾人自身的参与是社区康复的重要组成部分。

第一节 社区康复基础活动

一、残疾人基线调查

残疾人基本状况调查是在一定区域内的残疾人及其家庭中,应用普遍调查或者抽样调查的方法,在限定的时间内,对残疾人的残疾状况、基本家庭生活情况、周围环境和社会的影响等进行调查和研究。通过调查,掌握区域内各类残疾人的数量、结构、地区分布、致残原因、家庭状况、康复、教育、劳动就业和参与社会生活等情况,为当地政府和行政部门制定地方经济和社会发展规划以及有关残疾人的法律法规、政策规划和特定的项目活动提供可靠的依据,促进当地残疾人工作与当地经济和社会协调发展。

（一）调查的目的和意义

1. 调查目的　评估当地残疾人社区康复可利用的资源。

（1）区县、街道乡镇、村居社区概况调查或社区资源调查：开展社区康复活动的地区，要了解和掌握区县、街道乡镇、村居社区概况和现有可利用的康复资源，包括隶属民政、卫生、教育等各部门和社会及民营的医院、学校、康复机构、特教学校、幼儿园、心理咨询部门、福利院所、农业服务机构、职业培训和辅助用具等单位的数量、分布、业务范围、设备设施、技术人员等情况，这些区县、街道乡镇、村居社区康复资源概况调查，一般由区县残联或开展社区康复服务项目的有关部门组织调查，并建立社区资源调查档案。

（2）对当地资源调查进行归类分析：通过调查对当地医疗、卫生、保健、福利等部门能否开展残疾人的医疗康复的现状、未来进行分析，主要是对人员状况、康复知识和技术情况、设备和场地情况进行了解和分析，做出开展医疗康复的建议和规划。对怎样利用当地的学校、幼儿园、培训机构等教育部门开展残疾人尤其是残疾儿童的上学受教育情况，做出分析和规划。分析当地农业服务机构、职业培训部门、就业指导部门、支农扶贫部门等如何挖掘潜力，为社区残疾人的职业康复、就业谋生提出建议和规划。调查分析当地民政、政法、妇联、共青团、残联、心理咨询等部门如何保障基层残疾人的婚姻、家庭、财产、自助、志愿服务、融入社会等社会康复问题提出建议和规划。总之，通过资源调查，有效整合、利用这些当地资源，评估这些资源如何满足残疾人和需要康复服务的人员对社区康复的实际需要。

（3）评估开展社区康复地区的残疾人状况严重程度以及对社区康复服务的需求：社区康复工作的目标人群主要是残疾人，因此，掌握他们的基本情况、残疾状况、基本需求十分必要，在此基础上，建立社区康复服务档案，以便制定因地制宜、因人而异的康复服务计划，提供有针对性的社区康复服务。

在当地政府领导下，区县残联牵头，协调卫生、民政、教育等部门，负责组织和实施辖区残疾人调查工作，通过某种方法（通常是通过发放残疾人证登记记录系统或通过线索进行普查或者残疾人抽样调查的方法）了解并掌握本地区残疾人的人数、残疾类别、残疾程度和主要需求等情况，通过调查当地残疾人数、残疾类别、残疾程度、残疾人及其家庭的主要需求情况，底数清楚后，可以评估和分析当地从地域来说什么地方残疾人比较多？什么地方比较少？从类别来分析哪种残疾多？最严重的残疾人是什么情况？从残疾人及其家庭的实际情况分析和评估都有什么基本的需求？从而达到明确服务对象、规划符合当地残疾人实际情况的社区康复服务活动计划、落实相应的社区康复服务活动的目的。

（4）评估项目地区残疾人及家庭、一般群众的残疾、社区康复相关知识、态度、行为：过去认为残疾人由于个体功能障碍导致参与社会功能障碍，强调的是残疾人个人问题。21世纪后，世界卫生组织在《国际功能、残疾与健康分类（ICF）》中对什么是残疾及残疾分类又有了新的发展。残疾及其分类不仅是残疾人个体身体结构或脏器的损害所致，还包括周围环境因素、整个社会因素，甚至残疾人本身或者家属对待残疾人的态度等多方面因素相互作用、相互影响所致。举例来说，两个同样出生后的脑瘫儿童，一个是家长积极鼓励他与邻居小朋友一起玩耍、上学，不把他与其他孩子隔离，其他小朋友也已习惯和他相处，他的残疾及其程度就轻。另一个脑瘫儿童因为家长害怕其他小朋友笑话他、欺负他，一直把他关在家里独养，他不会和其他小朋友玩耍，其他人也把他看做是特别的人，他的残疾及其程度就重。开展残疾人基本情况调查，不但要调查残疾人本身情况、家庭生活状况，还要通过调查了解家庭对待残疾人的态度、周围邻居对待残疾的态度,直至整个社区和社会环境对待残疾人的态度,分析和评估项目地区残疾人及其家庭、一般群众的残疾和社区康复相关知识、态度、行为,对顺利开展残疾人社区康复服务活动十分必要。

(5)为制定社区残疾人服务工作方案提供依据:残疾人基本状况调查以后,通过汇总、分析调查数据,掌握了项目区域内各类残疾人的数量、结构、地区分布、致残原因、家庭状况及其康复、教育、劳动就业和参与社会生活等情况,为制定社区残疾人服务工作方案提供依据。诸如,项目区域内什么样的残疾人最多?发生残疾的主要原因是什么?评估分析后可以制定比较符合实际的残疾预防方案;项目区域内残疾儿童上学的比较少,解决残疾儿童上学问题就是制定社区康复服务工作方案必须考虑的问题了;如果因当地农业经济条件的限制,农村残疾人社会生活保障没有着落,那么如何保证残疾人得到生活保障的合法权益及保障劳动和生计的权利,是十分必要的。因此,组织开展好残疾人基本状况调查工作,可为制定残疾人社区康复服务工作方案提供科学、可靠的依据。

2. 残疾人基本状况调查的意义 任何工作必须对工作对象、内容、背景资料心知肚明,才能做到有的放矢。要做好残疾人的工作,例如在社区开展康复、劳动就业、儿童上学、扶贫解困等具体工作,将残疾人基本状况调查清楚有着十分重要的意义。

(1)残疾人基本状况调查是开展基层残疾人工作的重要环节,它为社区残疾人工作的开展提供准确客观的依据,是保证基层社区残疾人事业发展的先决条件。

(2)社区残疾人基本状况调查工作对本区县、街道乡镇、村居委会残疾人社区工作的宏观决策、机构运作、组织管理、评估监测等也起着重要的作用。

(3)只有搞好残疾人基本状况调查,才能确定康复对象,从而对他们进行有效的康复服务,落实康复与其他服务措施,真正达到使社区残疾人得到实惠、有效服务的目的。

(4)基本状况调查数据的整理、汇总、分析,以及确定康复服务对象等,对本区县残疾人整体工作、社区残疾人服务项目活动的宏观决策、区县残疾人服务中心的建设、社区康复项目的组织管理、执行过程中工作计划调整等也起着重要的作用。

(5)当地政府和相关部门参与其中工作,使得他们今后对残疾人事业及各项工作更加理解和支持。

(6)调查中进行的广泛深入的宣传工作,使广大民众进一步了解残疾、残疾人工作,大家共同为树立关心、理解、尊重、帮助残疾人的良好氛围,为创建和谐的社会主义社会而共同努力。

(二)调查的基本内容

1. 调查项目地区人口经济与资源情况

(1)进行残疾人基本情况调查时,要调查开展社区康复服务项目地区的人口情况和社会经济状况。具体内容包括:当地总人口、城镇和农村居民人口各是多少?当地年经济生产总值和年财政收入,每年城镇居民可支配收入和农村居民纯收入,当年城镇居民最低生活保障标准和农村最低贫困线的标准,当地居民平均寿命是多少?儿童死亡率是多少?学龄儿童入学率及入学儿童"两免一补"(即免学杂费、书本费,对家庭经济困难学生给以学习补助)情况,城镇居民基本医疗保险制度和新农村合作医疗制度情况,居民医疗救助制度等情况;还要调查、了解当地残疾人人数、残疾分类情况、贫困残疾人人数及占当地贫困人口比例、残疾儿童入学率、残疾人劳动就业情况等。

（2）调查当地残疾人工作基本情况：当地残疾人工作基本情况除了要掌握当地残疾人总人数及其6类残疾分类情况、残疾人年龄结构情况、儿童入学和成人劳动就业及贫困残疾人救济等情况外，还要掌握、了解区县和街道乡镇政府及村居的相关政策、组织管理、康复技术指导网络、康复服务网络、残疾人组织活动和残疾人的转介服务等具体情况，包括：是否将残疾人整体工作纳入当地政府工作的大盘子之中，专门建立残疾人工作的管理机构、业务指导机构、服务机构情况，区县、街道乡镇、村居残疾人工作网络体系建立情况，政府经费支持情况和基层残疾人组织建立情况等。

（3）当地政府政策情况：在调查、了解当地残疾人工作基本情况时，当地政府表示支持残疾人工作的具体体现之一，就是制定和实施了哪些残疾人优惠政策和保障残疾人合法权益的政策。这些包括：残疾人基本医疗保险及新型农村合作医疗制度、医疗救助制度、保证残疾儿童享有义务基础教育制度、辅助贫困残疾人脱贫和劳动就业制度、将残疾人纳入社会保障体系保障基本生活政策、鼓励残疾人参加社会文化体育活动的政策、残疾人事业的法制建设和无障碍环境建设政策、改善残疾人居住条件和农村残疾人危房改造政策、支持基层残疾人组织建设等一系列保证残疾人事业顺利发展的政策。这些政策即使当地政府还没有建立起来，但是，通过调查，通过与当地政府领导及政府部门官员的调查接触，也会促进当地政府领导进一步关注残疾人工作。

（4）调查当地资源状况：例如，在开展一个农村社区资源调查时，首先是该村的概况，包括总面积、总人口、总户数、主要民族、人均年收入、最低生活标准。这些数据必须在村长的参与下，乡残联理事长、乡土地管理所的配合下来了解该村的总面积数、总人口数、总户数及主要民族等。通过乡经济管理办公室等主要负责人的配合掌握本村的人均年收入数和最低生活标准。还要调查该村康复资源情况，包括村卫生室、村医、参加康复培训的村医、普通学校、特教班、特教老师、幼儿园、特教学校、随班就读、农业服务站、服务内容。在与村委会主任的谈话中得到该村的现有可利用资源，它是开展社区康复工作的前提。从层面上看，有村、乡镇一级、区县一级、区县以上各个层次的机构资源。从行业来看，有隶属卫生、民政、教育、计生、妇联、残联、社会个体等部门所办的各种机构资源。每种资源要调查了解其人员结构、技术水平、业务范围、设备设施、潜在的能力和可挖掘的力量、目前已经开展为残疾人服务的项目、将来可能开展的为残疾人服务的项目等情况，一一梳理出来，制定出为残疾人开展社区康复服务活动中可以利用资源的计划和规划。资源图是资源调查的重要工具，将在本节详述。

2. 调查残疾人基本生活状况　残疾人的基本生活状况调查内容分为两部分，一部分主要是残疾人和家庭的一般情况，如：姓名、性别、出生日期、婚姻状况、户籍、文化程度、民族、家庭住址、有否残疾人证、监护人姓名、联系电话、监护人与残疾人的关系及对他的帮助与否等；另一部分是残疾人家庭生活情况，如：残疾人职业、主要生活来源、家庭年平均经济收入等。这些和健全人的情况调查是一致的。

3. 调查残疾人残疾状况　残疾人的残疾状况调查主要是掌握残疾人的残病史、残疾类别、残疾等级、致残时间、致残原因，以往实施的治疗及康复措施，残疾后存在的各种障碍对生活能力、学习能力、劳动能力、社交能力的影响进行判断等。残疾人的主要残疾类别一般分为6类：肢体残疾、视力残疾、听力言语残疾、智力残疾、精神残疾、多重残疾等。残疾等级一般分为轻、中、重、极重等四个等级。全国第二次残疾人调查残疾状况的内容，引进《国际功能、残疾与健康分类(ICF)》的观点,从社会、环境、心理等互联整体的角度考虑,增加调查、了解残疾人的功能障碍情况新内容,即"残疾人活动和参与评定"。具体内容有:"理解交流"指注意、记忆、学习、分析解决事情的能力以及与他人说话、理解、交流的能力;"身体移动"指站起、在屋内室外移动和行走的能力;"生活自理"指日常洗漱、穿衣、进食等独立生活能力;"与人相处"指与陌生人和熟人结交、相处、保持关系的能力;"生活活动"指完成家务、工作的能力;"社会参与"指克服周围环境、他人态度、家庭困难等障碍参加社区活动情况。各项评定中"能"指不需他人帮助,独立完成;"部分能"指需要他人部分帮助;"不能"则完全需要他人帮助。

调查了解了残疾人的残疾状况,根据他的残疾类别、残疾程度、功能障碍的情况,对下一步提供服务做到心中有数。

4. 调查残疾人基本需求情况 十几年来,我国在开展社区康复示范区县活动中,调查、了解残疾人基本需求时,传统的做法是调查残疾人的服务需求,其主要内容是:

(1)确定需求:首先明确疾病和残疾诊断,了解康复对象对医疗与康复训练、入学与培训、就业与生活保障、家庭问题与参与社会等方面的需求,确定优先考虑的问题,为制订康复计划提供依据。

①康复医疗:家庭病床、手术、药物、康复护理、装配假肢、残疾诊断等,就是根据残疾人的功能障碍情况,采取家庭病床、上门服务等形式为残疾人提供低偿或无偿的诊断、康复治疗、康复护理、安装假肢前注意事项指导等。

②康复训练:根据残疾人的功能障碍状况及服务需求制订计划、功能评定、语言训练、定向行走、视功能训练、农(工)疗、简易训练器具制作指导等。

③用品用具:根据残疾人的功能障碍情况,为听力残疾人提供助听器,为低视力者提供助视器,为盲人提供盲杖,为肢体残疾无法行走的残疾人提供轮椅或助行器、拐杖、矫形器等。

④心理服务:通过与残疾人的谈心、劝说、开导等方法解除或减少残疾人的焦虑、自卑的心理障碍,帮助他们树立自信、自强的信念和生活的勇气,积极走出家庭,参加社会各项活动。

⑤普及知识:利用读物画册、音像制品、知识讲座、儿童玩教具等多种方式向残疾人及其亲友普及知识,面对面宣传残疾预防知识,增强广大群体的自我保健和防病防残的意识,开展以自我训练为主的康复训练。

⑥接受教育:根据残疾儿童的功能状况,采用教育与训练相结合的手段,为他们提供普通学校(园)教育、随班(园)就读、特殊学校、家庭辅导的多种方式来提高残疾者的素质和智力、日常生活能力。

⑦职业培训:是残疾人康复过程中必不可少的步骤,也是伤残者在身体功能改善之后,能否获得和保持职业,能否得到正常提升的关键,通过种植业、养殖业、农机、缝纫、木工、编织、家电维修、计算机、盲人按摩、装潢、烹饪等其他方面的培训,掌握技术,提高自我生存的能力。

⑧适应社会:通过安全教育、提高自我保护能力、使用公共设施、参与社区活动、过正常家庭生活等多种形式来提高残疾者的社会适应能力。

⑨转介服务:通过医疗、教育、职业培训、就业、家庭无障碍改造、参与社区活动、托养服

务、社会救助、婚姻等其他方面给予帮助解决就地难以解决的问题。

（2）综合考虑需求：近几年来，随着残疾人"国际功能、残疾与健康分类（ICF）"标准的实施，在调查残疾人基本需求的内容时，还要了解残疾人的基本生活保障问题、摆脱贫困问题、危房改造与改善居住条件问题、文化体育娱乐活动问题、残疾妇女问题、权益与法律保障问题、无障碍建设问题、残疾人组织等问题，综合考虑解决残疾人需求问题。

（三）调查方法与主要事项

残疾人基本情况调查一般采用普遍调查和抽样调查两种方法。

1. 普遍调查　普遍调查是对某一范围内所有被研究的对象没有遗漏地进行全面调查，简称普查。普遍调查可以是单位性的或地区性的，也可以是全局性的，例如人口普查、资源普查、地质普查和科技普查等等。

（1）特点：普遍调查是为了某一目的而专门组织的一次性的全面调查，常用于调查社会现象在某一时段或时期的状态。普查是了解国情、省情、市情、县情和某一行业全面情况的最重要的方法，其优点是具有普遍性，能全面地反映自然和社会的许多现象及其变化和发展的情况，具有很高的概括性和普遍性，可以取得有关国情的最基本的数字资料，可以精确地反映社会整体的一般特征；普查可以取得为制定经济和社会发展计划以及某一方面的政策所需要的专门性资料，也能获得某一时段或某一时期总体的某些特征的准确资料，资料的准确性、精确性和标准化程度均较高，可以统计汇总和分类比较。

（2）适用范围：普查方法所得到的调查材料比较肤浅和简单，有些问题无法深入了解，调查项目较少，资料缺乏深度；往往只能用填表等书面方法去进行调查，这样就不能得到许多生动的材料，普查资料必须与其他调查方法获得的资料结合，才能使认识点面结合，比较深入。同时，如果调查大范围地区（全国、全局性的），耗资很大，所需要的时间、人力和经费也很多，还要设立专门的机构，个人或某个单位是无法承担这种调查任务，一般多由政府、统计部门以及统计部门以外的政府部门主持。如果在小范围内，如区、县以下地区进行某一专题调查，普查是一可行的方式。普查一般是一次性或周期性的。我国社区康复项目实施工作是以试点或专项形式在村、居委会层面开展，开展的范围最大也只是在区、县的范围内，因此，社区康复的残疾人调查一般都采用普查方式。

2. 抽样调查　抽样调查是从被调查的总体全部单位中抽取一部分单位（样本）来进行观察和了解，并以样本特征值推算总体特征值的一种调查方法。为了使所抽取的样本能够充分反映总体的特征，真正成为总体的代表，一般采用随机抽样的方法。因此，在抽样调查中抽取样本时，必须遵守随机原则，即要求总体中每个部分都有同等样本可能被抽中。

（1）特点：在各种调查方法中，抽样调查是一种可靠而行之有效的调查方法。数理统计学证明，在遵守随机原则的条件下，从总体的全部样本来看，大部分样本的特征值与总体特征值的误差总是局限在一定的范围之内。根据被调查总体的特点，选择适当的抽样方法是减少样本容量、提高调查准确度的重要途径。与全面调查比较，抽样调查需要的时间短，调查经费较少，动员人力物力也相对较少。抽样调查本身还有以下三个突出特点：一是按随机原则抽选样本；二是总体中每一个单位都有一定的概率被抽中；三是可以用一定的概率来保证将误差控制在规定的范围之内。

（2）适用范围：哪些情况下适用于抽样调查呢？

①有些现象如总体全部样本很大，不可能进行全面调查，但又需要了解全面情况时，可

采用抽样调查。

②有些现象可以但没有必要进行全面调查时,可采用抽样调查。

③需要对普查统计资料的质量进行检验或修正时,可采用抽样调查。

④抽样调查适用定量调查,不大适用定性调查。

我国的两次全国性残疾人调查都是在全国范围内开展,并有一定时间限制,动员的人力和经费有限,因此,全国残疾人调查都是采用抽样调查方法进行的。

3. 两种调查类型的比较 从定义、特点和适用范围进行比较(表1-3-1)。

表1-3-1 普查与抽样调查定义、特点与适用范围对比表

项目	普遍调查	抽样调查
定义	又称全面调查,即指为了全面准确地掌握一定范围的地区或部门的总体状况,对所有被研究对象毫无遗漏地逐个进行调查的一种调查方法	从被调查总体的全部单位抽取部分单位(样本)进行观察和了解,并以样本特征值推算总体特征值的一种调查方法
特点	1. 有限范围内定性、定量调查结合,可以灵活运作 2. 调查有关全局性的基本情况 3. 调查资料全面、准确 4. 工作量大、成本高、周期长 5. 需要较多的社会学知识和工作方法 6. 调查者要用一定的社会学知识	1. 适合大范围的定量调查,从数量上推断总体,说明总体 2. 按随机原则抽样,由样本推论总体 3. 有误差,但可以控制 4. 节省人力、财力和时间 5. 需要较多的数学知识,特别是概率论和数理统计方面的知识 6. 对调查者专业性要求高
适用范围	1. 多用于社会性工作 2. 调查领域范围广、对象多,是了解国情、省情、市情、县情和某一行业全局基本情况的最重要的方法 3. 调查地域范围较小 4. 调查涉及人数有限 5. 一般适于社区康复项目残疾人调查	1. 多用于专业性科研 2. 有些现象不可能进行全面调查,但又需要了解全面情况时,可采用抽样调查 3. 调查涉及地域范围广 4. 调查涉及人数多 5. 需要对普查统计资料的质量进行检验或修正时,可采用抽样调查 6. 全国残疾人调查多采用之

4. 后续跟进服务 残疾人基本情况调查仅为整体工作的开始。大部分残疾人及其家属对调查都抱以不同领域、不同程度的期望。有些人还对调查后的期望非常高,认为通过调查,他们的一切问题都会解决。也有些人对调查丝毫不感兴趣,认为经历调查次数太多了,每次调查后,都没有给他们解决任何实质困难问题,一走了之,毫无音信,没有下文。因此,在计划开展残疾人基本状况调查时,事先要从开展残疾人社区康复服务整体工作考虑,开展宣传发动工作。调查的同时能够为被调查的残疾人对象提供尽可能的帮助,比如,发一封带有联系信息的慰问信、慰问品、联系卡等,里面内容有需要医疗、上学、法律、培训、救助等各个方面的联系电话等,还需要有按照残疾人对象实际需要的、尽可能提供的后续跟进服务,以发挥基线调查的重要作用。

二、资源图与资源利用

(一)资源图的目的和意义

社区资源图是社区康复项目资源调查的有利工具,也是参与式农村评估(participatory rural appraisal)的工具之一。资源图可视性强,绘制简单,在残疾人社区康复工作中可是一个非常有用的工具。资源图可以在纸上绘出,也可以在地上制作沙盘模型(图1-3-1)。

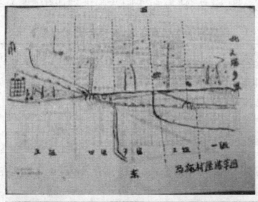

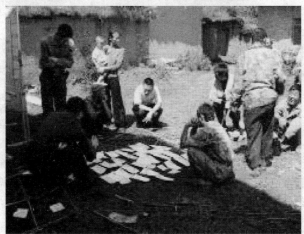

图1-3-1 社区康复项目资源图

1. 目的

(1)增加可视性、生动性,调动社区居民和残疾人的广泛参与。

(2)用来表示社区内的自然资源及其利用状况以及基础设施的种类和分布。

(3)了解社区内健全人家庭与残疾人家庭、残疾户与残疾户之间资源禀赋的差别。

(4)探索残疾人社区康复中面临的空间问题,如:生产与就业、教育与医疗、生活与交往、道路等基础设施障碍点等。

(5)寻找社区可利用的资源和潜力,确定资源的合理利用方案。

(6)分析当地在残疾人社区康复中存在的问题、所能获得的条件(包括内部和外部)和发展机会。

(7)制定以残疾人社区康复为导向的社区发展规划。

2. 意义 在公开讨论的环境中制作资源图有助于进一步认识残疾人在社区发展中所

涉及的各种资源(自然资源、社会资源等)的分布及利用现状,共同判断社区资源利用中存在的问题,寻找发展的资源潜力,确定资源的合理利用方案。资源图应该表明资源的分布以及社区或残疾人等利益群体是如何利用这些资源的。

在绘制资源图时,需在图上反映出社区内及与其直接相关的外部环境中的一些信息,并在绘图过程中进行一些与资源现状、利用等情况相关的讨论。

(二)资源图制作的方法

1. 工具与材料　大纸、彩色笔或就地取材(树叶、谷粒等)。

2. 步骤

(1)将一张一开的牛皮纸或大白纸用图钉钉在展示板上,也可贴在墙上或铺在桌子上。

(2)在纸的上方写上某县某乡(镇)某村资源图并标注方向(可按当地人的习惯标注)。

(3)绘出主要的地形地貌,如山脉(峰、坡、谷等)山势走向、海拔、坡度、沙漠等;同时标明基本的自然资源,包括水、矿产、野生动物等。

(4)绘出残疾人大体位置和基础设施及地物信息,如道路及走向、房屋及类型、水源和电力设施、社区内组织机构的位置(村委会、学校、卫生院、商业网点、企业或加工厂等)、障碍等。

(5)对与社区有直接关系的外部社会资源的位置及与社区的距离进行标注,包括地方政府(县、乡政府管理及服务部门,残联,残协等)、中心学校、集贸市场、医疗卫生、交通等内容。

(6)注明种植业用地(作物种类、分布位置、面积)、牧业用地(牧场、草场、圈养地等)、林业用地及林业资源(树种、林种、天然林、人造林等)。进行土地类型划分的描述(如:一等地、二等地等)。

(7)在图上注明自然灾害如水土流失情况严重的区域及其发生频率等内容。

(8)如有必要,在空白处或另外的大纸上,说明村、组之间的类型划分、各自特点。

(9)制作图例以及注明制图日期、制图人姓名、地点。

3. 注意事项

(1)按照自己的思路确定方向、边界、注明内容。尽量采用不同的符号、线条、颜色,增加直观性、形象性。

(2)使用此工具时,不应对比例尺、图例等作规定。

(三)资源图的应用

进行社区康复项目的社区资源调查时,协助当地人们特别是群众使用资源图进行讨论和分析,可以实现一些目的和用途,具体要因当时研究或实践的要求(例如农村社区)而定:

(1)研究一定区域(乡、村、组)内可利用的自然资源、社会经济基础设施分布。

(2)下一级区域单元(乡的村之间、村的组之间)之间的类型划分。

(3)为进一步社区康复调研选择有代表性的村、组,或者生态剖面踏查的路线。

(4)就着图,分析当地开展社区康复项目在资源利用和基础设施方面存在的问题和发展机会。

(5)进行监测评估时,检查社区发展、社区康复项目是否到了开展项目活动的村、组。

三、网络

网络(network)一词有多种意义。这里所说的网络,是指由具有无结构性质的节点与相互作用关系构成的体系。

从社会学的观点看,每一个社会成员基本上都是某个或某些制度化的社会组织的成员,人们在这些组织中可以获得组织化、制度化的社会支持。同时,每一个社会成员又都生活在一个由他自己的社会关系组成的社会网络中,每一个社会成员都在自己的社会网络中得到相应的社会支持。

社会网络指的是一定范围内的个人之间相对稳定的社会关系。所谓个人的社会支持网络就是指个人能借以获得各种资源支持的社会网络。通过社会支持网络的帮助,人们得以解决日常生活中的问题和危机,并维持日常生活的正常运行。良好的社会支持网络被认为有益于减缓生活压力,有益于身心健康和个人幸福。而社会支持网络的缺失,则会导致个人的身心疾病,使个人日常生活的维持出现困难。同时,在社会层面上,社会支持网作为社会保障体系的有益补充,有助于减轻人们对社会的不满,缓冲个人与社会的冲突,从而有利于社会的稳定。

一个人的社会支持网有正式的和非正式的之分,正式的社会支持网包括劳动就业制度、工资制度、社会保障制度以及单位职工福利制度等,非正式的社会支持主要来自家庭、家族、邻居、朋友和同事等。

(一)社区康复的网络建设的概念与内容

我国社区康复的网络建设,主要是指地方各级人民政府和有关部门,组织和指导城乡社区服务、医疗预防保健机构、残疾人组织、残疾人家庭和其他社会力量,开展社区康复工作体系,形成政府主导、部门配合、社会参与、共同推进的社会化机制,具体由组织管理、技术指导、康复服务等三大网络组成。

组织管理网络包括三个方面:一是各地政府将残疾人社区康复服务工作纳入当地经济社会发展规划特别是社区建设规划,明确部门职责,实行目标管理;二是民政、卫生、教育、残联等部门将残疾人社区康复服务工作纳入社区服务、社区卫生服务、初级卫生保健、特殊教育和残疾人事业发展计划,并组织实施;三是地方各级残疾人康复工作办公室社区康复服务工作纳入成员单位的职责范围,加强沟通,密切合作,制定工作计划,分解任务指标,动员社会力量,共同完成方案规定的各项任务,并进行统计检查。

技术指导网络包括两个方面:一是成立全国残疾人社区康复服务技术指导组,制定技术标准,统编培训大纲和教材,培训技术骨干,深入地方指导,推广实用技术,参加检查、评估、验收。二是省、市、区、县建立健全残疾人社区康复服务技术指导组,确定相应机构为当地技术资源中心,面向基层培训人员,传授训练方法,普及康复知识,提供康复服务,进行检查指导。

康复服务网络以社区为基础、家庭为依托,将残疾人社区康复纳入城乡基层卫生服务范围,依托社区卫生服务中心(站)和乡镇卫生院、村卫生室开展残疾人康复工作,充分发挥社区服务中心、社区卫生服务中心(站)、乡镇卫生院、学校、幼儿园、福利企事业单位、工疗站、托(养)老和残疾人活动场所等现有机构、设施、人员的作用,建立适应各类残疾人康复需求的康复站,资源共享,形成社区康复服务网络,为残疾人提供就地就便、及时有效的社区康复服务。

(二)残疾人社区康复工作网络相关政府部门的职责

主要是明确部门职责,实行目标管理,建立组织管理网络。

加强政府领导,完善自治区、市、县(区)残疾人康复工作办公室。将残疾人"人人享有康复服务"纳入经济社会发展规划,列入政府及相关部门工作考核目标,制定康复保障措施,组织制定并实施社区康复计划,负责社区康复工作的组织协调和日常管理。

卫生部门负责将残疾人社区康复工作纳入社区卫生服务和初级卫生保健工作计划;完善基层卫生机构的康复服务设施,为残疾人直接提供医疗康复服务;培训人员,提高社区卫生服务机构人员的康复知识和技能水平;普及康复知识,开展健康教育;指导社区内的康复服务及残疾人开展自我康复训练;做好残疾预防工作。譬如,根据卫生部《综合医院康复医学科管理规范》,在二级以上综合医院设置规定的康复医学科,并开展相应的康复医学诊疗工作;指导、协同一级综合医院大力开展残疾的一般预防,同时培训1~2名掌握社区康复实用技术的医务人员,积极开展社区康复工作,组织指导所在社区的乡村医生等基层卫生人员在基层有关机构和功能障碍患者住所开展康复医学诊疗、咨询服务。

民政部门负责将残疾人社区康复工作纳入社区服务工作计划;提供残疾人社区康复服务场所;制定优惠政策,对贫困残疾人进行救助。

教育部门负责指导教育机构对残疾儿童进行康复训练,发挥特殊教育机构作用,对社区进行技术指导。

残联负责组织制定并协调实施社区康复工作计划,建立技术指导组,督导检查,统计汇总,推广经验,管理经费;组织康复需求调查;建立残疾人社区康复服务档案;组织相关人员培训,建立健全社区康复协调员工作队伍;提供直接服务或转介服务;指导残联康复机构建设;普及康复知识,提高残疾人自我康复意识。

(三)区县以下三级网络职责

县(市、区)残疾人康复工作办公室要组织有关人员开展残疾人康复需求与服务调查,掌握残疾人数量、分布、生活状况、康复需求和康复服务情况等,并建立健全残疾人社区康复指导组,依托当地的专业技术机构分别成立肢体残疾、精神残疾、视力残疾、听力言语残疾、智力残疾康复技术指导中心和辅助器具供应服务机构,面向基层培训人员,传授训练方法,普及康复知识,提供康复服务,进行督导检查等。

乡镇(街道)残联协调有关单位,统筹整合残疾人的康复需求和康复资源,因地制宜开展残疾人社区康复服务,指导社区、村为有康复需求的残疾人建立档案。

社区居委会、村委会建立残疾人社区(村)康复协调员队伍,配备2名以上专职或兼职的社区康复员,掌握残疾人康复需求与服务现状,及时调整康复计划,更新统计汇总数据并按要求上报,为残疾人提供就近就便的康复服务。

近年来,全国各地的社区(村)康复协调员大多由残疾人协会专职委员兼任,其工作职责是学习残疾人事业基本知识,协助村残疾人协会和乡镇(街道)残疾人专职委员开展残疾人工作。随时走家串户了解、掌握并收集残疾人的基础信息、生产生活状况、实际困难和迫切需求,认真建档立卡,规范科学管理,同时上报村(社区)残协和乡镇(街道)残联;及时向残疾人传达党和政府及上级残联的政策精神。代表残疾人利益,反映残疾人需求,密切与残疾人的血肉联系,听取他们在生产生活、康复、教育、就业、维权等方面的要求和建议;同时积极联系协调村(社区)残协、乡镇(街道)残联设法解决,发挥好桥梁纽带作用。宣传残疾预防、康复医疗基本知识,协助开展残疾康复训练,提供残疾人辅助器具信息等。帮助有困难的残疾学生接受义务教育、职业教育、高等教育等。开展就业指导,提供就业信息等。及时上报符合以下条件的残疾人信息,并协调落实:纳入低保和社会救助范畴、落实新农合补助和新型养老保险补助(已开展新型农村社会养老保险的地区)、落实危房改造补助、落实康复扶贫贷款和小额信贷等。宣传党和政府关于残疾人事业的方针政策、法律法规,宣传人道主义思想,宣传残疾人自强典型和社会扶残助残先进事迹,动员社会理解、尊重、关心、帮助残疾人。调解残疾人的矛盾,做好残疾人的稳定工作,将残疾人的问题解决在基层。协助推动当地公共场所无障碍建设,开展残疾人文化体育娱乐活动、志愿者助残活动,做好残疾人证核发等工作。教育残疾人遵纪守法,自觉履行公民义务;发扬"自尊、自信、自强、自立"精神,不断提高自身素质和综合能力,为残疾人树立榜样。完成上级交办的其他任务。

(四)发挥网络作用,开展残疾人社区康复基础性工作

地方各级人民政府和有关部门,应当组织和指导城乡社区服务、医疗预防保健机构、残疾人组织、残疾人家庭和其他社会力量,开展社区康复工作。社区康复主要为残疾人提供就近就便的康复医疗、训练指导、心理支持、知识普及、用品用具以及康复咨询、转介、信息等多种服务。

康复医疗服务主要为残疾人提供诊断、功能评定、康复治疗、康复护理、家庭康复病床和转诊服务等;训练指导服务主要包括为需要进行康复训练的残疾人制定训练计划、传授训练方法、指导使用矫形器和制作简易训练器具、评估训练效果;心理疏导服务主要通过了解、分析、劝说、鼓励和指导等方法,帮助残疾人树立康复信心,正确面对自身残疾,鼓励残疾人亲友理解、关心残疾人,支持、配合康复训练;知识普及服务是为残疾人及其亲友举办知识讲座,开展康复咨询活动,发放普及读物,传授残疾预防知识和康复训练方法;用品用具服务是根据残疾人的需要,提供用品用具的信息、选购、租赁、使用指导和维修等服务;转介服务主要是掌握当地康复资源,根据残疾人在康复医疗、康复训练、心理支持及用品用具等方面不同的康复。

总之,要以社区为基础、家庭为依托,充分发挥社区卫生服务中心(站)、乡镇卫生院、学校、幼儿园、社区服务中心、福利企事业单位等现有机构、设施、人员的作用,资源共享,形成社区康复服务网络,为残疾人提供就近就便、及时有效的康复服务。在现有社区卫生服务机构内建立康复科、室,在各类社区服务设施内开办工疗、娱疗、日间照料等康复站、点。社区康复协调员则负责组织残疾人的康复需求摸底调查,建立康复服务档案,向残疾人提供康复服务信息和转介服务,协调组织社区内有关机构、人员,为残疾人提供康复服务和相应的支持。同时,必须依靠残疾人家庭成员的力量,调动残疾人亲友的积极性,对残疾人进行生活自理、认知能力、语言交流、简单劳动技能、社会适应能力等训练。

四、服务记录与成功案例收集

在开展社区康复实践活动中,及时将为残疾人提供的服务情况记录、存档和收集整理成功案例非常重要,它是反映残疾人实际情况和社区康复活动监测与评估的重要资料。

(一)服务记录的目的和意义

社区康复服务记录是在准确掌握残疾人康复需求的基础上,为残疾人提供服务的过程中形成的真实记录。

为了科学、规范、高效、及时并有针对性地满足各类残疾人的多样化康复需求,社区康复服务记录工作显得更加重要。做好服务记录的意义主要在于:

(1)康复服务记录可以了解残疾人当前康复需求,鉴定服务效果,是评价服务工作的依据。

(2)康复服务记录可以系统、动态掌握残疾人康复需求的变化,为充分利用康复资源提供参考。

(3)康复服务记录是调整康复服务计划的依据,指导完善康复服务内容。

(4)康复服务记录是合理制定当地社区康复计划基础。

(5)康复服务记录是评估当地社区康复整体工作的依据之一,是残疾人收益情况的反映。

(6)康复服务记录是社区康复科学化、信息化管理的必要手段,顺应国际社区康复发展的趋势。

(7)康复服务记录是社区康复科学研究的基础材料来源,包含了丰富的社区康复基础数据,具有重要的科研价值。

(二)服务记录的主要内容和方法

我国各地开展社区康复工作中,为了及时、动态掌握残疾人康复服务情况,普遍建立了残疾人社区康复服务记录手册或服务记录档案,记录残疾人得到的各种服务及其效果。这些服务记录的主要内容有:

(1)掌握残疾人功能障碍情况及康复治疗、家庭病床、双向转诊和健康指导等需求,纳入居民健康档案。

(2)根据残疾人的需求及基层卫生机构的职能、条件,为有关残疾人提供相应的社区康复服务。

——为偏瘫、截瘫、脑瘫、截肢、小儿麻痹后遗症、骨关节疾病等肢体功能障碍者制定训练计划,指导在社区和家庭开展运动功能、生活自理能力和社会适应能力等方面的康复训练,做好训练记录,进行效果评估。

——提供精神卫生服务和心理咨询服务。早期发现精神疾患,采取家庭治疗、定期门诊等方式,并依托社区内工疗、农疗和娱疗站等机构,对康复期的精神病人进行治疗和综合性康复,督促病人服药,监护随访病人,规范填写表卡,预防病情复发,对重度急性期和复发的病人及时转诊。帮助各类残疾人树立康复信心,正确面对自身残疾,通过开展宣传教育活动,鼓励残疾人亲友理解、关心残疾人,积极参与社区康复活动。

——在有条件的社区卫生服务机构,为视力障碍者进行眼科常规检查。早期发现低视力者,开具转介证明,转介到相应的眼科专科诊疗单位,及时随诊,掌握诊疗情况,指导患者到康复服务专门机构就医;将白内障患者转介到条件具备的医疗单位,接受相关咨询、治疗。

——对聋儿做到早期发现,及时转介到有关部门,监测聋儿病情发展、变化,指导聋儿使用助听器,协助康复服务专门机构指导聋儿及家长进行听力言语康复训练并接受相关咨询。

——做好儿童生长发育监测,发现发育迟缓儿童,及时转介到有关部门进行智力和生长发育测评,指导家长开展训练,做好记录,进行评估。

(3)将残疾预防与康复知识的普及纳入居民健康教育,举办培训班,发放普及读物,开展康复咨询和指导。

(4)根据残疾人的需要,提供用品用具的信息、选购、适配、家庭租赁、使用指导以及简易康复训练器具制作等服务。

（5）开展妇幼保健服务，减少出生缺陷和残疾发生；进行新生儿筛查，做到"早发现、早干预、早治疗"；加强计划免疫和慢性病监测，减少疾病致残；对新婚夫妇、孕妇、哺乳期妇女和0～2岁婴幼儿实行科学补碘；合理用药，减少药物致残。

以上内容，由社区康复工作人员按照为残疾人提供服务的日期、服务的简明内容和方法以及残疾人功能变化情况，及时填写在社区康复服务记录手册或档案里，并妥善保存。

（三）社区康复成功案例收集与记录（包括文字及影像资料）

社区康复推广二十多年以来，它持续地提升了残疾人的权利，鼓励残疾人积极参与社区康复活动，增强了各地残疾人组织的作用，在各地取得很大成就。社区康复工作者在实施社区康复活动中，要不断收集和总结社区康复成功案例。下面介绍世界卫生组织（WHO）基于国际残疾功能分类（ICF）的社区康复活动成功案例收集与记录方法。

1. 收集成功案例内容要求

（1）收集成功案例原则：个案案例必须有充分的记录证明，与组成社区康复的矩阵（见下面所列清单）有关的不同领域和基本元素相符合。

（2）收集一个或两个案例研究作为矩阵每一个领域和元素的补充，其中包括以下内容：

健康：促进、预防、医疗护理、康复和辅助器具。

教育：幼儿、小学、中学和高等教育、非正规和终身学习。

生计：技能发展、自我就业、金融服务、带薪就业和社会保障。

社会：婚姻和家庭关系、个人援助、文化艺术、娱乐、休闲和体育。

赋权：交流、社会动员、政治参与、自助小组和残疾人组织。

以上各个领域中，残疾人在社区发展中如何取得成就，减少贫困。

2. 收集成功案例一般可参考以下内容

（1）残疾人如何聚集在一起，参加活动和（或）相互提供支持。

（2）社区康复的活动如何解决残疾人基本需求，如健康、教育、收入、粮食、衣物、住房等。

（3）残疾人如何共同努力，消除障碍，或倡导社区康复服务发展。

（4）在健康、教育、生计和社会等领域的服务提供者如何便捷、无障碍地服务残疾人。

（5）一个专业人员如何转变自己的残疾观和固有做法，使残疾人受益。

（6）如何改革创新服务，减少障碍和有利于残疾人融入/参与家庭和社区活动。

（7）当地政策或法规如何使残疾人有权接受教育、健康、生计、社会、家庭和社区生活的机会，并产生积极的影响。

（8）无论是在单一部门或跨部门，社区康复如何促进融入性的发展，其中包括教育、卫生、民政、社会等部门包容性发展等。

（9）政府、相关部门的服务提供者、企事业单位和个人、残疾人组织等解决涉及残疾人至关重要问题实例。

（10）至少有两个主要的政府、相关部门（卫生、教育、民生、社会）跨部门合作的例子。

（11）残疾人或残疾儿童家长如何参与社区康复方案的决策和倡导。

（12）残疾妇女和女童如何有能力积极、平等地参与社区和社会活动。

（13）残疾妇女和儿童如何积极投入争取妇女权利和保护儿童活动。

（14）社区康复如何为重症残疾人、艾滋病人、精神病人、麻风病人和其他慢性病人提供更好的、便利的服务和设施。

（15）如何规划和实施社区康复活动,促进多部门合作。

对于提供每个案例的资料,都要确定案例如何可以验证(例如,通过引用的项目报告、评估资料、年度报告等)。如果可能的话,也可附上纪实照片。

3. 收集成功案例记录的撰写体例　可参考撰稿模版(表1-3-2)。

表1-3-2　社区康复项目案例的撰稿模板

撰稿人的姓名和地址	姓名: 单位: 地址、邮编: 电子邮件地址:
撰稿题目	
案例主角基本资料	姓名: 何种残疾及程度: 年龄: 性别: 所在省份/地区/区县/乡镇/村:
案例纪实	请描述个案纪实〔主角个人需求是什么? 有什么样的障碍(如自卑、贫穷、环境差、无奈等等)? 是如何减少障碍的? 他/她的生活质量如何得到提高? 谁提供的帮助和服务? 他/她从社区康复的活动得到什么好处? 以及社区康复对主角和其他人的影响是什么〕。(1 000字左右)
个案纪实中关键信息是什么(最多3点)	1. 2. 3.
插入的个案纪实照片和说明	请贴附2MB纪实照片和说明
签字和日期	

五、能力建设与培训

所谓能力建设,是指建立国家、地方、机构和个人在制定正确决策和以有效的方式实施这些正确决策方面的能力。它贯穿在人们不断改善能力效率的整个过程,在这个过程当中,不断发现从前效率低的问题症结之所在,并不断加以改进和完善。社区康复中能力建设主要是通过培训及社区康复实践活动,提高管理者、服务者和服务对象的能力。能力建设的重点是残疾人及其家庭,他们应具有获得与普通人一样的权利和应承担的社会责任的知识和技能,社区康复能力建设就要实现残疾人的权利和责任。

(一)能力建设的目的和意义

社区康复能力建设的目的是帮助相关部门和人员提高社区康复知识和技能,更好地组织和开展社区康复矩阵(CBR Matrix)所涵盖的健康、教育、生计、社会各领域活动。这些相关部门和人员是残疾人及其家属、社区康复工作人员、政府相关部门及服务者、志愿者等。

对于残疾者和家属的能力建设,更多的是从意识上帮助他们转变,由以前的被服务者变为社区康复活动的参与者、组织者和领导者,这是社区康复持续有效发展的一个基础,即将个人被服务模式转变为一个参与性和持续性的发展模式。其本质是残疾人及其家庭有获得与普通人一样的权利和应承担的社会责任,使他们的发展能够跟上他们所在的整个社区的发展。

对于社区康复人员、政府相关部门及服务者、志愿者等的培训,则在于帮助他们更好地了解社区、了解残疾人的需要,制定合适的目标和切实的计划,改善残疾人可利用的社会环境(精神和物质环境),使残疾人工作成为构建和谐社区的重要组成部分,推动残疾人社区康复服务工作的持续发展。

(二)能力建设的内容和方法

1. 残疾人及其家属的能力培养　为了使残疾人及其家属的能力培养成为可能,一般通过五种方法,这包括:社会动员、政治参与、言语与交流、自助小组、残疾人组织等内容。

(1)社会动员:社会动员是指宣传、号召社会各界与残疾人及其家庭以及整个社区,共同开展社区康复工作。例如,为了使一个有行走问题的残疾女孩能够与其他孩子一样去学校读书、游戏,那么社区康复工作者就要沟通和影响这个孩子本人、她的家庭、小朋友们、老师和邻居。让残疾女孩子及其家庭相信其上学是可能的;提高学校、老师的信心和技巧,将这个女孩融入他们班上;让同学们跟她一起玩耍,而不是嘲笑她、欺负她;邻里的孩子将从与残疾儿童一起的游戏中体现关爱他人、乐于助残的好品德,并影响家长。当所有这些为接受这个残疾女孩所做的努力成为现实的时候,社会动员就产生了效果。社区康复工作的下一步是努力超越这个水平,将帮助残疾女孩上学所产生的社会变化,通过各种方法宣传出去,有效地影响有着相似处境的其他残疾人。社会动员理想的结果是,相关人员开始规划社区工作,即考虑残疾人事情并努力接纳残疾人平等参与,产生社区助残的社会氛围。

(2)政治参与:政治参与就是当人们受某项政策性事务影响的时候,能够自己做出决定,并参与影响或改变政策导向。在上一个例子中,上学受教育的决定由残疾女孩子做出,也可以是家长以及所有参与者做出。通过帮助这个残疾儿童接受教育过程,参与这件事的人们会发现并修订原有的制度、规则、政策,应该怎样才能够不排斥所有残疾儿童上学。政治参与是让人们识别阻碍残疾儿童上学的症结在哪里,以及怎样排除这些症结,适时向当地政府、教育部门、机构、学校、媒体以及领导者提出残疾人的需求,并施加影响,采取措施满足残疾人需求。政治参与要点就是要探索实现残疾人政治权利具体做法的有效途径。

(3)言语与交流:交流是人类的基本权利。通过与他人交谈,倾听他人的谈话,表达残疾人的需要、情感和意见,将残疾人和家庭及社区联系在一起。各类残疾发生的功能和环境障碍,既妨碍了言语交流,也妨碍了非言语交流。社区康复在增进残疾人的表达需求、意见和主张能力,从而建立残疾人的自信心和自尊心等方面发挥着重要作用。有时候交流与语言表达的辅助性解决方法会较为简单,如交流板;有时候会需要较为复杂的技巧,如手语、助听器等。

(4)自助小组(self - help groups):人们为了追求共同的乐趣,如为了玩耍、为了聊天、为了唱歌跳舞等等而走到一起,自行组成团体。人们也会为了解决共同的需求或利益问题走到一起,如农民为了阻止病虫害毁坏他们的庄稼,或者在播种和收获季节,有着不同残疾的人们会组织在一起相互帮助。这些非正式的、自然而成的团体称为残疾人的自助小组。社区康复工作是与这些自助小组一起,或者通过其来实现社区康复的某些目标。

社区康复工作有两个层次,一个层次是社区康复工作者可以给予残疾人和家庭直接的帮助,如提供康复治疗或教会日常活动能力训练方法,另一个层次是社区康复工作者可以鼓励残疾人组成自助小组,通过自助团体来处理和解决特殊的问题。自助小组工作重点是如何组织、发展和运作这些团体。

(5)残疾人组织(disabled person's organization, DPO):工人走到一起组成工会来维护他们的利益。同样,残疾人建立自己的组织也是为了促进和维护他们的利益。残疾人组织(DPO)是一个比自助小组还要大的组织。它的结构更为正式,有官方负责人和指导它运行的系统。例如,我国的各级残疾人联合会和基层的残疾人协会,可以在实施社区康复项目中发挥作用。例如,农村残疾人住房有困难,当地的残疾人组织帮助申请危房改造,并将申请送至当地主管部门,然后得到解决。残疾人组织(DPO)是社区康复工作的一部分,其要点是开展社区康复整体工作及如何充分发挥残疾人组织的重要作用。

2. 社区康复工作人员能力培养 社区康复工作通常包括两种类型的工作任务:①技术工作任务:例如残疾功能障碍的评估、康复治疗干预、家庭咨询等等。②管理工作任务:例如工作安排、社区动员和发展、程序监管、寻求支持、自助小组的组织、档案记录的保存等等。

许多社区康复的培训课程趋向于专业学院的专业康复课程。这些课程基于专业学院的教学方式,安排了过多的专业技能课程,反而缺乏成功开展社区康复所需要的技能课程,例如缺乏灵活性和创新性社会工作技巧,缺乏把残疾人、家庭和社区组织起来进行社区康复和促进社区发展的知识和技能。这种培训的结果是社区康复工作人员掌握的工作方式,趋向于成为医疗康复专业机构的工作方式,而不是改变为社区水平的工作方式。他们的工作方式和自己应承担的任务及责任之间存在很大差异,特别是在社区康复的开始参与阶段,常常会发生各种矛盾和困惑。因此,要在社区康复中发挥有效的作用,社区康复工作人员的培训需要有适合基层社区工作的课程,而不要照搬或简单修改专业学院的课程。

(1)社区康复工作人员培训的主要原则:

① 使用的康复教学材料应适合于基层社区,而不是传统的康复学院教授方法。

②基于《国际功能、残疾与健康分类(ICF)》的功能评估和介入是必不可少的,而不是传统的诊断－治疗的"医疗模式"。

③互动性和实践性的学习方法更易成功,并促进思考、推理及解决问题,而不是死记硬背的机械性学习。

④ 理论学习过程中必须穿插实践,学员可在指导下练习技术并学到知识。

⑤ 现场练习对于培训课程的最初阶段是重要的,因此,学员应认真练习在课堂上所学的知识。

⑥ 定期复习知识和技术,同时反馈是很重要的。

⑦必须根据学员的需要及教育程度来安排知识和技术的等级及复杂性。

⑧学习撰写服务记录和个案资料也是必要的,包括实际目标设定,基线资料评估和测评结果。这些文档对社区康复管理者有用,他们可评估社区康复项目的效果,可以发现社区工作人员知识和能力上的不足,以决定继续教育的需要。

(2)社区康复专业人员和管理者培训的发展:多年来,社区康复工作专业人员和管理者的培训根据各个社区康复项目不同而各异。不能用统一的培训模式、程序、内容和方法去培训所有的社区康复人员。在一个覆盖很大范围包括各类伤、病、残患者，或者社区康复要大力发展的培训计划中，如震后灾区重建中，培训大量的专业康复治疗师(如 PT、OT、ST 等专业治疗师)是很有必要的。而在另一些项目中，一般很难找到专业康复治疗师，只有社会工作人员，这些社会工作者则更适合集所有的社区康复工作于一身，例如康复治疗、组织、教育、谋生、社会等工作。无论什么形式的社区康复项目，对不同种类、不同级别的工作人员培训工作都要遵循社区康复的共同目标：即，使残疾人最大限度参与到社区生活的各个方面，这是非常重要的。

多年来，社区康复工作者的培训不断改进，但社区康复管理者的培训却依然处在探索阶段。现有的对社区康复管理者的培训课程，侧重于康复理论知识，重点在学术性和转介服务方法上，而很少关注理念更新、残疾观的变化、社区发展和社区组织等方面。近几年，社区康复向社会模式的转变以及其所包括的发展理念，仍然没有充分反映在针对社区康复管理者的培训课程中，今后，应侧重这一方面的培训。另一个不足是，在培训中缺少系统的、以结果为导向的编制社区康复规划和实施计划过程，而这对社区康复工作的成功具有决定性的意义。

(三) 我国提高社区康复服务能力的主要措施

自 1988 年残疾人康复工作纳入国民经济和社会发展计划以来，残疾人康复事业持续发展，通过配合实施国家重点康复工作任务，开展多种形式业务培训，全国残联系统社区康复人才队伍整体素质持续提高，服务能力不断增强。

中国残疾人社区康复实施方案明确提出努力提高社区康复服务能力：

(1)将康复医学教育纳入国家教育计划，设置康复医学课程，加强在职人员培训，建立康复医学专业技术职称系列，形成康复技术骨干和师资队伍。

(2)区县级残疾人康复工作办公室制定适合当地的康复人员、残疾人及其家长的培训规划、培训制度和效果评定办法。采取多种形式举办社区康复管理和技术培训班，与卫生、教育、民政等有关部门协调制定激励政策，建立资格认证及上岗制度，形成稳定的、有残疾人及其家属参加的城乡社区康复工作队伍。

但是，目前残联系统康复人才状况与全国残疾人康复事业迅速发展的形势仍不相适应，与广大残疾人日益增长的康复需求及实现残疾人"人人享有康复服务"的目标仍存在较大差距。突出表现在：康复人才队伍数量不足，整体素质、工作能力有待提高，康复人才培养的有效机制和制度亟待健全，关心、重视康复人才培养的氛围尚未形成，实现残疾人"人人享有康复服务"的人力基础还十分薄弱。

为实现 2015 年残疾人"人人享有康复服务"的奋斗目标，推进残联系统康复人才培养工作科学化、制度化、规范化，贯彻中共中央、国务院《关于进一步加强人才工作的决定》和国务院办公厅批转的《关于进一步加强残疾人康复工作的意见》，依据《全国残联系统康复人才培养规划(2005－2015 年)》，2006 年特制定《全国残联系统康复人才培养规划(2005－2015 年)》实施细则(试行)。2010 年又制定了《康复人才培养百千万工程实施方案》。

全国残联系统康复人员培养工作的对象是本系统内从事康复工作的管理人员、专业技术人员和社区康复员、康复协调员。康复工作管理人员指各级残联分管康复工作的理事长、康复管理职能部门负责人和工作人员以及各级残联的康复机构领导；康复专业技术人员指在各级残联所属各类康复业务机构内从事残疾人康复业务的专业技术人员；社区康复员指在城市居委会和农村村委会内承担为残疾人建立康复服务档案,提供综合康复服务的残协专职委员、兼职居委、村委干部、卫生工作者、社会志愿者等;社区康复协调员指社区居民委员会、村民委员会内负责建立康复服务档案、协调并组织有关机构和人员向残疾人提供综合康复服务和支持的人员,包括社区(村)残协专职委员、兼职居委、村委干部、卫生工作者、社区服务人员、教育工作者、志愿者、残疾人及其亲友等。康复人才培养是康复服务体系建设的核心,社区康复协调员是康复人才队伍的重要组成部分和实现残疾人"人人享有康复服务"的关键。为提高社区康复协调员的服务水平和能力,我国三年内将保质保量完成培养30万社区康复协调员的任务,社区康复整体水平和服务能力会有大幅度的提升。

六、社会宣传与动员

国际劳工组织(ILO)、联合国教科文组织(UNESCO)和世界卫生组织(WHO)在新版的《社区康复指南(CBR Guidelines 2010)》对社区康复矩阵(CBR Matrix)做了详细描述,开展健康、教育、生计、社会以及赋权等各个领域工作时,都要进行社会宣传和动员工作,倡导残疾人及其家庭有获得与普通人一样的权利和应承担的社会责任,使他们的发展能够跟上他们所在的整个社区的发展。

(一)目的

开展社区康复的宣传活动主要是为了提倡营造理解、关心、尊重和帮助残疾人的和谐(包容)社会氛围,提高社会(社区)对残疾问题的认识,发扬人道主义精神,创建一个无障碍的社会环境(物质、精神、态度)过程。通过社会宣传,动员和调动社会各界、政府各个部门、各领域工作人员、残疾人及其亲友积极投入到改变残疾人状况的行动中去,建立起社区康复支持系统;普及康复知识,提高残疾人康复意识;公众从心理上真正接受残疾人和帮助残疾人康复,认同并参与社区康复服务活动;残疾人能够走出家庭,学会一技之长,摆脱贫困,提高生存能力;残疾儿童能够和健全儿童一样上学,平等融入社会;残疾人自强、自立、自主意识提升,增强自我管理能力,提高生活质量和维权意识;社会协调解决残疾人面临的现实困难和问题;推动残疾人事业发展。通过向这些社区康复利益相关人员宣传社区内存在的对残疾人的障碍问题,整合协调社区资源,解决残疾人的需求,达到提高社区的包容性,充分保障残疾人权益的目的。

(二)形式和方法

1. 社会宣传的形式 为搞好残疾人的社区康复工作,要采取丰富多彩的社会宣传工作。主要包括:利用"助残日"、"国际残疾人日"、"爱眼日"、"爱耳日"、"法律宣传日"、"五一"、"六一"、"十一"、元旦、春节等,确定活动主题,开展社区康复宣传活动;利用医院、学校、文化娱乐场所、军警民共建、三下乡活动、乡村集市等公共场所和活动宣传残疾人与社区康复等方面的内容;组织小分队深入社区、农村利用多种形式开展社区康复宣传活动;收集整理康复扶贫和残疾人克服困难、自我康复,最终能够平等参与社会活动的真实小故事,向社会进行宣传。宣传方式可以为印发知识画册、知识读本,制作发放各种康复知识光盘,电视台播放专题康复知识电视讲座,利用重大节日举办优秀残疾人先进事迹报告会。

2. 充分利用社区资源进行社会宣传 利用集会、农村集市及"助残日"、"爱耳日"等节日,走上街头,在人口比较密集的地段,如学校、医院等附近,进行宣传。发放宣传资料,讲解康复知识,接受残疾人的咨询。制作各种康复知识的电视讲座,在区县电视台定期播出,常年滚动播放,使全区县的残疾人了解残疾人康复,提高康复意识,增强康复技能。在一些重大节日,可以邀请区县内优秀的残疾人举办先进事迹报告会,全区县的残疾人代表及广大的社区康复工作者参加,了解残疾人创业成才的经过,鼓舞广大的残疾人自强自立,参与社会,赢得自身的价值实现。

3. 社会宣传中注意的问题 宣传的对象主要是基层社区的残疾人及其亲友,相对来说,他们的文化低,理解认识能力差,因此,在开展社会宣传的时候,一定要注意内容的可接受性。比如:有些地方开始印发的宣传资料,专业性强,名词术语多,不易理解,造成的结果就是资料没少发,但效果没达到。原因就是,群众在拿到资料以后,看不懂,随即就产生了厌烦心理,资料在他们手里也就成了废纸,不是随手扔了,就是另作别用。在发现了这一问题后,应立即查找原因并及时纠正。在发放的资料中,要增加图画宣传的部分,即便是文字说明的部分,也要注重语言的通俗化,使人们拿到资料后,一目了然,很快地接受宣传的知识,达到宣传的目的。

(三)不同人群社会宣传和动员的特点和方式

1. 残疾人及其家庭适宜面对面宣传 对于残疾人及其家庭采取面对面解释、宣传的方式比较好。残疾人因为行动不便,很少能够参加大型宣传活动,如果能够到残疾人家庭当面宣传社区康复的方针政策,解释针对他们个体实际情况需要而进行的康复方法,排解他们心理创伤的困惑,增强他们参与社区康复的信心,则是非常必要的。残疾人及其家庭,通过面对面地讲解,了解什么是社区康复,社区康复有什么意义和怎样进行残疾人功能训练和提高生活自理能力等。通过做这些工作,增强了残疾人的自主康复意识。

2. 邻居可以帮助提高生活质量 对邻居进行宣传,主要是他们与残疾人家庭为街邻,比较熟悉残疾人及家庭日常生活情况,通过宣传,增强他们帮助残疾人康复的意识,在日常邻里生活中帮助解决残疾人日常生活中的困难,提高残疾人及其家庭的生活质量,也是十分必要的。通过向邻里乡亲发放资料,宣传社区康复知识,增强这部分人关心帮助残疾人的热情,帮助残疾人熟悉和改造自家周围环境,提高生活质量,使他们增强走出家门和参与社区康复的信心。

3. 学校师生是影响广泛的宣传资源 学校属人口比较密集的地方,组织专门的人员到校进行集中的宣传是集体宣传非常好的形式。青少年学生思想活跃,好奇心、求知欲和接受能力强,积极向上,热情高;教师、学长在学生心目中无形的威信和影响是任何人无可替代的,学生回家,和家长、亲友、邻居、同龄小伙伴接触也非常广泛,所以在学校师生中做好对残疾人康复的帮扶、宣传,是非常重要的、影响广泛的宣传资源,可以大大提高全社会爱心助残的风气,有助于社区康复全纳工作的开展。

4. 政府部门(民政、卫生、教育、财政等)是关键 政府部门有权、有势又有钱,行政力度大,通过广泛宣传,使得政府部门对残疾和社区康复的工作有进一步的了解,端正对残疾人工作的认识,就可以在政策和制度上给予社区康复工作更多的支持。

(付克礼、刘林、邓敏杰、银芳、郑飞雪、张金明)

第二节　社区康复的残疾预防

当人们因伤、病、残困扰时,既不能为家庭和社会做贡献,又需要个人、家庭和国家花大笔费用进行医疗、卫生保健和康复。在社区康复工作中,残疾预防是重中之重,是从源头抓起的防患于未然的工作,能够收到事半功倍的效果。由于社区工作直接深入到每一个家庭、每一个社区居民,可以从方方面面和细微之处随时发现问题并及时解决,既有利于开展针对性的预防教育与预防咨询,也有利于贯彻落实普遍性的预防宣传与预防措施。

一、概述

残疾预防的含义是:在了解致残原因的基础上,积极采取各种有效措施与途径,控制或延迟残疾的发生,减轻残疾的程度。人们因遗传与发育、环境与行为、疾病与伤害等因素,导致先天性残疾和后天性残疾。

预防疾病和损伤的发生是残疾预防过程的第一步(一级预防)。及时治疗疾病和损伤是防止残疾的第二步(二级预防)。这种治疗为了消除或限制疾病和损伤特殊情况的负面影响,也防止继发疾病。这前两步是针对全体公民的。预防的第三步在明确了疾病或损伤产生残疾后,采取减少残疾的措施,这样就不会引起明显的功能限制(三级预防)。社区康复残疾预防的重点是一级预防,它需要政府、卫生、教育、社会等各个部门联合行动。据估计,通过有效的初级预防和健康促进措施,全球疾病负担可减少高达70%。即便如此,仍有许多人认为,一级预防(如健康促进)不重要,甚至忽视整个残疾预防工作。一级预防包括:初级卫生保健,倡导健康行为和生活方式;产前和产后保健;营养教育;对传染性疾病的措施和免疫接种;控制地方病;在不同环境中防止意外事故的安全规定,包括工作场所预防损伤和职业疾病方案,以及预防因环境污染或武装冲突而导致的残疾等内容。社区残疾人同样面对各种风险因素,他们需要日常预防保健,例如免疫接种。残疾人还需要有针对性的干预措施,因为功能障碍等特殊原因,他们的社会健康风险更大。例如,贫困残疾人有权获得的安全饮用水和卫生设施有限,而且,由于社会存在的各种障碍,他们难以使用这些设施,这样,迫使他们只能过着不卫生的生活,从而危及他们的身体健康,无法改善他们的生计和加重的贫穷。在这些情况下,需要社区康复为残疾人提供特殊的设备或无障碍改造。除此之外,残疾人也存在二次损伤的风险(即一些基本健康问题或与他们残疾有关的并发症),包括褥疮、尿路感染、关节挛缩、疼痛、肥胖症、骨质疏松症和抑郁症。解决这些二次损伤问题需要早期干预,其中许多问题完全可以预防,例如,一个截瘫人进行良好的皮肤护理可以防止褥疮,进行良好的尿路感染护理可以预防膀胱癌。卫生部门的初级卫生保健在残疾预防工作中起着重要的作用。初级卫生保健与社区康复密切合作,可以在促进和支持残疾人预防性的医疗保健中发挥重要作用。

二、目的和意义

残疾预防的目的是预防疾病、损伤和残疾产生的条件因素,加强预防残疾的措施,社区康复的预防工作应与残疾人和政府所有相关部门合作,建立健全残疾预防体系,努力减少残疾给个人、家庭和社会带来的负面影响。

(一)残疾对个人和家庭的负面影响

先天残疾或少年儿童发生了残疾,很难承载家庭未来的希望;中青年阶段的残疾,会使自立能力受到影响,学习、劳动就业受到限制,在家庭中很难起到本应起到的中坚作用;老年人发生残疾,会影响生活自理能力,限制社会交往能力,形象受损,精神受挫,寿命也会大减。

许多残疾人要由亲属抚养、照料,这会使亲属的心情变得沉重,使家庭收入每况愈下,陷入贫困的泥淖中难以自拔。

(二)残疾对国家和社会的负面影响

残疾已经成为制约社会发展和影响人口素质的重要问题。我国每年因神经管畸形造成的直接经济损失超过 2 亿元,先天愚型的治疗费用超过 20 亿元。全国有数千万残疾人需要部分或者全部的照顾与救助,集合起来的结果,是社会总体能力的相对降低和社会总体负担的绝对加重,国家的财政支出项目与数量增多,给国家经济建设带来负面影响,也会滞碍社会进步的速度。

三、残疾预防内容和方法

世界卫生组织早在 20 年前就已经断言:人类利用现有的科学技术,可以使至少 50% 以上的残疾得到控制或延缓发生。这是综合了各国人民防治疾病的经验,通过大量的数据处理,得出的极其客观的结论。残疾不是注定要发生的,而是可以在三个水平上预防和针对原因的预防。

(一)残疾三个级别预防

1. 一级预防 一级预防是要预防致残性伤害和致残性疾病的发生。主要有以下措施:

(1)免疫接种:免疫接种包括打预防针和口服疫苗。目的是使接种者获得相应的传染性疾病的免疫力而不患这些疾病。例如:接种脊髓灰质炎疫苗、麻疹疫苗、风疹疫苗、白百破三联疫苗,以及各种抗毒免疫血清。

(2)预防性咨询与指导:预防性咨询与指导包括宣传教育与个别指导。目的是使社区民众学会预防致残性伤害和致残性疾病的方法。例如:禁止近亲婚育、接受婚前检查、避免职业伤害、计划生育和优生优育、平衡营养、合理运动等。

(3)预防性保健:预防性保健包括各类人群及其各个阶段的保健。目的是增进人群的健康,远离伤病与残疾,尤为重要的是预防先天性残疾。例如:育龄夫妻的保健、围产期的保健、新生儿的保健、婴幼儿的保健、学龄儿童的保健、青春期的保健、特殊职业人群的针对性保健、成年人与老年人的全方位保健。

(4)远离危险因素:远离危险因素包括远离引发伤害和疾病的所有危险因素。目的是避免这些因素对人们造成致残性影响。例如:远离寄生虫与致病性微生物,远离有害的物理因素与化学因素,远离各种可能造成伤害的环境因素等。

(5)精神卫生管理:精神卫生管理包括解决引起心理问题的事件与及时的心理疏导。目的是预防当事人发生焦虑、抑郁等精神问题与心身疾病。例如:解决人际关系恶化的心理压力,避免恶性事件造成的心理冲突与过激行为引起的血压升高,疏导突发事件尤其是破产和生离死别带来的悲痛与绝望等。

(6)倡导健康的生活方式:生活方式包括饮食起居、劳逸、嗜好等诸多方面。养成科学的生活习惯,可以预防心脑血管病、糖尿病和性病等多种致残性疾病,例如:合理调配饮食结构,规律作息,维护和谐的人际关系,保持平稳的心态,参加室外运动,戒除烟酒,远离毒品及其他不良嗜好,不与宠物同居一室等。

(7)做好安全防护:安全防护包括个人的、家庭的和社区环境的。目的是确保人们不遭受意外伤害。例如:关照婴幼儿和老年人,消除家用设施与公共设施的不安全隐患,防止宠物与车辆伤人,防止打架斗殴等。

(8)宣讲安全规则:宣讲居家安全规则与外出安全规则。目的是引导人们共同遵守公共规则以保证每一个个体的安全。例如:各种设施的使用规则、豢养宠物应当依据的规则、社区内的安全规则和交通规则等。

(9)维护安全环境:安全环境要靠大家维护,包括本社区与全社会安全环境的维护。目的是防止各方面的意外伤害。例如:不酗酒,不聚众闹事,不打架斗殴,密切看管自家的宠物以免伤人,不随便燃放烟花爆竹,保护防火设施,及时上报疫情等。

2. 二级预防 二级预防是在伤病已然发生之后,防止出现残疾。主要有以下措施:

(1)及早发现伤病:这需要及时指导进行诊断与督促可疑者进行检查。目的是尽早发现问题,及时治疗,防止致残。例如:尽早发现高血压、高血糖,及早发现听力下降、视力下降,及早发现新生儿先天性疾病等。

(2)定期健康检查:定期健康检查包括一年一度的普通人群体检以及特殊人群的针对性健康检查。目的是发现疾病的苗头,早期预防,力争早治,不要酿成大患,更不要致残。例如:针对新生儿的早期筛查,针对中年以上人群的心脑血管病与代谢性疾病的筛查,针对特殊工种的特殊项目检查,针对孕妇的各阶段检查,针对吸毒人员的性病方面的检查,针对疫区人员的检疫等。

(3)控制危险因素:包括戒除不良嗜好、改变不良生活方式等。目的是控制心脑血管病与糖尿病等致残性疾病的发展。例如:戒除烟酒,控制体重,减轻精神压力,合理饮食,劳逸结合,规律作息等。

(4)积极治病疗伤:所有需要治疗的伤病,都应遵从医嘱认真治疗。目的是尽早治愈,不留后患,更不要留下残疾。例如:用药、手术、心理调节、正骨、按摩及物理治疗等。

(5)早期康复训练:伤病早期的各种被动与主动的康复手段。目的是促进机体正常功能的恢复,不留残疾。例如:鼓励患者增强信心,选择正确的体位,进行功能锻炼,防止关节挛缩等。

3. 三级预防 三级预防是在残疾出现以后,采取综合措施,消除障碍。需要采取的综合措施:

(1)进行康复咨询:康复咨询包括心理咨询与医疗咨询。目的是鼓励患者正视现实,遵从医嘱,配合治疗。例如:通过心理疏导,使患者接纳自己,鼓起勇气,以足够的信心克服困难,配合医生完成一系列的康复训练,提高自我康复的能力。

(2)开展康复训练:康复训练包括多种综合性治疗训练。目的是改善功能,减轻或防止障碍的发生。例如:肢体残疾者的运动疗法与作业疗法、聋儿的语言训练、智障儿童的音乐节律训练、盲人的定向行走训练、精神病人的文体娱乐疗法等。

(3)使用辅助器具:辅助器具包括假肢、矫形器以及多种具有辅助功能的用品用具。目的是预防畸形,改善功能,维护生活能力。例如:为截肢者安装假腿、假手,为脊髓损伤者配置轮椅,为膝外翻者装配膝关节矫形器,为聋人配置助听器,为低视力者配眼镜等。

(4)支持性医疗与护理:这里指的是针对性的治疗与护理措施。目的是预防并发症和二次损伤,改善功能状况,减轻残疾与障碍的程度。例如:为脊髓损伤者定时翻身以防止褥疮、感染,为脑卒中病人摆放正确的体位以防止肢体挛缩等。

(5)手术治疗:这里指的是各种维护与提高功能的手术,包括矫形性、替代性与补充性手术。目的是减少残疾带来的功能障碍。例如:白内障复明术、畸形矫治术、关节置换术、人工耳蜗植入术等。

(二)主要致残因素及其预防

1. 主要致残因素与先后天残疾的关系　致残因素可以分为三大类:第一类是遗传与发育因素;第二类是环境与行为因素;第三类是疾病与伤害因素。前两类因素交互作用导致先天性残疾;后两类因素交互作用导致后天性残疾;第一类与第三类因素交互作用又导致先天性残疾;三类因素共同作用,既导致先天性残疾,又导致后天性残疾(图1-3-2)。

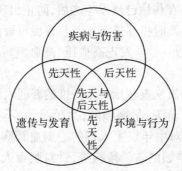

图1-3-2　主要致残因素与先后天残疾的关系

2. 先后天残疾的含义

(1)先天性残疾:先天性残疾是在出生之时就注定了的残疾,包括遗传性残疾和在母体中发育缺陷所造成的残疾。这类残疾不都是在出生时就发生的,很可能要在出生后数月甚至数年才表现出来(如进行性肌营养不良),但其中大多数残疾会比较早地表现出来,有的通过细心观察可以发现,有的通过医学手段可以检出。我国是人口大国,也是出生缺陷和先天残疾高发国家。我国每年有20万~30万肉眼可见的先天缺陷儿出生,加上出生后数月或数年才显现出的缺陷,先天残疾儿童总数高达80万~120万,占每年出生人口总数的4%~6%。

①遗传性残疾:遗传性残疾是从父亲的精子、母亲的卵子中的染色体接受而来的,如果不接受婚检与生育指导,不加以控制,就会遗传给后代。

②发育缺陷:发育缺陷是受精卵或由受精卵长成的胚胎在母体的子宫里发育的过程中受到了干扰,出现了问题。这种缺陷不遗传,不遗传的前提是在下次怀孕的过程中不再受到同样的干扰。

(2)后天性残疾:后天性残疾都是在出生以后才发生的残疾。后天性残疾是后天获得的,所以这类残疾也叫获得性残疾。获得性残疾的获得与生活环境、行为方式、疾病及伤害因素密切相关。这类残疾一般不遗传,但如果引起了基因突变,也会遗传。

3. 针对三类致残因素的预防措施

(1)遗传与发育致残因素的预防

①遗传因素:遗传因素来自于生殖细胞,也就是父精、母卵中的染色体与基因异常。这种残疾是先天的、终身的,按照亲子关系在家族中传递,绝不会传给没有血缘关系的"外人"。比如先天性白内障、先天性耳聋、侏儒症和某些先天性痴呆,这种残疾人的同胞兄弟姐妹也不是个个残疾,他们当中的很多人只是身体细胞中带着致残基因却不表现出残疾。可是这

些人的致残基因却会继续向后代传递,后代中仍会有人表现出残疾,而且越是近亲结婚,致残基因碰到一起的机会就越多,其后代发生残疾的机会也就越多。所以,要劝说这种家族的成员尽早进行遗传咨询,接受婚姻与生育指导;千万避免近亲结婚,不能忽视孕期检查。

社区康复工作要劝说以下人群做遗传咨询:夫妻有不明原因的残疾孩子出生;有过两次以上不明原因的流产、死产,或者孩子在幼年时不明原因夭折;大于 35 岁的妇女怀孕;男女一方有可疑问题的夫妻。

②发育因素:发育因素多作用于孕早期与孕中期,但也有一些发育因素作用于孕中期与孕晚期,甚至于整个孕期。也就是说,胚胎在母体内随时都有可能受到干扰,所以怀孕的妇女自始至终都要小心。孕妇患有某种疾病,接触了致畸性化学物质或物理辐射,服用了致残的药物,或者由于嗜烟、嗜酒、营养不良影响了受精卵与胚胎的发育就会致残。这种因素导致的残疾是终身的,但一般不遗传;如果引起了基因突变则会遗传。

③社区康复工作要提醒患有甲状腺功能亢进症(甲亢)、糖尿病、高血压、性病、结核病等病的育龄妇女,积极治疗疾病,接受医嘱,采取避孕或择期怀孕的措施;要督促女孩子控制体重,既不可以太瘦弱,也不可以盲目减肥;尽早接种各种疫苗,尤其是风疹疫苗,不要与猫狗等宠物同居一室;尽量在 35 岁以前怀孕;注意均衡地摄取营养,尤其多吃富含蛋白质、维生素和微量元素的食品,缺碘地区的人要食用加碘食盐,孕前与孕早期多吃绿叶蔬菜以补充叶酸。无论男女都要远离毒品、放射源、爆震、噪声以及各种化学性与生物性污染物,戒烟、戒酒,因为这些因素不但会给胚胎带来危害,而且会降低生殖细胞的质量。

(2)环境与行为致残因素的预防

①自然环境:自然环境中的致残因素广泛存在,人们可以通过各种防护措施避免受到其中的某些伤害。防护不可能面面俱到,更不是万能的,需要人类节制欲望,敬畏自然,避免进一步破坏环境而"引火烧身"。

生物因素:细菌、病毒、寄生虫感染,流行性传染病等,这些生物因素先引起疾病,再留下后遗症。如脊髓灰质炎造成的小儿麻痹后遗症,可导致儿童终身肢残,本病通过口服疫苗可以得到有效的预防。其他生物因素也可以通过各种预防措施得到控制。

化学因素:高氟地区的氟骨病、克山病高发区的克山病,都会间接地造成肢残。前者可以通过防氟改水得到根治;后者的原因还不明确,但只要让发育中的孩子离开克山病区,等到成年以后再返回,就不再发生大骨节病。环境中缺碘引起的呆小病(克汀病)是肢残与智残的双重残疾,还可以引起先天性耳聋 – 甲状腺综合征,这类地区的人只要坚持食用加碘食盐就能够有效预防。一氧化碳、砷、铅、汞、苯、甲醛等都会摧残大脑细胞而导致智残与精神残疾,必须通过检测环境、治理污染、职业防护达到预防的目的。

物理因素:机械力、弧光、激光、放射线、冲击波、噪声、高温烫、低温冻、高压与超高压电流等。这些因素多数会在瞬间摧残人体,有的则会潜移默化地对人体积累伤害,造成失明、耳聋、肢体残缺及精神失常,必须严加防范。

②社会环境:社会环境包括经济状况、人际关系、教育水平等方面。封闭的社会环境、落后的经济状况、教育水平低下,会使人的智力与精神发育滞后。经济状况过差会使人的营养缺乏;经济状况好却缺乏相应的健康常识,也有可能体重超标、营养过剩,出现三高(高血糖、高血压、高血脂)的倾向,这也会加大致残的风险。在物质生活逐渐富裕的前提下,只有正确健康的理念才会引出健康的结果。人际关系紧张、心理压力过重会摧残神经与精神,导致抑

郁症、躁狂等精神残疾以及各种心身疾病,还可能引发打架斗殴而致意想不到的伤残。

社会环境的改善需要借助于外界力量,发展经济,发展教育事业,提高物质文化水平。社区康复工作中的社会工作对此有一定的促进作用,健康教育与防残宣传也有一定的效果。

③群体行为:人类的群体行为已经导致了环境的破坏,并且使污染日渐严重。社区康复工作应当从社区治理入手,动员群众,监督驻地的企业遵纪守法、规范操作,减少工业和生活垃圾的丢弃,控制噪声和其他各种污染。通过宣教,让人们认识到科学使用化肥与农药的意义,认识到它们的副作用与毒害性;还要认识到食品添加剂的副作用,以及贯彻《食品安全法》的重要意义。如果每一个社区都能够自律,全社会的群体行为就会向利国利民的方向发展,致残因素就会得到控制。

④个体行为:个体行为包括每个人的心理行为与外在行为。心理行为的调适不但包括心态的平衡,也包括正确的认知。社区康复工作是要营造和谐环境。社区中的每个人不但应该做到内心和谐,而且应该明辨是非、分清真假;不但要使自己的行为有利于自身健康,而且要有利于他人和社会。"从我做起",从方方面面检点个体行为做起,这些都是预防残疾的着力点。

(3)疾病与伤害因素的预防

①疾病:疾病会破坏正常的生理功能,即便治疗手段高明,也很少能够达到生物学意义上的治愈,如果得不到有效治疗与及时修复,遗留残疾就在所难免。

——生物因素所致的疾病:感染性疾病按其所侵犯的组织器官的不同,会导致不同类型的残疾。乙脑与流脑损害脑组织,会导致包括智力残疾在内的多种功能障碍(因被损脑细胞支配的相关功能而定);脊髓灰质炎会遗留小儿麻痹后遗症而造成肢残;麻风病也会导致肢残;结核病会造成骨与关节的损坏,还会因为治疗中链霉素使用不当而致耳聋;获得性免疫缺陷综合征(艾滋病)除了损伤脑组织造成肢残以外,还会导致精神残疾。女性怀孕前后患了弓形虫病、梅毒、淋病、艾滋病、风疹、巨细胞病毒病会导致胎儿畸形。社区康复工作应当动员社会、社区与每个居民,上下联手,一致行动,重点掌握三个环节:一是控制传染源;二是切断传播途径;三是保护易感者。一定要在传染病流行季节到来之前做好预防宣传,并采取综合措施,一旦发现传染病苗头立即上报。

——物理因素所致的疾病:物理因素所致的疾病多种多样,也是因其所损伤的部位而导致不同类型的残疾。经久的噪声会损害听神经而致神经性耳聋,还会使人烦躁不安以致引发精神错乱;各种光污染,比如弧光、激光、红外线、紫外线、强日光都会损害视觉器官而致视力残疾;强烈的爆炸冲击波会震破鼓膜、损坏听神经而致耳聋;高原低气压与缺氧会造成脑水肿而致多种残疾;放射线引起的放射病更是多重残疾的元凶。这些因素如果伤到孕妇,就会影响胚胎的发育,造成先天畸形或者是形形色色的残疾。更为可怕的是,青少年男女的生殖器官如果遭到这些因素的损害,比如放射线、电磁波、光辐射等伤到了睾丸或者卵巢,就会使生殖细胞发生基因突变或者死亡,或不孕不育,或生出畸残的孩子,而且这种残疾的形式与程度常常出人意料,令人恐惧。社区康复工作应当帮助群众认识到这些因素是可以防范的,环境治理和个人防护是最重要的手段。物理性致残因素与人类形影不离:医院的 X 线检查、各种介入性治疗,工矿和建筑业的机械伤、光侵害,手机与电脑的长时间且近距离辐射,都应当随时警惕,尽量避免,必要时采取特殊防护措施。值得注意的是,绝大多数新的危害不是在短时间内就可以被发现的,需要长时间、大样本的跟踪才能够统计出来。

——化学因素所致的疾病:化学因素致病与致残的问题被人类认识得还不够充分。其中地质原因造成的化学物质分布不均比较容易被发现,国家也在治理当中。比如给碘缺乏地区的人群补碘,在高氟地区防氟改水,严格规范砷、汞、铅、铝业的开采与冶炼,严密监测化学污染物的排放等等。可是,社区康复人员还需要提醒人们从自身做起,加强防范:室内装修要选择无毒材料;要让孩子远离汽车尾气,少吃含有添加剂的食品与煎炸食品;不要擅自把成人用的药给孩子用,注意各种药物的使用安全;育龄妇女与怀孕妇女不要擅自使用化学药品,不要接触有毒有害的化学物质;社区康复工作还要注意一氧化碳中毒问题、吸烟与嗜酒问题、吸食毒品问题、农药与化肥的不合理使用问题,另外还需要防范目前并不明确的化学物质致残问题,因为这也需要长时间、大样本跟踪统计才可能确定。

——慢性病:慢性病致残的预防主要在于预防这些疾病本身,并在患病后及早治疗,使其不至于引起残疾。社区康复工作应当加强以下方面的宣传教育:预防糖尿病和糖尿病导致的视力下降、耳聋与肢体坏疽;预防高血压、高血脂以及脑卒中偏瘫;预防缺钙引起的骨质疏松和骨关节疾病;预防各种老年病及其造成的多种残疾。值得注意的是,随着人均寿命的延长,老年痴呆的患病率急剧攀升。老年痴呆几乎无法治疗,只能靠多交流、多做事、多看书学习,靠增加信息量和刺激量的方法延缓这种疾病的发生。

——心理疾病:心理因素致病与致残主要是精神疾病与心身疾病,而这类疾病导致的残疾往往很难康复,所以更应当从预防入手。生活节奏过快、社会竞争激烈是外部因素,也是难以控制的因素;内部因素则是个体自身的、可以控制的因素,主要是由于个人欲望与自身能力不相符、参照的对象不正确造成心理上的严重失衡与激烈冲突。社区康复工作应当多安排生动活泼的集体学习,鼓励人们提高自身能力,加强自身修养。让人们的能力强些而欲望低些,多做实事少些幻想,经常换位思考、替别人着想,要与自己的前辈人在同龄阶段的成就和生活条件相比,与自己前些年的景况相比,从而取得心理平衡;还应当劝告人们正确面对现实、充分认识自己,如果不具备改变现状的能力,就要培养适应环境的耐力,在遭受磨难、遇到打击时,就可以避免因为心理失衡而致病致残。

②伤害:伤害有人为的与非人为的,有暴力的与非暴力的,也可以分为自然的与非自然的。战争、杀戮、斗殴、自残多是故意的,暴力的;产伤、中毒、跌碰、淹溺多是意外的,非暴力的;海啸、地震、雪崩、雷电多是自然的;矿难、车祸、污染、绑架多是社会的;更多的灾难属于综合性质的。社区康复工作应当从社会工作做起,发挥辖区内每个人的作用加以预防。社区康复所能够做的工作还有宣传和教育,包括交通规则教育、居家安全教育、邻里关系教育、维护公共设施教育、各种法律法规的教育,应当动员大家一起行动,齐抓共管。

四、我国残疾预防的成就和发展

2005 年国务院办公厅转发中国残联、卫生部《关于进一步将残疾人社区康复纳入城乡基层卫生服务的意见》专门强调建立健全残疾预防体系的问题:"制定和实施国家残疾预防行动计划,建立综合性、社会化预防和控制网络,形成信息准确、方法科学、管理完善、监控有效的残疾预防机制。广泛开展以社区为基础、以一级预防为重点的三级预防工作。提高出生人口素质,开展心理健康教育和保健,注重精神残疾预防,做好补碘改水等工作,强化安全生产、劳动保护和交通安全等措施,有效控制残疾的发生和发展。制定国家残疾标准,建立残疾报告制度,加强信息收集、监测和研究。普及残疾预防知识,提高公众残疾预防意识。"

近年来,随着社会经济的发展与文明程度的提高,我国由社会组织的预防服务力度逐渐增大,在减少暴力、改善交通管理、公共场所安全设施与制度方面得到了明显改善;由卫生部门与机构提供的预防服务项目迅速增多,在免疫接种、预防性筛查、预防性咨询与指导、围产期保健与早期干预方面取得了明显的成效;由个人和家庭执行的预防措施,如安全防护、安全习惯、合理生活方式等备受重视且日益深入人心,扣住了残疾预防的关键环节。

第十一届全国人民代表大会常务委员会第二次会议修订、2008 年 7 月 1 日开始实施的《中华人民共和国残疾人保障法》第一章第十一条规定:"国家有计划地开展残疾预防工作,加强对残疾预防工作的领导,宣传、普及母婴保健和预防残疾的知识,建立健全出生缺陷预防和早期发现、早期治疗机制,针对遗传、疾病、药物、事故、灾害、环境污染和其他致残因素,组织和动员社会力量,采取措施,预防残疾的发生,减轻残疾程度。"

另外,我国的《婚姻法》《母婴保障法》《传染病防治法》《环境保护法》《戒毒法》《道路交通法》中都有预防残疾的相关内容,这些都给残疾预防工作以强有力的支持。社区康复工作应当在这样有利的背景下,凭借着法治社会的大环境,凭借着与人民群众接触最多、距离最近、联系最密切的优势条件,大力开展残疾预防,从源头抓起,预防各种事故造成的损害,预防伤病的发生与发展,预防残疾的出现及加重,预防残疾造成的障碍,为人民群众的健康事业做贡献,为社会的文明进步做贡献。

经过二十多年来的努力,我国残疾预防工作取得了显著成就。通过优生优育、计划免疫、补碘、新生儿出生缺陷干预等有效措施,脊髓灰质炎、营养不良后遗症和药物致聋等传统致残因素得到控制,有效地预防了部分残疾发生;仅"十一五"期间,全国就有 424 万盲人通过白内障复明手术重见光明;通过开展肢体残疾矫治手术、精神病综合康复防治、聋儿语训等重点康复工程,900 多万残疾人得到不同程度的康复,减少减轻了数百万例残疾的发生和发展。

随着我国老龄化、工业化、信息化和城镇化的快速发展,新的致残因素也在明显增加,如快速增长的慢性病和老年病致残、骨关节疾患致残、各种毒性物质致残、精神因素致残、交通等意外事故致残等,这些致残风险对人民群众的健康构成新的挑战。在"十二五"期间,我国将在积极开展中国残疾预防对策研究,制定和颁布国家残疾人残疾分类和分级标准的同时,制定和实施残疾预防和残疾人康复条例。以一级预防为重点的残疾预防工作将迈入新的阶段。

(李凤珍)

第三节　社区残疾人健康与康复

一、概述

不论是健全人,还是残疾人,都希望自己能够在社区健康地生活。健康是人类生存和社会发展的基础,健康发展是人类永恒的追求。现代所有人类均有得到健康(health)的基本权利。不受歧视的健康权在各种国际文书中引述。世界卫生组织(WHO)在《社区康复指南(CBR Guidelines 2010)》中指出,"每个不因种族、宗教、政治信仰、经济或社会条件而有区别的人,基本权利之一是能达到最高健康标准的权利"。

联合国《残疾人权利公约(UN Convention on the Rights of Persons with Disabilities,

CRPD）》第25条强调保障残疾人的健康权,要求各缔约国应承担责任,采取措施"在没有残疾歧视情况下,保障残疾人达到最高健康标准的权利",确保残疾人能够获得基本医疗服务,包括与健康有关的康复服务。

事实证明,残疾人经常会有比健全人健康水平差的经历,他们应享有的健康权利面临各种挑战。健康权不仅是享有医疗服务,也包括初级卫生保健,如安全饮用水、清洁的卫生设施和住房。健康权还包括自由选择权和尊严。这些自由选择权,包括有权拒绝非自愿的、痛苦的、免费医学实验和研究,不人道或有辱人格的医疗待遇等。与健康有关的权利还包括享有医疗保障制度的权利,预防、治疗和控制疾病的权利,获得基本药物权利,参与健康相关的决策的权利。

社区康复支持残疾人在实现公民健康权利的基础上,在五个方面开展工作:健康教育宣传、预防、医疗、康复和辅助器具。社区康复通过与卫生部门合作,倡导健康服务,方便所有残疾人参与保障和维护自身的、以社区为基础的健康权利。

卫生部门历来是社区康复工作的重点部门,鉴于目前对公民健康由许多因素影响的认识,仅仅依靠卫生部门并不能解决公民健康的所有问题。2001年世界卫生组织(WHO)在《国际功能、残疾和健康分类(ICF)》对健康做了相关的描述,身体健康是指能主动进行基本的日常活动的能力,如交流、生活自理和自主活动。精神健康是指自己与他人之间拥有良好的人际交往的能力。良好的社会适应是指与其周围的环境和睦共处,并且无障碍参与社区、社会生活。这样,社区康复的保障残疾人健康工作,需要采用多部门合作的方法,如需要卫生、教育、社会保障和劳动就业等多部门协作,共同努力保障残疾人的健康权利。本节社区康复健康主题主要侧重于卫生部门在地方上采取的社区康复活动。

二、目的和意义

(一)目的

当地政府、卫生等部门及社区密切合作,开展社区康复,提高残疾人拥有健康权利的认识,解决健康促进、预防、医疗、康复和辅助器具等方面的需求问题,并将其纳入在社区卫生事业各项计划中,努力做好社区残疾人健康和康复工作。

其目的是:

(1)残疾人和健全人一样享有健康的权利。

(2)保障健康成为残疾人参与家庭和社区日常生活的前提。

(3)保障健康对残疾人与贫穷作斗争是十分必要的。

(4)所有社区人意识到从维护健康的权利和改善卫生保健中受益。

(5)社区高度重视残疾人的健康需求和权利,并采取行动来改进残疾人身体、精神健康和社会适应能力,满足其需求。

(二)意义

社区康复开展残疾人的健康和康复工作具有重要意义,它能保证:

(1)残疾人能享用有偿的、负担得起费用的或无偿的、预防性的医疗和康复的服务。

(2)残疾人提高了自己的健康认识,并成为公民健康教育的积极参与者。

(3)卫生部门工作人员认识到,残疾人也与其他健全人一样,可以达到身体健康,获得适宜的服务,不因残疾(尤其残疾妇女、儿童)而被忽视或排斥。

（4）改善政府各部门合作关系，实现残疾人的身体、精神和社会适应能力达到最好状态。

社区康复的作用是在卫生部门合作下，以满足残疾人健康需求。社区康复工作还需要与残疾人及其家人合作，协助他们获得满意的医疗服务，并与其他相关部门协作，以实现残疾人健康的基本权利。

三、健康与康复的内容和方法

世界卫生组织 2010 年正式发布的《社区康复指南（CBR Guidelines 2010）》的健康部分包括：健康促进（health promotion）、预防、医疗、康复和辅助器具等内容。下面将健康促进、医疗、康复和辅助器具等内容做一简述。

（一）健康促进

1986 年世界卫生组织渥太华宪章指出："健康促进（health promotion）是使人们能提高、维持和改善他们健康的过程。为达到完全健康的身体、心理和社会适应状态，每个人和群体必须有能力去认识和实现这些愿望，满足需求，改变或处理环境。健康促进不仅仅是卫生部门的责任，而是全人类和世界的共同责任。"提出了到 2000 年前或更长一点时间达到"人人享有健康"的目标。

2006 年联合国通过的《联合国残疾人权利公约（UN Convention on the Rights of Persons with Disabilities, CRPD）》要求履约国"为残疾人提供在范围、质量和标准方面与其他人一样的免费或付费的卫生保健和健康促进服务"。通过社区康复工作的实施，促进社区残疾人实现身体、心理和社会适应健康状态的权利。

健康促进在我国亦称健康教育，其重点解决影响健康不良因素的变化，如个人的健康行为和生活方式、收入和社会地位、教育、就业和工作条件等影响身心健康因素，获得适当的保健服务和改善环境等重要因素的变化。健康促进不需要昂贵的药物或复杂技术，它需要在社区层面，利用社会干预手段，投入大量的人力、时间和精力，掀起健康促进活动。

健康促进潜在问题是经常忽视残疾人，只是在健全人群中开展活动，因此，残疾人常被排除在健康促进活动之外。残疾人的健康促进同样非常重要。社区康复就如何方便残疾人参与，以及如何实施残疾人健康促进基本活动提供了必要的建议。同时，也要注意到开展健康促进活动，广泛转变健康观念，将关系到社会许多不同行业和部门的参与，而不仅仅是卫生部门的事情。

社区康复可以帮助各类残疾人实现获得健康促进信息的需求。残疾人组织和社区康复工作者要与卫生部门人员密切合作，采取各种措施支持健康促进活动；开展适合残疾人参加的多种形式的健康教育活动，提高残疾人的卫生保健知识和技能；与卫生部门合作，培训卫生保健人员掌握残疾人特殊需要的知识，以及适合残疾人健康问题交流的特殊技巧，如耐心倾听、手语交流等；倡导社会改变吸烟、酗酒等不利于健康的生活、饮食、风俗习惯，创建促进健康的良好环境；教育和号召卫生部门工作人员和社区康复工作者起模范带头作用，使其工作单位成为一个健康促进的示范机构。社区康复工作者也要鼓励残疾人积极参与健康促进活动，联系残疾人自助小组，组织丰富多彩的健康教育活动，以保证残疾人能得到医疗卫生信息，并采取有效措施来促进自身的健康。

（二）医疗保健

医疗保健（medical care）服务的重点是疾病和外伤及其引起的身体病损的治疗。医疗保健可以提供治愈(如麻风病、疟疾治疗)、减少损害(如治疗癫痫),并防止可避免的障碍(如治疗糖尿病防止眼失明)的服务。许多残疾人因为不能充分得到与健全人一样的医疗保健服务,所以,维护残疾人的健康权利,获得高质量的医疗保健服务,在任何时候都是必要的,尤其是解决贫困残疾人身体健康和功能障碍问题,至关重要。

《残疾人权利公约(Convention on the Rights of Persons with Disabilities,CRPD)》第25条,要求缔约国采取有利于残疾人的措施,为残疾人提供医疗保健服务,并让尽可能多的残疾人在自己的社区得到满意服务。残疾人机会均等准则也强调医疗保健服务,是残疾人平等参与一切社会活动的先决条件。社区康复工作按照国际公约和准则的标准,指导社区康复工作人员在社区开展医疗保健工作,以确保残疾人能够获得包容性的、适当的和及时的医疗保健服务。

社区康复可以组织下列活动,以促进残疾人享有医疗保健服务:

(1)社区康复工作者收集和提供有关医疗保健服务信息,如提供医疗保健服务者、传统医师、公立医院、私立医院、中医医院的信息;提供医疗分级机构的信息,如一级的社区卫生中心和乡镇卫生院,二级(专业的)医疗保健机构、专科医院、综合医院的专业科室或专科医疗中心等信息,供残疾人及其家人选择。

(2)社区康复工作者和残疾人组织合作,组织残疾人接受基本医疗保健知识教育,提高残疾人及早识别疾病和损伤、及早就医重要性的认识。加强和协调社区卫生中心和乡镇卫生院医务人员的培训,让他们更加意识到残疾人健康保健的特殊需求,确保残疾人获得早期治疗和便捷的护理。加强与基层疾病控制中心和卫生保健部门合作,促进残疾人的精神、心脑血管、高血压、糖尿病等慢性疾病的自我管理。

(3)社区康复与初级卫生保健、社区卫生、社区康复服务建立良好的联系,推动建立医疗保健和康复服务的正常转诊制度,以方便残疾人得到适当的服务和服务后的社区随访。

(4)社区康复也可以让社区卫生中心和乡镇卫生院的医疗保健人员为社区康复工作者培训基本卫生常识,这样,当残疾人需要时,能够获得及时、恰当的初级卫生和保健护理。

(5)社区康复促进和协调残疾人、家属与社区卫生中心或卫生院医疗保健人员建立密切联系,使他们能够得到和利用医疗保健服务的便捷途径等。

(三)康复

康复是残疾人实现自己最高的健康水平必不可少的措施。联合国《残疾人权利公约(Convention on the Rights of Persons with Disabilities,CRPD)》第26条,要求对残疾人"通过采取适当的措施,伴之长期支持,使残疾人能够实现和保持在身体、心理、社会、职业等各方面的能力及最大程度的独立,进而全面融入和参与社会生活"。

残疾人康复措施包括提供恢复功能的康复治疗,补偿丧失或缺失的功能和减少功能受限制。康复治疗可以在残疾人的任何生命阶段进行,但通常有治疗时间限制。康复的范围涉及单个或多个专业的介入和干预,如各种专业的康复治疗师(PT、OT、ST等)提供的专业康复措施,还有社区康复工作人员和家庭成员提供的更基本的干预措施。

康复的成功需要卫生、教育、民生和社会福利等所有相关部门的参与。卫生部门提供以改善身体功能为重点的康复治疗措施,但提供某些健康服务和辅助器具不一定由卫生部门管理。卫生部门实施的康复主要是解决急性或慢性伤、病、残及其功能障碍问题,康复治疗包括物理治疗、作业治疗、言语治疗、辅助器具以及用于矫正畸形和其他残损的特殊手术治疗。

卫生系统认为康复是预防疾病和外伤(一级预防)及其基础治疗(二级预防)之后的第三级水平残疾预防。专业康复机构的康复通常由技术高度熟练的治疗(PT、OT 等)师提供服务。社区康复的作用是促进、支持和实施社区一级的康复活动,最重要的是建立便捷的康复转介系统,使残疾人的复杂、疑难康复问题能够获得专业的康复服务。社区康复可以协助残疾人及其家人在家庭和社区中开展一些基本、有效的康复活动,只有当从社区到专业康复机构的转诊系统发挥作用,并得到有力支持的时候,在社区开展残疾人专业康复服务才能有比较好的效果。

在社区水平,可以开展以下具体的残疾人康复工作:

1. 确定各种需求　在制定康复计划和开展康复活动之前,社区康复工作人员需对服务对象进行个人及其家庭的基本评估或分析,以确定优先解决的需求。这个评估是在前述残疾人基本情况调查的基础上进行。基本评估是一项重要的技能,所以,社区康复工作人员事先应接受培训和管理,以保证他们有这个能力。要识别一个残疾人的需求,可以考虑下列残疾问题:

· 可以做和不能做的活动是什么?

· 希望能够做什么?

· 存在的主要问题是什么? 这些问题什么时候以及如何开始的?

· 哪些方面受到影响? 例如,身体、感官、思维、沟通、行为?

· 今后发展中的问题是什么?

· 希望家庭和社区的环境情况是怎么样的?

· 用什么办法能够调整存在的残疾状况?

以上问题可以通过寻访或回顾过去的医疗病史记录、仔细观察残疾个人及周边情况、细致的基本体检,收集准确的信息,并与残疾人、家庭成员及卫生专业人员一起分析、讨论和进行初次评估。

要妥善保存初次评估和今后的康复会诊记录,它可以长期监测服务对象个人的进步情况。如前述有关服务记录章节介绍的那样,许多社区康复工作已经制定了初次调查、评估的方法和服务进程记录格式,这样,社区康复工作人员就容易做好确定残疾人需求的工作。

2. 建立便捷的转介系统和提供后续服务　如果社区康复工作人员确定残疾人有专业的康复需求,例如物理治疗、作业治疗、听力和言语治疗等,他们可以帮助残疾人向有关康复专业机构或人员转介,并定期访视。残疾人得到康复服务的难易程度随社区资源而定,如果社区内转介系统有很多康复专业工作人员,残疾人和他们的家人在基层就能就近得到专业的康复服务。社区康复工作者与专业康复机构或专家建立起更多的交流和联系,残疾人在家和社区中才能得到较好的专业康复治疗。如果一个地区只有很少的专业康复机构或专家,社区康复工作者将需要一些专业的康复培训,以便熟悉残疾人和残疾儿童训练时所需的专业知识和意见,如儿童发育、生活自理活动、交流和身体移动方面的专业知识和技能。社区康复工作者要积极推动建立转介系统工作,并促进残疾人及家人利用一切可能的资源。许多残疾人从专业康复机构出院后,也会需要基于社区的后续康复服务,继续维持和促进在专业康复机构的治疗效果。社区康复工作者应积极与初级卫生保健人员、专业康复人员保持联系和合作,建立起牢固的联系,残疾人及其家人才能够得到更有效的专业康复服务。

社区康复工作者要掌握残疾人除专业康复以外,还需要什么支持,以及如何可以提供帮助,以便使残疾人获得更多相应的服务信息(如资金、交通、咨询宣传)。社区康复工作还要掌握残疾人是否需要持续的支持,以便提供转介后的跟进服务,例如,专业康复治疗以后,可能需要在家里继续进行康复,巩固疗效。专业康复机构通常设在中心大城市,这可能限制了农村或偏远地区残疾人来院就诊康复。还必须考虑残疾人到城市康复机构住院问题,包括交通、食宿和每日工资损失等相关的费用,尤其是自费残疾人更为困难。因此,社区康复工作应该广泛筹集康复经费,包括政府和非政府组织、银行贷款和社会各界的支持,以救助贫困残疾人康复。

3. 促进康复活动 社区康复开展促进家庭和社区为基础的康复服务,为各类残疾人提供广泛的帮助,使他们在家庭和社区能够最大限度地保持功能独立。

(1)提供发育迟缓儿童早期干预:每个孩子的成长都要通过一个学习的过程,才能掌握重要的生活技能。儿童发育的主要领域(亦称能区)包括:身体运动、说话和语言、认知、交流及情感发育。

当一个孩子在其合适年龄阶段发育中出现迟缓,则无法达到适龄的发育指标。发育迟缓或有风险的儿童,通过提供早期干预或重点干预措施,可以尽早康复,以预防或改善这种迟缓的不良后果。如患有脑瘫、失明或耳聋的残疾儿童,可导致发育迟缓,限制他/她与其他孩子玩耍、上学和参加集体活动能力。社区康复工作人员通常以家庭为基础,鼓励患儿和家长用简单和愉快的活动方式,学习促进儿童发育的技能,提供早期的干预措施。社区康复工作也鼓励患儿家长聚在一起交流想法和经验,组织患儿参加集体游戏,让患儿学会与其他孩子玩耍,学习新技能,改善和提高残疾儿童在所有领域的发育水平。

(2)鼓励残疾人功能独立:社区康复功能性干预目的是提高残疾人生活自理能力,例如:移动、交流、洗漱、入厕、穿衣、吃饭、饮水、做饭、做家务等。干预措施是按照服务对象的年龄、性别和当地环境而定。因为,残疾人从一个年龄阶段成长、过渡到另一个年龄阶段,所需功能有差异,则干预措施也要随年龄变化而改变。社区康复工作人员提供的服务有:

·培训残疾人及其家庭学会最基本的康复知识和技能。

·教育家属如何协助残疾人进行最大程度的生活活动功能独立。

·教会残疾人使用辅助器具的技能,例如:步行/移动设备,使他们独立活动更容易。

·组织专业培训和指导残疾人及其家人掌握解决具体功能障碍的专业技能,例如:增强肌力、平衡肌肉张力、改善关节活动等和适当的健身活动,以及残疾人日常生活活动能力的训练技巧。

(3)无障碍环境改造:无障碍环境改造和辅助器具是联系在一起的,两者都有助于残疾人参与家庭和社会生活。无障碍改造主要集中在建筑和交通以及服务信息等方面,需要政府制定政策和法规来方便残疾人参与社会生活。

为了帮助运动障碍、视力障碍或听力受损的残疾人能够出入家门,到户外场所活动,倡导政府及相关部门很好地规划社区环境,进行建筑物和交通道路无障碍改造是十分重要的。社区公共场所中使用盲文信息、灯光频闪的声音、音频感应回路、为聋哑人提供手语解释等,均方便残疾人参与社会生活。社区用于指明公共场所方向的清晰标记和符号,也方便认知障碍的人参与社会生活。

无障碍环境改造能提高残疾人家庭生活活动功能的独立性。社区康复工作人员可以在残疾人家里进行方便残疾人活动的环境改造,例如轮椅进出的坡道、扩宽门框和厕所安装扶手等;也可以在社区层面,例如学校、公共活动或工作场所的环境进行无障碍改造。

(4)联系残疾人自助小组:社区康复工作能够协助相同障碍或相似康复训练的残疾人结成自助小组,并开展小组活动。残疾人可以在自助小组活动中一起分享信息、沟通思想和交流经验。社区康复工作应鼓励这些自助小组和康复专业人员之间建立起相互联系、相互理解和协作的关系,以得到更好的专业康复服务等。

4. 编发康复资料　编发残疾知识小册子和康复指导手册等资料,是社区康复有用的康复工具。社区康复工作人员可以利用这些康复资料向残疾人及其家庭成员指导康复,特别是在社区康复专业人员有限的情况下,编发社区康复资料更有必要。社区康复工作也可以编发在社区层面提供医疗康复服务以外的教育、职业、社会、信息等方面的服务资料,帮助残疾人及其家人获得有价值的信息。

编发康复资料要注意以下几点:

·寻找现有的资源材料。这些资料可以通过国际组织、政府部门、残疾人组织或非政府组织提供,也可以从互联网下载,如培训社区的残疾人和村里的残疾孩子们的康复资料。

·改编资料要适合当地要求,并特别考虑到当地文化差异。

·少数民族地区应把现有的国际和国家的社区康复教材翻译成当地民族语言材料。

·如果现有的资源不可用,尽快开发、编辑文字简明、图文并茂的新材料,以适应当地的需要。

·社区康复工作人员进行家庭访问时,要将康复资料分发到所有需要康复的残疾人手中。

·创建社区康复资源活动室,为残疾人、家庭成员和其他社区成员提供共享的康复材料。这些康复资源活动室可设在社区办公室、社区卫生中心、残疾人活动中心等残疾人容易去的地方。

5. 提供培训　一是培训从事社区康复工作的人员,以促使他们能够掌握在社区一级为残疾人提供适当的服务,以及社区康复转介服务技能。经过培训,社区康复工作人员能够很好地了解专业康复人员的作用,如物理治疗师、职业治疗师、言语治疗师、听力康复师、辅具验配师、假肢/矫形师、临床医疗及医技等人员,熟悉这些人员对不同的残疾障碍者应该提供何种帮助。二是对康复专业人员举办社区康复方面的培训和教育,提高他们对社区康复作用的认识,以帮助他们在社区提供专业康复的优质服务。三是组织社区康复工作人员和卫生保健人员一起开展残疾人及其家人的自我管理培训,使当代慢性病自我管理理念在社区康复中得以推广和实施。

(四)辅助器具

为改善病残者日常生活及学习、工作能力而应用的设备和器具称之为辅助器具。辅助器具的应用是一种积极的治疗手段,能够改善残疾人功能活动和提高其独立性,树立他们的生活信心。联合国《残疾人权利公约(Convention on the Rights of Persons with Disabilities,CRPD)》要求各国为残疾人提供适当的辅助器具和有关信息。关于残疾人机会均等标准准则也呼吁各国支持开发、生产、销售辅助器具和传播辅助器具知识服务。在许多欠发达地区,只有5%～15%的残疾人能接触到所需要的辅助器具和技术。在这些地区,辅助器具往往产量低和质量差,而且价钱昂贵,也缺少训练有素的专业人员指导。对于许多需要辅助器具的残疾人,如果没有辅助器具,他们可能从来没机会接受教育或参加工作,这样便使得残疾人贫穷的恶性循环继续。现在,越来越多的辅助器具,也被社区老年人认为对促进健康和预防残疾大有好处。辅助器具包括各种康复训练器具、日常生活用具、学习工作用具、假肢与矫形器、助行器、轮椅和环境控制装置等。在社区尤其是在广大的农村地区,一些简单的辅助器具可以由社区康复员、残疾人家属或其他人帮助制作、装配,对残疾人功能恢复极有益处。

1. 辅助器具的分类 根据 GB/T16432-1996《残疾人辅助器具分类》的标准,以辅助器具功能为基础,结合残疾人应用的实际情况,归纳起来可划分为以下几个类型:

(1)用于治疗和训练的辅助器具:治疗和训练辅助器具主要应用在残疾人的康复训练上,以改善和提高训练者的身体功能,如肌力、肌耐力、关节活动度、运动的平衡与协调能力、手的精细运动等。根据患者的功能缺失,选择与之相适应的训练器具进行练习。例如,对上肢运动障碍的偏瘫患者,可选用上肢训练器具来训练上肢的上举、旋转、抓握等活动,以改善上肢运动功能。脊髓损伤患者可以选择站立架、肋木架和矫形器帮助站立和行走训练等。

(2)假肢和矫形器:假肢是弥补截肢者肢体缺损而制作及装配的人工肢体。它的作用是代偿肢体的功能活动,使截肢者恢复正常生活,重返学习、工作岗位。假肢包括上肢假肢、下肢假肢与人工器官如义眼、义乳等。矫形器则是在人体生物力学的基础上,作用于人体四肢或躯干,以保护、稳定肢体,预防、矫正肢体畸形,治疗骨、关节、神经和肌肉疾病及功能代偿的体外装置,如矫形器可用于骨折的早期固定和保护等。矫形器分为脊柱矫形器、上肢矫形器和下肢矫形器,临床应用十分广泛。

(3)生活自理辅助器具:生活自理辅助器具是为残疾人处理身边动作,促进患者独立性,提高日常生活自理能力,从事学习、劳动所应用的物品和器具。生活自理辅助器具种类很多,包括残疾人生活的各个方面。

①进食自助具:如轻便餐具、曲柄羹匙、多用袖套、吸附胶垫、改良木筷、双把杯、持杯器等,这些器具有利于病人的进食和饮水。

②服饰自助具:有纽扣器、拉衣钩、穿袜器、鞋拔、脱鞋器、拉链器、单手领带等,这些器具能帮助残疾人解决穿衣的困难。

③个人卫生的自助具:如长柄梳、长柄刷、刷子保持器、牙膏固定器、台式指甲钳、剃须刀夹持器、长柄口红、手套式擦洗巾、淋浴凳、浴缸板等,这类器具在残疾人处理个人卫生、修饰时较为方便。

④入厕自助具:有马桶增高座、马桶座椅、床边便盆椅、便后擦拭器等,能让残疾人自己进行隐私行为。

⑤家务活动自助具:如开瓶盖、CONTOUR 装置、水龙头长柄把手、改良砧板、拾物器等,帮助残疾人安全、省力地从事家务活动。

⑥书写阅读自助具:有握笔器、翻页器、书架、轮椅板等,这类器具使残疾人同正常人一样学习和工作。

(4)个人移动辅助器具:个人移动辅助器具包括各种拐杖、助行器、轮椅、机动车和自力车及其附件,还有各种翻身、升降辅助器具及其附件和操作、导向辅助器具等。临床训练应用较多的是:

①助行器:助行器分为步行式和轮式两类。适用于上肢功能较好而下肢功能障碍较轻

的患者。

②手杖:规格品种繁多,木制或铝材制作,有单脚式、三脚式和四脚式,主要用以维持身体平衡,保持步行时身体的稳定性。

③拐杖:分腋杖、肘杖和臂杖。腋杖是上肢与胸侧壁共同承受负荷;肘杖是完全依靠上肢的支持;而臂杖是由前臂和手一同承受负荷,由于拐杖能部分和完全承受身体的部分重量,所以能替代或减轻下肢负荷,并维持身体的稳定性。

④轮椅:轮椅是残疾人的代步工具,使用轮椅可以扩大残疾人活动范围,促进社会交往,增加患者活动量而增强体质,还可以减少因长期卧床造成的身体组织器官的功能衰退,避免压疮的发生和骨质疏松等并发症。

(5)家务管理与社会活动辅助器具:家务管理辅助器具主要包括:

①家庭饮食物品的准备、贮存及物品清洗的辅助器具。

②家居的清洁卫生及衣物的清洗或整理辅助器具。

③家庭的理财和账目管理的辅助器具。

④适合残疾人使用的桌、椅、床、柜、灯等家具。

⑤门、窗的安全报警设施。

⑥视、听、说、写、读辅助器具。

⑦计算机信息处理系统等。

(6)环境改善辅助器具和设备:通过对环境、设备的改装,在辅助器具的帮助下,使残疾人与自己的环境建立联系,应用残疾人现有能力或残存功能发出指令,控制相关装置或设备运行,达到残疾人独立生活并减少护理的目的,让残疾人有更多的时间享受生活。即使非常严重的残疾者,也能满足他们最基本的生活需求。环境控制系统包括信号输入装置、控制器、连接装置、靶设施、反馈装置等部分。

(7)残疾人回归社会活动的辅助器具:包括促进残疾人与他人交流、沟通的辅助器具,休闲娱乐辅助器具。

①为提高声强来改善听力的助听器。

②用于盲人在过交叉路口时能语音提示的盲杖。

③当老人或残疾人发生紧急情况需要他人帮助的呼叫器。

④患者无需手持受话器即可通话的电话固定器。

⑤便于弱视患者、上肢控制能力差或老年人准确地按下按键的大型字电话。

⑥便于单只手或手活动差的患者在打扑克牌时使用的牌架。

⑦便于协调能力差、关节活动范围减小、上肢肌张力高的患者操作计算机键盘等。

2. 辅助器具对社区残疾人的作用

(1)代偿残疾人肢体已丧失的功能,帮助其完成功能活动。

(2)代偿关节活动范围,使残疾人活动简便,能省时、省力地从事劳作。

(3)便于单手活动,使一侧上肢缺失或功能完全丧失的残疾人进行双手操作。

(4)对肌无力肢体予以支撑,在维持功能位的情况下从事各种日常生活活动。

(5)代偿残疾人视、听功能,增强残疾人视觉、听觉能力。

(6)帮助残疾人改善家居生活环境与社交活动。

3. 社区制作与装配辅助器具的原则

（1）为社区患者设计、制作的辅助器具应具备治疗或代偿作用，能促进和提高残疾人的功能活动及生活质量。无论是康复训练的器具还是帮助日常生活的用具，都应针对残疾人存在的问题合理配置。

（2）残疾人家庭安装康复训练器具的地点要合理，如室外的训练器具与家居距离不宜太远，训练器下方的地面要平整、防滑，并尽可能能防风雨以方便残疾人坚持每天训练；室内安放辅助器具不宜放置在人员进出来往较多的地方，以免影响残疾人训练。应保持室内光线明亮，随时可以观察到患者的表情以便发现问题。

（3）根据社区和伤残人的经济条件配置辅助器具，一方面可以了解市场上的辅助器具，分清产品的用途与价值，选择专门生产的、结构简单的康复训练器具和辅助器具，还可借助儿童或老年人使用的日常生活简便用具作为辅助器具。另一方面，可以自制辅助器具，尤其在农村地区，最好采取因地制宜、就地取材的方法，可以让社区康复员先设计，确定辅助器具的制作方案，再请当地能工巧匠或患者亲属制作，这样既能够根据每个残疾人的残障特点制作出适合个体的辅助器具，又能节省经费开支，日后更换起来也比较容易。

（4）各类辅助器具要保证质量、性能稳定、无安全隐患，如挂在空间的悬吊装置高度要适中、牵引方向要正确；在辅助器具有棱有角的地方用海绵或布料等包裹、覆盖起来，防止损伤皮肤；自制的器具不能粗糙、笨重，过于简单，并且容易保存、维修和清洗，保证长时间使用。

（5）并非越复杂、越昂贵的辅助器具就越好，关键是看能否有助于恢复身体功能或潜能，能用简单的辅助器具，就不用复杂的辅助器具。例如，一位下肢损伤者如果能用拐杖辅助行走，就不要配置轮椅。又如偏瘫手抓握勺、梳、牙刷柄有困难，就不要去购置专用的器具，将这些用具的手柄加粗一点、加长一点，就可以解决他们的问题。

4. 社区配置辅助器具的方法

（1）配置前的评估：社区康复员应了解残疾人、患者的功能活动。通过评定，从多个角度收集残疾人和患者的信息，重点是其功能障碍和日常生活活动技能和能力，以此确定被测对象是否适用辅助器具。这种评估方法简单，可在残疾人或患者家里进行。评定包括三个方面：

①感觉与运动能力：感觉方面，通过测试了解患者视觉能力及触觉、温度觉、痛觉是否正常；知觉功能方面，了解患者的深知觉有无缺失，患者对空间关系是否清楚，患者对自己身体部位完整性的认识；认知功能方面，观察患者注意力能否集中，患者服从指令及掌握技巧的能力；运动方面，可以徒手检查患者的肌力、肌耐力、关节活动范围，特别是手的抓握、捏持能力与协调能力；通过患者的站立行走观察他的平衡能力和步态等。

②活动分析：社区康复员利用残疾人家庭的物件指令其做一些功能活动，仔细观察他们能做什么或不能做什么，哪些能独立完成，哪些还要依靠别人帮助完成，如身体转移、步行、进食、洗澡、穿衣、梳洗、写字、看书等这些基本生活技能是由许多的活动成分组成，分析其中哪些活动需要辅助器具的帮助以及需要什么样的辅助器具帮助，比如，是否需要提供康复训练或是功能代偿的帮助？需要提供省力或是操作起来比较简便的帮助？分析哪些活动对残疾人很重要，哪些辅助器具对他没有实际意义。

③找出患者感兴趣的活动：社区康复员要询问患者及亲属，了解患者疾病或损伤前的爱好，喜欢做哪些方面的活动并希望自己独立完成，结合患者感兴趣的活动，促进患者的主动

参与意识,往往能收到很好的结果。还要了解患者不喜欢做哪些方面的事情及其原因,避免患者对训练方法或辅助器具的抵触心态,可与他一同探讨替代的方法。值得注意的是,即使某些活动是患者不喜欢的,但是为了功能的恢复,还必须说服和鼓励他积极主动训练。

(2)社区辅助器具应用方法

①社区工作者要熟知辅助器具的性能和操作方法及注意事项,指导残疾人掌握正确的操作方法以利更好地应用。如使用腋杖时,要掌握腋杖的操作方法,站立时腕横纹到掌横纹的高度为腋杖手把的高度,腋杖顶部与腋窝应有 5~8cm 的距离,如果顶住腋窝会压迫腋下神经和血管,时间长久后上肢可能出现新的问题;过低则不能抵住侧胸壁,失去稳定性而影响患者的行走。根据患者的行走障碍,教会患者如何使用腋杖进行行走,如摆至步、摆过步、四点步、三点步、二点步,反复练习。

②在家庭利用辅助器具进行运动训练时,某些辅助器具和设备在经过残疾人多次试用、熟练掌握后即能使用。训练强度一定按照循序渐进的原则进行,比如,患者经过数周训练后,身体功能有所提高,功能活动有所改善,但尚未达到预期目的,此时,训练的时间可以逐渐延长,每一次训练动作可以逐渐增多,牵拉的重量可以逐渐增加,这样有利于患者的运动功能不断向更高层次进展。

③充分发挥社区残疾人互助小组的作用,组织他们讨论、交流使用辅助器具的体会和经验,还可以组织现场观摩以互相促进,用他们亲身的感受来影响其他人。如果实践证明某一种辅助器具对患者的功能活动帮助不大,应选择其他替代器具或训练方法。

④训练或使用中若出现皮肤擦伤、红肿,关节疼痛,患者乏力,情绪低落等情况,应立即停止辅助器具的训练或使用,找出其原因并及时处理,问题解决后继续使用。

⑤假肢矫形器种类多,技术要求高,要向专业人员详细咨询,以免出现意外。还需要对患者进行测量、设计、制作,必要时到患者家里取模或调试。同时,要注意因穿戴假肢矫形器可能出现的压疮、关节制动后引发的关节挛缩等问题。

⑥训练一个阶段后,应定期对使用辅助器具效果进行评定,了解是否达到了预期的目标,一旦发现某个功能已经恢复,应即刻放弃辅助器具,这样有利于残疾人在不依赖外界条件的帮助下,充分发挥自身的独立性来提高功能活动水平。即使需要长期使用的患者,也应经常考虑有无进一步促进功能发展的方法。

⑦社区康复员做好残疾人随访和训练记录,最好以上门服务的形式进行,也可以委托他人或电话了解。

(3)社区康复中常见疾病的辅助器具选择

①脑卒中患者常用的辅助器具见下面(表1-3-3)。

②脊髓损伤者常用的辅助器具见下面(表1-3-4)。

③脑瘫患儿常用的辅助器具见下面(表1-3-5)。

④截肢者常用的辅助器具见下面(表1-3-6)。

表 1－3－3 脑卒中患者常用的辅助器具

目 的	可选择的辅助器具
康复训练	手指插仟板、豆袋、螺丝盘、橡皮泥(黏土)、分指板、穿木珠、几何积木、上肢训练器、肩关节外展训练器、上肢滑轮等
生活自理	进食:带弹簧片筷子、加粗手柄器具、防滑垫、防洒碗、万能袖套、轮椅桌板等 修饰:粗柄指甲钳、电动剃须刀、剃须刀固定器、粗柄梳、带吸盘的刷子等 穿衣:穿衣器、扣纽器、穿袜器、特制外衣纽扣、拉链器、肩托等 大小便:便椅、座厕凳、扶手装置等 洗澡:长柄刷、带扣环的毛巾、防滑垫、洗澡凳、扶手装置等 家务:特制砧板、开瓶器、削皮器、开罐器(供单手使用)、钥匙手柄等
装配矫形器	锥状握矫形器、抗痉挛矫形器、腕手功能位矫形器、肩托、踝足矫形器等
移动与行走	单脚手杖、四脚手杖、助行架、普通轮椅、单手操作轮椅等

表 1－3－4 脊髓损伤患者常用的辅助器具

目 的	可选择的辅助器具
康复训练	简易站立斜板、肋木架、撑起装置、站立架、床上起坐梯等
生活自理	进食:万能袖套、带腕固定带的勺子、防滑垫、防洒碟、轮椅桌板等 修饰:电动剃须刀、带 C 型夹的梳子、带固定带牙刷等 穿衣:穿衣器、扣纽器、穿袜器、鞋拔、拉链器等 大小便:座便椅、座厕凳、扶手、床边便椅等 洗澡:带扣环毛巾、长柄海绵刷、防滑垫、洗澡板、洗澡椅、扶手等 交流:电话托、书写器、翻书器、书架等 其他:钥匙手柄、拾物器、开瓶器、动态剪刀等
装配矫形器	踝足矫形器、膝足矫形器、沃克博特行走矫形器、交替迈步式矫形器、高级交替迈步式矫形器等
移动与行走	转移板、腋杖、肘杖、助行架、普通轮椅、电动轮椅等

表 1－3－5 脑瘫患儿常用的辅助器具

目 的	可选择的辅助器具
康复训练	平行杠、条形床、波巴训练球、站立架、梯形架、地面梯、平衡凳、儿童阶梯、楔形站立板、膝分离器、有固定结构的方凳、各类型球、各类拼图、拼接玩具等
生活自理	进食:万能袖套、带腕固定带的勺子、防滑垫、防洒碟、双把杯等 穿衣:尼龙搭口、拉链器等 大小便:便椅、座厕凳、扶手等 洗澡:浴盆防滑垫、洗澡凳、扶手装置等 交流:识字卡、各类玩具、电脑输入辅助器具(头棍)等
装配矫形器	抗痉挛矫形器、腕手功能位矫形器、肢套、上臂吊带、踝足矫形器
移动与行走	梯形架、步行推车、普通轮椅

表 1-3-6 截肢者常用的辅助器具

目的	可选择的辅助器具
康复训练	细砂纸或粗棉纱(残端感觉刺激)、弹性绷带(残肢塑形)、平行杠、各种上下肢肌力训练器等
生活自理	大小便:便椅、座厕、扶手等 洗澡:长柄刷、带扣环毛巾、防滑沐浴垫、洗澡凳、扶手装置等 交流:单手书写器、书架、扑克架等
装配假肢	各类上肢假肢(装饰手、索控假肢、肌电假肢等) 各类下肢假肢(壳式假肢、组件式假肢、智能假肢等)
移动与行走	手杖、普通轮椅、电动轮椅(乘坐轮椅均为远距离移动)

四、我国残疾人社区康复的成就和发展

我国有 8 300 多万残疾人,涉及 2.6 亿家庭人口。党和政府高度重视社区卫生和康复服务工作,大力发展社区卫生服务体系建设。全国卫生系统认真贯彻落实社区卫生服务政策和全国城市社区卫生工作会议精神,采取积极措施,推动社区卫生服务体系建设,同时,进一步加强残疾人社区康复工作。依托基层卫生服务网络、人才队伍,增强康复工作的服务能力,逐步实现康复服务进入贫困残疾人家庭。我国开展社区康复示范区、县工作以来,社区康复实践不断顺应医疗卫生、社会保障的改革和残疾人事业的发展,已取得了较大的成绩,在此基础上,现已形成社区建设、社会保障、社区卫生、残疾人社区康复服务等相关领域互相融合、协调发展的格局与方法。具体体现在以下几个方面:

1. 在全国范围内建立社区康复工作网络 政府及相关行政管理部门组成的各级康复工作办公室,负责组织管理、制定规划、筹措经费、协调实施;医疗康复机构、专业学(协)会和各类专家组成技术指导组,充分发挥专业优势,培训人员,传授方法,提供咨询服务;依托城乡医疗保健、社区服务网络和残疾人家庭,搭建为残疾人提供康复服务平台。三个层次,各有分工,有机结合,协调运作,初步形成完整、有效的社会化工作网络。

2. 逐渐形成政府主导、各部门协调配合、社会各界广泛参与的社会化工作机制 确定了基本完善社会化社区康复体系的任务目标。这一机制除包括组织管理、技术指导外,更加强调了以社区为基础,家庭为依托,充分发挥隶属各部门和社会办的现有机构、设施、人员的作用,资源共享,建立社会化的、面向社区的服务网络。

将残疾人社区康复工作纳入社区卫生服务、社区服务、特殊教育等发展计划和业务范畴,明确职责,实行目标管理,形成政府领导、部门配合、社会参与、共同推进的社会化工作机制,从而使残疾人社区康复工作在广阔的社会空间中得到生存与发展。

3. 广泛开展残疾人社区康复示范区、县培育活动 2005 年,卫生部、民政部、中国残联等联合开展"全国残疾人社区康复示范区"培育活动,以点带面,推动了城市地区社区康复工作的发展。2009 年,又开展以农村为重点的"全国残疾人社区康复示范县"培育活动,"十一五"期间,共培育了 347 个示范县(市、区)。全国残疾人社区康复示范区、县培育活动自启动以来,在各地党委政府的重视和有关部门、单位的共同努力下迅速推进,为社区内广大残疾

人提供了深入、规范的社区康复服务。示范培育活动时间不长,但效果显著,对于进一步加强残疾人社区康复工作,实现残疾人"人人享有康复服务",具有重要的推动作用。

4. 社区康复成为残疾人康复工作的重要载体　在工作范围方面,提出在城市和有条件的农村普遍推行社区康复服务工作,要求康复服务工作实施面在市辖区达到70%,县(市)达到50%。在工作内容方面,按照普遍服务和重点工程相结合的原则,涵盖白内障复明、聋儿语训、小儿麻痹矫治手术、低视力残疾者康复、麻风畸残康复、精神病防治康复、智力残疾儿童康复、脑瘫儿童康复训练、孤独症儿童康复、残疾人辅助器具供应服务等重点工程。重点开展早期发现残疾、社区和家庭康复训练指导、日间照料与养护、家居无障碍环境改造、辅助器具供应、职业康复、心理支持、信息咨询与转介等服务内容,满足残疾人的康复需求。

5. 残疾人社区康复工作实行规范化管理　实施社区康复示范区、县培育活动以来,社区康复工作任务不但要求在量上完成,更要求提高训练质量,为此,政府大力推广实用技术,规范可操作性的服务档案和评估标准。全国康复工作办公室组织制定康复服务工作用表、工作职责和达标标准,先后制定了《全国残疾人社区康复示范区工作标准》和《全国残疾人社区康复示范县(市)工作标准(分为三类)》,使社区康复工作从简约的定性判断,向科学的定量分析发展;从粗放的经验化管理,提升到精细的规范化管理;从单向的部署与形式化的督导工作,发展到多层的互动与专业化的评估;使全国残疾人社区康复工作向精细化、规范化发展。

6. 关心残疾人,是社会文明进步的重要标志　残疾人事业是中国特色社会主义事业的重要组成部分。为贯彻落实党的十七大精神,进一步促进残疾人事业发展,2008年《中共中央、国务院关于促进残疾人事业发展的意见》(中办发[2008]7号)明确指出:"将残疾人康复纳入国家基本医疗卫生制度和基层医疗卫生服务内容,逐步实现残疾人人人享有康复服务。大力开展社区康复,推进康复进社区、服务到家庭。继续实施国家重点康复工程,着力解决农村及边远地区贫困残疾人康复难的突出问题。制定和完善残疾人康复救助办法,对贫困残疾人康复训练、辅助器具适配等基本康复需求给予补贴。优先开展残疾儿童抢救性治疗和康复,对贫困残疾儿童康复给予补助,研究建立残疾儿童康复救助制度。支持开展残疾人康复科学技术研究和应用,提高康复质量和水平。"中央7号文件为今后我国社区康复的发展指明新的方向,随着国家健全残疾人社会保障制度,加强残疾人服务体系建设,营造残疾人平等参与的社会环境,缩小残疾人生活状况与社会平均水平的差距,实现残疾人事业与经济社会协调发展,我国残疾人将同全国人民一道向着更高水平的小康社会迈进。

(付克礼、赵正全、戴红)

第四节　社区残疾人全纳教育

一、概述

目前,世界上大约有1.4亿失学儿童,其中多数为女孩和残疾儿童。这些儿童有90%生活在欠发达国家,还有无数儿童虽然在校,却接受不到高质量的教育。

教育是一项基本人权,普遍接受教育的权利牢固树立在几个不同国际文书中并得到全球的认可。联合国《残疾人权利公约(Convention on the Rights of Persons with Disabilities,

CRPD)》以法律文书的形式再次确认这些权利,具体阐述了全纳教育的权利,其目的是确保残疾人尤其是儿童获得接受教育的权利,从而实现他们的尊严和自我价值感,有效地参与社会生活。目前,残疾人教育种类,主要有特殊教育和全纳教育。本节将阐述特殊教育的概念、内涵和基本观念,简要介绍全纳教育的国内外发展,以及针对残疾人教育在社区康复中的工作内容和方法。

(一)特殊教育

1. 基本概念　特殊教育(special education)是教育的一个组成部分。它是使用一般的或经过特别设计的课程、教材、教法和教学组织形式以及教学设备,对有特殊需要的儿童进行旨在达到一般或特殊培养目标的教育。

2. 内涵　特殊教育的对象是特殊儿童,对于特殊儿童,可以有广义和狭义的两种理解。广义的理解,是指与正常儿童在各方面有显著差异的各类儿童。这些差异表现在智力、感官能力、情绪和行为发展、身体和言语等方面,它既包括发展上低于正常儿童,也包括高于正常发展的儿童以及有轻微违法犯罪的儿童。狭义的理解,专指残疾儿童,即身心发展上有各种缺陷的儿童。

特殊教育是对特殊儿童开展的、有目的的、旨在满足他们的一切教育需要的活动,这些活动极可能是增进特殊儿童的知识技能、影响特殊儿童的思想品德、增强特殊儿童的体质的活动,也可能是改变或矫正他们的缺陷或行为的活动。

3. 基本观点　残疾人与普通人有基本的共性,同时又有其特殊性。残疾人,特别是残疾儿童,不管其残疾的种类(盲、聋、肢残、智力落后等),也不管其残疾的程度(轻、中、重),首先是在社会上生活的人,残疾儿童也是正在成长、发展的儿童的一部分。他们同样具有社会性,有与正常人一样的基本发展规律和生理基础,因此,对正常儿童的教育目的、教学原则和方法基本上适用于残疾儿童,对残疾人的继续教育基本任务和原则也与普通人相同,这个共性是残疾儿童的本质,是正确认识他们的基础,是对残疾儿童进行含有普通教育涵义的特殊教育的一个重要的基本观点。不能平等对待残疾儿童的错误观点产生的根本原因是否定或忽视这种共性,只看到"残疾",未看到"儿童",绝不能因为他们的某些残疾或缺陷而受到不公平的待遇和得不到全面发展。

但在进行教育和研究时,又必须从残疾儿童的特殊性出发,把共性和特殊性紧密、恰当地结合、统一起来。有时需要强调或满足其某种特殊需要时,可以着重谈特殊性以引起社会的重视或教学内容、方法的改革,有时需要强调其共性,强调他们做人的平等权利时,可以较多地强调共性,实施到普通学校的教育安置,但不能忽视其特殊性和特殊需要。片面强调共性或特殊性都会对残疾儿童的成长和发展带来损害,二者很好地统一和结合才可为残疾儿童发展创造良好的条件。从正常化思想和原则的提出,到融合、回归主流、包容(全纳)等实践,均是对过去过分强调残疾特殊性而使残疾人与社会隔离的一种逆反,是社会的一种进步,是一种比几百年前的"残健混合"的更高层次的融合。但如因此而忽视了残疾人的特殊性或不尊重残疾人的差异,也会走到原来善良愿望的反面,使残疾人生活不可能真正的正常化、回归和包容在社会之中。

(二)全纳教育

当今社会中多元文化共存,如何让多种具有差异的文化和谐共存是保持社会稳定的重要问题。全纳理念是这样一种理念:欢迎差异、尊重差异、理解差异。

1. 全纳教育的起源　全纳教育(inclusive education)是一种新的教育理念和教育过程，全纳教育是在教育民主化的潮流中逐步涌现的。它立足于人权观，以人权的视角和方法来看待社会关系和社会条件，进而分析教育问题。全纳教育的产生和发展虽然历史不长，但对21世纪的特殊教育有着积极的影响和指导作用。

今天的全纳教育起源于特殊教育。特殊教育这个领域的发展经历了多个阶段，在其每一阶段，教育系统都在探索应对残疾儿童及学习困难学生的不同方式。有时，特殊教育是作为普通教育的补充而存在，而有时，特殊需求教育又完全分开。近年来，将特殊教育与普通教育分开的体系受到了来自人权角度的挑战。特殊教育实践曾经通过一体化教育、"融合"的方式进入主流教育体系，但存在问题，主要问题是在"主流化"的同时，没有对普通学校的教学组织、课程以及教学策略进行相应变革。

2. 全纳教育定义　全纳教育被视为一个通过增加学习、文化和社区参与，减少教育内外的排斥从而处理和回应所有学习者多样化需求的过程。它容纳所有学生，反对歧视排斥，促进积极参与，注重集体合作，满足不同需求。它涉及内容、途径、结构和策略等多方面的变革与调整，其共识是要涵盖全体适龄儿童，其信念为教育所有儿童是普通教育系统的责任。

3. 全纳教育与社会模式的残疾观　社会模式在处理残疾问题时的方法是权利和支持。社会将残疾人作为平等的权利主体和所在社会发展的参与者和获益者，注重残疾人融入社区与社会普遍面临的各种障碍，致力于通过消除环境障碍和改变社会态度等支持措施保证残疾人平等权利的实现。

社会模式教育的核心是理解、包容性的教育，是重视修改和调整环境以适应学生，这是重要的转变。全纳教育作为一种全新的教育理念，追求的是建立全纳社会和实现全民教育，基本原则是：所有的孩子都能够学习(all children can learn)。"全纳"这一概念重点强调的不是去改变孩子，而是去改变教育系统本身，从而更好地适应每个学生不同的学习需要。全纳关注对正规和非正规教育环境中广泛的学习需求给予适当的回应。全纳教育并非如何融合一部分学生到主流教育中这样的边缘问题，而是一种如何转变教育系统和其他学习环境，以回应多样化的学习者的途径。全纳教育的目的是使教师和学生既能很好地适应多样化，又能将多样化视为一项挑战及对学习环境的丰富，而不是一个问题。

美国全纳教育重建中心(National Center on Educational Restructuring and Inclusion)对全纳教育的界定：为了培养学生成为合格的社会成员，要给所有学生(包括严重残疾的学生)提供平等地接受有效教育服务的机会，并使学生能够在就近学校的年龄相适的班级中获得必要且充分的辅助与支持。英国的全纳教育研究中心(Center for Studies on Inclusive Education)界定：全纳教育就是要发展一个公平民主的社区教育体系，将学校与社区联系起来，不排斥其中任何一个人，最终目的是建立一个全纳社会。全纳教育是要加强学生参与的一种过程，是要促进学生参与就近学校的文化、课程和团体的活动并减少学生被排斥。香港教育统筹局在《全纳教育实施指引》中将全纳教育界定为"向有特殊教育需要的人士提供机会，让他们参与社会上各式各样的活动，包括教育、就业、消费、娱乐、社区及家庭活动"。其思想符合当前国际社会的三大理念：有完整的人生、学会共同生存、以世界为我们的教室。

全纳教育并不是将一些学习者怎样整合到主流教育体制中的问题，而是一种着眼于如何改革体制以满足所有学习者不同需求的理念。这也正与现在国际上所提出的最先进的残疾人社会融合的理念是一致的：应该对社会进行必要的改造，使其成为更加适合残疾人的环境。在今天的学校中,全纳教育的实质就是一个理解、接受和评价学生之间差异的过程,学校必须认识和照顾到学生的不同需要,考虑学生不同的学习风格和学习速度,通过适宜的课程、组织安排、资源利用和社区合作,确保面向全体学生来提高教育的质量。全纳教育本身不是目的,而是达到全纳社会的手段。

4. 全纳教育的支持模式

(1)巡回指导:是指组织专家队伍,从一个学校到另外一个学校开展评估,提供咨询,提供材料,甚至做一些直接教学活动。巡回指导服务特别适合在障碍及困难学生相对集中的地区开展。这种服务模式的优点是:专门化服务直接进入每一所学校和每一个社区。

(2)资源中心:资源中心主要开展评估,提供建议,为教师和家长提供咨询和支持,帮助教师专业发展,帮助家庭训练和家长对残疾的认识,提供特殊材料和设备;建立资源中心可以促进学校和教师加速向全纳教育方向的转变。这种模式的好处是可以提供资源和专家支持,使得集中、多学科和干预成为可能。

(3)资源教室:资源教室是一种教育措施,接受辅导的特殊学生大部分时间在普通班级学习一般课程,其余时间到资源教室接受教师或特殊教育人员的指导。通过这种安排,特殊学生的潜能可以得到最大程度的发挥,其缺陷得到及时补偿,同时发展了其社会适应能力,从而可以在普通班级顺利就读。

(4)合作学习模式:在普通班级中,要让特殊学生在学业和社会生活方面达到有意义的融合,是一项艰巨的挑战。普通教师不仅要负责为特殊学生和其他学习方面存在高危因素的学生提供个别化教学,还被要求确保所有学习者的质量,并让整个班级在社交方面融为一体。通常是通过班内的同伴指导,融合班级中的合作学习来完成。在全纳教育中,同伴的合作学习,打破了传统的观念,不再挑选出低水平的学生,让他接受水平较高学生的特殊帮扶,而是将低水平的学生和特殊学生当做持续的、全班活动的全面参与者,使班级中所有学生同时积极参与,使每个孩子都有机会成为指导者和被指导者。

5. 支持全纳教育的关键角色　教师、家长、社区、学校领导、课程设计人员、培训机构和教育领域等角色都是能够成为支持全纳教育的有价值资源。其中,教师、家长和社区不仅仅是重要的资源,还是支持全纳教育进程各个方面的关键资源。全纳教育的最佳学习环境主要取决于教师、家长、其他学生和社会之间的关系。因此,专职教师更多地肩负着对学生及其日常学习的责任。在讨论学生的进步与学习困难时,学生及其家长都应参加,以保证儿童在学校所学的知识能应用到家庭和其他实际日常生活中。其次,无论学校把儿童教育得多么成功,家庭、社区的参与都是不可缺少的,社区康复工作者要竭尽全力引导、帮助家庭为儿童提供支持。

6. 中国现阶段的全纳教育——随班就读模式　随班就读(learning in regular class)就是把特殊儿童纳入普通学校的普通班级里,让他们和正常儿童一起接受教育。随班就读是一种在普通教育机构中对特殊儿童实施的教育形式,它不是把特殊儿童简单地放在普通班里,而是要创造条件,为特殊儿童提供适宜的教育。

随班就读的实施是中国教育改革中的一个新的发展。在以前的教育体制中,普通教育和特殊教育是相互分离的。残疾儿童只能上特殊学校,从 1987 年开始,教育部逐渐开展了有计划、有组织的随班就读实验,将残疾儿童接纳到普通的学校学习。随班就读的实践改变了人们对残疾学生的认识,至少能够承认有些残疾人还是可以在普通学校学习,尽管还没有从人权和社会意义上来认识问题。

随班就读实践开展了 20 多年,已经取得了很大的成绩,主要体现在以下几个方面:①提高了残疾儿童、少年的义务教育入学率:据教育部"2009 年全国教育事业发展统计公报"公布,2009 年全国在校残疾儿童 42.81 万人,其中,在普通学校随班就读和在附设特教班就读的残疾儿童招生数和在校生数分别占特殊教育招生总数和在校生总数的 65.23% 和62.87%。随班就读已成为残疾儿童少年接受义务教育的主体形式,在普及残疾儿童少年义务教育中发挥了非常重要的作用。②减少了政府的投入:采取随班就读方式,使残疾儿童就近就便进入普通学校就读,充分利用现有的教育资源,既节约了国家和各级政府的大量投入,也减轻了残疾学生家长的经济负担。③转变了教育管理者与普通学校的教育观念:随着随班就读工作不断深入,教育管理者与普通学校对教育的功能、教育价值有了新的认识和思考,努力探索适应每一位学生的发展需要以及差异水平的教育教学。④促进了残疾儿童少年的身心发展与社会融合:随班就读打破了长期以来存在于残疾儿童少年与普通儿童少年之间的隔离,提供了残疾儿童少年与同龄普通儿童的沟通与融合的外部环境,一方面提高了残疾学生的社会适应能力,另一方面也改善了普通学生对残疾同伴的接纳态度。

二、目的和意义

中国伟大的教育家、思想家孔子就提出了"有教无类"、"因材施教",这一教育思想与全纳教育理念息息相通。提倡全纳教育的目的是容纳不同类型的学生特别是残疾儿童,反对歧视排斥,促进积极参与,注重集体合作,满足包括残疾儿童在内的所有类型学生上学的需求。尽早实现我国的推进覆盖全民的公平教育、发展资源共享的优质教育和建设伴随一生的终身教育三个目标,让每一个孩子都能平等地享有受教育的权利和机会,用知识完善自我,创造美好人生,让人类文明之光照亮所有人的未来。

社区康复倡导全纳教育的重要意义,还在于从社区层面上树立教育的正确基本理念。

1. 全纳教育的人权观 全纳教育思想重申了人所具有的受教育的基本权利。全纳教育思想提倡普通学校要给有特殊教育需求的学生提供学习机会,容纳所有的学生。

在长期的教育实践过程中,历来就是将残疾学生与正常学生分开来进行教育的。这种教育状况,已成为一种惯例,人们亦已习以为常。而全纳教育从社会学角度来分析教育的这种状况,以人权观来批判现行的普通学校与特殊学校相隔离的状况,提出了人的受教育的基本权利问题,主张所有学生都应有机会进入普通学校接受教育,不管学生所具有的何种特殊性,普通学校都应接纳所有的学生。

面对这样的一种挑战,特殊学校已实施了根本性的变革,尽可能将有特殊需要的学生转向普通学校,而问题主要是社会、普通学校并没有为之做好准备。虽然普通学校也在逐渐开展一体化的教育,但是,仍然没有形成一种全纳的氛围。典型的例子即盲人上大学在目前仍然是一个极大的新闻。

根据全纳教育的思想,学校、社会应该创造出一种全纳的氛围,在这种氛围中,每个人受教育的权利都有充分的保障,学校和社会欢迎每一个人,每一个人都属于集体的一员。尤其是在普通学校中,要牢固树立接纳所有学生的思想,逐步创造条件,满足学生的不同需求。

2. 全纳教育的平等观 全纳教育所强调的容纳主要是针对排斥的。从英语中的融合和排斥两个词来看,很明显就可以看到这两个词的对应性。融合为"inclusion",其反义词排斥为"exclusion"。

全纳教育主张人人都有平等的受教育权,即不仅要有平等的入学机会,而且要能做到平等地对待每一个学生,满足他们的不同需求。全纳教育强调的平等观,并不是要追求一种绝对平等,而是强调教育应要关注每一个学生的发展,不要只关注一部分学生,而歧视或排斥另一部分学生。

全纳教育旗帜鲜明地反对歧视和排斥,正是因为在教育实践中确实还存在着歧视和排斥这种不平等的现象。在教育基本上仍然以考试成绩作为评价学生惟一标准的前提下,学校中出现歧视和排斥的现象就不足为怪了。

全纳教育提出的一个重要思想就是要平等地对待每一个学生,这就涉及对学生的看法和评价。每一个儿童都是不同的,都有各自独特的特性、兴趣、能力和学习需求。这些不同性,不应该成为歧视和排斥学习或行为有问题的学生的理由。相反,社会和学校更应该关注他们,提供适合他们的学习条件。

在提倡要更加关注这部分学生的过程中,也有人指出,如果过多地关注这部分学生,那么对学习好的人也是一种不平等。实际上,全纳教育主张的是关注每一个学生,而并不是仅仅某部分人。在目前的教育现实状况中,确实是有一部分人被排斥(包括显性和隐性的),而教育目的并非如此。因此,全纳教育提倡更多地关注被排斥的人(including the excluded)是完全有道理的,这和全纳教育提倡的关注每一个人是不矛盾的。

3. 全纳教育的民主观 国际社会曾提出过"学会生存"的思想,一些学校也将"学会生存"作为一种口号或指导思想,来培养学生在社会生存的技能,使其更好地适应现实社会。虽然"学会生存"思想有其合理的一面,但从另一个角度来看,也存在一些问题。

全纳教育提倡的是"积极参与"。"学会生存"与"积极参与"这两种不同的提法,反映了两种不同的哲学观。

"学会生存"的基点是个体怎样适应主流社会,立足点在适应,是个体被动地去融入这个社会,去适应这个社会。

全纳教育提出的"积极参与",是个体作为社会一分子,以社会主人的身份参与自己的事情,目的是要改造这个社会。

按照全纳教育的观点,教师和学生都是教学和学校生活中的主体,都应积极参与和投入到教学过程和学校生活中去。全纳教育反对任何学生被排斥在教学过程以及学校生活之外,主张学校要努力促进所有学生的积极参与。

"积极参与"反映了全纳教育的民主观。在学校教育中,全纳教育注重的是每一个人的积极参与,每一个人都是学校生活的主人。在学校中经受的这种民主体验,对学生以后走上社会以及改造社会具有极大的意义。他们不再会为了生存刻意改变自己去适应社会,而是以社会中的一分子、人民中的一员积极参与到社会的重建过程中去,是以主人公的身份参与社会发展的决策和实践。未来的社会就是人人参与的民主社会。

4. 全纳教育的价值观 全纳教育主导的价值观之一是倡导集体合作观。全纳教育的目的是要使人们走向一种全纳的社会,在这种全纳的社会集体中,人人参与,大家合作。每一个人都是集体的一员,人人都受欢迎(everyone belongs,all welcome)。

通常,在学校班级中,如果有学生在学习上产生了困难,往往被认为是学生个体的事,是他与其他人不同,是他有个人的问题。解决的办法也仅仅是关注他的个人问题。而全纳教育认为,在学校班级里,学生的学习或活动有困难或有问题,这不仅仅是他个人的问题,也是班级集体的问题。因为班级是一个学习的集体,而有问题的学生属于这个学习集体的一员,是学习集体中的合作者。例如,班级中有一个学生在语言交流上有问题,如果大家认为他有语言交流困难,而不与他进行交流,那么不仅他会陷于更大的困境,大家也都会失去相互交流的益处。如果大家能合作起来,想方设法去寻求战胜交流和理解的困难,那么大家都会体验到一种有难度而又有教育意义的经历。通过这种富有意义的亲身感受,同学们也学会了友情、合作,学会了用集体的力量来改变个人的问题。

因此,与通常的教育观念不同,全纳教育的立足点是集体,解决的方法是合作。全纳教育培养未来人的一个价值目标就是注重集体和合作,因为未来社会的工作更注重集体合作。未来优秀人才的一个必要条件之一即是合作,这意味着要能与不同兴趣、不同能力、不同技能、不同个性、不同文化背景的人共同合作,也意味着对自己和对他人的工作具有一种责任感。

全纳教育主张普通学校接纳所有的学生,但由于学生的各种需求不同,因此更需要强大集体的合作,依靠集体的力量来解决问题。在学校教育过程中,全纳教育主张在教师与教师之间、学生与学生之间、教师与学生之间、教师与家长之间、家长与学生之间以及教师与社区之间都应该建立一种合作的关系,共同创建一种全纳的氛围。

5. 全纳教育的课程教学观 全纳教育倡导教育的人权观、民主观、平等观和价值观,同样,全纳教育也提出了其课程教学观。

全纳教育的主要观点之一是普通学校要接纳所有的学生,反对排斥任何人。然而,这样的一种观点给普通学校带来了巨大的挑战,有对教育观念的挑战,有对教育制度的挑战,还有对教育实践的挑战。其中,最主要的还是教育观念的问题。试想用全纳教育的思想对教育制度进行了改革,但是,如果社会和学校教育观念没有转变的话,那么全纳教育的实践也是徒有虚名。

全纳教育的课程教学观认为,教育原则应该是向所有学生提供相同的教育,接受普通课程,而不是不同的课程;如果学生有特殊的需求,就应该提供额外的帮助和支持。全纳教育反对为学生设置特殊课程,认为他们都能学好普通课程。最重要的是,学校教育要在学生遇到困难、有问题时给予及时的帮助和支持,要在学生取得成绩和进步时给予赞赏和鼓励。

全纳教育的课程教学观认为,每个学生都有其独特的特性、兴趣、能力和学习需求。课程应该适应学生的需要,而不是让学生去适应课程的需要。因此,学校教学必须根据学生的不同特性,开展多样化的教学,才能满足学生的不同需求。

三、针对社区和残疾人的内容和方法

世界卫生组织(WHO)的社区康复矩阵(CBR Matrix)倡导的教育领域内容包括:儿童早期教育、初级教育、中等和高等教育、非正规教育和终身教育等内容。学龄期教育是人一生教育中极其重要的阶段,因此,社区康复应更为重视残疾儿童教育,尤其是女童教育。

(一)儿童早期发展

1. 促进特殊儿童早期发展的重要意义 0～3岁是大脑发育的最快时期,新生儿脑重370g,6个月重2倍,2岁末重3倍,4岁接近成人的脑重,但这时的体重约为成人的28%。所以孩子越小,脑的发育越快,在大脑生长发育最快时期,可塑性越大,代偿能力越强。脑受损伤后,如给予丰富的环境刺激,康复效果特别好。脑的发育和外界环境、教育密切相关,对猫和鼠的研究证明,如出生后生活在极单调的环境中,他们的大脑皮质萎缩,脑重量减轻。人也一样,婴儿在出生后2~3年,良好的教育刺激对脑的功能和结构无论在生理和生化方面都有重要影响。

2. 家庭为核心的特殊儿童早期发展教育模式 早期干预以家庭为核心,在支持特殊儿童的同时支持家长。早期干预提供给家庭咨询服务、心理辅导、转介服务,协助家庭亲子教育,并搭建家长之间的关系、家庭与社会的沟通,使幼儿得到以家庭、社区为基础的自然支持。早期干预强调协调多专业人员与家庭相结合,相互合作进行教育技术转移,通过家庭、家长而达到特殊儿童需求。早期干预的家庭支持,通过个别化家庭服务计划(IFSP)如:以生活质量为导向,着重儿童需求,着重生活环境中的活动和可提供服务支持的人或事,专业人员以合作方式,与家庭、家长共同完成。早期干预工作者在家庭支持中,是咨询者、倡导者、诱发者、协调沟通者、合作者。最终,使家长、家庭成为早期干预的主导者、决策者和行动者。

3. 特殊儿童家庭支持的具体服务内容 支持的目标一方面为儿童,一方面为家庭。目的在于帮助儿童融入家庭、学校、社区生活。在社区应寻求有助于残疾儿童发展的资源。从教育资源看,有幼儿园、学校、康复站、教师。从家庭资源看,有家长、亲戚、邻居、朋友。从社区资源看,有地方残联、社区组织、福利服务、医疗诊所。应整合社区资源,整合形成多学科跨专业团队的支持服务系统,成为残疾儿童享受早期干预和社区教育资源的必要因素。

(1)家庭访谈:社区康复人员到儿童家中与家长交谈,了解儿童情况。家访要有计划、有目的和安排。家访要守时守信,建立家长信心。要尊重家长、理解家长、帮助和支持家长解决一定的问题。

(2)家长咨询:家长希望得到帮助和心理支持,要做好家长的咨询工作,社区康复工作人员要掌握较为广泛的知识,并积累咨询服务经验。

(3)家长培训:对特殊儿童家长培训重要且迫切,应有培训内容、时间、形式的计划安排提供给家长,相互交流合作。家长培训应经常性、追求实效性,考虑家长培训的量大、面宽,编写家长培训手册和儿童成长手册是一项必不可少的工作。

(4)转介教育:特殊儿童早期的转介教育服务,是儿童入学前转介至学校阶段的服务。学前早期转介教育处在儿童发育与生活的早期,改变环境会给特殊儿童带来诸多的适应问题。

(二)正规教育

目前,我国已经基本上构建了包括学前教育、义务教育、职业教育、高级中等以上教育在内的完整特殊教育体系,形成了以教育行政部门为主导,残联、民政、卫生等多个部门协调运作的管理体系。

1. 学前教育 重点在普通幼儿教育机构、残疾儿童福利机构、残疾儿童康复机构、普通小学的学前班和特殊教育学校的学前班对学龄前残疾儿童开展康复和教育活动。

2. 义务教育 我国大陆地区已经基本形成以随班就读和特殊教育班为主体、特殊教育学校为骨干的残疾儿童少年义务教育体系。"十一五"期间,国家加强了特殊教育学校建设,继续推动30万人口以上的城市建设一所特殊教育学校。残疾儿童、少年较多,尚未建立特殊学校的县建立特殊学校。对特殊教育学校建设标准、学生平均公用经费以及师资队伍建设要求等研究制定。

3. 职业教育 是以培养残疾人能力为本的教育培训。目前,全国省(自治区、直辖市)、地(市、州)、县(市、区)三级残疾人职业教育培训机构已经发展到 1 044 所,接收残疾人参加培训的普通职业培训机构有 2 206 个。

社区康复工作者要帮助学校建立充分的包容,支持家庭和残疾儿童能够进入当地学校接受教育,并参与建立学校、家庭和社区之间联系的桥梁,做好职业教育的转衔、工作安置服务,以帮助学生顺利地由学生生活阶段过渡到社会生活阶段。

(三)非正规教育

非正规教育是指在正规学校系统以外的教育活动,往往在特定的弱势群体和特定的边缘群体中进行,替代正规教育。非正规教育的特点是非常灵活、有创意,并针对学生特殊需要。教育的目的是以残疾儿童或成年人真正需要为导向,以实用技能、生活技巧和个人发展为重点,确保他们得到适合自己需要的教育机会。

社区康复工作者要协助家庭成员、教师以及学生、志愿者等共同制定教学计划和方案,支持家庭为基础的学习方式,促进残疾儿童通过学习,参与家庭和社会生活。

四、我国残疾人教育的成就与发展

我国政府把科教兴国、人才强国确立为国家战略,通过健全法律和完善政策,保障全体人民的受教育权,促进教育公平、保障残疾人等困难群体受教育权利,是我国政府一以贯之的政策,探索走出了一条中国特色教育发展之路。在教育事业全面发展过程中,始终注重维护残疾人的受教育权利。中国已经从人口大国发展成为教育大国和人力资源大国,实现了历史性跨越。

——免费实行九年制义务教育,大力扶持农村教育。中国有 8 亿人口在农村,农村始终是中国教育的重点和难点。近年来,国家率先在农村实行免费义务教育,免除学杂费,免费提供教科书,惠及 1.5 亿农村学生。国家投巨资在农村和边远地区建设 8 300 多所寄宿制学校,为 1 100 万名包括残疾儿童在内的困难家庭寄宿生补助生活费。远程教育网络覆盖 36 万所农村学校,使农村残疾孩子能够共享优质教育资源。

——坚持男女平等的基本国策,努力消除教育中的两性差异。中国政府颁布妇女权益保障法和未成年人保护法,保障男女残疾儿童平等受教育的权利。中国于 2000 年提前实现了《联合国千年发展目标》中关于确保 2015 年所有男童、女童包括残疾儿童都能完成小学教育的目标。目前,女童小学净入学率达 99.5%;初中、高中和大学在校生中女生比例也接近 50%。

——坚持各民族一律平等,保障少数民族孩子的受教育权利。中国有 55 个少数民族,占总人口的 8.4%。中国法律保证各民族受教育的权利和机会,尊重少数民族使用本民族语言文字的权利。中国政府从办学、经费、师资、招生等方面颁布一系列特殊政策,大力支持少数民族地区发展教育事业和特殊教育,对少数民族残疾学生接受高等教育也实施优惠政策,少数民族教育水平不断提高。

——实施教育扶贫,提高贫困地区和贫困人口的自我发展能力。改革开放 30 年来,中国的贫困人口从 2.5 亿降到 1 500 万,教育扶贫发挥了重要作用。加强基础教育和职业教育,实行发达地区对贫困地区教育对口支援。政府建立奖学金、助学金和助学贷款制度,资助贫困残疾学生近 5 万人次,努力使每一个残疾孩子不因家庭贫困而失学。

——高度重视流动人口权益，为农村进城务工人员残疾子女平等接受教育创造条件。针对留在农村的1 600万留守儿童，通过学校、家庭和社会相结合的教育和监护网络，帮助他们健康成长。

——坚持不放弃每一个孩子，实行向特殊教育群体倾斜的政策。中国有8 300万残疾人，他们的受教育权利受法律保护。目前，中国有残疾人康复训练机构19 000多个，特殊教育学校1 667所，义务教育普通学校附设特教班2 800多个，在校盲、聋、智残学生达58.3万名。政府大力促进残疾儿童在普通学校随班就读。

根据2006—2009年统计数字推算，预计到2010年底，全国特殊教育学校将发展到1 700多所。特殊教育普通高中在校生近7 000人；残疾人中等职业教育机构在校生达到1万余人；近3万名残疾人被普通高等院校录取；近5 000名残疾人进入特殊教育学院学习；370余万人次残疾人接受了职业教育与培训，并有近50万人次获得了职业资格证书，提高了残疾人就业能力。

特别是"十一五"期间，国家《中西部地区特殊教育学校建设规划》的实施和国家助学体系的不断完善，以及《国家中长期教育改革和发展规划纲要(2010—2020年)》、《国务院办公厅转发教育部等部门关于进一步加快特殊教育事业发展意见的通知》(国办发[2009]41号)和修订《残疾人教育条例》的颁布实施，残疾人教育事业会有更大发展。

——将全纳教育作为残疾人教育的基本形式和重要原则，进一步强调残疾人教育的平等原则，在法律内容上充分体现融入教育的要求，淡化对残疾人教育形式的划分，将在普通学校随班就读作为残疾人接受教育的主要和优先的方式，在法律上对经济发达、有条件的地区率先实现完全的融合教育予以鼓励。

——建立完善残疾儿童随班就读的办法和保障体系，这是实施融入教育的关键问题。要确立残疾儿童随班就读的法定标准和程序，为普通学校在教学资源、师资配备、教师培训等方面提供必要的支持，以满足随班就读的需要。

——建立残疾学生教育成果评价机制，解决普通学校接收残疾学生的评价问题。要在特殊教育学校、高等学校或者康复中心建立由教育部门主持的对残疾学生教育潜能鉴定、评价与教育方案制定的教育指导中心，对残疾儿童是否适应普通学校教育以及如何获得与之能力相应的教育要提出专业指导意见，建立个性化的教育计划。

——在教育体系中系统构建残疾人教育的完整通道，提高残疾人接受教育的成功机会。要落实特别扶助原则，在学校教育中为残疾人升学建立体现补偿原则、更为公正的渠道；要重新评估并适当放宽一些专业入学的身体要求；鼓励并扶持适应残疾人学习的学科与专业的发展。

——推动特殊教育学校功能的扩展。目前，特殊教育学校是符合我国国情和残疾人教育发展需要的一种模式，可以进一步完善，但要扩展其功能，使之成为区域的残疾教育指导中心和普通教师特殊教育能力培训中心。

——为残疾人参与终身教育提供便利和保障，帮助残疾人获得终身学习能力。要利用信息技术，建立专门教育信息平台，以适当的方式，为残疾人免费提供适合其学习的教育资源。要将残疾人的家庭教育纳入教育体系当中。

——完善残疾人教育的投入保障体制。要进一步明确政府在残疾人教育投入方面的职责，大力降低残疾人接受教育的成本，加大残疾人接受免费教育的力度，在义务教育阶段实施全免费和必要的补贴之外,要考虑在学前教育和职业教育中推行免费教育。

——加强从事残疾教育教师的培养、培训和保障。在师范教育中增加特殊教育的教学内容,必要的特殊教育技能和知识应当成为普通教师获得教师资格的必要条件,对专门从事特殊教育的教师要提高入门标准和相应的地位、待遇。

——统筹社会资源,建立残疾人教育的支持体系。教育、卫生及相关政府部门要相互配合,建立残疾儿童、少年学习能力的鉴定指标体系和专家支持系统,为残疾儿童的入学提供依据。

残疾人教育事业的发展,将使残疾人受教育权利得到更好保障,残疾人素质和平等参与社会生活的能力进一步提高。

(银芳、付克礼、许家诚)

第五节　社区残疾人生计发展

一、概述

生计(livelihood)在社区康复矩阵(CBR Matrix)框架之下的基本含义是"个体借以获得生活必需品的途径,包括在某些组织、政府机构、企事业单位、社区和家庭工作,或者个体经营、参加小组工作,以获得实物、现金、日薪或者月工资。"通俗来说,生计就是谋生、营生,而工作则是所有人谋生的最重要手段。

残疾是导致贫困的重要因素之一。残疾增加贫困的风险,贫困反过来又加重残疾的风险。贫困不仅仅是缺少收入,也意味着失去个人发展所应享有的最基本的自由选择和机会。

工作是摆脱贫困的有效途径。大多数残疾人渴望得到工作,但现实中残疾人的工作权利常常得不到保障,他们在试图维护自身工作权利时也遇到很多障碍,主要包括:社会消极的态度、缺乏教育和培训机会以及有障碍的困难环境。

通过鼓励和促进残疾人工作,可使残疾人及其家庭能在衣、食、住、行等方面获得更好的保障并提高其经济和社会地位。有工作的残疾人更能争取和维护自己的权利,能够更好地获得生活必需品,维系家庭稳定和积极地参与社区生活,融入社会。

二、目的和意义

工作对所有人来说都是一项重要的社会生活活动,它通过为家庭、社区和整个社会提供服务和商品来维持个体的日常生活、家庭的正常运转。最为重要的是,工作为个体提供了社会参与和经济参与的机会,从而提高了人的个人满足感和自我成就感。

残疾人有权与其他人一样就业、工作、获取报酬,这已经成为人们的共识,而这些权利的实现是建立在残疾人享受技能培训、贷款、就业指导、企业发展等服务,以及在获得体面的工作方面拥有均等机会、受到平等对待的基础之上。

(一)目的

社区残疾人生计发展是一种脱贫的策略,目的在于保证"残疾人获得赖以为生的工作,享受社会保障措施并能够赚取足够的收入,以维持有尊严的生活。同时,为其家庭和所在的社区在经济上有所贡献"(世界卫生组织、国际劳工组织、联合国教科文组织《社区康复指南

（CBR Guidelines 2010）》）。在谋生过程中，残疾人能够更好地参与社区生活以及提升自我满足感。

（二）意义

与健全人比较，残疾人获得教育和培训机会的难度更大，最难的一点是社区和残疾人的家人都认为他们没有能力掌握技能或从事劳动工作，因此，有残疾人的家庭可能会被贫穷所困扰。但事实上，通过有效的社区康复工作的开展，以及人们对于残疾人权利和能力的认识普遍提升，许多事例已经证明了残疾人都有能力摆脱贫困。

生计发展帮助残疾人获得教育、培训和工作的机会，从而实现了残疾人在个人发展方面自主选择和机会平等的基本权利。主要体现在：

（1）生计发展可以帮助残疾人摆脱贫困。

（2）减轻残疾人家庭负担，提高残疾人家庭生活水平。

（3）残疾人生计发展是社区扶贫计划的一部分，可以促进整个社区的发展。

三、针对社区和残疾人的生计发展的内容和方法

社区残疾人生计发展包括技能发展（skills development）、自主创业（self-employment）、有偿雇佣（wage employment）、金融服务（financial services）和社会保障（social protection）等方面内容[世界卫生组织、国际劳工组织、联合国教科文组织《社区康复指南（CBR Guidelines 2010）》]。

（一）技能发展

残疾人通常面临着物质贫困和发展机会匮乏的双重困境。技能发展的目标是让残疾人获得从事工作所需的知识、态度和技能。技能发展涉及的类型主要是以下四种：

1. 基础技能　基础技能是通过基础教育和家庭生活所获得的技能，包括识字、算术、推理、学习的能力以及解决问题的能力。基础技能是任何工作都需要的技能。

2. 技术、职业和专业技能　技术、职业和专业技能是使人能够胜任特定任务的技能，包括如何制造、修理某种物品，或者提供某种服务等。例如，木工手艺、裁剪缝纫等技能通常称为技术、职业；更高深的技术如工程机械、药剂、理疗以及计算机技术通常称为专业技能。

3. 经营管理技能　经营管理技能是指成功从事商业活动所需的技能，包括资金和人员的管理、计划和组织的能力、风险评估、市场分析和信息收集、经营计划制定、目标设定以及解决经营问题等。上述能力要求具备有识字和算术的基础。

在促成自主创业的培训课程（如木工、无线电维修、编织）中，应该在教授技术的同时，也传授经营管理技能。

4. 核心生活技能　核心生活技能由个体正常发挥功能所需的态度、知识和个人属性构成，包括如何与客户保持联系，如何展示自我，学会如何学习、有效倾听和沟通、创造性的思考以及解决问题、自律、人际和社交技巧、建立人际关系网络以及在团队中工作的能力、职业道德等等。

无论是残疾人还是健全人，都需要具备核心生活技能，才能在生活和工作中取得成功。对于残疾人来说，核心生活技能尤为重要，因为它有助于残疾人获得自信，树立自尊，与其他人建立良好关系，并且能够改变残疾人本人和周围人对他的看法。

如果残疾人能同时具备上述四种技能，则将更有可能在获得体面的工作和赚取收入方

面取得成功。社区康复项目应该支持并推动旨在使残疾人具备上述四种技能的培训工作。

(二)职业技能培训

职业技能培训是残疾人就业、创业的前提,其直接目的是使残疾人能够胜任某项特定的工作任务,包括制造或者修理物品、提供服务等。例如木工手艺、裁剪缝纫、编织、金属工艺品加工制作、车床操作、织篮技术、锡器制作、制鞋工艺等,都属于基本的谋生技能。更高深的技术能力如工程学、药剂学、理疗以及计算机技术通常被称为专业技能。一般来说,技术越高深,对个人受教育水平的要求越高,培训的形式也越正规。这种高深能力的培训通常在专业技术机构中进行,并最终通过正式的资格认证对个体的能力做出肯定。

1. 职业技能培训主要包括以下途径

(1)在职业培训学校接受培训。

(2)以社区为基础的培训,包括在社区中以正式或非正式的拜师学徒形式。

(3)在残健融合的职业培训中心或职业康复中心接受培训。

(4)在职培训或见习。

(5)参加学院或大学的培训课程。

(6)参与小型企业发展项目,包括基本的商业技能、业务发展服务与指导。

(7)由雇主进行的培训。

选择何种最合适的职业技能培训途径,应该综合考虑残疾个人的兴趣、能力和资源,以及社区中所能利用的机会和支持等诸因素后而决定。

2. 职业技能培训的基本活动内容

(1)关于在校残疾青少年

——确定并克服阻碍残疾学生参加中学职业培训和向工作岗位过渡的各种障碍。

——为残疾学生提供支持,帮助他们参与培训和教育计划。

——对提供培训的人员进行培训,使他们能够懂得在面对各种类型的残疾人时,应该如何安排培训并进行适当的调整。

(2)关于社会残疾青少年

——与残疾人及其亲友共同讨论他们的职业兴趣、现已具备的技能,以及家庭能为其提供哪些支持。

——提供关于就业和职业培训的信息。

——在当地发掘那些从事某个特种行业(如编织、绘画、按摩等)并能提供培训的人,鼓励他们以师带徒方式接收残疾人。

——结合当地需求提供其关于生产哪些产品、提供何种服务的建议。

——确定残疾个体为学徒时可能遇到的障碍,并找出解决办法。潜在的障碍可能包括费用、是否能被接收、人员流动性、所需的支持服务(例如交通运输、手语翻译、辅助器具等)。

——为培训讲师提供适当的资金或物质上的支持,并为见习人员提供所需的支持。

——跟进培训讲师和受训学员的情况,以确保学习和培训如期进行,并帮助解决可能出现的各种问题。

——在培训顺利结束后,为学员自主开展职业劳动提供支持和帮助。

(三)劳动就业

许多国家都出台了相关法律和政策,推动残疾人就业,特别是从事正式的工作,包括要求政府机构和私人企业雇佣一定比例的残疾人。如未能雇佣足够数量的残疾人,就需要支付一定的赋税,收缴的赋税用于建立残疾人康复基金。例如,在泰国,该基金用于贷款以帮助残疾人自主创业。在韩国,该基金用于奖励雇主提供在职培训或对工作场所进行适应性调整。在我国,就业保障金规定用于"补贴残疾人职业培训费用;奖励超比例安置残疾人就业的单位及其他在安排残疾人劳动就业工作中成绩突出的单位;有偿扶持残疾人集体从业、个体经营;经同级财政部门批准,适当补助残疾人劳动服务机构经费开支;经同级财政部门批准,直接用于残疾人劳动就业工作的其他开支"。

除了促进就业措施外,对工作场所的各种设施和条件做合理的调整,重新设计、提供就业后续的支持性服务也十分重要,确保劳动工具、机器、工作岗位或者工作环境适合残疾人的需要,才能保证其更安全、更有效地开展工作。

1. 就业概述

(1)就业的概念:就业/工作对所有人来说都是一项重要的社会实践活动,它通过为家庭、社区和整个社会提供服务和商品来维持个体的日常生活、家庭的正常运转。最为重要的是,就业/工作为残疾个体提供了参与社会经济的机会,从而提高了残疾人的个人满足感和自我成就感。

(2)就业的类型:就业的类型有以下几种:

① 在家就业。

② 在家族企业就业。

③ 个体生产、服务或小生意。

④ 个体或集体的小型企业工作。

⑤ 非正式经济中的有偿劳动。

⑥ 公立或私立组织中的有偿雇佣,或在正式经济中就业。

⑦ 庇护工厂中的有偿劳动。

就业/工作包括脑力劳动和体力劳动,对技术能力的要求或高或低。有些工作是以传统的家庭生产和创收活动为基础的,有些工作是以高新技术为基础的。通讯技术如移动电话和计算机的出现,为残疾人特别是重度残疾人和多重残疾者创造了更多的就业机会。

(3)体面的工作(decent work):体面的工作是令人有尊严的、无损于个人人格的。国际劳工组织(ILO)将体面的工作描述为:

"体面的工作集合了人们在工作生活中的全部愿望。它包括从事生产性的、提供合理收入的工作机会;安全的工作场所和为家庭成员提供社会保障;更好的个人发展前景和社会融合;能够自由地表达个人的意见,组织并参与能够影响生活决策的制定过程;男女获得平等的机会和待遇。"

2. 就业的基本途径

(1)融合式就业:残疾人有权参与到融合性的、竞争性的劳动力市场中,并与其他人享受同样的福利和工资待遇。提供就业机会可能在政府部门、非政府部门、私营公司之中,包括跨国公司和正式经济和非正式经济体中的就业机会。

(2)支持性就业:一部分残疾人可能需要持续的支持服务才能在融合式的工作场所中从事劳动。支持性就业主要有以下两种形式:

①一对一的支持服务:提供支持服务的工作人员为残疾人提供在职培训,以及其他保证

残疾人有效地完成工作所需的支持服务。

②工作小组:一组残疾人在享受支持性服务的辅助下一起工作。他们有可能到融合式的环境中从事劳动,也有可能作为流动工作小组在社区中提供诸如办公室清洁、园艺、户外保洁和汽车清洗等服务。

(3)庇护性就业:无论是否有支持性服务,一部分残疾人都没有能力在竞争性或者公开的就业岗位上获得或维持一份工作,这部分残疾人就要在特殊的、有保护性措施的环境中劳动工作,通常是在庇护工场中从事庇护性就业。庇护工场通常只雇佣残疾人。其工资待遇和工作环境可能都不同于融合式的工作场所。

3. 社区康复在促进残疾人就业方面的主要任务

(1)提升人们对于残疾人职业劳动潜力和就业权利的认识水平。

(2)为残疾人提供求工作的机会并提供帮助。

(3)为已就业的残疾人维持现有的工作提供帮助。

(4)与雇工部门建立合作关系和联系网络。

提高人们对于残疾人职业劳动潜力的认识是促使残疾人有机会从事有报酬劳动的一项重要举措。这一举措涉及的对象包括雇主及其组织、残疾人及其组织、政府部门、非政府组织、工人及其组织、家庭和社区成员。政府官员参与残疾人就业宣传活动对于提升人们对残疾人劳动潜力的认识裨益颇多。但是,政府仅仅提高全社会对于残疾人劳动潜力和就业权利的认识,并不等于扫清了残疾人就业的诸多障碍,上述主要任务的(2)、(3)、(4)所概括的是:政府在促进残疾人就业时,应该采取的更为重要的举措。

4. 社区康复在促进残疾人就业方面的具体工作

(1)了解当地关于残疾人就业的政策环境。

(2)确定提高人们对于残疾人就业潜力和就业权利的认识水平最为有效的策略。

(3)通过真实的个案,宣传招聘残疾人就业给雇主或单位带来哪些好处。

(4)随时掌握可提供给残疾人的支持性服务的最新信息,并为寻找工作的残疾人联系提供所需的支持性服务。

(5)对劳动力市场进行调查,掌握支持残疾人就业所需的当地劳动力市场的最新动态。

(6)确定寻求就业的残疾人的求职意向并为其提供所需的服务。

(7)充分考虑寻求就业的残疾人的技能、天赋、在工作场所中所需的潜在支持等因素,使之与备选工作岗位的要求之间形成良好的匹配关系。

(8)对残疾人在某一岗位就业可能需要的潜在支持和服务做出全面、细致的评估。

(9)为残疾人提供培训,以提高其求职技能。

(10)充分利用现有的、能为残疾人提供支持的网络,包括残疾人的家人、亲友和其他社会关系网。

(11)确保通过职业教练(job coach)、商业导师(business mentor)和合作伙伴为残疾人提供持续的支持。

(12)鼓励行业组织[例如商会(chambers of commerce)、培训中心校友会(training centre alumni association)等组织]招聘残疾人就业。

(13)与工会和职工代表联合会建立合作关系。这些组织机构恪守平等、团结和社会公正的承诺,在促进和推动残疾人享有平等机会和待遇方面占据着十分有力的地位。

（14）鼓励非政府组织尤其是与残疾人及其康复、发展有关的非政府组织招聘残疾人。

5. 支持残疾人就业应注意的问题

（1）环境的无障碍程度：环境无障碍程度不高是所有欠发达国家中阻碍残疾人就业的最主要的问题，条件不够便利的公共交通、工作场所和通讯使得残疾人无法就业和开展工作。

（2）合理的调整：合理的调整是指对工作任务和工作场所做出改变，为残疾人提供便利，调整的范围涉及机器设备、工作内容、工作时间和工作安排、工作环境等等。

（3）充分考虑残疾人的个人选择和当地的实际情况：人们对于残疾人的选择就业有着定势思维，比如教授盲人编织篮子的技能、传授聋人木工手艺等，而没有考虑到残疾人也是有着多样化的兴趣、天赋和选择就业意愿的，没有考虑到残疾人也和其他人一样，有权利选择自己喜欢的工作。解决残疾人的就业问题除了应该考虑其个人的选择之外，还应该综合考虑残疾的类型和程度以及残疾人所生活的社区经济、人文等方面的实际情况。

（4）国有经济和非国有经济中残疾人就业的差异：在大多数欠发达国家，非国有经济招聘了大部分的劳动力，它比国有经济提供给残疾人更多的就业机会。但是，反歧视法通常在非国有经济难以监督执行，因此，残疾人在非国有经济中就业并不能够理所当然地享有平等的权利，而是需要残疾人和与他们一同工作的人运用相关的政策和策略，共同努力才能实现。

（5）农村和城市的差异：获得收入的机会在农村和城市中会有很大不同。在城市，国有经济和非国有经济中都有多种类型的就业机会。农村地区的经济基础是小规模的农业，就业选择的机会就要比城市中少很多。

（6）就业歧视的代价高昂：剥夺残疾人的就业机会使残疾人家庭、社区、为残疾人提供帮助和服务的组织或个人背上沉重的负担，也大大提高了社会福利和社会保障系统的工作成本。残疾人被剥夺就业机会，意味着损失了大量的生产力和收益，因而需要投入福利和救济资金以弥补由此带来的损失。

（7）终身学习：残疾儿童和残疾成人都应该持续不断地学习，掌握各种技能并不断加以提高，用以为争取和保存自身各种生计机会。对于试图自立谋生的残疾人来说，终身学习尤其是在不同情况下的非正规和非正式的学习机会，是与正规的培训课程同样重要的。培训课程应该被看做是终身学习的一部分，而不是一次性的、独立的活动。

（8）关注残疾人的家庭和整个社区：残疾不仅仅是个人的问题，它会影响到整个家庭和社区。支持就业必须将残疾人的家庭成员也纳入到考虑范围中，使家庭成员也有机会参加培训，获得所需资金。一味强调残疾人应该自强自立、无需任何帮助的观念是有待商榷的，相互支持与合作才是重要的。

（9）期望值和示范效应：一部分残疾人往往陷入了低期望值和低成就的恶性循环。他们着眼于或已经就职于低于其能力水平和潜能水平的工作岗位，原因仅仅是他们认为自己能干的不多、做不了多好。但事实上，许多社区都有残疾人打破了低期望的藩篱，成功地发挥了自身潜能。这些残疾人可以被树立为典范，用于提升其他残疾人就业的自信心和自我期望值。

（四）金融服务

金融服务包括储蓄、信贷、补助、保险以及资金过户等。残疾人及其家人拥有平等的机会享受金融服务，以支持他们所要进行的经济活动和其他活动，提高其生活水平。社区康复在金融服务方面的任务是确认、推动并促进残疾人获得金融服务。

1. 金融服务的基本类型

（1）储蓄：储蓄是建立在自力更生的价值体系上的一种习惯。即便是数额非常小的定期储蓄，也能给那些正在为了生存艰难挣扎的人学习管理金钱的机会。储蓄建立了金融资本，提升了个人的自我价值和集体的团结程度，建立了获取资金服务所需的信贷信用。任何人都不应该被认为太穷而无法进行储蓄。同样，残疾人也不能因其残疾而被拒绝参与储蓄。残疾人也不应该以自身的残疾为借口而不进行储蓄。

储蓄可用于投资教育、培训或者经营活动。大多数申请贷款投资新开展的经营活动，都要求有某种形式的个人储蓄信誉。贷款机构一般都不愿意放贷给那些无法证明其储蓄能力（包括现金和实物储蓄）的新申请贷款成员。

（2）信贷：信贷是一种通常需要在特定时间内偿还并支付利息的贷款。信贷可通过多种途径提供，包括：互助团体、信用贷和储蓄合作社、小额信贷机构以及商业银行。

（3）补助：补助既有现金形式的也有实物形式的，例如工具、设备、家畜和农机具等。补助往往可以通过旨在帮助弱势群体的政府部门、非政府组织、基金会、地方协会或组织获得。

（4）保险：保险有多种类型，包括农作物保险、人寿或健康保险等。资金援助方有时会提供保险作为信贷的补充。有些资金援助方还提供伤残保险，用以建立一种预防机制，帮助人们避免由可能出现的伤残情况所导致的个人或家庭经济贫困。

（5）资金过户系统：从一个银行账户向另一个账户划拨资金的系统。对于那些无法工作或所依赖社区之外的亲友帮助的残疾人来说，能够享受高效且方便的资金过户系统提供的服务是非常重要的。在一些国家有时会使用非银行正式系统的资金过户系统。开展一项新的经营活动也可能会用到资金过户系统。

2. 社区康复在促进残疾人获得金融服务方面的基本途径

（1）促使残疾人及其家庭养成储蓄的好习惯

① 在残疾人中建立储蓄小组。

② 帮助残疾人在可信的机构中开立账户。

③ 帮助残疾人成为互助小组或类似的储蓄小组的成员。

④ 培养小组成员行政管理和理财的能力。

（2）帮助残疾人克服自我排斥（self – exclusion）：在儿童期反复经历排斥、拒绝和过度保护会使得残疾人缺乏自尊和自信。这很容易导致残疾人在面对各种服务，如小额贷款时出现自我排斥的情况。另一种类型的自我排斥则是残疾人及其家人完全依赖施舍。

自我排斥的障碍可能很难克服，除非残疾人自身能够克服这一障碍，否则他们无法从各种形式的干预措施中获益。克服自我排斥是残疾人及其家人的第一要务！残疾人组织和社区康复工作在帮助他们实现这一目标方面担负着重大责任，应该为残疾人及其家人提供细心周到的咨询和辅导。

（3）树立典范：残疾人在面对自主创业的挑战时，需要积极角色榜样（positive role – model）来鼓舞他们的斗志。许多社区中都有成功的残疾人士，如果能把他们吸纳到社区康复工作当中，正面榜样不仅能够鼓舞其他想要创业的残疾人，还能改变社会对残疾人创业的总体态度，特别是小额信贷机构的态度。

（4）使残疾人能够享受主流的金融服务：残疾人有权与其他人一样获得金融服务并享

受同等待遇。由于身体或文化上的障碍以及人们对残疾人抱有的消极态度,金融服务提供者可能会将残疾人排斥在服务对象之外。社区康复工作能做的事情包括:① 倡导残疾人应该平等地享受主流金融服务。② 寻找金融服务提供者,并向他们举荐成功残疾人企业家作为潜在客户。③ 帮助金融服务提供者提高对残疾人的关注和理解程度,使他们将客户范围扩大到残疾人群体。④ 向金融服务提供者宣传招聘合格的残疾人雇员的理念。⑤ 鼓励金融服务提供者熟悉残疾客户的需求,培训员工更好地应对残疾个体差异,并对环境进行一定的改造和重新布局,这些做法将受到所有客户的欢迎。⑥ 教会残疾人如何与金融服务提供者打交道,并了解应享受到的服务内容和所应承担的义务。

(五)社会保障

社会保障措施旨在提供一个安全网络系统,以保护人们免遭因疾病、残疾或者老年等原因所导致的贫困、失业、减少或失去经济收入。

在经济发达国家,大多数人以社会福利或养老金的形式获得社会保障,有的来自国家,有的来自个人保障金计划(a private scheme),或二者的结合。大多数人都享有由税收或保险金提供资金的医疗保健服务。在这些国家,某个人如果不能工作了,失业救济金、伤残津贴和其他形式的援助会保障他们不致陷入贫困;对那些由工伤事故或疾病致残的人,社会保障措施包括补偿金(补助)、保留工资收入以及医疗保险等;残疾人会享受到多种财政资助,包括助行津贴(mobility allowances)、丧失劳动能力福利(incapacity benefits)等。在经济发达国家,制定和实施社会保障措施是为了保障人们能够获得维持有尊严的生活所必需的物品和服务。

在经济欠发达国家,社会保障很大程度上取决于国家的经济实力和政府的财政资源状况,但总体来说,真正享有社会保障的人为数不多。那些在国有经济体中从事有酬劳动的人可能会有退休金和其他形式的社会保障,其他大部分人都在非国有经济体中艰难求生,而没有正式的保障措施保证他们在年老、生病或有残疾时失去的经济来源。

(六)我国残疾人扶贫与社会保障

随着我国经济和社会的快速发展和不断进步,残疾人的生活水平和社会保障状况大为改善,到 2009 年底,残疾人就业率达到 85% 的平均水平,通过扶贫开发和各种扶贫帮困活动,已有一千多万农村贫困残疾人基本解决了温饱,一部分残疾人生活状况还达到或接近小康水平。但总体上看,残疾人的生活水平与健全人群差距明显,生活保障仍以家庭抚养及临时性的救助和救济活动为主,缺乏制度性保障。

针对以上问题,2008 年《中共中央、国务院关于促进残疾人事业发展的意见》(中办发〔2008〕7 号)出台,明确提出"健全残疾人社会保障制度,加强残疾人服务体系建设,缩小残疾人生活状况与社会平均水平的差距,实现残疾人事业与经济社会协调发展"。2010 年 3月《关于加快推进残疾人社会保障体系和服务体系建设的指导意见》(国办发〔2010〕19 号)进一步在残疾人社会救助、社会保险、社会福利等方面提出具体的指导意见,要"完善残疾人社会保障体系,将残疾人纳入覆盖城乡居民的社会保障体系并予以重点保障和特殊扶助,研究制定针对残疾人特殊困难和需求的社会保障政策措施,扩大残疾人社会保障覆盖面,提高残疾人社会保障待遇"。具体包括:

1. 加强残疾人社会救助　符合城乡低保条件的残疾人应保尽保,靠父母或兄弟姐妹供养的成年重度残疾人单独立户的,按规定纳入低保范围;对享受最低生活保障待遇后生活仍有特别困难的残疾人家庭,应当采取其他措施保障其基本生活;对一户多残、老残一体等特殊困难家庭和低收入残疾人家庭,实行临时救助;对城乡流浪乞讨生活无着的残疾人,给予及时救助和妥善安置;将符合条件的城乡贫困残疾人纳入医疗救助范围,逐步提高救助标准;对贫困残疾人实施康复救助。

将住房困难的低收入残疾人家庭纳入城市住房保障和城乡住房救助制度。城市保障性住房、农村危房改造计划等优先安排符合条件的困难残疾人家庭。对符合城市廉租住房保障条件的残疾人家庭做到应保尽保,并优先安排实物配租廉租住房。将农村贫困残疾人家庭优先纳入住房补助范围,整合资源,加快实施农村贫困残疾人家庭危房改造项目。

2. 落实残疾人社会保险补贴和各项待遇 对符合条件的贫困残疾人参加社会保险按规定给予政府补贴。鼓励城镇残疾职工按规定参加基本养老、医疗、工伤、失业、生育保险。按规定落实残疾人相关社会保险补贴和城镇贫困残疾人个体户缴纳基本养老保险费补贴政策,落实贫困残疾人参加城镇居民基本医疗保险、新型农村合作医疗以及农村重度残疾人参加新型农村社会养老保险个人缴费部分的政府补贴。对各类企业招用符合条件的残疾就业困难人员,按规定给予基本养老保险、基本医疗保险和失业保险补贴;支持符合条件的企业为残疾职工办理补充养老保险和补充医疗保险。逐步将符合规定的残疾人康复医疗项目纳入基本医疗保险支付范围,稳步提高待遇水平,逐步增加工伤保险职业康复项目。

3. 着力提高残疾人社会福利水平 逐步提高对低收入残疾人生活救助水平;有条件的地方对重度残疾人适配基本型辅助器具、残疾人家居环境无障碍建设和改造、日间照料、护理、居家服务给予政府补贴。将所有符合条件的残疾人纳入供养范围,改善供养条件,提高供养水平。实施养育、康复、教育、就业、住房相配套的孤残儿童综合性福利政策。支持对 0~6 岁残疾儿童免费实施抢救性康复。改善精神病人福利机构基础设施条件。落实残疾人个人所得税减免政策。对无民事行为能力或者限制民事行为能力的残疾人实行财产信托等保护措施。做好伤病残军人等的优抚安置工作。

我国已经于 2007 年成为联合国《残疾人权利公约》(Convention on the Rights of Persons with Disabilities) 签署国,该公约要求"各缔约国确认残疾人有权获得社会保护,并有权在不受患有残疾的歧视的情况下享有这项权利(第 28 条)"。

社区康复项目帮助残疾人获得主流的或特殊的社会福利,并推动社会保障措施的制定和实施,旨在达成以下目标:

·残疾人与其他公民一样,享有社会保障以应对因年老、疾病或残疾所造成的收入损失。

·失业残疾人、收入太少无法维持有尊严的生活的残疾人或者完全丧失劳动能力的残疾人有机会享受社会保障。

·现有的社会服务提供者对残疾人所面临的困境有清晰的认识和全面的了解,并对所提供的服务和相关规定做出适当的调整。

·社会保障部门通过其服务机构和人员与残疾人建立和发展合作伙伴关系,不断改进服务以适应残疾人的特殊需求。

(陈夏尧、冬雪、刘林)

第六节　社区残疾人社会融合

一、概述

社区康复(community – based rehabilitation, CBR)的主要目标是使残疾人在社区里平等地生活,享有健康,全面参与教育、社会、文化、宗教、经济和政治活动〔国际劳工组织、联合国教科文组织、世界卫生组织《2004 社区康复联合意见书(CBR joint position paper 2004)》〕。

人有其社会属性。每个人的发展与社会认同必须要积极参与家庭和社区生活才能够实现。参与社会、文化、经济和政治活动的机会极大地影响了个人生活的质量、自尊和社会地位。然而,由于一些环境和态度方面的障碍,残疾人(特别是儿童和妇女)很少有机会能够参与家庭和社区生活。

社区康复不赞成那种将残疾人排除在社区生活之外的不公平的社会体制和习惯。通常,一些社区康复项目仅仅关注残疾人身体上的康复,而忽视残疾人的个人愿望和参与社会的抱负。然而,正是残疾人的父母、亲友、婚姻和家庭问题,参与社区精神文化活动和融入社会经济政治活动问题,这些社会范畴的问题对于残疾人来说往往是最重要的。

社区康复的社会主题涉及在社区形成的习惯、体系和包容性,有目的地帮助残疾人(特别是妇女、儿童)及其家庭树立信心和自尊,消除社会偏见和差距,促进社区包容性发展,实现残疾人融入社会的愿望。

(一)残疾人社会排斥

"社会排斥(social exclusion)"是一种涉及多领域的关于特定的个人或群体被从主流的社会关系或制度中部分或完全地分离出来的过程,这种分离的过程导致这些个人或群体无法完全地参与到那些所谓常规的、标准化的社会活动中去。

"社会排斥"是一个与"社会融合"相反的概念,20 世纪 60 年代,法国一些政治家、活动家、官员、新闻记者和学者经常在意识形态上模糊地提到穷人是"受排斥者"。后来,法国学者勒内·勒努瓦首次提出了"社会排斥 "的概念,强调的是个体与社会整体之间的断裂。20 世纪 70 年代"社会排斥"开始出现在法国政府的若干政策建议中,并在 80 年代流行起来。

20 世纪 90 年代,这个概念的涵义被拓宽,指某些群体部分地或全部出局,享受不到人类权利。英国政府"社会排斥办公室"指出:"社会排斥作为一个简洁的术语,指的是某些人们或地区受到的诸如失业、技能缺乏、收入低下、住房困难、罪案高发的环境、丧失健康以及家庭破裂等等交织在一起的综合性问题时所发生的现象。"在消除贫困的过程中,国际社会政策研究界将社会政策的目标从"克服贫困"转变到了"消除社会排斥"上,这一转变就将贫困问题的解决从表象转向了根本。1995 年在丹麦哥本哈根召开的"社会发展及进一步行动"世界峰会将"社会排斥"视为消除贫困的障碍,要求反对社会排斥。

(二)社会融合的来由

"社会融合(society inclusive)"的含义是帮助那些受到排斥、处于弱势的个人或群体能够拥有一种使他们完全参与到他们所生活于其中的社会中去的地位。与之相反,社会排斥的作用则是限制这种地位的产生及参与程度的提高。残疾人面临着许多限制他们完全参与(社会)的障碍,同时也在各个不同的领域面临着更强的社会排斥的风险。

　　社会融合主要是相对于弱势群体所受到的社会排斥提出来的。社会融合作为一个社会政策概念,起源于欧洲学者对社会排斥的研究。20世纪80年代欧洲共同体试图制定能涵盖所有欧洲成员国的社会政策,于是求助于社会融合这个概念。因为他们逐渐意识到,反社会排斥就是要确保任何一个人能享受到居住在一个组织良好的现代社会,也就是要建立一个人人共建、人人共享的强大且有凝聚力的社区,而这就是社会融合。20世纪90年代以来,无论政府机构还是社会政策研究者都热衷于使用社会融合这一概念。社会融合逐渐成为西方社会政策研究和社会政策实践的核心概念。

　　1995年联合国哥本哈根社会发展首脑会议把社会融合作为社会发展三大领域之一,并指出,"社会融合的目的是创造'一个人人共享的社会',在这样的社会里,每个人都有权利与责任,每个人都可以发挥积极作用。这种包容的社会必须建立在以下基础上:尊重所有的人权和基本自由、文化与宗教差异、弱势及处境不利群体的社会正义和特殊需要、民主参与和法制";"使社区组织更大程度地参与制定和执行当地项目,尤其是在教育、保健、资源管理和社会保护方面";"确保有一个法律框架和一个支持型结构,以鼓励成立社区组织和个人自愿结社,并鼓励做出建设性贡献";"鼓励所有的社会成员行使权力、履行职责、充分参与社会,并认识到光靠政府不能满足社会的全部需要"。

　　按照目前通行的理解,残疾人的社会融合应该包含三个层面的含义,分别是:

　　(1)在法律和社会文化层面上不受歧视,并享有和非残疾人平等的权利。

　　(2)在政策层面上受到关注,个人权利和尊严得到制度化的保护,能够享有均等的公共服务和社会保障。

　　(3)在以上两个层次得到保证的基础上,残疾人能够有信心及必要的条件去主动参与公民政治、经济、社会和文化生活,实现全面发展。

　　可以看出,这三个层次是逐步递进互为因果的,前一项是必要的基础,后一项是前一项实现后的结果,也可以将最后一项理解为残疾人社会融合的最高目标。

(三)什么是残疾人社会融合

　　在世界任何一个国家,残疾人都是面临困难最多的特殊弱势群体。为了促进和保障残疾人的平等权利,几十年来,国际社会做出了不懈努力,促使人们对残疾的认识发生了根本的转变,从"以往的视残疾为病患、需要医疗和救济的纯'医疗'模式,转变为一个要求体制性变革的'社会'模式。这个发展趋势标志着一个重要的突破,即采取以权利为本促进发展的方式,进一步消除阻碍残疾人充分参与社会生活和发展的障碍"。

　　"残疾"与"障碍"是两个不应混淆的概念。"残疾"既可以是生理、智力或感官上的缺陷,也可以是医学上的状况或精神疾病。这种缺陷、状况或疾病可能是长期性的,也可能是暂时性的。"障碍"是指机会的丧失或受到限制,指的是患某种残疾的人与环境的冲突,无法与其他人在同等基础上参与社会生活。残疾并不必然导致障碍,只有当残疾与环境、与社会对待残疾的态度发生冲突时,残疾才构成障碍。基于社会融合的价值观,它反对将残疾定义为隔离的少数人群的特征,确认残疾是一个演变中的概念,"是伤残者和阻碍他们在与其他人平等的基础上充分和切实地参与社会的各种态度和环境障碍相互作用所产生的结果"。

　　伴随着残疾观的发展,国际社会越来越坚定地认为:不健康的社会态度是残疾人取得平等权益的最大障碍,并将提高社会对残疾人的接纳度,提高对残疾人权利、需求、潜能和贡献的认识,作为实现平等参与的先决条件。

目前,国际上就残疾人社会融合的共识正在形成,主要有以下几点:

(1)残疾人不仅享有与健全人同等的权利,而且应在融合的而非隔离的环境中实现其权利。社会融合是残疾人的法定权利,是国家、政府、社会及其家庭的责任与义务。

(2)残疾人的社会融合,有一个从初步融合向完全融合发展的过程,随着经济、政治以及社会文明程度的提高,融合范围将不断扩大,融合程度会不断加深。

(3)融合的环境是最少限制的环境,但最少限制的环境需要最大限度的支持。支持系统的建立与完善,是残疾人社会融合成功与否以及水平高低的关键所在。部分残疾人至今的隔离状态关键不在其障碍,而是源于社会和家庭为其提供的支持不足。

(4)融合应是残疾人与非残疾人的互动,而不只是残疾人向主流社会的单向运动。

(5)残疾人社会融合,造福的将不仅仅是残疾人及其家庭,它将惠及所有社会成员。

残疾人社会融合应该由国家立法,纳入政府各部门职责,改变条块分割的管理体制,整合资源,通过平等参与家庭和社会事务使残疾人获得发展机会并享受社会发展带来的物质和精神财富。特别要关注贫困农村地区残疾人,在当前开展的社会主义新农村建设中,增加农村社区的残疾人意识,强化残疾人的参与,倾听残疾人的呼声,了解残疾人的需求,解决残疾人生产、生活面临的问题,是残疾人社会融合的重要途径。

二、目的和意义

更好地实现残疾人的社会融合,不仅仅是改善残疾人在医疗健康、教育和就业等各个方面所享受的服务和保障,以帮助残疾人生活得更加体面和有质量。更重要的是:促进残疾人的社会化参与和提升残疾人自己去改变他们所面临困境的能力和权利,即赋权(empowerment)。所谓残疾人社会化的内容即包括:他们的权利和尊严、他们在家庭中承担的角色和责任、他们的社会地位、他们所秉承的公民义务、残疾人妇女和儿童面临的挑战,以及他们如何充分参与各相关部门(包括当地政府)开展的社会工作。而实施有效的赋权于残疾人,只能产生在当残疾人个体或群体意识到他们自己组织起来,可以改变他们的现状,而且他们也有意愿去改变现状时。残疾人要想获得成功,他们可能需要来自于家庭、社区以及公民社会的支持。赋权于残疾人的精髓是残疾人及其家庭对他们自己在社区内的发展负起责任。积极参与社区事务的责任感和主人翁意识是赋权过程的基石。无论是社会化参与的过程还是赋权的实施,重要的是社会能够搭建一个平台和环境,让残疾人意识到自己的潜能和责任,从被动的受助者变为主动的参与者。

三、针对社区和残疾人的内容和方法

2010年发表的《社区康复指南》(CBR Guidelines 2010)认为残疾人社会融合是社区康复的目标,并提出了社区康复矩阵框架(CBR Matrix)(图1-2-1)。

残疾人的社会融合问题涉及残疾人精神、物质、经济、文化、政治各个领域,按照社区康复矩阵(CBR Matrix)的社会主题内容,针对残疾人的社会问题,重点开展个人援助、婚姻家庭、文化艺术、体育娱乐和法律公正等社区层面的活动。

(一)个人援助

有些残疾人因为严重损伤或环境等因素需要个人援助,方可使他们能够参与家庭和社区生活,充分融入社会。个人援助既能帮助残疾人个人想要做的站立、移动、吃饭、穿衣等个人日常生活护理,更能帮助残疾人参加家务活动,甚至参加家庭以外的教育、赚取收入、资助家庭的社会活动。

社区康复可以通过政府部门、机构成员及社会服务等方式,或通过家庭成员和邻里朋友的方式,提供残疾人个人援助。为了帮助残疾人及其家庭摆脱贫困,越来越多的地方政府正在制定优惠残疾人的社会保障政策和建立保障机制。社区康复工作应积极促进和利用这些政策和机制,使残疾人获得更大的个人援助机会。

(二)亲属、婚姻和家庭

亲属、婚姻和家庭是社会的核心单元。家庭是每个公民从出生到老年的社会基础,可以为每个人的人生不同阶段的培养、成长和发展,提供安全和稳定的环境,是残疾人获得支持和安全感的极其重要的安身之地。

家庭方式是多样性的,并受文化、传统和宗教习俗等一系列因素的影响。家庭构成可能是核心的、延伸的、单亲的等不同类型。以儿童为主的家庭,也有亲生的或收养的不同。残疾人有权建立适合自己的家庭。联合国《残疾人权利公约(Convention on the Rights of Persons with Disabilities,CRPD)》第23条强调指出:"缔约国应当采取有效和适当措施,在所有有关婚姻、家庭、生育和残疾人平等关系的基础上,消除歧视残疾人。"如果残疾人有意愿恋爱、结婚、为人父母、过正常家庭和亲属生活,社区康复工作应帮助他们建立这些关系和维护他(她)们的家庭地位。特别要注意那些可能在亲属、婚姻和家庭曾经受过暴力的残疾人(如妇女、儿童),社区康复工作必须注重和解决这一重要问题。

(三)文化与艺术

"文化"一词有许多不同的含义,然而在此是用来指人的群体生活方式。因此,文化包括如服装、食品、语言、价值观、宗教信仰、交往礼仪等许多生活习惯。艺术是与文化密切相关的,包括绘画、音乐、舞蹈、文学、电影、摄影等。

有些人可能认为,没必要支持残疾人参与社区的文化和艺术,因为残疾人功能障碍问题,往往缺少创造力、自我表达能力和灵感。例如,尽管许多家庭可以做出努力,能够带领残疾亲属参加社区健康促进的相关服务,但是,仍然有些人(家属、邻居等社区人士)认为带残疾人到当地社区的文化、体育、娱乐活动场地不现实也没有必要。社区康复工作应该努力扭转这一看法。

有机会参加当地社区文化生活是残疾人的权利,社区康复开展多种文化和艺术活动,创造残疾人参与的机会,将有利于个人、家庭、社区和整个社会改善对残疾的看法。

(四)娱乐、休闲和运动

同文化艺术一样,残疾人参加社区的娱乐、休闲和体育活动,在促进社区融合方面发挥着重要作用。社区开展娱乐、休闲和体育活动,能够增进全民安康和个人健康,有助于增强个人能力,促进社区包容性发展。开展社区娱乐、休闲和体育活动类型多样,可依当地情况而定,可以是个人、小组、团队或整个社区规模,也可以按不同年龄、能力和技能水平来组织。残疾人参加社区娱乐、休闲和体育活动情况,往往也会反映当地的社会制度和文化价值观。

残疾人在社区的娱乐、休闲和体育活动中,既是他(她)们为数不多的参与机会,又是走出家庭,融入社区,共享平等生活的权利。残疾人和参与文化和艺术活动一样,参与娱乐、休闲和体育活动,可以选择积极主动参与(例如,作为一个篮球队队员),也可以被动地参与(例如,在足球比赛中当观众)。

(五)法律公正

社区任何人都有自由和尊严的权利,因此,残疾人在尊严和权利受到侵犯时,都应有平等机会获得公正的司法保护。当他们被冤枉、虐待或成为了受害者,国家司法系统应该提供保护。

残疾人获得法律公正是一项享受和其他人一样的人权,与残疾人社区融合至关重要,如果一个有能力的残疾人被剥夺了工作权利,他可寻求司法系统援助,并获得公正解决。

包括残疾人在内的许多来自弱势群体的人,面临伸张正义的障碍。如果法律没有听到他们的声音,他们便无法行使自己的权利。反对歧视残疾是社区康复工作决策者重点考虑的问题,应让社区领导和司法系统重视起来,否则,残疾人可能变得更加脆弱和边缘化。

社区康复工作可以帮助克服这些障碍,残疾人能够实现所面临不公正问题的司法咨询和建议。此外,残疾人能够参与司法活动,例如作为证人、陪审员、律师等也很重要。残疾人司法公正还将在有关权利保障章节论述,这里不再叙述。

(刘林、付克礼)

第七节　社区残疾人权利保障

2006 年 12 月 13 日第 61 届联合国大会通过了《残疾人权利公约(Convention on the Rights of Persons with Disabilities,CRPD)》,这是联合国首部具有法律约束力的全面保护残疾人权益的国际公约,其显著意义在于它在处理残疾人问题上首次实现了从社会福利角度到人权角度的转变。世界各国的社会保障制度尽管形式各异,但都有残疾人社会保障的内容。社区康复维护残疾人权利,促进法律公正,具有重要意义。本节内容将按照我国已经签署的相应国际条约、公约以及颁行的国内法对残疾人权利问题做进一步详细阐述,并初步探索如何在社区康复中融入残疾人权利保障的内容及其现存的挑战。

一、概述

2002 年 5 月,印度学者阿里·巴克尔和安贾里·夏尔玛(Ali Baquer & Anjali Sharma)在《残疾:挑战对反应》一书中指出,尽管人们越来越普遍地认识到残疾人的权利,在一些国家也做出了果断的政治决定,采取了切实可行的行动,并颁布了相应的法律,但多数残疾人的处境仍然很困难。不可否认,残疾人是歧视、边际化和多种剥夺的受害者。他们的状况是这个时代的"无声的紧急状况",因为他们无法参与社会和主流活动。残疾人及其家庭面临着挑战,残疾人群在传统上给人的固有观念急需改变,残疾人及其家庭也需要得到更全面的、实质性的帮助和服务,从而过上像正常人一样的生活。

权利作为每一个人所享有的事实客观存在,残疾人也概莫能外。在我国的宪法以及相关法律法规中对公民的政治、经济、文化、社会和家庭生活等领域的权利都做了详细的规定,并从法律的角度说明在法律面前人人平等,残疾人享有同等的法律权利并受到法律的保护。权利又是一个历史过程,不同时代对权利的理解、其具体内涵以及权利实现的手段都有所不同,因此,残疾人权利如何保障与实现、残疾人权利是什么、有哪些、其与普通人相比有哪些特殊性等等问题,总是不断变化。

二、涵义和主要内容

残疾人权利保障就是残疾人人权保障,因此,透过相应的国际公约等国际法与国内宪法与残疾人保障法等内容,可以看出残疾人权利保障是指:残疾人作为公民在宪法和法律规定的范围内,以作为或不作为的方式取得利益的行为。残疾人权利的这种法定性是其权利活动合理性和合法性保护的基础。权利作为一种行为,可以采取不同的行为模式:一是权利主体可依照法律规定做或者不做某种行为以获得利益;二是权利主体要求其他公民或国家机关、社会团体、企事业组织做或者不做某种行为,使主体的利益等到满足,也就是人们平常说的积极权利与消极权利。由于残疾人在智力与意思表达上的缺陷,在法律权利上一些人只有部分行为能力,甚至无行为能力。但是,这里要注意的是权利能力与行为能力是两个概念,任何人都有权利能力,但不一定有行为能力。

具体到残疾人的权利包括哪些内容,一般而言,按照新修订的《残疾人保障法》以及我国业已批准的《残疾人权利公约(Convention on the Rights of Persons with Disabilities,CRPD)》可以看到残疾人的权利与普通人一样,即包括公民权利(如姓名权等)、政治权利(结社与选举权等)、社会文化方面的权利等(健康、教育、就业、社会保障权利等),但同时也享有一些特殊权利,如康复权、接受国家特别救助以及司法援助的权利等。

三、目的和意义

作为社会一员的残疾人,其拥有与其他社会成员同等的权利,并承担相应的义务,残疾人权利保障的目的就是利用包括法律手段在内的一切合法合理的手段对残疾人所应享受的各类权利给予充分有效的保护,使残疾人免于受到基于残疾的歧视与权利损害,残疾人权利保障就是残疾人人权保障。残疾人权利保障的目的就是维护残疾人作为社会平等一员的基本权利,使其可以与其他社会成员一样,享受国家为其提供的生存与发展保障。残疾人权利保障的意义在于尊重并承认了残疾的客观存在及因此造成的个体差异性,尊重残疾人的多样性及其对社会多元结构的贡献。对残疾人的权利保障是一个国家经济发展与社会文明的表现。

四、我国残疾人权利保障取得的成就

一般认为,按照残疾的发生率概算,全世界有5%～10%的人口为残疾人。自20世纪两次世界大战后,国际社会就发起了一轮又一轮残疾人人权保障的热潮,残疾人权利保障成为全世界的共识,残疾人运动及相关的公约、宣言等不断涌现,这些运动也深刻地影响了中国残疾人事业的发展。中国残联自创立伊始,就积极地加入到世界残疾人权利保护的潮流中,一方面是在国内推动残疾人的基本法与单行法以及相关政策的出台,另一方面是从组织建设与人员培养上,针对残疾人人权保障的制度及其落实做了安排。中国政府于2007年签署了联合国《残疾人权利公约(Convention on the Rights of Persons with Disabilities,CRPD)》后,2008年经全国人大常委会决议正式批准了该公约,至此,该公约在国内生效并具有相关的约束力,同年早些时候经过修订的《残疾人保障法》颁行,以及2008年奥运会、残奥会的成功举行,都在社会上营造了一种助残的良好风气。在具体的组织安排上,中国残联及各级残联都设有了残疾人维权的专门部门,并积极与公安司法等部门合作,为残疾人权利受侵害的事件提供各类及时的援助或救助。

根据中国残联 2009 年事业统计:各级残联贯彻落实中国残疾人事业"十一五"发展纲要及残疾人事业法制建设、无障碍建设、残疾人法律救助实施方案,维权组织建设加强,残疾人事业法律法规体系进一步完善,执法检查和监督工作力度加大,法律服务和法律援助工作取得进展,协助残疾人人大代表、政协委员参政议政工作稳步推进,无障碍设施建设取得进展,信访工作得到加强,残疾人维权工作全面开展。截止到 2009 年,制定或修改了关于残疾人的专门法规、规章省级 7 件、地市级 20 件;制定或修改了直接涉及残疾人利益的法规、规章省级 10 件、地市级 21 件;全国县级以上人大进行残疾人保障法执法检查 728 次;全国各级政协进行视察和专题调研 942 次;全国县级以上政府残工委组织专项检查 1 362 次。全国开展普法宣传教育活动 7 058 次等。截止到年底,全国建立残疾人法律援助(服务)中心 2 870 个,办理案件 1.9 万件,有力地促进了法律援助和法律服务工作。2009 年,全国省、地市、县(区、市)级残联配合有关部门查处侵害残疾人合法权益案件 149 件,维护了残疾人合法权益。各级残联共处理接待残疾人群众来信来访 37.4 万件(人次),其中处理来信 4.3 万件,接待来访 33.1 万人次,其中集体访 1 911 批次,2.6 万人次。

新修订的《残疾人保障法》中明确规定,县级以上人民政府应当将残疾人事业纳入国民经济与社会发展规划,在加强领导与综合协调的基础上,还要将残疾人事业的经费列入预算,这些规定就为在基层具体落实残疾人权利保障工作奠定了领导、组织、规划与资金的基本支持。同时在具体工作上,强调重视基层社区康复,普及义务教育与积极开展学前教育,通过多渠道、多层次、多形式安排残疾人就业,残疾人文化、体育、娱乐活动应当面向基层,融于社会公共文化生活等等,规范在基层推进残疾人权利保障工作过程中的工作重点与主要范畴。

在我国业已批准的《残疾人权利公约(Convention on the Rights of Persons with Disabilities,CRPD)》中对于在基层社区与组织中推动残疾人权利保障非常重视,主张残疾人要独立生活和融入社区,在适应性训练和康复、工作与休闲中处处体现对残疾人权利的保护,并特别重视基层残疾人组织的作用。

五、社区康复中残疾人权利保障的现状与挑战

(一)现状

残疾人权利的保障是要落实在基层,落实在基础服务中的。作为残疾人日常生活的场域,社区是一个最基本的场所与网络。在社区层面上,我国从 1980 年开始就一直不断地推动社区卫生服务体系的改革与重建以及社区康复服务等。社区康复工作由于历史原因,过去很长一段时间,虽然理论上强调"全面康复"的观点,但是实际操作中主要关注的医疗与康复范畴,将残疾人视为有问题的个体,通过医学手段加以治疗或纠正,这也就是之前所言的"(个体)医疗模式"。随着对残疾问题认识的深入以及接受国际社会的影响,我国的社区康复中逐渐出现了非医疗的内容,同时,一些国际组织在国内独立或合作开展的社区康复项目中,运用世界卫生组织的社区康复矩阵(CBR Matrix)图中的综合康复理念,在当地实施综合社区康复的项目或计划,"社会模式"或者说是"权利模式"的社区康复逐渐浮现,残疾人权利保障在基层社区逐渐有了新的内涵。保障残疾人的权利,改善残疾人家庭和社会生活环境,在基层政府或相关部门以及社区越来越受到重视。

（二）挑战

在社区康复中如何将权利导向的工作内容有效地融入一直是基层社区康复规划与设计的一个难点。

首先，从宏观政策层面看，虽然社区康复在我国是一个重要政策，基层服务的具体落实却一直是个难题。仅就医疗康复而言，中心城市与大医院一直都是被财政支持的重点，而农村基层服务并没有得到应有的重视与足够的资源，农村基层服务的组织结构的人员问题始终存在。

其次，在相关政府部门的行政权力划分与事务安排上，社区康复技术层面上被归类为以基层卫生保健为主的部门负责，这就直接导致社区康复以医疗康复为主的具体服务形式的产生，而考核评价机制也基本是围绕医疗康复进行，基层医务、卫生工作人员没有责任也没有资源从事其他工作。

综合性的社区康复有赖于一个高度自治的基层社会组织的存在，目前，在我国村民自治与居民自治组织的自立能力薄弱，成熟社区仍需要政府部门大力援助和扶持，因此，需要具有综合服务内容的社区康复在街道社区、乡村社区层面开展比较困难，相关的内容分化给不同的部门各自执行，常会缺乏有效的协调和合作。

在微观层面上，社区康复服务所需人才不仅仅在于医务人员，相关康复领域的康复专业技术人员、社会工作者、心理专业人士、一定管理能力的管理与基层行政服务人员都非常需要，而且社区康复应是团队合作模式进行的。目前，我国社区康复侧重培养的是医学康复与康复技术人才。社会工作专业的人才近年来培养了很多，但是由于各种原因，还没有成为社区康复的生力军。因此，从微观层面看，社区康复最缺乏的是人才。社区康复对场地设备也有需要，而这些在财政充足的情况下很容易满足，因此在基层经常可以看到设备与场地，而没有合适、合格的工作人员，无法提供残疾人满意的高质量的服务。

（三）针对社区和残疾人的内容和方法

社区康复中残疾人权利保障相关服务，应该不断地推进实现残疾人满意的最佳状态。

首先，作为社区康复的工作人员特别是医务人员与社会工作者，要明确的是，绝大多数残疾人在其所在的社区与家庭中能够接受或获得服务是一个最佳选择，因为这样他们可以得到相对专业的服务，同时可以得到家庭的亲情照顾，而这也是维护残疾人权利的最佳方式。

其次，残疾人工作者、残疾人及其家属对相关法律政策的认知。权利的实现首先在于知道某个权利的存在，认知是第一步，而落实则是在日常生活的点点滴滴中。社区康复工作者对于其工作辖区内的残疾人状况首先要非常明了，其次，对相关法规政策要非常明了，只有这样才可能将相关信息传递给残疾人本人。社区康复工作人员可能会发现，即使残疾人及其家属知道了某些法规政策，但是在遇到自身权利受到侵害的时候，还是不知所措，这个时候社会工作者的促权工作就非常重要。权利的认识及其实现是一个缓慢的过程，关键在觉悟。因此，社会工作者需要为残疾人及其家庭提供足够客观的信息并支持与尊重其做出的决定。

社区的社会工作者也需要十分清楚，残疾人权利的实现绝不是口头宣言，而是实实在在的行动，而这些行动亦不是仅仅限于打官司上法庭，残疾人日常所获得的各种服务的品质如何就是在进行对其的人权保护，因此，根据与其他相关专业人员的配合，支持残疾人获得恰切的服务并随时反馈其对服务的意见,解决服务中存在的问题,就是在对其权利的保障,而这些日常的行动反过来又对残疾人权利意识的养成有着促进作用。

目前残联与司法部门的政策中,在街道层面上一般都会设有残疾人维权岗,在区县残联的工作职能中有单列或合并的维权科,因此,社区康复的工作人员需要与这些岗位科室的工作人员建立良好的合作关系与信息传递网络,在残疾人权益受到损害的第一时间与其取得联系并获得必要支持。

基层的街道与区县残联的网页或其印刷的各种资讯小册子是社区康复工作者非常好的工具,这些简明扼要的信息可以为残疾人提供基本的关于权利保障的信息,由于残疾人权利保障可能涉及民事、刑事与行政等各类的案件,因此,社区康复工作者需要将复杂的专业语言转译给残疾人,使其在权利受到侵犯时可以有一个基本的判断或认识,并以此决定采取什么样的方式去更好地维护自身权利。

(李敬)

思考题

1. 为什么要进行残疾人基本状况调查?主要调查方法有哪些?

2. 如何提高残疾人参与社区康复的能力?

3. 主要致残因素有哪些?怎样预防常见残疾?

4. 简述在社区中开展哪些残疾人的医疗康复工作?

5. 在社区康复中装配残疾人辅助器具应该注意哪些问题?

6. 什么是全纳教育?在社区中如何开展残疾儿童教育工作?

7. 社区残疾人生计发展的主要目的是什么?残疾人生计发展包括哪几项具体内容?

8. 社会融合对残疾人的重要意义是什么?怎样理解和解决残疾人的社会融合问题?

9. 通过学习《残疾人权利公约》与《残疾人保障法》的具体内容,如何理解维护残疾人权利问题?

第四章　社区康复的管理

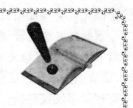

学习目标

1. 熟悉社区康复管理周期的四个阶段的主要内容。
2. 了解逻辑框架方法和原则。
3. 熟知参与式评估的内容和方法。

　　与社区康复相关的部门及人员为了社区康复的共同目标而组成工作团队,社区康复工作的管理者是工作团队的领导者,其责任就是领导工作团队按时、高效、优质地完成全部的工作任务,在不超出预算的情况下实现共同目标。社区康复的管理者需要全方位、跨领域地管理、支持和帮助相关部门、单位处理和解决复杂的问题,因而,熟悉和掌握社区康复管理知识和技能非常必要。

第一节　社区康复的管理周期

一、概述

　　社区康复正在世界各地以项目和工作方案形式来实施,两者都是开展社区康复工作,但是它们之间存在一定的差异。社区康复的项目(如,某地脑瘫儿童的社区康复项目)通常规模比较小,把重点放在实现社区康复矩阵内容中非常具体的成果,例如健康主题。项目是短期的,具有时限性,可设置开始点和结束点。项目往往由当地社区团体或非政府组织开始实施,当地政府对社区康复的支持有限。如果试点项目成功,则可能会扩大计划层面,成为当地政府或国家社区康复计划方案。社区康复的工作方案(如,国家或省市社区康复五年计划方案)是以一种协调的方式,宏观管理社区康复矩阵中有关的项目组合。工作方案通常是长期的,没有设置最终结束日期,比项目更复杂,规模也更大。

　　世界卫生组织等国际组织认为,虽然社区康复项目和社区康复工作方案有不同的特点,但要指导其发展,都需要有一个连续的阶段管理。这些连续的阶段通常统称为管理周期(循环),它包括:现状分析(第一阶段),规划与设计(第二阶段),实施和监测(第三阶段)和评估(第四阶段)等四个阶段。本节将简明介绍社区康复的管理周期,以帮助管理者了解每个阶段的重要方面,目的是有效地促进相关部门和人员在内的社区康复发展,最终满足残疾人及其家庭成员的需要。

二、社区康复管理的目的和意义

社区康复管理作为现代康复管理的重要组成部分,越来越受到重视。运用社区康复管理的知识和经验,可以极大地提高和改善管理人员的工作效率。

按照传统的做法,当相关部门、单位、人员设定了一个社区康复项目或方案后,参与这个社区康复项目或方案的至少会有好几个部门,包括行政部门、财务部门、专业技术部门等等,而不同部门在运作社区康复项目或方案过程中不可避免地会产生摩擦,必须进行协调,而这些摩擦无疑会增加项目的成本,影响项目实施的效率。

掌握社区康复管理规律的做法则不同。不同职能部门的成员因为社区康复某一个任务而组成团队,社区康复管理者则是团队的领导者,他们所肩负的责任就是领导他的团队准时、优质地完成全部工作,在不超出预算的情况下实现社区康复项目或方案目标。社区康复的管理者不仅仅是执行者,他参与项目的需求调查和确定、活动内容选择、计划直至收尾的全过程,并在时间、成本、质量、风险、合同、采购、人力资源等各个方面对社区康复项目或方案进行全方位的管理,因此,社区康复管理可以帮助部门、单位、人员处理需要跨领域解决的复杂问题,并实现更高的运作效率。

可以说,大多数社区康复项目或方案的管理者都是勤奋和努力的,但他们之中有多少人是掌握了高效实用的社区康复管理方法呢?事实上,常常会看到这样的情况:当面临一个急迫的社区康复工作任务时,整个部门、单位都像沸腾了一样,所有人都达到了在办公室里奔跑的地步。人们撞来撞去,东西到处乱放。随后是加班、加班、无休止的加班!而结果如何呢?出现问题的时候,所有的人都在抱怨,领导发脾气,责备下属无能,下属委屈,互相埋怨。

这是因为社区康复项目或方案交给管理者以后,这个领导管理者没有一个清晰的针对这个社区康复项目或方案的计划,只是原来的人员干什么,现在还干什么,并没有特别的工作强调。对于现在无人负责的工作,想到谁,就临时交给谁,造成工作分配上的不平衡。由于整体的混乱导致时间的浪费,因而引发长时间的加班。人员的疲劳和心理上的烦躁又造成工作的低效。所有这一切只会导致低劣的效果,甚至有些部门、单位在每个社区康复项目结束后,会造成上下级之间彼此的不满而大批地更换团队人员。由此,社区康复团队都应该明白社区康复管理周期的运用是何等的重要!也正因为如此,社区康复管理周期在 2010 年由世界卫生组织等国际组织在《社区康复指南》中着重给以推荐。

三、管理周期

管理周期像一个形象化的循环圈,有助于管理社区康复工作的整个过程。管理循环圈考虑了社区康复所有的阶段,并显示它们是如何连接和相互联系的(图1-4-1)。它包含四个阶段:

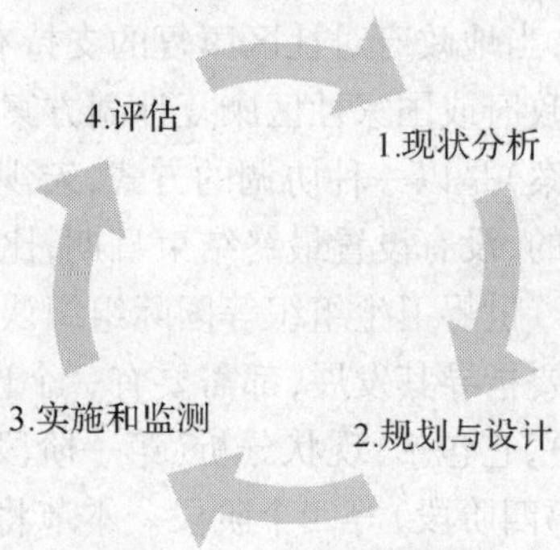

现状分析阶段:这一阶段着眼于在社区的残疾人及其家庭目前的状况,并指出存在的困难和需要加以解决的问题。

图 1-4-1　管理周期

规划与设计阶段:这一阶段以解决残疾人及其家庭的困难和问题为导向,决定社区康复方案应该做什么,并计划如何去做。

实施和监测阶段:这个阶段是在实施社区康复方案计划时进行定期监测和审查,以确保它在正确的轨道上运作。

评估阶段:这一阶段以社区康复的成果为标准,针对是否使残疾人及其家庭满意和如何使其满意的成果,来评价社区康复方案的整体影响,如:作为该方案的成果,相关部门、人员及整个社区或社会发生了哪些变化。

(一)现状分析

这一阶段至关重要,它要掌握和分析社区康复方案相关的和特有的信息,这些信息是残疾人及其家庭反映出的真实的需求、开展社区康复的成本效益、现实的基础状况等。在许多情况下,社区康复计划开始之前,规划者自认为了解了残疾人有什么需要,他们应该做什么。然而,这个信息是不科学和不完整的,所以管理周期的第一阶段应该有一个全面的、客观的现状分析(图1-4-2)。

现状分析有助于增进社区康复规划者理解和认识残疾人及其家庭生活的现实状况(或环境),以制定最适当的行动计划。现状分析是管理周期的一个重要阶段,它提供了第二阶段规划和设计社区康复方案所需要的基本信息。

现状分析包括收集原始材料和数据、相关部门和人员分析、问题分析、目标分析、资源分析等步骤。

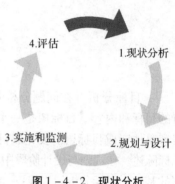

图1-4-2 现状分析

1. 收集原始材料和数据 在制定社区康复方案时,收集原始材料和数据可以帮助掌握和确定残疾人及其家庭需求、居住的周围环境等原始资料。这些资料对今后的评估也非常有帮助(见第4阶段:评估)。收集原始材料和数据还要收集国家、省市和地方一级的社会、经济、文化和政治环境等有关信息资料供参考。

2. 相关部门和人员的分析 相关部门和人员分析,有助于确定社区康复相关者(个人、团体或组织)在社区康复中做些什么事情,对社区康复方案产生哪些影响力或贡献,分析相关者的长处和弱点等。重要的是,从管理周期开始时,就要确定所有关键性的相关部门和人员,并确保他们参与社区康复方案,尤其是帮助残疾人及其家属以社区主人翁的意识参与进来。许多相关部门和人员是在利益相关者分析过程中发现的,他们包括:残疾人和他们的家庭成员、社区成员(包括社区领导、教师等)、民间团体(如非政府组织、宗教组织和妇女团体)、残疾人组织和政府有关部门、机构等。特别是社区康复的工作人员和社区康复项目主管也是相关部门和人员。每个相关部门和人员自身具有的或带来的技能、知识、资源和网络,在今后社区康复执行和发展的过程中,将承担具体的任务与职责,发挥各自作用。

3. 问题分析 为了解决社区残疾人及其家庭成员存在的问题,进行问题分析是必要的。问题分析有助于确定哪些是主要问题,它的根源和影响或后果。然后,确定的最重要的问题将会成为社区康复方案的主要目的。分析问题,应与上述确定的相关部门和人员群体一起进行。召开各种不同对象、不同类型专题讨论会来与相应的相关部门和人员进行切身利益的问题分析,特别是让残疾人及其家属在残疾人专门会议上畅所欲言,有助于建立对社区康复方案目的和行动的共识。有许多可用来进行问题分析的工具,如"问题树"工具就是最常用的工具之一。它将分析得出的核心问题标在树干部,问题产生的后果/负面影响显示在树顶部,而树底部则是找出核心问题的原因(包括不同层次等)。完成后的形式应该是:中间为核心问题(树干)、上方为后果及影响(树枝)、下方为原因(树根),这就是问题树(图1-4-3)。

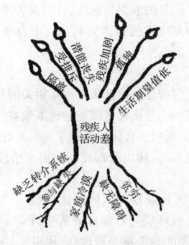

图1-4-3 问题树

4. 目标分析 在问题分析基础上,将问题描述转化为预期目标的描述状态,以确定项目的目标和内容。目标树是一个完成这一分析的有用工具。如果已应用了问题树,它可以很容易地变成目标树。要完成目标树,问题树中的(负面的)原因被转换成目标树(正面的)的目标陈述。在规划与设计阶段中,这种确定的目标分析是非常重要的,因为它们构成了方案计划的基础。目标分析的步骤:一是将问题树由核心问题开始逐层描述成预期达到的目标描述状态;二是检查确立目标逻辑关系的完整性并做必要的补充;三是形成目标树(图1-4-4)。

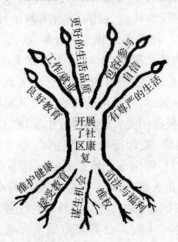

图1-4-4 目标树

5. 资源分析 即使是非常贫穷的社区也会有社区资源。资源分析的目的是确定在社区康复方案中使用或构建社区现有的、可用的资源。重要的是通过资源分析,掌握这些资源能力(即优势和劣势),以便更有把握解决残疾人的需求。资源分析报告应明确:人力资源、物质资源(如基础设施、建筑、运输、设备、资金和现有的社会政策)和机构,如各种组织、团体和机构建筑,将其位置标示在一张社区地图上是非常有用的。

（二）规划与设计

第一阶段现状分析为社区康复规划人员提供了足够的信息，这样，规划者在非常了解残疾人的状况和当地社区原始环境的背景后，才能开始运作第二阶段，即规划与设计阶段。这时，规划者对残疾人人数、残疾人及其家属的需求、可能需要解决的问题，以及可利用的社区资源等信息均已了如指掌。

在社区康复规划与设计阶段（图1-4-5），可以帮助规划者在准备贯彻执行社区康复方案之前，预先考虑和规划未来，做好各项工作实施计划。规划和设计阶段确保了社区康复方案的各个方面都是经过深思熟虑的，包括：确定残疾人重点需求，明确争取实现的预期目标，设计清晰的效果蓝图（或计划），精心谋划监测和评估系统，考虑必要的社区康复资源等事项，轻重缓急地确定实现社区康复方案的各项工作计划。

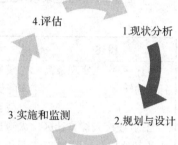

图1-4-5 规划与设计

1. 逻辑框架（log frame）法　规划和设计社区康复方案要遵循逻辑框架法的目标层次，紧紧把握宏观目标、具体目标、产出效果、活动、投入和风险等几个关键环节和要素，制定社区康复活动计划（表1-4-1）。

逻辑框架法是一种可用于为规划与设计社区康复方案的工具。逻辑框架有助于方案的规划和设计阶段工作取得成功的结果，社区康复方案所包含的所有方面都考虑在计划之内。逻辑框架法回答了社区康复方案以下问题：

（1）方案要达到什么目的（目标和目的）？

（2）该计划将如何实现这一目标（成果和活动）？

（3）如何知道该方案何时能够达到了这个目标（指标）？

（4）如何确认该方案已达到了这个目标（验证方式）？

（5）实施方案过程可能遇到的潜在问题是什么（风险）？

表1-4-1 逻辑框架

	摘要	指标	验证资料的来源	假设
目标				
目的				
结果				
活动		所需资源	成本	

2. SMART 原则　规划者在应用逻辑框架确定指标时要按照 SMART 原则来确定。SMART 原则就是：

（1）具体（Specific）：写入的指标需要有具体的变化程度，如数量（多少）的变化，质量（如满意度、观点、决策能力和态度）的变化，以及这种变化的时间尺度，如时间长短或频率等。

（2）可衡量（Measurable）：要有切实的尺度能够衡量实际的指标。

（3）可实现（Attainable）：在成本合理下才有可能实现指标。

（4）相关（Relevant）：与指标有关的测量。

（5）及时（Timely）：能够收集的指标信息需要时间限制。

总之，逻辑框架分析方法不仅仅是一个分析程序，更重要的是一种帮助方案规划者思维清晰的模式，通过明确的总体思维，把与社区康复方案运作相关的重要关系集中加以分析，以确定"谁"在为"谁"干"什么"？"什么时间"？"为什么"？以及"怎么干"？一一加以思考和分析。

下面是推荐的健康领域逻辑框架表的例子（表1－4－2）：

表1－4－2　健康领域逻辑框架

概述	指标	核查证据来源	假设
目标：残疾人实现最高标准的健康	残疾人患病率和死亡率降低 X%	例如，当地医疗中心的统计数字	
目的：残疾人能与社区中的其他成员一样享有健康设施和服务	截至 X 年，X% 的残疾人到当地健康中心接受服务 X% 的残疾人对当地卫生服务很满意	例如，当地的医疗中心统计，方案中期、末期评估	地方政府的医疗保健服务是可得到的
成果：1. 残疾人提高了他们的健康知识，并积极参与实现良好的健康状况	截至 X 年，X% 的残疾人积极参与当地自助组织 到 X 年年底，继发病的人数降低了 X%	例如，残疾人及其家庭参加活动纪录、观察和报告	残疾人不被排除在医疗保健服务之外；地方政府的医疗服务有足够的能力
2. 卫生部门提高了控制残疾的意识和能力	截至 X 年，X% 的医护人员参加了残疾知识培训会议	例如，残疾人及其家庭的观察和报告	
3. 减少医疗机构环境上的障碍	截至 X 年，当地无障碍环境医疗机构占 X%	医疗机构的考查、审核和终期评估	
活动：1. 把当地的医疗机构和服务提供给残疾人 2. 成立针对特定健康问题的自助团体 3. 对当地医疗机构中的工作人员进行培训 4. 对卫生设施进行审核，识别环境上的障碍 5. 与当地卫生主管机关举行会议，提供去除环境上障碍方式方面的建议	所需的资源 　人力资源 　·方案管理者 　·社区康复工作人员 　·社区康复训练人员 材料 　·信息材料 　·教材 　·培训场地 　·审核工具 　·交通	费用 这里提供所需全部资源的花费	残疾人能够使用提供给他们服务的信息；残疾人有参与和领导资助组织的动机。医护人员运用所培训的知识和技能卫生部门分配的资源，对建筑物和办公室进行修建

虽然编制逻辑框架是一件比较困难和费时的工作,但是对于社区康复方案的决策者、管理者和评价者来讲,可以事先明细方案应该达到的具体目标和实现的宏观目标,以及可以用来鉴别其成果的手段,对社区康复方案的计划和实施取得成功具有很大的帮助。

（三）实施和监测

实施和监测阶段是把社区康复方案第二阶段的规划设计付诸行动,包括制定更为详尽的工作计划,发动和动员一切可利用的社区资源,认真开展详尽的工作计划中所列的各项工作,以便社区康复方案所有必要的活动都如期进行,并产生所需要的结果(图1-4-6)。

1. 实施　社区康复方案的实施步骤不一定是按照固定的顺序进行,但一般都包括以下主要内容:

（1）制定详细的工作计划:实施阶段的第一部分是做方案计划,在团队和其他相关部门和人员的帮助下,制定更详细的工作计划,以表明:①为完成计划的每个活动,需要进行哪些必需的特殊工作。②每个工作需要开展的时间、开始日期和结束日期。③各项工作由谁负责完成。

以表格形式的详细工作计划,有利于列出计划中的所有内容信息。这样,能够提供一个清晰的视觉轮廓或插图。如,甘特（Gantt）图（表1-4-3）是一种常见的格式。

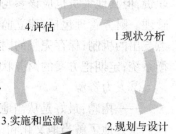

图1-4-6　实施和监测

表1-4-3　甘特图

序号	工作任务	负责人									
1											
2											
3											
4											
5											
6											
7											
8											
9											
10											

（2）动员和整合资源

①财政资源

——筹资:实施阶段必须要寻求财政资源来发展新的方案或让现有方案继续实施。社区康复方案的资金可能有许多来源。如有可能,应强调以社区为基础的资金,这将有助于方案的长期可持续发展。可能的社区资金来源包括:当地政府补助或补贴;当地工商机构捐赠或企业赞助;民间社会组织例如扶轮社、狮子会等资助;必要的服务收费;出售彩券、社会活动、表演、竞赛及其他特别活动募集;赢利性创收活动;小额贷款或以社区为基础的周转资金。

如果当地没有足够的资金来源,为了实现社区康复方案,需要在地区、国家或国际各个水平、层次上进行募款。

——财务管理:建立一个透明的财务管理制度很重要。财务制度必须确保该方案对资助机构、社区成员和残疾人等相关部门和人员负责。财务管理是方案管理者的关键任务和职责,但其他人员也应该参与,特别是当社区康复方案很大、涉及大量资金的时候更应参与管理。财务管理包括:建立监管事先在规划阶段列出的有关费用或已与方案管理者商定同意支出的机制;保存完整的财务档案;更新的财务金额能够及时查找;提供适当的制约和平衡系统;定期把方案的财务状况告知所有相关部门和人员。

②人力资源

——招聘:最好是从当地社区挑选、招聘社区康复方案的管理者和工作人员,这将保证他们很好地了解当地文化和语言,更好地与社区成员接触和沟通。社区康复方案也应该坚持招聘残疾人或残疾人家庭成员,因为这样能够体现社区康复参与原则,并有助于提高残疾人的能力。在任何情况下,应该根据人们的知识、技能和工作能力来招聘。在招聘前要准备好方案的任务、责任及需要工作经验的详细介绍。

在资源有限的地方,社区康复方案也应该考虑招募志愿者。志愿者工作是没有酬劳的,但是,他们常常会得到支持、鼓励和必要的资源来帮助他们做好志愿工作。在社区康复方案实施阶段中,会有很多人愿意做志愿者,例如残疾人及家庭成员、学生和专业人员,但是,要考虑他们具有的优点和缺点,例如:有些志愿者具有良好的知识和工作效率,但是往往他们的服务时间有限,更换率也高。

——培训:社区康复方案的管理者和工作人员需要各种知识和技能,才能够履行自己的职责和任务。现代社区康复矩阵的发展和社区康复指南的推广将会产生更多的、新的培训需求。实施新的社区康复方案需要更新和加强已有的培训工作,或开发新的培训活动。

当前,社区康复管理者和工作人员培训计划内容、方式和方法多种多样。所有培训的目的都是提高为残疾人及其家庭成员提供高质量的服务能力。工作人员培训范围包括:残疾人权利、社区发展、社区实践、沟通、基本康复技能(如:残疾鉴别和评定、基本需求筛查和评估、基本康复治疗活动等)、组织残疾人活动团队(如成立互助小组)流程等。

开发社区康复工作人员培训课程时,认真考虑哪些内容是适当的非常重要。目前,很多培训课程是为康复专业人员(如物理治疗师或作业治疗师)设计的,因此,这些课程往往对社区康复工作人员不太适当,也不实际,因为这些课程更多关注高层次康复机构的临床技术和技能的论述,而不是社区发展所需要的基本知识和技能。

培训社区康复方案管理者是为了培养他们增强有效和高效的管理方案活动的能力。重点是管理者要熟悉管理周期的四个阶段,这对社区康复方案的成功至关重要。管理者也需要对残疾和社区康复策略有一定的理解。

——人员的培训、支持和管理:对于新参加社区康复工作的管理者和工作人员,巩固已有技能、培训必要的新技能是非常必要的。当地已有的培训资源可用于持续的培训,例如既有的社区康复培训课程、其他组织和相关领域专家的培训材料。

因为没有为工作人员提供足够的支持和管理,有些社区康复方案可能不会成功。社区康复工作人员是社区康复方案实施的主力军,因此,管理者需要认真听取他们的意见,支持他们发挥能动作用。要提供支持和管理,包括建立明确的管理和报告制度,使工作人员知道自己的作用和责任,定期进行个人绩效评估。同时,方案管理者要尽量避免让社区康复工作人员工作量过大、强度过高、时间过长而可能"疲劳过度"。

(3)执行计划活动:方案管理者应该非常熟悉工作计划,并充分做好必要的准备,以保证所有活动都能够按计划进行。

①提高认识:社区康复中的相关部门和人员都应该提高认识,关注有关残疾的信息和知识,从而改变对残疾的态度和行为。提高认识还应用于支持社区康复策略和方案,鼓励相关部门和人员的包容和参与。

②协调和网络化:协调和网络化需要与社区康复的相关部门和人员建立良好的人际关系和合作伙伴关系。协调和网络化是分享知识和资源、减少重复并动员社会各界力量的重要举措。

③主流化:主流化就是保证残疾人能够充分参与,并在卫生、教育、民生和社会等各个有关部门中得到支持和重视。纳入主流需要制订具体措施,如:保障残疾人能够获得平等、合理的住房机会等。

④提供服务:每个社区康复方案选择社区康复矩阵中关注的焦点领域不同,则会提供不同范围的服务。提供有关的服务活动大多数是由社区康复工作人员实施。提供服务活动的内容非常广泛,可以从识别、筛查、鉴定残疾人开始,直至转介到有关机构或专业化服务,也可以只是提供基本的康复和简单辅助设备服务等。

⑤宣传倡导:以往的社区康复方案忽视了宣传倡导,而专注于为残疾人提供具体服务。为了确保残疾人在卫生、教育、民生和社会等部门与社区其他人享有一样的平等机会和权利,可以采取许多不同类型的宣传倡导活动。

⑥能力建设:对社区康复的主要相关部门和人员都应该进行能力建设,使他们拥有足够的知识和技能,进而发挥他们的作用和履行其职责。培训是相关部门和人员能力建设的重要方式。不是所有相关部门和人员都需要相同类型或层次的培训,培训工作应该以其将发挥的作用和职责为基础。一些部门和人员可能只需要短期讲习班、研讨会或简介会,使他们重视残疾问题,帮助他们了解社区康复战略。另一些部门和人员则可能需要正式的、较长时间的培训课程。

培训需要最大限度地利用现有资源,包括政府部门、机构和擅长残疾人工作的非政府组织等。社区康复培训者的培训也很重要,使其具有良好的社区康复知识和技能,可以在当地水平上向其他人传授相关内容。

2.监测　实施和监测阶段的重点是要持续监测社区康复计划实施的进展情况,及时向管理者提供监测的信息,使他们能够做出决定,修改短期活动计划,以得到满意的结果,确保最终的目标和目的得以实现。监控系统应该在管理周期第二阶段规划设计的指标中谋划和拟定,并确定监控时的核查指标的来源。监测系统应当具有可操作性并落实到位,使监控信息能够及时收集、记录、分析和报告,并在社区康复方案的管理工作中使用。

(1)什么是监测?监测能够跟踪了解实施方案活动的情况。它包括在整个实施阶段定期收集和分析信息资料。这是方案的一个内部功能(即由社区康复方案管理者和工作人员来实施),帮助团队以确定哪些活动是顺利的、哪些不顺利,以便进行必要的调整。如果良好的监测系统已到位并且有效运作,也将会使该方案的评估更容易。

社区康复实施过程的监测主要包括两大方面内容,即目标监测和实施过程监测。通过目标监测,可了解目标制定的恰当性、可行性、可及性及达到了多大程度,是否需要调整等;通过实施过程监测,可了解工作指标的实施计划、组织管理、进度、实现程度、效果与不足等。

(2)监测中涉及的步骤

①设置指标:指标应在管理周期的第二阶段(规划与设计)时完成设置。

②决定如何收集信息:关于决定如何收集监测信息(核查来源),也应当在管理周期的第二阶段做出。

③收集和记录信息:正规的收集和记录信息系统必须落实到位。这个系统要尽可能简单,并且只收集所需要的信息。所有工作人员应接受如何遵循和使用该系统方面的培训,如工作人员需要就如何正确收集使用数据形式进行培训。非正式的记录也可能有用,例如,要求社区康复人员可在笔记本或日记中详细记录他们的活动。要有一个规定收集信息的时间表,时间表可能是每天、每周、每月和(或)每季度,这取决于方案报告的需要而定。

④分析资料:收集和记录信息往往比分析这些信息容易。但是,如果社区康复方案管理者不认真看这些信息,他们将无法观察方案活动的实际进展情况,也不能判断任何潜在的问题。在分析信息后感到有些疑惑,也有必要进行进一步调查,以找出是怎么回事。

⑤报告和共享信息:向关键的相关部门和人员报告并分享监测结果,以表明该方案对其是透明和负责任的。一份监测报告应包括下列资料:所报告的活动或工作范围、阶段性工作计划和完成的工作情况、方案成果的进展、预算与实际支出、取得的业绩、受限或问题、经验教训、需要采取的行动、建议等。报告的时间要求取决于社区康复方案的管理结构。例如,在基层,社区康复人员可能需要每周向方案管理者报告,方案管理者可能需要每月向上级汇报,等等。

⑥管理信息:从社区康复方案中会产生大量的信息,例如文件、报告、信函和账目。建立有效的文书档案管理系统是一种重要方法,它会在监测时节省大量时间并减少误解。如果收集了机密信息,还必须确保它被存放在一个安全的地方。

根据我国社区康复实践情况,社区康复的目标监测内容主要包括:将残疾人社区康复服务目标纳入当地经济社会发展规划,列入政府及相关部门工作考核目标;成立残疾人康复工作办公室并开展工作;多渠道筹集残疾人康复资金;医疗及康复保障;县(市、旗、区)康复技术指导机构建立及发挥作用情况;街道、乡镇残疾人社区康复工作实施情况;街道、乡镇医疗卫生机构残疾人康复服务工作;社区居民委员会、村民委员会社区康复协调员配备情况;残疾人康复服务建档情况。

对社区康复实施过程监测的内容主要包括:制定工作计划,明确目标、措施、进度情况;培训管理人员、专业技术人员、社区康复协调员以及残疾人及亲友的情况;调查并掌握康复资源及残疾人康复需求的工作情况;建立并执行各项规章制度的情况;工作记录及解决实际问题的情况;规范化地开展康复训练、评估康复训练效果的情况;为残疾人提供综合性康复服务的情况;社会宣传和普及残疾与康复知识的情况;根据项目要求,可增加其他评估内容,如扶贫工作、残疾儿童文化教育、职业培训及劳动就业、无障碍环境改造、残疾人法律法规建设以及残疾妇女等方面内容。

(四)评估

评估是管理周期的最后阶段(图1-4-7)。已完成的或实施过程中的社区康复方案都涉及评估。社区康复评估是管理周期中非常重要的阶段,它可以帮助确定社区康复方案第二阶段(规划与设计)计划中描述的成果是否满意,根据与该方案实施前现状分析(第一阶段)的情况相比较,判断目前状况是否已经改变及如何改变。评估结果可以决定社区康复方案是继续实施,还是修改或停止。评估也会为证明社区康复是提供残疾人的发展机会、减少贫困、融入社会的很好策略提供重要的证据。

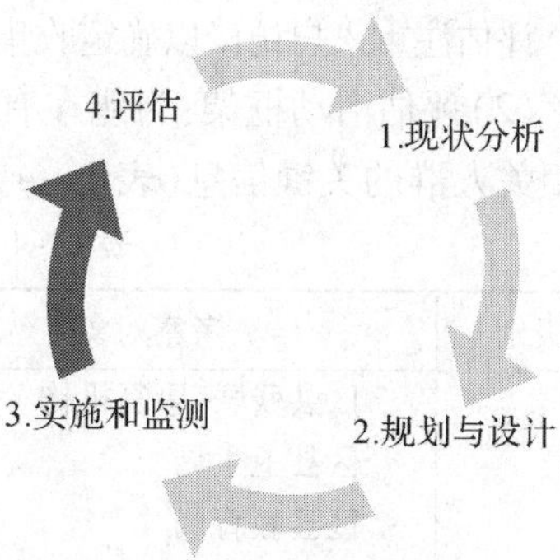

图1-4-7 评估

有些社区康复主管领导可能会担心进行评估工作,因为他们害怕暴露自己工作的缺点和弱点。事实上,没有任何一个社区康复方案实施过程是完全顺利的,即使是非常成功的社区康复方案,在实施过程中也会有这样、那样的问题。一个成功的社区康复方案评估必须要深入思考问题,认真总结经验和规划未来发展。

1. 评估内容 评估目的是需要回答社区康复是否有效和可持续发展的问题。这些问题通常不能简单用"是"或"否"回答。因此,社区康复方案的相关性、效率、效益、影响因素和计划的可持续性等核心要素都要在评估中涉及。

(1)相关性:是否满足了社区残疾人及其家庭的需求?

(2)效能:是否始终以最好的方式使用当地资源(人力、财力和物力)?

(3)成效:在质量、数量和时间方面实现社区康复计划的成果如何?

(4)影响:能否实现更广泛的目标?社区康复在哪些方面改变了残疾人及其家庭的生活质量?方案对改变社会与残疾人的态度和行为方面有什么样的影响?

(5)可持续性:当外部的支持减少或结束时,社区康复方案能否继续实施和发展?

2. 评估时间 何时进行社区康复评估?评估和监测不一样,因为评估不像监测那样持续进行,它只需要在社区康复工作流程的特定时间点进行评估,如:实施社区康复计划的中期,或实施一段时间之后(比如一两年),或工作计划完成后立即进行。

3. 评估方法和步骤 评估可以在社区康复方案内部工作人员进行(自我评估),或者由外部的人或机构独立地进行(外部评估)。两者各有利弊,因此,不同的社区康复方案,评估的方法也有所不同。理想的评估方法是采用内、外两种评估相结合的方法进行评估。

虽然评估的方法各有不同,但都应该遵循评估的相关性、效率、效益、影响和可持续性等核心要素。评估方法通常采取的步骤是:确定评估目的和重点、收集信息、分析信息得出结论、共享反馈等步骤。下面,以一个社区康复项目为例,介绍如何进行评估。

(1)方法:组成评估专家组,由评估组专家阅读项目建议书,明确项目目标、评估的策略等。确定评估组应遵循的原则:

①按联合国机会平等公约作为评估框架原则。

②使用2001年世界卫生组织提出的国际功能分类(ICF)作为框架观察指导。

③由评估组专家决定调查哪个街道(乡镇)、社区(村),但在实践中按当地的实际情况如关于距离、道路、一些少数民族的节日和风俗的实际情况进行。

④项目相关部门和人员以及受益人参与,以确保信息完全。

⑤使用多种数据收集方法如座谈会、个人访谈、小组访谈和调查表等来收集信息。

评估注重入户访谈以确定收集关键的利益群体的反映。关键利益群体为残疾人及其家庭。

(2)评估活动框架:为能在有限的时间内全面了解项目的开展和成效,评估应重点收集各相关人群的关键信息(表1-4-4)。

表1-4-4 三个层次的收集评估信息设计表

级别	考察对象	应了解的信息
区县级	· 区县残联、康复机构 · 区县卫生局 · 区县教育局 · 区县长、副区县长 · 康复服务网络成员 · 公众 · 医疗卫生专业人员 · 其他有关人员 · 建议书和评估报告	· 项目管理情况 · 项目的优劣势 · 公众意识和政策改变 · 培训情况 · 康复服务网络运作、转介和协调是否有效 · 信息记录体系(调查结果) · 康复机构的修建和使用 · 项目持续性和接管
街乡级	· 书记和街乡长、残联专干 · 医院院长和康复科人员 · 小学校长和师生 · 康复技术人员	· 信息记录体系(调查报告) · 培训 · 康复服务网络是否有效 · 康复方法的应用 · 公众意识和政策改变
社区村级	· 社区村医 · 残疾人及其家属 · 社区村民/邻居 · 社区村长 · 康复协调员	· 公众意识的改变 · 残疾人和家属获得的实质改善 · 项目对残疾人、家属和社区产生的影响 · 残疾人、家属、社区村医和公众对康复的认识

(3)残疾人入户访谈:其访谈收集主要内容如下(表1-4-5)。

表1-4-5 在某村的入户访谈信息收集

残疾人士	身体功能独立情况	参与家庭生活情况	参与社区活动情况	项目帮助情况
某村				
1.				
2.				
3.				
4.				
5.				

(4)分析和得出结论:分析上述收集的信息可以发现这些信息是否回答了评估中提出的

问题,如果是的话,到什么程度。不同类型的信息以不同方式进行分析,例如,从问卷调查、测试或记录而获取数据,通常采用统计方法进行定量分析;从访谈和专题小组讨论获得的数据,可以根据关键问题进行定性分析。分析收集信息后,应该得出结论并提出关于项目的建议。

(5)写出评估报告和意见反馈:评估报告和分享成果非常重要。有许多不同的方法来做评估意见反馈,例如,可以写一份正式的评估报告,在社区工作会议上公布评估的结果;可以在当地报纸、媒体写一篇有关评估结果的文章;可以给研究机构写一份案例研究;可以为专业杂志写评估论文;也可以在专题会议上提出一份文件等。评估意见反馈重点是:从社区康复方案实施后产生的结果是否有效或无效,方案成效中反映哪些地方做对或做错的事情,以及能够借鉴的重要经验。评估的结果应该在很多方面影响项目决策:哪些应该继续,哪些需要改变,哪些应该停止,哪些成功的经验可以扩大社区范围而进行推广等。

(付克礼、张金明)

第二节 参与式评估

一、概述

(一)参与式

参与式是介入任何策略的关键因素之一。通过参与推动和教会当地人怎样考虑他们的优先活动和前景、评估他们的思想和知识以及赋权,让他们在独立于外部机构的情况下自己作决策。"参与"这个术语大多数时候用于当地能力建设和自我发展。自 20 世纪 90 年代,参与式理论和方法在发展项目、扶贫项目中被普遍强调,得到了政府部门、银行和非政府组织广泛应用。

以下是参与的基本要素(图 1 - 4 - 8):

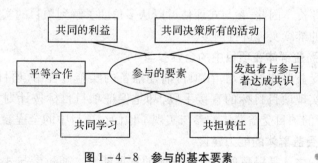

图 1 - 4 - 8 参与的基本要素

(二)参与式方法

参与式方法通常采用参与式农村评估、参与式学习及行动的方法和工具。参与式农村评估是一种实地调查研究方法,又称 RRA,即英文 Participatory Rural Appraisal 的缩写,是由包括当地人员在内的工作小组采用一系列参与式工作技术和工具用来了解农村生活、农村社会经济活动的乡土知识及农村社区的各种信息资料,了解有关农业、农村及社区发展问题与机会的一种系统的半结构的调查研究方法。参与式学习和行动又称 PLA,即 Participatory Learning and Action,它是一种知行并举的参与式评估方法,它通过平等的、开放的、群体参与的、互动式的过程,运用简单易懂、可视性的研究方法和工具,赋权给农村残疾人,使他们参与到社区发展进程中,同时帮助助残工作者、社区干部和非残疾人更直接、深入、准确、客观地了解残疾人的特点与需求,与残疾人共同学习,增强残疾人意识,通过社会主义新农村规划和建设,实现残疾人社会融合的目标。

(三)参与式评估

许多地区的社区康复工作是以项目的形式进行的。参与式评估是项目内外部工作人员对项目的实施过程、质量及影响进行系统分析与评判,以便对项目的将来进行决策的过程。定期或不定期地对项目进行评估是项目过程的一部分,也是保证项目成功实施的手段之一。在国际发展合作项目中,项目评估一般可分为年度评估、中期评估、终期评估和后期评估。在每次评估之后,国际援助机构与项目执行机构都会根据评估结果对项目今后的实施做出决策,包括继续按计划执行或执行必要的调整。无论是项目机构,还是项目群体,都应该把项目评估当成自己项目工作的一部分,而且要积极参与评估的设计、执行和结果分析及展示。

除了作为项目过程的一部分而有计划地对项目进行评估外,在一些特殊情况下,也可以对项目进行评估,如当项目出现危机的时候,或项目实施的外部条件和环境出现危机的时候,或是当项目中出现大的很明显的问题的时候等等,都可以根据需要对项目进行评估。

二、目的和意义

参与式评估与传统评估最大的区别即参与式评估不仅要求项目外部人员包括项目专家、项目实施机构的评估,更重要的是它要求项目内部人员即项目最终受益群体的参与。比如评估关于农村残疾人社会融合的项目,评估主体既要有项目专家和当地残联等机构,更重要的评估主体是当地残疾人。因此,参与式评估的目的和意义在于:

(一)多角度评估项目的实施情况

从参与式评估的结果可以看到不同群体对项目的评价,项目专家从专业角度对项目提出评价,项目实施机构从实施和管理项目的角度进行评估,项目受益群体可以对项目目标的实现提供最真实的评价。因此,参与式评估可以从多角度了解到项目的实施情况,从而可以从不同方面对项目的继续实施进行调整。

(二)实现项目受益群体在项目中的全程参与

发展项目强调受益群体的参与,在项目前期准备的实施过程中,项目受益群要参与其中。评估虽然不是实现项目目标的直接手段,却是保证项目目标按计划实现的重要方法。因此,参与式评估中的项目受益群体的参与实现了他们在项目中的全程参与。

(三)实现项目受益群体的能力建设

发展项目的目标之一是提高项目受益群体的发展能力。通过参与式评估,项目受益群体不仅对项目有了全面的了解和反思,他们在评估中还应该对项目的完善提出自己的建议,从而把项目受益群体从被动的受益者转化成主动的参与者,对他们的能力建设有很大帮助。

三、针对社区和残疾人的内容和方法

(一)农村残疾人社会融合项目中使用参与式方法的原因

参与式发展理论及在其指导下形成的参与式工作方法是农村残疾人社会融合试点项目在设计、实施过程中应用的主要方法(图1-4-9)。

参与式方法是一种在所有参与者之间的分享学习的途径,它的主要含义是将决策权利移交给当地人,在没有过多外界机构干预下,加强当地人的规划能力和自我发展能力,这已经被许多国际、国内的发展项目证明为一种行之有效的方法。在残疾人社会融合项目中,参与式发展理论及方法可以使外来组织和当地人一起制定规划,让社区领导和非残疾人在社区发展规划过程中增强残疾人意识,倾听残疾人心声,针对农村残疾人的需求实施适当的帮助,通过社区改变,来实现残疾人社会融合。

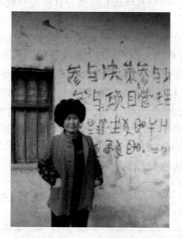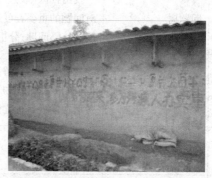

图1-4-9 四川省越西县农村残疾人社会融合试点项目参与式宣传标语

(二)残疾人社会融合现状评估过程与方法汇总

表1-4-6是一个农村残疾人社会融合试点项目参与式评估的步骤、方法和主要内容的汇总情况。

表1-4-6 农村残疾人社会融合参与式评估设计表

步　骤	工具和方法	内　容
获得社区及社区残疾人的基本情况	社区管理者集体访谈	村庄的经济情况、自然条件、医疗卫生教育、生产生活、民风民俗等;村庄帮助残疾人家庭的方式
	农事活动季节历	农户一年中各阶段生产活动具体情况
	二手资料查阅(报告、文件、书、统计资料、地图、照片等)	村委会关于社区基本情况的报告、文件、书、统计资料、地图、照片等
	农户每日活动图	农户一天中作息时间、日常活动安排等
	社区资源图	社区的基础设施、地物信息以及自然资源
	社区图	社区内主要街道、所有居户、残疾人家庭的相对位置,社区内主要公共服务设施如村委会、学校等的分布
	土地利用剖面图	社区土地地势、坡度、土壤结构和利用类型
	社区贫富排队	社区贫富差距状况、每个农户尤其是残疾人在社区贫富状况中的位置、社区贫富划分标准

(续表)

步　骤	工具和方法	内　　容
参与分析	社区机构联系图	社区与各种机构和组织的关系、社区各参与主体在社区主要活动中的参与内容和形式、各个参与群体的利益期望等
	农户社会网络图	单个农户(残疾人户)与各机构和组织及其他农户联系的方式和内容
问题分析 潜力分析	问题树	找出社区(农户－残疾人户)发展存在的各种问题并进行分类;对问题的重要程度进行排序,找出影响社区(农户－残疾人户)发展的核心问题;分析村庄可以利用的资源和存在的优势
目标分析	目标树	通过分析如何解决存在的问题,设想问题解决后的状况,确定社区(农户－残疾人户)发展的主要目标,得到一个较综合而准确的各潜在发展目标之间的关系图景
发展方案选择	SWOT 分析	分析社区(农户－残疾人户)发展各主题的优势、劣势、机遇和风险
形成项目和社区行动方案	参与式研讨会	

四、评估社区康复项目

"H"型评价图:传统的评估方法过多地关注于技术层面,忽视发展项目活动对社区尤其是当地残疾人在社会、生活等方面带来的长期影响。"H"型评价是一种评估方法,它用可视形象化和民主评议的方法,调动群众和残疾人参与对发展活动效果的讨论、分析,以打分和定性描述相结合的形式开展对特定项目活动或机构等对象的评价(图 1 - 4 - 10、表 1 - 4 - 7)。

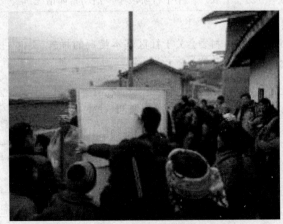

图 1 - 4 - 10　四川省越西县村民利用
"H"型评价图评估社区康复项目

表1-4-7 "H"型评估图表

不满意 ☹	1	2	3	4	5	6	7	8	9	10	满意 ☺
– – – –	平均分： 建议： – –										– – – –

（一）目的

（1）客观、真实地对评估对象开展定性的分析。

（2）对评估对象开展定量的评价。

（二）工具

工具包括大纸、记号笔、卡片、胶带、图钉等。

（三）步骤

（1）组织包括不同身份、不同残疾类型、不同性别在内的评估小组。

（2）详细说明讨论的目的、方法、步骤、意义等内容。

（3）由主持人协助大家讨论，明确需要进行评估的内容。

（4）将大纸折为两竖一横，然后展开粘在墙上，按折印画出"H"型，将纸分为四个空间。左面写缺点、问题，右面写优点、成绩。中间的上方写讨论题目和大家打分的平均数，下方写改进建议。中央的隔离线的左端上标"0"分，右端标"10"分，也可以分别画上哭脸、笑脸表示"非常不满意"和"非常满意"。

（5）可以首先请参加座谈的群众上来打分，然后请大家讨论发展活动的优点/成绩、缺点/问题，把大家交流的信息内容逐一写到大纸的适当位置上。

（6）对写出的文字内容进行充分讨论并与所有参与者核实，如果大家对自己的打分没有变动，可以计算、写出平均分。

（7）最后针对缺点、问题，讨论并写出改进建议。

（8）与所有参与者回顾、总结。

（9）标注制作时间、地点、参与者信息等内容。

（四）注意事项

（1）主持人一定要保持中立，不能用先入为主的观点影响评估。

（2）鼓励大家独立思考，行使自己的民主权利。

（3）可以通过有针对性的提问及写卡片的形式避免少数人主导讨论过程。

（4）尽量在安静、不受打扰的环境里打分，如果条件不具备，可以把大纸钉在一个板子上，背朝大家，让人们一个一个到板子后面打分。

如果发现群众一开始不好意思打分，也可以引导大家先谈缺点、问题，或先摆优点、成绩，然后，在全面讨论、分析、评价的基础上，请大家先后上来打分，计算、写出平均分。

（刘林）

思考题

1. 社区康复管理周期四个阶段的主要内容是什么?
2. 逻辑框架主要原则是什么?
3. 使用参与式评估的原因和方法是什么?
4. 什么是"H"型评估图?

第二篇

社区理学疗法

第一章　社区理学疗法的概论

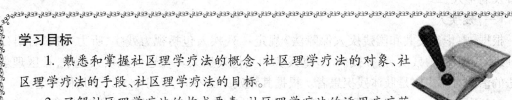

学习目标

1. 熟悉和掌握社区理学疗法的概念、社区理学疗法的对象、社区理学疗法的手段、社区理学疗法的目标。

2. 了解社区理学疗法的构成要素、社区理学疗法的适用疾病范围、我国社区理学疗法的现状。

随着社会的发展,生活质量的不断提高,人们在享受着科技带给我们舒适和便利的物质生活的同时,身体的健康也经受着前所未有的挑战。以心脑血管疾病为例,据 2010 年《中国卫生统计提要》数据,心脑血管疾病导致死亡人数已超过全国总死亡人数的 40%,而且发病率持续增加,且致残率和死亡率更高,现在生存的患者多达 500 万~700 万人,其中 2/3 有不同程度的残疾,并因此丧失劳动力,甚至丧失自理能力。每年直接医疗支出多达 97.5 亿元。在这些伤残的患者中,由于康复治疗条件或经济水平的差异,大多数人在接受了普通的临床治疗后,未经系统的康复训练便终止了治疗,并在终身存在功能障碍的情况下生活,从心理和经济等方面给个人、家庭和社会都带来沉重打击和负担。

为恢复残疾人的生存权利,减轻家庭和社会负担,国外于 19 世纪提出了康复的概念,随着其理念的不断发展,提出了社区康复的概念,并获得了较好的效果。我国于 20 世纪 80 年代将这一理念引入国内并广泛推广,目前已经初步形成了社会化工作体系。在这个体系中,社区理学疗法作为重要组成部分之一,为残疾人的功能康复和再造起到了不可替代的作用。

第一节　社区理学疗法的概念

根据 1994 年世界卫生组织、联合国教科文组织、国际劳工组织联合发表的《关于残疾人社区康复的联合意见书》,社区康复产生了如下的新定义:"社区康复是社区发展计划中的一项康复策略,其目的是使所有残疾人享有康复服务,实现机会均等、充分参与的目标。社区康复的实施要依靠残疾人、残疾人亲友、残疾人所在的社区以及卫生、教育、劳动就业、社会保障等相关部门的共同努力。"

根据世界卫生组织的定义,我们可以将社区理学疗法定义如下:

社区理学疗法是一门指导患者在结束临床治疗后,回到原社区中进行的一种康复治疗方法,通过采取治疗体操和其他运动方式以及外加电疗、按摩、热疗等物理手段,帮助患者恢复、增强、提高其参与社会、适应环境、提高生活质量的能力,减轻或纠正病理状态,促进或保持健康。

社区理学疗法的最终目的是使不同程度丧失生活自理和劳动能力的患者提高生活质量,使其成为家庭和社会的主动角色,而不是被动成为他人和社会的负担。

一、社区理学疗法的对象

作为社区康复的重要组成部分,社区理学疗法主要面对的治疗对象包括残疾人、慢性病患者及老年人。

(一)残疾人

根据《中华人民共和国残疾人保障法》规定:"残疾人包括视力残疾、听力残疾、言语残疾、肢体残疾、智力残疾、精神残疾、多重残疾和其他残疾人。"在这些残疾人士中,社区理学疗法的治疗对象主要是肢体残疾患者。根据其致残原因不同,又可分为以下几种类型:

(1)因脑卒中(stroke)或颅脑损伤(traumatic brain injury,TBI)造成的偏瘫患者。

(2)骨关节损伤和周围神经损伤(peripheral nerve injury)的患者。

(3)因脊髓损伤(spina cord injury,SCI)造成的截瘫患者。

(4)肌萎缩侧索硬化症(amyotrophic lateral sclerosis,ALS)患者。

(5)截肢(amputation)患者。

(6)脑瘫(cerebral palsy,CP)患者。

除上述情况外,社区理学疗法的治疗对象还可包括部分智力残疾和精神残疾的患者,如老年痴呆(Alzheimer's disease,AD)和孤独症(autism)患者等。

(二)慢性病患者

慢性病,也被称为慢性非传染性疾病,是一种由于多因素长期影响造成的慢性疾病。在社区中,理学疗法可治疗的常见慢性病包括:

(1)心脑血管疾病:包括高血压(hypertension)、冠心病、脑卒中。

(2)代谢性疾病:如糖尿病(diabetes mellitus)。

(3)呼吸系统疾病:包括慢性阻塞性肺疾患(chronic obstructive pulmonary disease,COPD)、慢性支气管炎等。

(4)各种原因造成的慢性疼痛:如颈椎病(cervical spondylosis)、肩周炎(adhesive capsulitis)、慢性腰痛等。

(三)老年人

随着我国老龄化不断加剧,越来越多的老年人因各种老年病而需要社区理学疗法的治疗,其中,常见的老年性疾病包括冠心病、高血压、糖尿病、骨关节病(osteoarthrosis,OA)、骨质疏松症、老年慢性支气管炎、帕金森病(Parkinson disease,PD)、老年痴呆等。

二、社区理学疗法的手段

由于条件所限,在社区进行的理学疗法不可能像专业医疗机构一样具有各种尖端治疗仪器,因此,我们可以通过一些简易的治疗仪器或自制的工具,因地制宜地进行理学疗法训练,如进行治疗性体操,采取手法进行训练、按摩,使用自助具或通过简易的理疗仪进行一些电疗、热疗等理疗活动。同时,社区理学疗法强调患者及其家庭的主动参与,在治疗过程中通过激发患者及其亲属参与康复计划制定及实施的热情,使患者主动开展治疗训练活动。

三、社区理学疗法的目标

在进行理学疗法的过程中，由于患者的病因不同，造成的残障状况也大有不同。同时，因患者的背景、家庭经济条件和自身期望不同，也会对治疗目的产生影响。所以我们在为患者制定治疗目时，要做到因人施治。但在我们设定治疗目的的过程中，一定要自始至终遵循一个最终目标，就是使不同程度丧失生活自理和劳动能力的患者在接受治疗后，提高生活质量，使其成为家庭和社会的主动角色，而不是被动成为他人和社会的负担。

（李晏龙）

第二节　社区理学疗法的构成要素

一、社区概念及构成要素

"社区"一词，源于德国胜尼斯 1887 年所著《社区与社会》一书。胜尼斯认为社区是社会的理想类型。理论界关于"社区"的定义多达 76 种。因无明文规定，连专家都很难说清社区组织的定位和性质。

通常认为，社区是若干社会群体（家庭、氏族）或社会组织（机关、团体）聚集在某一地域里所形成的一个生活上相互关联的大集体，是宏观社会的缩影（微观"社会"），包含了社会有机体最基本的内容，其构成的要素有以下五个：

（1）有聚居的一群人：人口是构成社区的主体。

（2）有一定的地域：地理环境是社区得以存在的客观前提。它包括社区的地理条件和物产、矿藏等资源条件。

（3）有一定的生活服务设施，以满足居民的物质需要和精神需要：经济是社区赖以维持生计的要素。它包括作为社区营生基础的物质生产和提供社区日常生活消费的各种服务。

（4）居民群之间发生种种社会关系：它是广泛包括各种信仰、规范、制度、习俗等等的体系。

（5）为谋求规章制度的具体落实，产生各种社会群体和机构：在我国，城市社区一般是指街道，农村社区一般指乡镇。

二、社区理学疗法的构成要素

（1）社区的人力：提供康复服务的核心力量。

（2）尽可能利用社区原有的卫生保健和民政工作网点为基础：进行理学疗法治疗。

（3）使用简化的适宜的技术：因陋就简、因地制宜，在社区和家庭条件下可以发挥作用。

（4）有转诊和支持系统：由康复中心（医院、研究所）作为技术支持和后盾，解决复杂的康复医疗、咨询、培训等问题。

（5）全面康复：在社区对残疾人进行身体的、精神的、教育的、职业的和社会生活等方面的训练，以求提高患者参与社会、适应环境、提高生活质量的能力。

（朱晓敏）

第三节　社区理学疗法的特点、性质和目的

社区理学疗法(CBR)是符合我国国情的康复事业发展模式,是实现 2015 年残疾人"人人享有康复服务"战略目标的主要策略,是所有康复重点工程的落脚点,是满足广大残疾人基本康复需求的主要途径。

"十五"期间,将残疾人社区理学疗法纳入社区建设中,采取社会化方式向广大残疾人提供基本的康复服务。康复服务工作实施面在市辖区达到 621 个,在县(市)达到 1 086 个。实践证明,社区理学疗法是实现残疾人机会均等、充分参与、消除贫困、改善残疾人状况的基本手段。

一、社区理学疗法的特点

社区理学疗法是指以社区为基地开展残疾人康复工作。它是一种康复方式和制度,与过去一向实行的"医院康复"完全不同,有着自己的特点:

(1)社区为基地,由社区组织领导、社区参与。

社区康复不是在医院和康复中心进行,而是在社区范围内进行。

社区康复是社区经济和社会发展事业的一个组成部分,因此,由社区负责计划、组织和领导,全社区参与,给予支持,主要依靠社区资源(人力、物力、财力)开展社区残疾人的康复服务。

(2)依靠社区康复原有的卫生保健、社会保障、社会服务网络,协力开展康复服务。

社区康复既是一项社区的卫生保健工作,又是一项社区的民政福利的社会服务工作,要求社区的卫生、民政、社会服务等部门共同参与,密切配合,形成全力,开展工作。

(3)按照全面康复的方针,为社区残疾人提供医疗、教育、职业、社会等方面的康复服务。

在执行这一方针时,一方面充分发挥社区的潜力,在社区所能及的范围内,尽量为残疾人进行身心的功能训练,帮助上学和就业,促进残疾人回归社会,融入社会,也是充分利用专业的康复中心,康复医院,康复机构和省、市、县的残疾人康复服务指导中心(部、站)的帮助,尽量使社区的残疾人得到全面康复。

(4)使用社区的康复技术,简便廉效,因地制宜,就地取材。在我国还十分重视应用中医药和民间方法促进功能的康复。

大城市、大医院、大中心复杂的和高级的康复技术,要求有专门的、昂贵的器材和熟练的专业人员操作指导,不适宜于社区使用。只有应用简便、方便、易得而又有效的康复技术,才适用于家庭和社区训练。此外,应充分利用中药、针灸、推拿、按摩、太极拳等传统方法促进功能恢复。

(5)充分发挥残疾人本人、残疾人家庭和残疾人的组织(如残联、残疾人协会等)在康复中的作用。

在医院康复中,起主导作用的是医务人员(虽然也重视发挥残疾人的积极性),而在社区康复中,残疾人和家属、残疾人组织代表参与决策、计划和实施,起了十分重要的作用。只有充分发挥他们的作用,社区康复才能真正有针对性地做到"按需康复",为残疾人办实事,解

决他们的实际困难。也只有这样,才能充分调动残疾人康复的积极性,使计划能很好地完成。

二、社区理学疗法的性质和目的

社区理学疗法的性质:是社区发展计划的一个组成部分,由于这一计划关系到用较新和较好的方法来解决残疾人的康复问题,所以它是一项社区发展的战略性计划,应该纳入社区本身经济和社会发展范畴之内。

社区康复的目的包括3项:

(1)使残疾人身心得到康复:通过康复训练和给予辅助用具用品使残疾人生活能够自理,能够在周围活动(包括步行或用轮椅代步),能够与人互相沟通和交流。

(2)使残疾人能享受均等的机会:主要是指平等地享受入学和就业的机会。学龄残疾儿童能够上学,青壮年残疾人在力所能及范围内能够就业。

(3)使残疾人能成为社会平等的一员:融入社会,不受歧视,不受孤立和隔离,不与社会分开,残疾人能得到必要的方便条件和支持以参加社会生活。

社区康复的依靠力量:康复计划的拟计和实施,要依靠三股力量,当然,主要依靠社区的领导和组织,依靠社区的群众和团体,也要依靠有关的政府部门(包括卫生、教育、人事、民政和社会服务等部门),还要依靠残疾人本人和他们的家庭。三股力量联合起来,通力合作,社区康复的任务才能完成。

(朱晓敏)

第四节 社区理学疗法的适用疾病范围

社区理学疗法服务的对象和适用疾病的范围大致可包括:中枢神经系统疾病、骨科疾病、内脏器官疾病(如呼吸器官疾病、循环器官疾病、代谢疾病等)、肌肉系统疾病、体育外伤后功能障碍、其他疾病等。

一、神经系统疾病

1. 脑卒中 理学疗法治疗脑卒中的目的是为了促进偏瘫侧肢体运动功能的恢复;改善和提高转移动作的能力;预防及治疗废用综合征和并发症;治疗中强调抑制异常运动模式,促进正常运动模式的恢复;调动患者积极性,给予患者心理支持;提高日常生活活动(activities of daily living,ADL)能力等。

2. 颅脑损伤(TBI) 脑外伤后瘫痪属中枢神经性运动功能障碍。理学疗法主要针对肢体偏瘫运动功能障碍进行治疗,具体处理基本同脑卒中。根据脑外伤的发病机制,会呈现出多种多样的功能障碍表现,如运动功能障碍、认知功能障碍、言语功能障碍等等。在实施理学疗法时,有必要与其他专业配合,采用统合性的康复治疗措施为佳。

3. 脑肿瘤(brain tumour) 脑肿瘤手术后可能出现中枢神经性肢体瘫痪(偏瘫多见),要据临床需要配合理学疗法。理学疗法治疗以脑卒中偏瘫的运动治疗原则为基础,治疗方法基本相同。

4. 小儿脑瘫(CP) 小儿脑瘫早期治疗效果较好。治疗时应针对患儿的整体情况,制定治疗计划,按小儿运动发育规律,结合功能性活动进行训练。训练最好利用玩具,在游戏中进行,患儿易于接受,可提高训练效果。治疗中应利用各种反射的正常化,引出正常的运动模式和姿势,逐渐让患儿获得正常的运动功能。

5. 脊髓损伤(SCI)　SCI依脊髓损害平面高低不同,可有严重程度不同的肢体瘫痪表现,形成截瘫或四肢瘫。理学疗法治疗的目的,在于促进瘫痪肢体功能的恢复或代偿,使患者能重新移动身体活动,提高ADL能力,同时预防废用综合征及各种并发症,促进患者早日回归家庭或社会生活。

6. 周围神经疾患　周围神经可因炎症、中毒、缺血、营养缺乏、代谢障碍、外伤等多种原因引起疾病和损伤,造成功能障碍。由炎症引起的神经损伤常称神经炎,由外伤引起的神经损伤常称周围神经损伤。

周围神经疾患主要表现为:肢体运动障碍、感觉异常、反射异常、自主神经功能障碍等,并常常伴有水肿、挛缩等并发症。

针对周围神经疾患,临床治疗方法主要有药物、手术及康复治疗等。从理学疗法出发,康复治疗目的主要在于减轻疼痛;预防与解除肌肉肌腱挛缩、关节挛缩;防止肌肉萎缩,增强肌力;恢复运动及感觉功能;提高患者的生活和工作能力。

7. 帕金森病(PD)　这类患者临床上主要表现为:震颤、肌肉强直、行走动作不协调、语言构音障碍、表情呆板呈面具脸、自主神经功能紊乱、心理障碍等。

理学疗法应与临床治疗相配合,防止运动功能障碍加重;尽量让患者多做适宜的肢体活动,改善其运动功能;防止运动;防止其废用综合征发生;提高其ADL功能。

8. 急性感染性多发性神经根炎(Guillain – Barre syndrome)　此病是一种神经脱髓鞘疾患,急性发病,肢体瘫痪往往始于下肢,然后逐渐上升。患者常述渐进性无力,可有某些感觉障碍,有的病例病后遗有乏力或瘫痪,但多无感觉障碍。

本病多采用综合治疗方法。从理学疗法考虑可从以下方面入手:早期良好体位的摆放,防止肌肉萎缩及关节挛缩,对呼吸肌受累患者进行呼吸训练及排痰训练,应用矫形器,施行维持及增大关节活动训练,克服肌肉短缩训练,渐进性站立、行走功能恢复性训练。

9. 脊髓灰质炎(poliomyelitis)　脊髓灰质炎又称小儿麻痹症,是由病毒引起的传染病,病变主要在脊髓的前角运动细胞。临床主要表现为弛缓性肢体瘫痪。

理学疗法康复治疗重点在于:早期注意肢体良好位置摆放,防止肢体畸形发生;防止肌肉萎缩;促进瘫痪恢复。恢复期和后遗症期重点在于:增强肌肉力量,防止肌肉萎缩、软组织挛缩、关节挛缩,应用矫形器,预防肢体畸形,提高肢体活动能力,配合临床手术治疗进行运动功能训练,提高日常生活及工作能力。

10. 多发性硬化症(multiple sclerosis, MS)　此病是一种青壮年多发的中枢神经系统脱髓鞘疾病。主要临床表现为运动和感觉功能障碍、脑神经和言语功能障碍及神经症状。

理学疗法治疗重点在于配合临床药物治疗给予运动功能训练,包括:维持和改善关节活动度,缓解肌肉痉挛,增进平衡和协调性训练,站立行走训练等。

二、骨科疾病

1. 骨折(fracture)　骨折的治疗目的是使骨折骨端正确对位,尽快愈合,因此,临床上针对骨折的治疗原则是复位、固定和功能锻炼。

理学疗法治疗骨折的要点在于配合临床治疗,同时训练患者达到:保持骨折对位稳定良好,促进骨折愈合;防止及消除肢体肿胀;恢复关节活动;防止肌肉萎缩,增强肌力;恢复肢体活动功能。

2. 截肢与假肢(amputation and prosthesis)　因为肢体的严重创伤、炎症、恶性肿瘤、各种原因引起的肢体坏死、先天畸形等诸多因素可造成患者截肢,形成肢体运动功能障碍,装配假肢是一项重要的康复措施,可以代偿截肢造成的肢体功能障碍。

理学疗法对截肢患者的治疗要点在于:配合临床治疗,防止截肢断端肿胀;防止关节挛缩,维持及增大关节活动范围,为装配使用假肢创造条件;增强残端肌力;训练患者使用假肢。

3. 关节炎(arthritis)　此病是临床上较为常见的疾患,常伴有关节疼痛和渐进性的功能障碍。通常分为两大类:炎性关节炎如类风湿关节炎(rheumatoid arthritis,RA)、强直性脊柱炎(ankylosing spondylitis,AS)和非炎性关节炎如骨关节炎(osteoarthritis,OA)等。

理学疗法可配合临床治疗加以应用,治疗要点在于:缓解疼痛,增强关节周围肌力,维持或增进关节活动范围,提高 ADL 能力。

4. 肩周炎　此病又叫冻结肩(frozen shoulder)、粘连性肩关节囊炎、五十肩等等。发病原因是肩关节周围肌肉、肌腱、滑囊及关节囊的慢性损伤性炎症。急性期肩部疼痛剧烈,缓解期肩关节活动受限及肩周肌肉萎缩。

肩周炎在临床上采取综合疗法,如药物、局部封闭、针灸、推拿、理疗等。理学疗法也是重要的治疗措施之一,急性期应以止痛为主,缓解期应以保持关节活动为主,可采用主动运动、放松摆动运动、滑轮运动等训练方法。

5. 颈椎病　颈椎病是由于颈脊神经、颈髓、椎动脉和交感神经受到刺激或压迫而出现一系列症状的综合征。可分多种类型,其中以神经根型为最多见,占50%~60%。患者主要表现为颈肩痛、上肢放射痛及颈部活动受限等。

临床治疗可采用药物、颈椎牵引、理疗、手术等。理学疗法可作为综合治疗手段之一,主要进行颈部活动训练,增强颈部肌力训练、改善体位活动、应用颈托等。

6. 腰椎间盘突出症(herniation of lumbar disc,HLD)　下腰痛是临床常见的病患,而其中最主要的疾病是腰椎间盘突出症。这是一种因腰椎间盘变性、纤维环破裂、椎间盘髓核突出刺激或压迫了神经根、马尾神经而以腰痛、腿部放射痛为主要表现的综合征。

对于腰椎间盘突出症,临床治疗方法很多,如卧床制动、药物应用、骨盆牵引、理疗、推拿、封闭、髓核化学溶解、激光治疗、手术等。而理学疗法作为综合疗法之一,可进行如下治疗:腰背肌、腹肌训练,治疗体操,应用围腰,合理的运动姿势及腰痛防治教育和训练等。

7. 全髋、膝人工关节置换(total hip replacement,THR and knee replacement,TKR)　髋、膝人工关节置换手术是治疗髋膝关节疾患、重建关节功能的重要手术疗法,但手术后关节功能是否能够顺利恢复,理学疗法的应用则是关键所在。

理学疗法所要做的主要工作是配合手术制定训练计划,按训练程序循序渐进训练患肢活动功能,实施运动训练如床上活动、坐位练习、站立练习、步行练习、踏车练习、ADL 肢体活动练习、行走中的正确步态练习等。

三、内脏器官疾病

1. 急性心肌梗死(acute myocardial infarction,AMI)　急性心肌梗死可引起患者心前区疼痛、呼吸困难、疲乏软弱、脑部缺血和一系列左右心功能不全的症状,是一种临床上较为常见的疾病,医生们已有丰富的治疗经验。

理学疗法可以作为全面治疗当中的一项重要内容,可改善患者的心脏功能,减轻死亡率和再发率,提高患者的生活能力和社会参与能力。

2. 慢性阻塞性肺疾患(COPD) 慢性阻塞性肺疾患指肺气肿、慢性气管炎等一系列以慢性呼吸道阻塞、呼吸气流减少为特征的呼吸道疾病。

除临床治疗以外,理学疗法在 COPD 的康复治疗中有重要价值。理学疗法要做的工作主要是对患者的呼吸训练,协助患者进行咳嗽、排痰训练,体力增强训练,防止卧床综合征训练等。

3. 糖尿病 糖尿病是以血糖升高为特征的疾病。治疗重点是控制血糖水平,控制危险因素,保护及恢复运动和身体活动能力。

理学疗法在糖尿病康复治疗中有重要价值。此疗法的治疗作用在于有利于糖代谢,可降低血糖;促进血中脂质的利用,改善患者的血脂代谢;改善中枢神经的调节功能,加强体内新陈代谢功能,减轻精神紧张及焦虑,消除抑郁状态;改善心功能;预防并发症等。

4. 高血压病 高血压病是以动脉压升高为特征,后期可伴有心、脑、肾并发症的全身性疾病。

高血压病康复治疗的目的主要是使血压下降接近正常范围,防止心脑血管并发症,减少单纯药物降压的副作用,提高生活质量。可理学疗法配合临床治疗。运动多采用步行、慢跑、骑自行车、体操等形式。

四、肌肉系统疾病

常见的为肌营养不良(myodystrophia)症。患者表现为进行性肌萎缩和肌力下降。

理学疗法重点在于控制关节挛缩、变形的加重,保护并合理利用患者的肌力和关节活动度,训练患者的身体移动、起立及生活活动能力,加强心肺功能管理,预防并发症,尽量提高综合的生活能力。

五、体育外伤后功能障碍及其他障碍

1. 体育外伤后功能障碍 理学疗法的目的在于促进损伤组织尽快恢复,减轻疼痛,促进运动功能恢复,防止关节活动度受限及关节挛缩,防止肌肉萎缩,合理使用矫形器等。总之,要保护运动功能良好恢复,防止任何并发症及后遗症的出现。

2. 烧伤(burn) 理学疗法的主要目的在于:预防瘢痕形成,防止关节挛缩及肢体畸形,保护肌肉力量,维持关节活动度,恢复日常生活活动能力。

(马科)

第五节 我国社区理学疗法的现状

现今我国对康复需求最大的是肢体残疾患者。肢体残疾前五位致残原因分别是:脑血管疾病、骨关节病、外伤、其他原因、脊髓疾病。残疾发现时间在 65 ~ 69 岁之间的人群比例最大。

医生对患者作出相关评定后,依据患者情况选择康复方式:机构康复、延伸服务(上门服

务）、社区和家庭康复。依相关数据显示:在康复形式上,54.85%的残疾人需要机构式康复,38.20%的残疾人需要社区和家庭康复,6.95%的残疾人需要延伸服务(上门服务)。在康复内容方面,41.06%的残疾人需要医疗服务,30.70%的残疾人需要康复训练与服务,28.24%的残疾人需要辅助器具。

各类残疾人群康复需求不同。脑血管疾病和骨关节病是肢体残疾人的最主要致残原因,其中脑血管疾病致残人群以轻中度残疾为主,主要康复形式为机构康复、社区和家庭服务,康复内容以医疗服务、康复训练为主;骨关节病致残人群以轻度残疾为主,主要康复形式为机构康复,康复内容以医疗服务、辅助器具为主。

肢体残疾人中主要是单纯的肢体残疾,其中老年人居多,性别差异不大。由于人口平均寿命的增加,"4-2-1"家庭结构的出现,我国人口老龄化进程正在加快,60岁以上老年人口已达1.3亿,进入老年型国家。老年人口还以年均3.2%的速度增长,所占比例继续增加。未来肢体残疾人中,老年人口的构成比将不断增加。由于老年人疾病的特点是患病率高、合并症多、致残率高,随着老年人口的增加,残疾人口的绝对数量也会呈现增加的趋势,对肢体残疾人的保障需求便更高。因此,加强老年人健康管理,防治中老年疾病,提高老年康复水平,对预防和减少肢体残疾的发生很重要。轻中度肢体残疾人占多数,加大对这一人群的康复管理,对改变肢体残疾人的状况也是必要的。

残疾人的主要需求与接受的服务具有持续性特点,甚至需要维持终生。56.80%的肢体残疾人曾接受过医疗服务,32.41%的残疾人仍然需要医疗服务与救助。残疾人的主要需求与曾接受过的服务存在一定差距。除医疗服务、辅助器具和无障碍设施,残疾人的主要需求比例高于残疾人曾接受过的服务比例,需要加大残疾人的康复工作力度,以更好地满足残疾人的康复需求。

肢体残疾人存在许多功能障碍,需要通过医疗服务得到解决,医疗服务与救助方面的需求和曾接受过的医疗服务比较高。肢体残疾人本人的康复训练需求量与医生评定的需求量相一致,但得到的康复服务量不能满足对康复训练的需求。目前辅助器具基本能满足残疾人的需求。

卒中是迄今为止引起人类死亡的前三位原因之一。近年来多数调查结果显示,卒中是我国居民的第二位的死亡原因。在我国,卒中每年发病率为150/10万,死亡率为120/10万。以此计算,我国每年有接近200万新发的卒中患者,每年有约150万人死于卒中,而生存的卒中患者达500万~700万人,其中60%~80%的患者遗留有不同程度的神经功能缺损,近40%的患者生活不能自理,且随着年龄的增加指数上升,给社会和家庭造成沉重的负担。

随着医疗科学的进步,卒中的治疗手段在不断更新,新的治疗手段不断涌现。对卒中患者进行有效的康复治疗,使患者生活质量有效改善,最大限度地回归社会,已经被全世界所认可。

在卒中患者及看护人对康复治疗的具体了解程度的相关调查中,只有9.7%的患者和9.3%的看护人表示很了解或比较了解康复治疗,其余绝大部分患者及看护人对康复治疗是一知半解或一点都不了解。

认为什么属于康复治疗,在相关调查中,分别有82.8%的患者和87.6%的看护人认为正规康复训练是康复治疗的范畴,同时把传统的中医、中药甚至气功等都认为是康复治疗手段的分别占70%左右。这也是从另一个侧面说明大多数人对于康复治疗仍处在不了解的状态。

关于在住院期间是否接受过正规康复治疗,有21.7%的卒中患者表示在住院期间曾经接受过正规康复治疗,78.3%的患者表示在住院期间未曾接受过康复治疗。而住院期间未康复的原因,按照所占比例从高到低分别为:不知道有康复治疗、所在医院不能提供康复治疗、康复费用较昂贵、认为康复对病情毫无用处等。

调查显示,有超过60%的患者和看护人希望在社区医院进行康复,其次依次为到大医院或康复中心、由医生上门在家中辅导或去私人开设的诊所进行康复。

关于在社区是否开展过康复活动:虽然大多数人希望在社区进行康复治疗,但是调查显示,在社区进行过康复治疗活动的患者及看护人分别占34.4%及42.0%,这与其他调查研究结果基本一致。其他人未进行康复治疗的原因,据调查,比例从高到低分别为:患者方面:不知道哪里能够提供康复,占41.9%;认为康复毫无帮助,占34.1%;从来就不知道康复,占34.1%;康复虽有作用,但费用昂贵,占33.1%;无人陪同,占26.8%。看护人方面:无人陪同,占61%;距离遥远,不方便,占51.6%;康复虽有作用,但费用昂贵,占46.2%;患者本人拒绝,占27.3%;认为康复毫无帮助,占26.7%。

如何能使在卒中后存活下来的患者最大程度地回归社会,是摆在我们面前的巨大问题。多项国内、国际研究已经证明,康复尤其是早期康复,是卒中后的一种有效治疗手段。了解公众对康复的认知,对今后的医疗保健宣传、社区康复的开展,均有一定的指导意义。

虽然对康复治疗的了解程度比较低,但绝大部分患者及看护人仍对康复治疗有迫切的愿望。约82.6%的患者、82.3%的看护人希望能够在社区进行康复的又分别占78.9%和76.5%。通过这些数据,我们不难看出,社区康复治疗存在着非常广阔的前景,由于其具有就近治疗、方便、费用低、服务范围广等特点,受到广大患者及看护人的期待。国外有研究证实,出院后进行社区康复治疗的患者比未进行社区康复治疗的患者其状况有显著改善,满意度更高。

总之,社区居民对卒中康复治疗的认识还处在极度缺乏的状态,对康复治疗的相关知识同样认识有限;社区康复治疗开展情况仍不够普及。调查也显示出,即使是在对康复知识极不了解的情况下,绝大多数患者及其看护人仍对康复治疗抱有迫切的愿望,希望接受就近开展、费用能够承受的治疗。这也给我们提示,未来我们需要做的不仅是大力宣传卒中后康复治疗的相关知识,尽快开展、普及社区康复,发展相关的社区康复适宜技术也是当务之急。

(刘惠林)

思考题

　　1. 什么是社区理学疗法学?

　　2. 社区理学疗法学的对象包括哪些?

　　3. 理解社区理学疗法的构成要素有哪些?

　　4. 社区理学疗法的特点是什么?

第二章　社区理学疗法技术

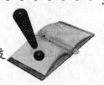

教学目标

　　熟悉、掌握康复对象在日常生活中有哪些具体问题、理学疗法技术在社区中的应用。

　　社区理学疗法技术是在社区层次上通过分析康复对象在日常生活中遇到的具体问题，合理运用基本康复方法来防治疾病、促进功能恢复的一门医学科学，是社区康复的重要组成部分。

第一节　康复对象在日常生活中的具体问题

一、康复对象在日常生活中的具体问题

　　1. 躯体障碍　运动障碍是指脑卒中引起的一侧或者双侧肢体障碍。例如，脑卒中引起的一侧或者双侧肢体障碍造成患者不能正常地进行穿脱衣服、进食、步行等。

　　2. 视觉障碍　指由于先天或后天原因导致视觉器官(眼球视觉神经、大脑视觉中心)之构造或功能发生部分或全部障碍，经治疗仍对外界事物无法做出正常的视觉辨识。例如，脑瘫患者因脑部受损引起的斜视、眼震、视力差、视野减少等。

　　3. 听力障碍　指听觉系统中的传音、感音以及对声音的综合分析的各级神经中枢发生器质性或功能性异常而导致听力出现不同程度的减退。例如，脑干性中枢性耳聋、皮质性耳聋。

　　4. 语言障碍　指语言的感受、理解、表达及交流过程的障碍。例如，脑卒中引起的失语、交流障碍，脑瘫患儿语言发育迟缓。

　　5. 精神障碍　指个体在发育成熟前(通常指 18 岁以前)，由于精神发育迟滞、智力发育障碍或受阻而导致的智力功能明显低于同龄水平，同时伴有社会适应困难为主要特征的一种综合征。例如，脑瘫患儿、孤独症。

　　6. 精神病　指严重的心理障碍，患者的认识、情感、意志、动作行为等心理活动均可出现持久的明显的异常；不能正常学习、工作、生活；动作行为难以被一般人理解；在病态心理的支配下，有自杀或攻击、伤害他人的动作行为。例如，精神分裂症。

　　7. 癫痫　是大脑神经元突发性异常放电，导致短暂的大脑功能障碍的一种慢性疾病。

例如,脑外伤或者开颅引起的姿势性癫痫。

二、发现问题

(一)ADL 的评定

一般采用 Barthel 指数进行评定。Barthel 指数评分方法是通过对进食、洗澡、修饰、穿衣、控制大便、控制小便、用厕、床椅转移、平地行走及上楼梯 10 项日常活动的独立程度打分的方法来区分等级的。

Barthel 指数评分结果:

正常,总分 100 分。60 分以上者为良,生活基本自理。60～41 分者为中度功能障碍,生活需要帮助。40～21 分者为重度功能障碍,生活依赖明显。20 分以下者为完全残疾,生活完全依赖。研究表明,Barthel 指数 40 分以上者,康复治疗效果最佳。

(二)理学疗法的评定

1. 关节活动度(rave of motion,ROM)　指一个关节的运动弧度。

(1)关节活动度评定的主要目的

①确定是否有关节活动受限,发现影响关节活动的原因。

②确定关节活动受限的程度。

③确定适宜的治疗目标,判定可能康复的程度。

④为选择适当的治疗方式、方法提供客观依据。

⑤客观测量关节活动范围的进展情况,以评定康复治疗、训练的效果。

⑥为患者及治疗师提供动力,为科研提供客观资料等。

(2)ROM 测量注意事项

①要测量的关节必须充分暴露,在对女性评定时,应准备单房间及更衣室。评定异性时,必须有第三者在场。

②要使患者精神沉着,要耐心说明,以使其采取轻松姿势。

③对基本轴的固定是很重要的。固定的位置应在关节的近位端或远位端,不能在关节处固定,角度计的轴应与关节的轴取得一致,不要妨碍轴的平行移动。

④用角度计要测量两次,即在活动的前后测量,并左右对照。

⑤对有两个关节肌(多关节肌)的关节,要充分考虑肌肉的影响。

⑥有关节痛时,要发现疼痛的范围并做记录,注意慢慢评定。

2. 徒手肌力检查(manual muscle testing,MMT)　肌力:指在肌肉骨骼系统负荷的情况下,肌肉维持姿势、启动或控制运动而产生一定的能力。主要由 Lovett 分级法评定。

Lovett 分级法标准:

5 级:能抗重力及最大阻力,完成全关节活动范围的运动。

4 级:能抗重力及轻度阻力,完成全关节活动范围的运动。

3 级:不施加阻力,能抗肢体重力,完成全关节活动范围的运动。

2 级:解除重力的影响,完成全关节活动范围的运动。

1 级:可触及肌肉的收缩,但不能引起关节的活动。

0 级:不能触及肌肉的收缩。

3. 耐力　耐力是指持续进行活动的能力;是衡量体力和健康状况的尺度。康复训练中将耐力分为肌肉耐力和心肺耐力。

(1)肌肉耐力:由无氧域和肌肉最大收缩力决定。

(2)心肺耐力:由最大摄氧量和代谢当量决定。一般情况下,最大摄氧量越多,代谢当量越高,心肺耐力越强。

4. 神经系统检查　神经系统在调节机体的活动中,对内外环境的各种刺激所产生的反应叫反射。反射是神经系统的基本活动方式,因此,神经系统检查主要是对神经反射的检查。

反射检查分为浅反射检查、深反射检查、病理反射检查。

浅反射:腹壁反射、提睾反射、跖反射、肛门反射。

深反射:上肢的反射:肱二头肌反射、肱三头肌反射、桡反射。

　　　　躯干的反射:胸大肌反射、腹肌反射。

　　　　下肢的反射:膝腱反射、跟腱反射、髌阵挛、踝阵挛。

病理反射:头面部的反射:吸吮反射、努嘴反射。

　　　　　上肢的反射:霍夫曼征、抓握反射、手掌下颌反射。

　　　　　下肢的反射:巴宾斯基征、奥本海姆征、戈登征、查多克征。

5. 感觉　感觉分为躯体感觉和内脏感觉两大类,其中躯体感觉是康复评定中最重要的部分。

躯体感觉主要包括浅感觉、深感觉和复合感觉。

(1)浅感觉:皮肤和黏膜的触觉、痛觉、温度觉和压觉。

(2)深感觉:是测试深部组织的感觉,包括关节觉、震动觉、深部触觉,即本体感觉。

(3)复合觉:皮肤定位觉、两点辨别觉、体表图形觉、实体觉、重量觉。

6. 肌张力　肌张力是维持身体各种姿势和正常活动的基础。主要由改良的 Ashworth 分级评定。

改良的 Ashworth 分级标准:

0 级:正常肌张力。

1 级:肌张力略微增加:受累部分被动屈伸时,在关节活动范围之末时呈现最小的阻力,或出现突然卡住和突然释放现象。

1 + 级:肌张力轻度增加:在关节活动后 50% 范围内出现突然卡住,然后在关节活动范围后 50% 均呈现最小阻力。

2 级:肌张力较明显增加:通过关节活动范围的大部分时,肌张力均较明显增加,但受累部分仍能较容易被移动。

3 级:肌张力严重增加:被动活动困难。

4 级:僵直:受累部分被动屈伸时呈现僵直状态,不能活动。

7. 姿势　姿势主要由肌肉骨骼系统维持,因此,姿势评价是对肌肉骨骼系统的评价。

主观检查:主诉、现病史、既往史和职业、家族史。

客观检查:视诊、触诊、主动检查、被动检查、抗阻力试验和神经学检查。

8. 协调性　协调运动是指在中枢神经系统的控制下,与特定运动或动作相关的肌群以一定的时空关系共同作用,从而产生平稳、准确、有控的动作,主要包括指鼻试验、指指试验、交替指鼻和对指、轮替试验和跟膝胫试验。

9. 呼吸　主要是测定呼气量及呼出气中氧气和二氧化碳的含量来评定。

（三）评定时需注意的影响因素

在对患者进行评定时,需注意一些影响因素,包括:

（1）发烧超过 38°。

（2）安静时脉搏 >100 次/分。

（3）血压不正常:患者有临床症状,舒张压 > 120mmHg（16kPa）,收缩压 < 100mmHg（13.3kPa）。

（4）心脏功能低下。

①有心衰表现:呼吸困难、全身水肿、胸膜积水等。

②心肌疾病:急性心肌炎,发作 10 天内,心肌功能的代偿低下。

③心律不齐。

④心绞痛:安静时发作。

（5）外伤未恢复,仍有明显症状（不愈合、肿胀、疼痛等）。

（6）可疑的骨折及骨折未愈合者:病理性骨折、骨密度低、关节囊或肌腱损伤 6 周内。

（7）训练部位有剧烈疼痛。

（8）身体衰弱,难以承受训练。

（9）其他如意识淡漠、不配合、反应异常。

（何学金）

第二节　社区理学疗法的实施

一、ROM 的扩大

（一）被动活动

完全由外力进行,无任何主动肌肉收缩。外力可由重力、机械、他人或自己的另一肢体作用所产生。常用于患者不能完全活动自己的患肢时。

（二）主动和主动助力活动

自己或借助他人一定的帮助来完成肢体的运动。由于患者肢体运动的协调性和控制能力比较差,所以必须通过训练来发展运动的协调性和提高功能活动的技能。主动助力活动可提供足够的帮助,以产生应有的关节活动度。

（三）牵张活动

通过对关节持续牵引来增加关节活动,主要用于挛缩的关节。关节活动度训练的禁忌和注意点:

（1）无论是主动或被动关节活动,均不应妨碍受损组织的愈合和使疼痛增加。

（2）根据患者的耐受能力进行运动量的调整,对于耐受力差的患者只宜做大关节的被动活动和远端小关节的主动活动,且必须审慎轻柔。

（3）被动活动和牵张活动不同,不应混淆。但牵张活动对帮助改善活动度更为有利。

（4）无论哪种关节活动均应注意动作柔和、平稳,且具有节律性。一般每一动作宜重复 5～10 次,重复次数应根据治疗目的、患者情况和训练情况来定。

二、肌力增强

肌力增强训练有 3 种基本的方法,即等张训练、等长训练和等速训练。

(一)等张训练(动力性训练)

等张训练在肌力增强训练中应用较多。

1. **基本抗阻方法** 包括:①举哑铃、沙袋等。②通过滑轮及绳索提起重物。③拉长弹簧、橡皮条等弹性物。④专门的训练器械通过摩擦或磁电效应等原理提供可调节的阻力。⑤自身体重作为负荷,进行俯卧撑、下蹲起立、仰卧起坐等练习。

2. **渐进抗阻练习法** 先测出待训练肌群连续 10 次等张收缩所能承受的最大负荷量,简称为 10RM(10 repetition maxi-mum,10RM)。取 10RM 为制定运动强度的参考量,每天的训练分 3 组进行,即第一组运动强度取最大负荷的 50%,重复 10 次;第二组运动强度取最大负荷的 75%,重复 10 次;第三组运动强度取最大负荷的 100%,重复 10 次。每组间可休息 1min。1 周后复试 10RM 量,如肌力有所进步,可按照新的 10RM 量进行下一周的训练。

(二)等长练习(静止性练习)

等长练习是指肌肉静态收缩,不引起关节活动,是一种简单而有效的肌力增强训练方法。

基本方法:使肌肉对抗阻力进行无关节运动而仅维持其固定姿势收缩的训练,这种训练不能使肌肉缩短,但可使其内部张力增加。"tens"法则:训练中每次等长收缩持续 10s,休息 10s,重复 10 次为一组训练,每次训练做 10 组训练。

多点等长训练:在整个关节活动范围内,每隔 20~30min 做一组等长练习。

短促最大练习:抗阻力等张收缩后,维持最大等长收缩 5~10s,然后放松,重复 5 次,每次增加负荷 0.5kg。

(三)等速练习

等速练习是一种保持恒定运动速度的肌力抗阻训练方法。由专用仪器如等速运动仪预先设定和控制运动速度,使肌肉自始至终在适宜的速度下进行训练。利用等速运动设备进行抗阻训练是大肌群肌力训练的最佳方式。等速训练除了可以提高肌力、治疗和预防肌肉萎缩及保持关节的稳定性外,还具有改善和扩大关节活动度的治疗作用。只是等速运动设备价格昂贵,难以普及。

三、耐力的提高

(一)原则

使肌肉对抗 30%~40% 最大阻力做收缩练习,逐渐延长训练时间或重复次数。

(二)方法

常以等张训练方式进行,也可以等长等速方式进行。

1. **等张耐力训练** 以 10RM 的 60% 为负荷做 25 次运动为 1 组,每次练习可重复 3 组,每日训练 1~2 次。

2. **等长耐力训练** 以 20%~30% 最大等长收缩力为负荷,逐步延长持续时间至肌肉疲劳,每日 1 次。

此外,还有等速耐力训练的方法,可用于增强肌肉的耐力。

四、感觉的调整

感觉功能和运动功能关系密切,出现感觉丧失、迟钝、过敏等,会严重影响运动功能,所以要进行感觉训练。

感觉训练的基本原则包括:①纠正异常肌紧张使其正常化,抑制异常姿势和病理运动模式。②施加感觉刺激时,必须防止刺激造成的痉挛加重。③为获得最佳治疗效果,必须取得患者的合作。④治疗师和患者应有充分的思想准备,感觉的恢复不可能在短时间出现。⑤同一动作或同一刺激需反复多次,还要注意不能频繁更换训练工具。⑥根据患者感觉障碍的程度选择适当的训练方法和训练工具,训练要循序渐进、由易到难、由简单到复杂。

如在木箱中放置一个圆球、一方块木头,指示患者判断球和方块;在患者判断比较准确以后,再在木箱中放置大、中、小三圆球或方木块,只是患者用患手触摸以判断他们的差异。

感觉障碍患者除了运动功能受到较大影响外,感觉的丧失或迟钝还易造成烫伤、创伤、感染等,治疗师要帮助患者在治疗和日常生活中,养成用视觉代偿的习惯,防止意外伤害的发生。

有明显感觉障碍者,在偏瘫恢复期训练运动的同时就要加入感觉训练。

1. 手的抓握训练 经常使用木钉盘,在木钉外侧用各种材料缠绕,如砂纸、棉布、毛织物、橡胶皮、铁皮等,在患者抓握木钉时,各种材料对换的末梢的感觉刺激和视觉的参与可提高其中枢神经的感知能力。

2. 患侧上肢的负重训练 是改善上肢运动功能的训练方法之一。患者上肢负重时,可在支持面下铺垫不同材料的物品,如模板、金属板、棉布、绒布等,这就无形中对手掌增加了各种各样的感觉刺激。

3. 深感觉障碍的感觉运动训练 深感觉障碍主要体现在位置感觉障碍和运动障碍,两者必须结合训练,最初,由治疗师通过被动活动引动患者坐车并体验正确的动作,然后指示患者用健侧去引导患侧完成这些动作,再进一步,通过双手端起较大物品的动作,间接引导患侧上肢做出正确动作。

4. 书写训练 也是一项有效的训练内容,起初按要求画线,画圆滑的曲线较画直线容易。当患者能较好地使用笔后,可用线格纸,指示患者将字写入格内。

五、肌张力的调整

偏瘫恢复期的肌张力增高是一种普遍的现象,为了减轻肌张力增高对肢体活动的影响,在瘫痪早期即应注意保持肢体功能位和进行肢体的被动活动,以及在恢复期尽早开始主动运动的锻炼。当主动运动尚不能达到关节活动应有的范围时,应以被动运动来补充,同时应当注意,不论被动运动或主动锻炼都要循序渐进,不宜勉强和过度。

六、姿势的调整

由于偏瘫患者一般都有典型的偏瘫模式,即上肢曲肌模式、下肢伸肌模式,所以,所做的康复治疗手法都应对抗异常的姿势,如上肢姿势:肩上抬,前伸;上臂外旋稍离开躯干;肘关节伸展,前臂旋后;腕关节伸展,掌心向上;手指分开、伸展,拇指外展。下肢姿势:骨盆前挺;髋关节轻度屈曲,大腿内旋;膝关节轻度屈曲;踝关节背伸,站立时全足掌落地支撑。

七、协调性的调整

1. 双侧上肢的交替运动　如双侧交替屈肘：双臂向前平举，前臂旋后，左右交替屈肘、拍肩、伸肘，可逐渐加快（图2-2-1）。

2. 双下肢的交替运动　如双脚交替拍打地面（图2-2-2），坐位左右交替伸膝，屈膝，坐位抬腿踏步（图2-2-3）。

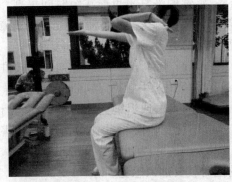

图2-2-1　双侧交替屈肘

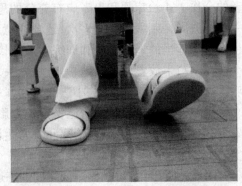

图2-2-2　双脚交替拍打地面

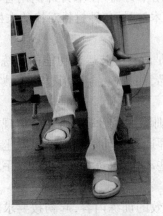

图2-2-3　坐位抬腿踏步

3. 定位、方向性活动　如走迷宫、木钉板训练等。

4. 全身协调性运动　如弓箭步转身运动。

八、呼吸的调整

要进行呼吸肌训练。

（一）横膈肌阻力训练

（1）患者仰卧位，头稍抬高的姿势。

（2）首先让患者掌握横膈吸气。

（3）在患者上腹部放置一到两公斤的沙袋。

（4）让患者深吸气同时保持上胸廓平静，沙袋重量必须以不妨碍膈肌活动及上腹部鼓起为宜。

（二）吸气阻力训练

（1）患者经手握式阻力训练器吸气。吸气阻力训练器有各种不同直径的管子提供吸气时气流的阻力，气道管径愈窄，则阻力愈大。

（2）每天进行阻力吸气数次，每次训练时间逐渐增加到20min、30min，以增加吸气耐力。

（3）当患者的吸气肌力/耐力有改善时，逐渐将训练器的管子直径减小。

（三）膈肌训练

（1）患者处于舒适放松姿势、斜躺坐姿势。

（2）治疗师将手放置于前肋骨下方的腹直肌上。

（3）让患者用鼻缓慢吸气，患者的肩部及胸廓保持平静，只有腹部鼓起。

（4）然后让患者有控制地呼气，将空气缓慢地排出体外。

（5）重复上述动作3～4次后休息，不要让患者换气过度。

（6）让患者将手放置于腹直肌上，体会腹部的运动，吸气时手上升，呼气时手下降。

（7）当患者学会膈肌呼吸后，让患者用鼻吸气，以口呼气。

（8）让患者在各种体位下练习膈肌训练。

九、翻身训练

瘫痪患者难护理，这是很多患者家属反映的问题。如何才能更好地护理这类患者，下面介绍几种方法：

（一）由治疗师或家属帮助翻身

脑卒中后数日内，由于肢体瘫痪较重，需由他人帮助翻身。

（1）由仰卧位向患侧翻身较为容易。治疗师首先将患侧上肢保护好，患肢肩部向前伸，伸肘，伸腕，治疗师用左手掌顶住患肢手掌，右手拉住患者健手，即可翻向患侧，而后将患肢置于良肢位（图2-2-4）。

（2）由仰卧位向健侧翻身时，治疗师首先将患者患侧下肢屈曲，双手分别置于患者患侧肩部与臀部，用适当力量将患者翻向健侧，并将其患肢置于良肢位（图2-2-5）。

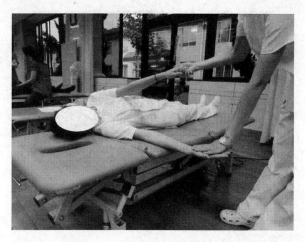

图2-2-4 辅助下向患侧翻身

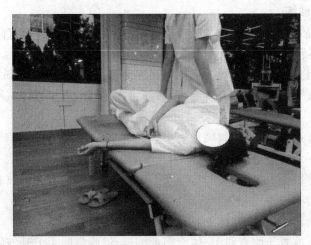

图 2 - 2 - 5　辅助下向健侧翻身

(二) 患者自己翻身

瘫痪肢体的功能稍有恢复即可自行翻身。① 能伸肘时用摆动翻身法：患者取仰卧位，双手十指交叉，患手拇指放在健侧拇指上方，向上伸展上肢，屈膝，将双上肢摆向健侧，再摆向患侧，可重复摆动一次，借助惯性，将身体翻向患侧。②不能伸肘时用健腿翻身法：仰卧位，用健手将患肢屈曲置于胸前，并以健手托住肘部，将健腿插入患腿下方，借助身体向健侧转动，趁势用健腿搬动患腿，翻向健侧。

十、移乘

(1)将轮椅斜向以健侧对着床,刹闸。

(2)健手支撑站起,再用健手扶床。

(3)边转身边坐下。

(4)将轮椅放至床边患者健侧,以相反动作可做回轮椅训练(图 2 - 2 - 6)。

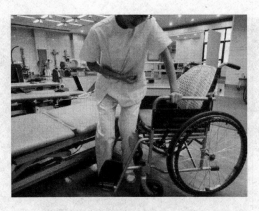

图 2 - 2 - 6　移乘

十一、站起

(一)辅助站起

患者双足平放于地面上,患脚在前。治疗师用膝盖顶住患者膝部,双手抓住患者腰部。患者躯干前倾、重心前移,在治疗师的帮助下伸髋、伸膝慢慢站起(图2-2-7)。

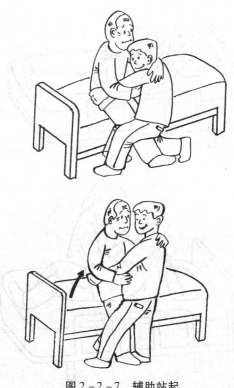

图2-2-7　辅助站起

(二)独立站起

双足着地,双手交叉,双上肢向前充分伸展,身体前倾。当双肩向前超过双膝位置时,立即抬臀,伸展膝关节,站起(图2-2-8)。

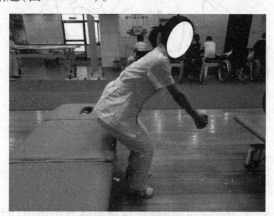

图2-2-8　独立站起

十二、坐起

(一)辅助下坐起

(1)患者健侧脚放到患侧腿下,可将患手放到治疗师肩上,治疗师扶住患者双肩。

(2)治疗师扶起患者患侧肩,同时患者健肘撑起上身。

(3)患者将双下肢放到床下,伸展肘关节,完成坐起(图2-2-9)。

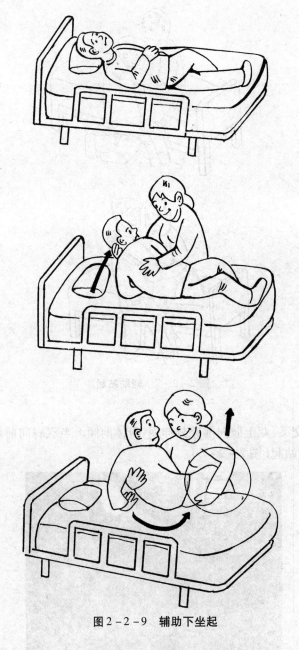

图2-2-9 辅助下坐起

(二)独自坐起

(1)患者健手握住患手,双腿交叉,用健腿带动患腿放至床边,同时颈部前屈,身体转向健侧。

（2）患者双腿放至床下，健手松开患手。

（3）患者健侧肘于体侧撑起身体，伸肘，抬头。

十三、室内步行

偏瘫患者进行步行练习是达到独立生活的重要环节。一般偏瘫患者下肢功能恢复较上肢早。站立平衡功能基本恢复以后，在继续进行患腿负重和重心转移练习的同时，应开始进行步行训练。

轻度偏瘫患者在站立训练同时即可进行步行训练，但开始仍应注意安全，从扶床架、桌子或扶手向独立行走过渡。多数患者则需要经过一段时间的系统训练。重症偏瘫患者最好在平行杠中练习。

（一）步行训练的准备和开始

（1）练习前让患者解完大小便，注意不要在饭后、午睡和入浴后马上练习。

（2）明显腿软无力的最好配保护腰带，以利他人扶持。另外，注意穿好合脚的软鞋。

（3）第一次训练时，先反复练习起立、坐下（5min内2～3次），如脉搏增加30%以上（达100次/分）但无脉律不齐的现象为安全，出现心慌、出汗、头晕、眼花症状时，可躺下休息，缓解后再次进行。以后根据患者每日的状况，适当增加次数及延长维持立位的时间。

（4）原地迈步练习，要于平行杠中或扶手旁扶好站稳，在患腿持重的情况下，健腿做前后小幅度迈步；利用台阶的最下阶，或面前放一稳固的踏板，尽量屈膝高抬腿－踏上－回原位，如此健腿和患腿交替，反复进行；扶好站稳下，患腿屈膝抬起，靠向健腿，患足离开地面，然后伸髋伸膝，尽量以患足内侧跟部着地。

（二）步行练习

（1）扶持行走可由治疗师扶持或自己扶固定物（如扶手、床架、桌子等）。扶持行走时，治疗师应站在患者患侧，迈步顺序为患腿→健腿；扶固定物时，开始可以健侧靠近物体，迈步顺序为手前扶→迈健腿→患腿跟上。以后可改为患侧靠近物体，手前扶→迈患腿→健腿跟上。

注意此阶段步行强调的是每一步的基本动作，忌赶速度。

（2）扶轮椅、三轮或四轮步行器，或自制四轮小推车练习行走，当有一定向前行走的基础后，还可逐渐加大难度，如进行后退、拐弯、上下斜坡的练习。

十四、室外步行

由于室外危险因素比较多，所以建议扶拐步行，步行能力比较好的情况下可以考虑单独步行。室外障碍物较多，所以患者要学会跨越障碍物的步行练习。

（一）扶杖步行

由于腋杖行走不利于姿势控制，所以多数偏瘫患者使用手杖，常用的有二点步和三点步。

三点步：即手杖、患腿、健腿三个支持点依次着地的步行动作。步行顺序为手杖→患腿→健腿和手杖→患腿→健腿，这种步行方式稳定性较好，但步行速度比较慢，多用于步行训练早期。

二点步：即手杖和患腿同时前伸为一个支持点，健腿为另一支持点，交替支持体重的步行动作，这种步行的特点是步行速度比较快，但要求患者具有较好的平衡能力。

（二）越障步行

从实用性行走考虑，进行跨门槛、上台阶和斜坡等方面的练习。

（三）独立步行

患者经过以上训练，患腿达到较好的自主控制能力后，可逐渐过渡到独立步行。

十五、上下台阶训练

（一）上阶梯训练

以健手抓住扶手；健足上台阶；利用健手与健足将身体重心引向上一层台阶；患侧下肢尽量以内收内旋的状态上抬，与健足站到同一级台阶上；治疗师在患者身后给予保护。

（二）下台阶训练

健手握住前下方的扶手；利用健侧手足支撑身体，患足先下一层台阶；再将健足下到与患足同一层台阶上；治疗师在患者前方给予保护。

（杨超）

思考题

1. 康复对象在日常生活中有哪些具体问题？
2. 社区理学疗法的训练内容有哪些？
3. 社区理学疗法训练中有哪些注意事项？

第三章 社区主要康复对象理学疗法与服务

教学目标

　　熟悉和掌握老年人的理学疗法与服务、肢体伤残者理学疗法与服务、残疾儿童社区理学疗法与服务。

　　针对社区中常见的康复对象所遇到的康复问题，分别制定具体康复目标、康复计划、常用手法的具体应用及注意事项，为社区康复工作者及患者家属提出指导。

第一节 老年人的理学疗法与服务

一、基础知识

(一)老年人的生理特点

1. 衰老

(1)基本概念：衰老是生物体在其生命过程中，当生长发育达到成熟期以后，随着年龄的增长，形态结构和生理功能方面所出现的一系列不利于自身的退行性变化，如体内细胞数目减少，组织与器官萎缩；机体的生理功能下降；对内外环境的适应能力、储备能力降低等。

　　衰老是一个涉及多个环节的、复杂的生物学过程，在医学领域，一般将衰老分为生理性衰老和病理性衰老。生理性衰老是机体在生长过程中必然发生且不可逆的正常的退行性变化，这些变化是在衰老变现出现之前开始的，其衰老的速度、状态等存在明显的个体差异，但衰老逐渐加重这一趋势是一致的、不可改变的。病理性衰老是由于各种病症导致的机体组织与器官的形态、结构及功能的退行性变化。生理性衰老与病理性衰老是渐进互相作用且并存的，在老年人身上会表现出一系列复杂的变化。

(2)相关概念

①老化：老化是机体的老年期变化，随着年龄的增长机体产生的一系列解剖和生理方面的退行性变化，使机体对外环境的适应能力逐渐下降。在老化的过程中包涵了衰老的含义，是一个生理性与病理性退行性变化交织在一起而相互影响的过程。

②增龄：增龄又称加龄，是指成熟期以后，随着年龄的增加所致的衰老表现，具体含义比老化衰老更为广泛。

③老征：老征是指机体在衰老的过程中出现的一系列老年期的变化，如头发颜色的改

变、色素沉着导致的局部或整体肤色的改变、脊柱变形导致的身体形态改变等。

（3）衰老的形态变化

①身高的变化：人体的身高在 20 岁左右到顶点。35 岁以后，由于椎间盘结构的改变、椎骨扁平化、脊柱弯曲、下肢骨弯曲等形态变化，以及其他一些因素导致的变化，使得人体的身高逐渐下降，平均每 10 年下降 1cm 左右，与个人生活习惯包括饮食、工作环境、工作性质等有关，存在个体差异。

②体重的变化：老年人的体重总体呈下降趋势，但有些老年人则表现为体重增加。老年人机体细胞数量减少、萎缩以至组织器官萎缩，功能下降，以及钙、磷等代谢异常，是老年人体重下降的主要因素。40～50 岁以后，皮下脂肪逐渐堆积，堆积速度受个人生活状态影响，堆积较快的会出现体重不下降反而增加的表现。男性脂肪堆积主要表现在腹部，女性为腰、臀部。

③容貌变化：人体合成黑色素所必需的多巴过氧化酶及酪氨酸酶随着年龄的增加逐渐减少。40 岁以后白发逐渐增多，至 60～89 岁，头发、眉毛变白且稀疏。老年人的面部由于肌肉的退行性变如弹性减少、水分丢失等，使得牵拉作用下降，以至于皱纹增多，因而构成老年面容。

2. 老年人机体各系统的生理功能变化

（1）循环系统：随着年龄的增长，老年人的心血管系统出现较为明显的生理变化。心脏纤维组织增多，心肌有大量脂褐素沉积。有功能的心肌细胞逐渐减少，增大的心肌细胞完成代偿功能。心肌线粒体中酶的活性降低，ATP 酶活性也降低。钙离子泵出率降低，导致心肌的兴奋性、传导性和收缩性减弱，使得老年人心输出量下降，65 岁老人的心输出量仅为年轻人的 60%～70%。心肌间质的胶原和弹性硬蛋白随着年龄的增加使心内膜出现局部或弥漫性纤维化，瓣膜与心内膜增厚。老年人的心脏储备能力下降，心脏对颈动脉窦的敏感度随增龄而增加，窦房结内的自律细胞减少，使老年人心跳过慢，较易出现早搏、心房颤动及传导功能的变化及异常。

（2）呼吸系统：老年人的肺通气量相对于年轻人降低了 40%～50%，对缺氧和酸碱失衡的调节活动都降低。主要原因是呼吸肌、膈肌及韧带萎缩，肋软骨钙化，使肺及气管弹性减弱，通气和换气功能减退；肺泡数量及支持肺泡的弹性纤维网减少或变粗，使功能残余量增加。

老年人的胸廓弹性减低，胸壁顺应性减低，因此胸式呼吸减弱，腹式呼吸相对增强。

老年人的呼吸道黏膜由于萎缩而变薄，润滑气体的功能减弱；反射性咳嗽功能降低，气管内的分泌物不易咳出。老年人的免疫功能降低，易发生肺部感染、肺气肿、阻塞性肺病，病情严重时易发生呼吸衰竭，危及生命。

（3）消化系统：老年人的牙龈萎缩，使牙齿易松动脱落；口腔黏膜萎缩，唾液分泌减少，味蕾萎缩；口部周围肌肉萎缩，弹性下降，使得老年人张口幅度变小，咀嚼功能降低，导致食欲减退，影响食物在口腔中的消化。老年人胃肠肌弹性降低，运动减弱，食管、胃及肠道蠕动减慢，胃排空延缓。消化管壁上皮细胞腺体分泌减弱，胃黏膜萎缩，胃酸分泌减少，影响消化、吸收功能。老年人多便秘，其主要原因为大肠肌张力降低。

由于肝细胞数量减少，肝血流量随着增龄逐渐减少，肝脏的储备能力降低，肝细胞合成蛋白质的功能减退，使血浆中的蛋白质降低，各种代谢酸的活性也降低，因而肝脏对药物、毒物的分解与代谢功能减退。胆道系统黏膜萎缩,胆囊壁张力降低,奥狄氏括约肌张力减退,胆汁分泌逐渐减少。

老年人由于机体衰老,支配吞咽的神经和肌肉功能逐渐减退、失调,以至于常出现误吸危机。

（4）泌尿系统:肾单位的数量进入 40 岁以后开始减少,80 岁老人肾脏的重量和体积大约可减少30%。肾血流量的减少与肾血管床减少及心排血量减少等因素有关。由于肾小球数量减少,近曲小管基底膜增厚,肾血管硬化,管腔缩小,肾小球滤过率下降,肾小管对葡萄糖的重吸收功能和浓缩功能减退,对水电解质调节功能降低。肾脏由于其储备能力的降低而易受到药物、毒物的损伤。

老年人的膀胱肌、容量随着年龄的增加逐渐减少,排尿时膀胱收缩能力减弱,残余尿量增加。膀胱括约肌萎缩,肌张力降低,使老年人常出现尿急、尿频以及尿失禁等。

老年男性激素分泌减少,前列腺结缔组织增多,严重的前列腺肥大可出现尿潴留。

（5）感官系统:老年人的视力随增龄减低,同时出现瞳孔缩小、晶体逐渐变黄、眼底血管硬化、视网膜变薄、眼睑下垂、泪液分泌减少等;光感阈值上升,在光亮度较差或视物目标与背景对比度较低时,出现视物模糊不清;视觉的立体感减退,迅速调节远、近的能力下降;色觉减退,分辨有色物体的能力下降;视野逐渐缩小,易患青光眼、白内障、视网膜病变等。

老年人双耳听力阈值降低,一般很少超过 10dB,对高频声波不敏感。由于耳蜗和听神经变性,耳蜗内神经上皮、小血管萎缩,内耳骨质硬化、增生,妨碍声波的传导,使老年人易发生神经性耳聋。

老年人皮肤老化现象出现较早。格朗汉斯细胞数量减少,真皮层厚度降低,弹性蛋白纤维退化;皮肤色素沉着;皮下脂肪、汗腺、毛细血管减少。皮肤功能减退,对冷、热、痛感觉迟钝;免疫应答能力降低,对外界各种刺激的耐受和伤口的愈合能力都下降,易出现皮肤损伤和压疮。

老年人舌黏膜上的舌乳头随年龄增长逐渐消失。60 岁以上的老年人约有 50% 味蕾萎缩,味阈升高,有时会出现味觉障碍,唾液分泌减少,嗅觉降低,使老年人的食欲受到影响。

人在 20～50 岁时是嗅觉的敏感阶段。50 岁以后嗅黏膜逐渐萎缩,嗅觉随之开始表现迟钝。

（6）内分泌系统:老年人脑腺体的重量减轻,下丘脑－垂体轴反馈受体的敏感性降低,肾上腺皮质出现退行性改变。甲状腺重量减轻,摄取碘、分泌激素的功能减退,基础代谢率降低,机体的应激能力明显减弱,老年人常出现怕冷、皮肤干燥、心率减慢、倦怠等症状。胰岛功能减退,葡萄糖耐量降低,胰岛不能释放足够数量的胰岛素。

（7）免疫系统:老年机体免疫系统随增龄表现为异常的免疫增强,可产生许多种自家抗体,如甲状腺抗体、抗核抗体等。老年个体也可以出现免疫功能缺陷,如胸腺素分泌减少,致使 T 细胞补给不足,分辨新抗原的能力减弱;干细胞分裂能力下降;B 细胞对抗原应答反应能力下降等。由于免疫细胞的功能改变,体内特异性抗体的生成能力也明显降低,接种某些疫苗后可能不能发生免疫应答反应。

（8）神经系统:老年人脑内神经细胞的数量减少,大脑萎缩程度随增龄逐渐加快,70 岁以上的老年人神经元数量相对年轻人下降了 20%～40%。脑内某些中枢神经递质减少,功能紊乱,细胞内有脂褐素和淀粉样物质沉积。

老年人大脑皮质的综合分析能力下降,EGG 中慢波增多,外周神经传导速度下降,感觉减退;触觉和温度觉阈值下降,反射延缓。大脑血流量及耗氧量随增龄逐渐减少,老年人出现记忆和认知功能的减退,反应迟钝。由于儿茶酚胺含量减少,老年人睡眠时间减少,睡眠质量欠佳,也可出现精神抑郁,动作迟钝、缓慢等症状。

(9)运动系统:运动系统生理功能的减退与骨骼、关节、肌肉等组织与器官的老化密切相关,也与中枢神经系统和心肺等器官的变化有关。内分泌和代谢功能的改变使老年人骨骼中的有机物质量逐渐减少,皮质骨变薄,骨髓质增宽,骨小梁数量减少,骨密度降低,出现骨质疏松,因此老年人易发生骨折等。

老年人关节软骨由于滑膜钙化和纤维化失去弹性,毛细血管硬化,使关节供血不足,逐步发生关节软骨变性。韧带、腱膜、关节囊也由于钙化和纤维化而僵硬,使关节的灵活性和ROM降低。骨关节软骨退行性变化,其边缘可出现骨质增生,如骨刺、肌腱附着部骨化等。

肌纤维随年龄增长而逐渐萎缩变细。肌肉的胶原积聚,使肌肉的兴奋性和传导性减退,肌纤维的伸展性、弹性变差,易出现肌肉疲劳、腰酸腿疼。由于肌肉和韧带萎缩,耗氧量减少,双手的握力、拉力、扭转力、腿部的肌张力减弱。长期卧床的老年人会由于长期制动而出现肌肉萎缩、无力的废用综合征。

(二)老年人的心理特点

1. 心理变化与生理功能的衰老过程密切相关　老年人由于生理功能的变化,可使某些心理功能减退,有意识为主,无意识记忆为辅;机械记忆、回忆能力降低;思维敏捷度、操作速度和注意力都较早衰退。

2. 心理变化的个体差异较大　在不同的生存条件、生活方式以及不同的社会文化背景下,老年人在社会家庭中的角色发生变化,在情绪、意识、认识等方面存在较大的个体差异。老年人对环境变化的适应速度明显下降,不同个体产生不同程度的失落感及恐惧感等,同时出现如沉默寡言、表情淡漠、抑郁、焦虑、易急躁发怒等情绪变化,较严重时可能出现自控能力降低、固执、偏执等个性。

3. 心理发展具有潜能　老年人随着年龄增长,其后天获得的文化、知识及社会经验会得到很大的积累,同时,老年人随着个人能力变化的不同阶段会产生不同的需求。满足老年人由于生理功能不能满足的自身需求可以减少潜在的危机和应激因素。老年人的活动、参与、沟通发生障碍从而产生情绪变化时,需要社会、单位、家庭共同建设广泛的社会支持,合理安排老年人接触社会的机会,增加信息来源,使老年人发挥智慧和才能,通过治疗、康复和护理等手段,提高老年人的自我保健能力和健康水平,帮助老年人顺利度过各种心理活动的复杂时期。

4. 心理问题是诱发身心疾病的潜在危险因素　心理和机体健康有显著的联系,心理与生理平衡受神经系统多环路、复杂的反馈性调节所控制。老年人受到机体衰老出现的生理障碍、生活能力的部分或全部丧失、疾病的困扰等因素影响,心理上会产生复杂的活动,导致心理与生理失衡,因而出现机体的神经、心血管、内分泌等系统的功能变化。老年人必须保持心境平衡并具备应付各种应激的能力,家庭、社会也应给予老年人精神和物质的支持,不断缓和生活事件引起的心理冲击。

二、老年人的理学疗法与服务

(一)老年人常见的功能障碍

1. 神经、精神和心理障碍　常言的"耳聋眼花、行动不便"为老年人最常见的功能障碍,如老年白内障、青光眼等视力障碍,老年聋等听力障碍,脑卒中、脊髓损伤造成的运动感觉功能障碍。

语言交流障碍主要包括由于大脑语言皮质中枢的损害而致的失语,特别是对语言的理解和表达能力的障碍;皮质下支配构音肌肉的运动中枢受损而致的构音障碍,即常说的"咬字不清",但通常没有理解和表达障碍。严重精神或神经性心理学方面障碍时,老年人也会出现语言交流障碍。

老年人随着增龄,不仅会有记忆、理解、逻辑推理、计算、抽象思维等高级脑功能的减退,还会有人格、感情、情绪等精神方面的功能障碍。患有脑卒中、老年痴呆等疾患的老年人在这些功能障碍方面会表现得更加明显。机体的变化、心理过程、社会、环境等各种因素会导致老年心理障碍的发生,出现精神抑郁等常见症状。

2. 内脏功能障碍　老年疾病中,心、肺功能障碍十分常见,如冠心病心肌梗死、慢性阻塞性肺疾病等。老年人随着增龄,不论有没有严重疾患,其心、肺功能都会逐渐降低。

3. 骨关节、肌肉和运动功能障碍　老年人患有脑卒中、脊髓损伤、退行性骨关节病、帕金森病、骨质疏松症和骨折等,都会使其运动功能产生严重障碍。

4. 活动能力障碍与社会参与能力的局限性　老年人由于自身角色在社会、家庭中的改变,不能像年轻人一样读书、工作、参与社会活动。由于身体状况如生活自理障碍、平衡障碍、骨质疏松、跌倒骨折、吞咽障碍、二便控制障碍等,会导致活动能力受限、性格特点改变等,可能会发生与家人、邻居相处不好现象,不乐于或难以参与家庭、社区活动,出现社会参与障碍。这些因素相互影响,影响老年人的活动能力和社会参与能力。

(二)老年人的康复原则

1. 根据老年人的健康需求实施全面康复　在实施康复的整个过程中,必须运用整体观念,通过调查、询问、检查等措施,全面了解老年人的基本情况、健康问题及致残特点,包括老年人生活的自然环境、家庭环境、社会支持、社会上各种人的态度、社会提供的服务、社会体制、政策等环境因素,还包括老年人的生活方式、习惯、教养、应对方式、社会背景、教育水平、职业、过去和现在的经验、整体的行为方式、个体的心理素质和其他特征等个人因素。对老年人的心理、精神、社会适应能力、活动能力以及生活质量等各个层面的问题给予必要的关心、指导和帮助,正确做出康复评定,制定全面康复目标、计划和措施,通过社会整体的共同参与消除或避免社区中影响老年人健康的各种不利因素,促使机体尽快恢复,改善老年人的功能障碍,最终实现维护和促进老年人身心健康的康复目标。

社区老年人的康复是具有多维度和多层次的,对于老年人来说,他们都有自己独特的生活背景、经历、个性特征和健康需求,同一种疾病或健康问题在不同老年人身上可能表现出不同的症状、反应和致残程度。

2. 在疾病早期开始实施康复医疗　老年人的机体各组织器官随着增龄不仅会出现生理功能的减退,而且会出现疾病所带来的各种不同程度的功能障碍,其中很多功能障碍是与伤病共存的,有些伤病之后会留下永久障碍。

在进行康复训练之前,必须针对患者的机体状况尽早进行康复评定,尽早制定有效的康复治疗方案,把握好最佳时机进行康复训练,能使患者获得最大程度的生活自理能力以及生活质量的提高。

3. 重视预防性康复　预防残疾的发生或发展比残疾发生后再去治疗要容易,也重要,很多严重残疾一旦发生,很难改善甚至无法挽回,尤其对于老年人群。在社区老年群体中,应通过健康教育等措施预防各种病损的发生。对于社区的老年患者应该注意做好康复的二级预防及残疾的预防。要采取各种康复手段,尽可能地预防残疾的发生,如果已经发生,则应该尽可能减轻残疾的影响,如在疾病发生的早期进行康复训练,并教会家人如何正确指导患者康复,避免发生"废用"和"误用"。另外,早期预防和正确处理并发症也是非常重要的。

4. 进行科学的康复功能评定　对老年人进行康复治疗、康复训练以及在训练过程中科学地进行康复评定是确保康复措施的正确性、实现康复目标的基础,是一个完善的康复治疗过程中必不可少的一步。

对患者功能的评定主要在损伤、活动能力和社会参与三个水平上进行。康复评定的方法必须标准化、量化,并且具有可重复性。例如,对于脑卒中的康复评定中,有偏瘫用的Fugl - Meyer评定量表、运动功能评定量表(MAS),评定精神之力的简易智能状态检查量表(mini - mental sate examination,MMSE),评定日常生活能力的Barthel 指数和功能独立性测评(functional independence measure,FIM)量表等。

5. 康复训练应按照一定的阶段和程序进行　老年人各种躯体功能障碍的产生原因、部位、范围、严重程度、发展趋势各不相同。康复训练的制定要根据康复评定的结果,按病患的不同表现、不同阶段设计相应的治疗方案和具体训练计划。

(三)社区康复训练与服务

1. 老年人常用的康复训练方法

(1)运动疗法:运动疗法是预防残障、改善机体功能障碍、提高患者生存能力的科学的康复训练方法。在社区老年康复训练中,应该针对老年人不同病情或不同功能障碍制定有针对性的训练方法。针对老年人的特点,每次训练之前要对老年人当天的身体状况做简单检查,如体温、脉搏、血压如何,情绪是否稳定,是否有明显呼吸困难、全身水肿、心率失常等。训练中,运动不宜过量,训练过程中要密切观察患者的反应,如有头晕、眼花、心悸气短等发生,应立刻暂停训练。对老年人训练动作要特别注意,要轻柔,防止引起剧烈疼痛,在训练步行时,要防止跌倒。训练中应结合心理交流,取得患者的主动配合。

(2)理疗:应用各种电、光、磁、冷、热等物理学因素,通过直接作用引起局部组织发生生理、生化改变,或通过神经反射、体液途径等间接作用调节全身状态。理疗方法简单、经济,其中一些操作简便易学,易于被社区中多数老年人所接受。

(3)其他:老年致残性疾病的功能障碍可能有不同的表现,对于社区中不同的老年患者,也可采取作业疗法、语言、心理等多种康复训练方法。

2. 社区老年人康复服务　建立老年康复档案。老年人康复档案是记录老年人康复过程的系统文件。通过康复档案可以全面了解老年个案的社会、家庭背景,所患疾病的发生、发展过程,功能障碍的性质、程度以及康复治疗过程等。老年康复档案也是评估老年人健康状态,长期观察,连续追踪,实施有针对性的、系统的康复计划和措施的依据。建立老年康复档案还可以全面了解、掌握社区老年群体的基本情况,便于评估社区老年人的康复服务需求,评价老年康复管理效果,使社区卫生资源能够更加合理分配,老年人得到最佳的人员、经济支持,保障康复服务的顺利开展。

3. 社区老年康复档案要求

(1)基本资料:年龄、性别、受教育程度、职业、婚姻、家庭、社会经济状况以及既往史、家族史、药物过敏史、健康检查结果等。

(2)健康行为资料：个性及心理特征、生活环境、生活行为方式(吸烟、饮酒、饮食习惯等)、健康信念、生活自理能力、就医行为等。

(3)记录是否"高危"老人：年龄超过80岁、单独生活、失去亲人后抑郁寡言、智能障碍、有过数次跌倒史、有尿失禁史、过去人际关系不好等。

(4)康复评定资料：包括病因，诊断，障碍的部位、性质、程度以及预后和转归等，以便根据康复治疗的可能性，确定康复目标。

(5)转诊资料：老年人在疾病的不同阶段会有不同的康复问题，病情发生变化时，常需要转诊治疗。根据康复档案可以了解转诊结果，为进一步治疗、保证连续性康复服务过程提供详细资料。

4. 社区康复站服务 许多老年疾病中功能的恢复往往是一个长期的过程。在经过急性期的综合医院住院治疗、恢复早期在专业康复机构进行专业康复治疗后，在恢复中、晚期应进入社区和家庭继续进行康复治疗。随着社区卫生服务工作的开展，老年患者可以在社区康复站的康复人员指导下、家庭成员的帮助下，运用现代康复技术，简单、方便的训练器具以及科学的训练方法就地、就近接受长期康复治疗，达到最终使患者回归社会的康复目标。

在社区康复站，可以针对老年个体和群体开展健康教育，使老年人获得相关的健康知识与技能，树立健康信念和健康意识，建立良好的生活方式和行为方式，增强自我照顾能力，预防疾病的发生。对于已经出现功能障碍的患者，通过教育使他们积极主动地配合训练治疗，最大限度地减少残疾的影响。教育应按程序完成，首先进行评估，包括了解老年人的基本情况、生活背景、健康状况以及健康影响因素等，从而评估老年人的健康需求和学习能力，确定教育方式。制定目标与计划是健康教育的重点，根据对社区老年人所需要的卫生保健知识、学习兴趣以及接受能力等评估结果，确定健康目标，制定健康教育计划。在健康教育的实施过程中，应随时评价计划是否可行，发现并及时纠正问题。

5. 家庭康复服务 随着人口老龄化进程的加快，老年慢性病患者逐年增多。社区康复人员进入家庭可以直接向老年人及其家庭提供康复治疗的专业知识与技能，通过家庭评估可以客观了解老年人真实的家庭背景资料，评价家庭照顾治疗，动员并指导家庭成员参与老年人康复训练，能解决老年人就医难问题，降低康复住院及治疗的费用，减轻家庭负担。

家庭康复首先应进行正确的康复评定，协助家庭就地取材，准备康复场所和相应的康复设施。与老年人及其家庭建立良好关系，主要教会患者自我训练和家人协助训练，及时发现并解决康复中的问题，了解潜在信息，使康复训练更加科学。每次训练完做好记录，根据患者具体情况做好预防性康复。

6. 康复咨询服务 康复咨询师运用康复医学知识，分析、发现咨询对象的健康问题及影响因素，改善咨询对象的功能状态，提高生活治疗的方法。

咨询原则主要包括：

(1)与老年人建立长期、良好的关系。

(2)掌握老年人个案特点，有的放矢地进行。

(3)掌握咨询技巧和综合性知识。

(刘元旻)

第二节　肢体伤残者的理学疗法与服务

一、偏瘫的理学疗法与服务

(一)疾病特点

偏瘫是指同侧上下肢随意运动不全或完全丧失为主要临床表现的综合征。在偏瘫患者中,大约90%以上为脑卒中(俗称中风)所致。脑卒中可以引起多种功能障碍,包括感觉和运动功能障碍,如偏瘫,半身深、浅感觉障碍,肌张力异常,关节活动受限等;感知和认知功能障碍,如记忆、计算、逻辑推理障碍,失认症,单侧视觉忽略症,失用症等;感情和心理障碍;吞咽障碍;二便控制障碍;交感和副交感神经功能障碍以及性功能障碍。

脑卒中偏瘫的患者在短期的软瘫之后,会出现肌张力升高、腱反射亢进,有病理反射出现,还会出现一系列上运动神经元调控功能的障碍,如联合反应、共同运动、异常的运动模式、异常姿势反射、痉挛、交互抑制障碍等表现,次时期持续时间的长短与患者病情的轻重与后期接受的康复训练有关。

(二)评定项目

(1)患者的基本情况:患者的年龄、性别、职业、家庭情况、社会经济状况、受教育程度、既往史、药物过敏史、生活环境以及工作时的情况(如工作强度、从事的具体职业与当前患者心理状态的关系等)。

(2)运动功能的评定:通常采取 Fugl‒Meyer 量表、上田敏运动功能评定量表。

(3)关节活动度的评定:关节活动度又称关节活动范围,是指关节运动时所通过的运动弧。

(4)肌力的评定:肌力的评定使用的是徒手肌力检查法,即不借助任何器材,仅靠检查者徒手对被检者进行肌力测定的方法。这种方法简单、易行,被广泛应用于实际操作中。

(5)痉挛的评定:痉挛是上运动神经元疾患常见的表现,许多疾病如脑血管病、脊髓损伤、脑性瘫痪、多发性硬化等都可以引起痉挛,痉挛即为速度依赖性牵张反射增强(肌张力上升),伴随牵张反射兴奋性增高所致的腱反射亢进为特征的一种运动障碍。痉挛的评定采用的是改良后的 Ashworth 法(见本篇第二章第一节)。

(6)平衡功能的评定:平衡是指人体所处的一种稳定状态以及不论处在何种位置,当运动或受外力作用时,能自动地调整并维持姿势的能力,即当人体重心垂线偏离稳定的支持面时,能立即通过主动的或反射性的活动使重心垂线返回到稳定的支持面内的能力。

平衡功能的评定可以采用徒手评定,如 Fugl‒Meyer 平衡反应测试、Lindmark 平衡反应测试、Semans 平衡评定标准等量表,也可采用仪器进行测定,如力学平板、人体活动分析系统、平衡姿势图等。

(7)协调性的评定:正常的随意运动需要若干肌肉的共同协作运动,当主动肌收缩时,必有拮抗肌的松弛、固定肌的支持固定和协同肌的协同收缩,才能准确地完成一个动作,肌肉之间的这种配合叫做协同运动功能。主要表现为:能产生平滑的、准确的、有控制的运动,并且有适当的速度、距离、方向、节奏。

协调性的评定方法主要包括上下肢协调性测试、躯干下肢协调性障碍的评定量表。

（8）步行能力的评定：步行能力的评定常用以下几个参数：

①步频：每分钟的行动步数，成人 110~120 步/分，快步可达 140 步/分。

②步长（步幅）：指一步移动的距离，一足足跟着地处至对侧足跟着地处之间的距离。与步频、身高等因素有关，一般男性为 70~75cm。

③跨步长：即同一腿足跟着地处至再次足跟着地处之间的距离。

④步宽：指双足足中线之间的距离。

⑤足角或趾偏外角度：指足跟中点到第二趾之间连线与前进方向之间的夹角。

⑥步速：每秒行走的距离。

（9）日常生活能力的评定：日常生活能力的分级是对患者的独立生活能力、功能残损状况定出度量标准，是评价患者日常生活基本功能的定量及定性的指标。不同的级别能够表明不同的功能水平及残疾程度。级别的变化可以反映出功能的改善或退化，可以判断疗效。

常用的几种评定量表包括：①Barthel 指数分级法（见本篇第二章第一节）。②功能独立性测评，即 FIM 量表。该表是对自理能力、括约肌控制、转移、行走、交流、社会认知 6 个方面功能独立评分的方法，共 18 项，其中 13 项是运动性功能评分，5 项是认知性功能评分。FIM 的最高分为 126 分（运动功能评分 91 分，认知功能评分 35 分），最低分 18 分。126 分为完全独立，108~125 分为基本上独立，90~107 分为轻度依赖或有条件的独立，72~89 分为轻度依赖，54~71 分为中度依赖，36~53 分为重度依赖，19~35 分为极重度依赖，18 分为完全依赖。

（三）制定理学疗法计划要点

（1）综合性的检查与评定：制定治疗计划前，应该从患者的主诉中了解病史，主要包括：症状、体征、功能障碍、残疾的发生过程、发展程度、对患者日常生活能力的影响以及患者的心理状态和适应能力等。为患者进行体格检查和综合性的功能检查、评定，并对检查、评定的资料进行综合分析和整理，确保康复训练能够有针对性、有步骤地进行。

（2）选择适宜的训练项目和训练方法：患者不仅需要通过物理治疗方法，还需要通过作业治疗方法等进行肢体运动功能及日常生活活动能力的训练，有些需要矫形器、支具等辅助器具的辅助。伴有吞咽障碍、语言交流障碍等言语功能障碍的患者，还需要进行语言治疗。

（3）训练计划应根据患者具体病情制定、修改：制定的训练方法要确定训练的活动量患者是否能够接受；患者每天进行训练的次数；训练时间以及休息时间；动员并指导患者家属重视并积极参与训练；确保患者按计划完成训练；时刻关注患者是否有功能进步并及时发现、解决出现的问题；根据患者功能进步的程度决定是否需要更换训练计划；原先制定的短期目标未达成，是否要更改为长期目标，并重新制定新的短期目标等。

（4）训练计划与目标紧密结合：训练要针对患者的不同阶段循序渐进地进行，患者能否达到制定的目标会影响患者康复的积极性以及对自身状态以及今后康复效果的信心。随时注意训练计划是否合理，目标是否切合患者当前的状态，对于患者的长期康复训练是否能有好的收效至关重要。

（5）制定的训练计划要安全可行：患者的康复训练需要患者本人及其家庭成员的共同参与，患者自己需要了解在什么情况下减少活动或停止训练，其家庭成员必须学会在家庭或其他训练场所为患者创造良好的训练条件，按照医生和治疗师的要求帮助患者努力训练，并及时与医生和治疗师沟通。

（四）日常生活动作辅助、训练内容

（1）基本动作训练

①良肢位摆放：偏瘫患者早期卧床时的正确体位摆放可以预防和减轻痉挛姿势的出现和发展。正确的体位摆放原则为预防和对抗上下肢的痉挛模式。

仰卧位时，前臂旋后，掌心向上，手指尽量张开，各上肢处于伸展位，下肢髋、膝关节处于中立、屈曲位，双足平放于床面，确保脚心位置平整，无凹凸物刺激脚心（图2-3-1）。

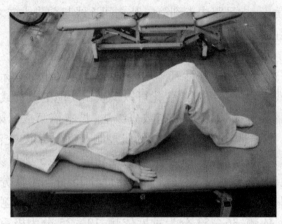

图2-3-1　良肢位摆放

患侧卧位时，确保患侧肩胛骨不受压。体位摆放时，将肩胛骨向前轻轻拉出，肩关节屈曲，肘关节伸展，手指张开，掌心向上，患侧髋、膝关节保持屈曲位，踝关节90°外翻（图2-3-2）。

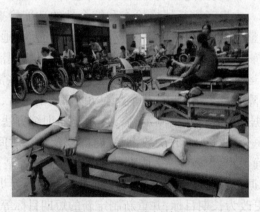

图2-3-2　患侧卧位

健侧卧位时，患侧在上方，患侧肩部前伸，肘关节伸展，前臂旋前，腕关节伸展处于功能位，掌指关节伸展，患侧骨盆旋前，髋、膝关节屈曲于软垫或枕上。躯干放松，背后垫一枕头支撑躯干（图2-3-3）。

②被动关节活动：早期进行被动活动可以避免关节活动受限，预防关节挛缩和肌肉肌腱挛缩、畸形。被动活动手法要轻柔，根据患者具体情况如年龄、职业等做到全范围关节的被动活动。

③早期诱发肢体的主动活动：适当利用联合反应诱发肢体的主动活动。被动性活动对

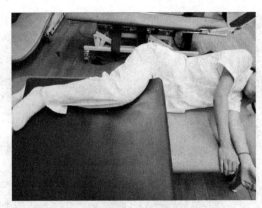

图 2 - 3 - 3　健侧卧位

大脑功能的重建相对于主动活动的效果要差,所以尽早诱发出正确模式的主动性活动,对大脑功能的恢复有积极的作用。

治疗师通过辅助主动活动,辅助患者在仰卧位下进行肩关节各个方向的主动运动的正确模式诱导,包括向健侧伸展等,为今后翻身、坐起等动作做准备。

患者仰卧位下,治疗师辅助将患侧下肢髋膝关节置于屈曲位,足部平放于床面,通过视觉、辅助主动运动等多种感觉刺激的反馈,诱导患侧髋关节进行内收、外展、内旋、外旋的正确模式下的主动运动,为今后翻身、坐起等动作做准备。

④桥式运动:主要训练骨盆的运动和控制能力,诱发下肢的分离运动,提高患者床上自理能力,如穿脱裤子等。

患者取仰卧位,双侧下肢髋膝关节屈曲,足部平放于床面,诱导患者通过"双足用力踩床"使臀部抬离床面,避免由于直接抬离臀部所致的躯干过度代偿。治疗师需在患侧下肢或足部向下、向床面加力,同时在臀部向上加力辅助患者完成动作。

⑤翻身至侧卧位:在早期患者患侧无主动运动时,可采取向患侧翻身的动作。患者在仰卧位时,治疗师将手置于患侧肩胛骨下,辅助将肩胛骨向外拉出,避免翻身时压迫肩胛骨导致肩胛骨后撤畸形。诱导患者翻身时,要避免出现仰头的姿势,防止躯干肌肉张力升高。

当患者经过迟缓期后,诱导患者向健侧翻身,可以有效抑制患侧肩胛带后撤下沉、躯干屈肌张力升高及骨盆旋后等异常姿势。治疗师辅助将患侧上肢置于自身前臂使之放松,另一手辅助向前带动患侧肩胛骨,同时令患者头部转向健侧,目视患手或健侧下方,避免躯干张力升高;辅助患侧下肢处于髋膝关节屈曲,同时髋关节轻度内旋内收位,足部平放于床面,利用下肢重力带动骨盆向前旋转运动,完成翻身动作(图 2 - 3 - 4)。

⑥翻身至端坐位:翻身至健侧卧位后,令患者健侧下肢插入患侧下肢下面,并勾住患侧下肢,将患侧下肢逐渐移至床边。在充分保护下,辅助诱导患者患侧上肢向床边前伸,健侧上肢肘关节先支撑上身抬离床面,健手辅助支撑,完成坐起动作。要全程给予患者充分保护,治疗师诱导动作时,自身需在患者身前,不让患者有"会从床上翻下"的顾虑(图 2 - 3 - 5)。

(2)坐位下的训练

①静态坐位平衡训练:主要为保持稳定的端坐位,治疗师可选择与患者对坐,通过诱导患者对躯干关键点(胸骨柄下端)的控制,保持稳定坐位,并给予充分保护;也可选择在患侧与患者并肩端坐,诱导患者重心向健侧、患侧移动,并在中间位置保持稳定,同时可通过躯干

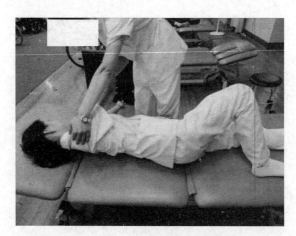

图 2 - 3 - 4　辅助下向健侧翻身

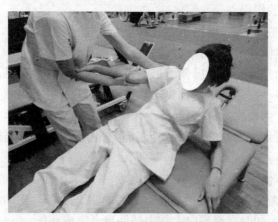

图 2 - 3 - 5　辅助下翻身至端坐位

关键点控制,诱导患者进行躯干的屈、伸动作的主动运动(图 2 - 3 - 6)。

②动态坐位平衡训练:在充分保护下,以适当力量不定方向地推患者,诱导患者在平衡破坏后通过自身调整回到稳定坐位。

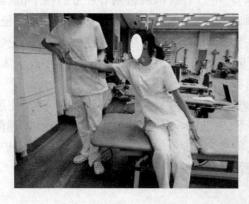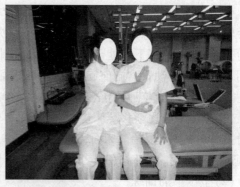

图 2 - 3 - 6　静态坐位平衡训练

③重心转移及下肢负重:在充分保护下,令患者将小物体如瓶子等,从身体一侧拿至另一侧,并将物体的位置逐渐远离身体,加大重心左右转移的幅度。在充分保护下,令患者躯

干前倾,将重心由臀部前移至双足,可通过诱导患者利用双侧上肢向正前下方以及左前下方、右前下方够取物体或某一目标,在运动终末时保持体位数秒钟,使患者重心向前、向左、向右转移,并且使双侧下肢充分负重,为今后移乘、站立等动作做准备(图2-3-7)。

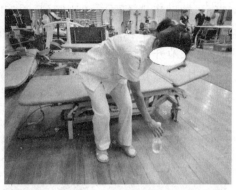

图2-3-7　动态坐位平衡训练

训练时一定要给予充分保护。治疗师应位于患者前方并稍偏向患侧,并且要防止由于患侧腿后滑致失去平衡而向前跌倒。

(3)站立位下的训练

①站起动作训练:患侧下肢力量较小,负重能力有限,可通过反复练习站起动作强化负重能力及下肢力量。对于迟缓期较长的患者,由于下肢没有主动运动,需将双下肢及两侧足靠拢,避免患侧下肢出现扭伤等危险,并给予充分保护。迟缓期之后,可诱导患者通过正确的重心转移、下肢负重完成站起动作,站起之后,要正确诱导患者坐下,令患者弯腰、臀部向下运动坐于床面,避免出现臀部向后坐的姿势以致重心过度向后造成向后摔倒。

②立位平衡:首先进行稳定立位的保持。在给予充分保护下,令患者独立保持立位,并令患者可以左右注视,稍分散注意力。当患者可以保持独立稳定立位时,可诱导患者健侧向不定方向够取物体或某一目标,加强立位平衡(图2-3-8)。

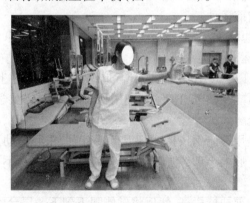

图2-3-8　立位平衡训练

(4)轮椅移乘训练:患者独立保持稳定坐位,使轮椅与床呈45°角置于健侧。双足平放于地面,健侧足在前,患侧足在后,令患者重心前移,健侧手扶远离自己一侧的轮椅扶手,辅助站立、转身至背对轮椅,并弯腰坐下。从轮椅移至床面,动作顺序与床面至轮椅相反。

（5）步行训练

①立位下患侧支撑：在立位下，需要在患侧给予足够的保护和支持，同时诱导患者健侧下肢向前迈步。诱导时，令患侧下肢膝关节保持轻度屈曲位，避免今后步行中出现膝反张的异常姿势；令患者躯干保持直立，辅助患者不要向两侧倾斜；治疗师需在患侧膝关节处给予保护和支持，同时辅助骨盆前移，使髂前上棘处向下的垂线不要置于髌骨之后。训练之初，可令患者优先集中注意力控制膝关节并保持屈曲位，避免患者"顾此失彼"，出现躯干、骨盆、膝关节都想控制又都控制不好的情况。诱导进行站立位患侧支撑时，辅助骨盆前移的时机要掌握在迈出患侧下肢之前，尽量与正常步态一致（图2-3-9）。

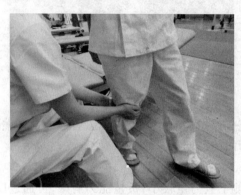

图2-3-9　立位下患侧支撑

②立位下患侧迈步：在立位下，患者健侧支撑体重，此时可令患者下肢伸展，同正常步态。诱导患者患侧下肢迈步时，首先应令患者放松，避免出现下肢伸肌异常模式，同时令患者膝关节向前方移动。如果患者没有到分离运动期，在下肢共同运动的影响下，髋、膝、踝关节伸肌共同运动会使患侧下肢"变长"，导致患者产生骨盆上提，造成"画圈"步态。因此，在诱导患者患侧迈步时，应首先令患者将膝关节主动放松呈轻度屈曲位，诱导其膝关节主动向前移动。治疗师可通过辅助带动患者患侧膝关节，诱导患者迈步，同时令患者不要优先迈患足，而是优先将膝关节向前运动。

无论患侧支撑还是患侧迈步，都要给予患者充分的保护，让患者有安全感，做动作的时候不会因紧张导致异常运动模式。

（6）上下台阶训练：偏瘫患者完成平地步行训练后，必须通过上下台阶训练才能够达到行动的相对自由，才有可能在社区内活动。使用拐杖的患者，需要学会使用"三点式"步法上下台阶，并且需要给予充分保护。

上台阶时，第一步是用健侧手扶持栏杆或者治疗师，重心移动至健侧手臂，优先健侧下肢上第一步，之后患侧下肢上。训练强度需逐渐加大，训练之初不要连续上太多级台阶，不要连续超过5个台阶。

下台阶时，健侧手向前扶持栏杆，然后将健侧腿下到下一层台阶。如果患者患侧负重比较差，优先下患侧腿之后，当下健侧腿时可能会由于下肢支撑力量不足而摔倒，所以，在患侧下肢力量较弱时，应优先下健侧下肢。

（7）进食训练：健侧单手的进食训练：对于一侧上肢完全瘫痪的患者，重点的训练是如何用一只手来完成进食所需的复杂动作。特别是当患者利手瘫痪时，需要进行利手的转换训练。训练时需要配备一些特殊的用品，如带挡板的盘子，以防食物滑落到盘子外。

进食时使用自助具:对于患侧上肢有一定活动能力但屈肌痉挛,特别是患手屈肌痉挛的偏瘫患者,训练需加用一些自助具完成进食动作。

(8)穿脱衣物训练:穿脱上衣:偏瘫患者一侧肢体瘫痪后,为简化操作,尽量穿用较宽松的上衣,并且尽量不要穿套头上衣。患者坐位穿脱上衣时,先穿患侧,再穿健侧;患侧手穿进衣袖,用健侧手完成穿衣的其他动作;脱上衣时,先将患侧上肢脱至肘关节下,再脱健侧上肢,最后脱下患侧。

穿脱裤子:床上仰卧位下穿脱裤子时,利用健侧手、腿将患侧腿屈起穿进裤腿,再穿健侧,之后平卧,并将裤腰位置置于上肢可够到的范围内,之后做双侧桥式动作,将臀部抬起,用健手将裤子提至腰间。用相反的方法即可脱掉裤子。座椅上穿脱裤子时,利用健侧手、腿将患侧腿抬起放于裤腿内,再穿上健侧腿,之后将裤子尽量上提,患者在完成站起动作后,将裤子提至腰间。用相反的方法即可脱掉裤子。

(9)洗漱训练:一般的洗漱训练的关键是一只手的操作,特别是需要利手转换的患者,如洗脸需要拧毛巾时,可以指导患者利用周围的物体如水龙头等,完成单手拧毛巾动作。对于偏瘫患者患侧有一定功能时,尽量训练患者使用双手进行洗漱动作训练,以便强化患侧手和上肢的功能,避免长期不用造成上肢和手的"废用"。

洗澡时利用一只手来洗,是改善个人卫生和提高生活质量的重要手段。对于卫生间及其内部、周围的改造,需要指导患者和家庭成员一起进行改造,比如将浴室的门加宽,方便轮椅进出,在淋浴龙头的位置做调整之类。

(10)入厕训练:需要使用座便的患者,要进行在轮椅与相当于自家座便高度的座椅上的移乘动作训练。穿脱裤子的过程应当尽量简化,比如对裤子进行改造,去掉扣子、腰带等,改由松紧带、尼龙搭扣等代替。对卫生间也可进行一定的改造,比如卫生纸的位置、座便器可以改为自动冲洗等。指导患者使用自助具进行会阴部的清洁。

(11)家庭活动及社会活动训练

①家庭生活:与家人的交流是家庭生活必不可少的一部分。对于语言功能障碍的患者,家属应根据患者所处的病程阶段,使用适当的刺激方法促进患者语言功能的恢复,让患者出现在各种不同的交往环境中,比如参加聚会,迫使、激发患者增加语言的表达,以达到训练的目的。如果认为患者恢复语言交流的可能性不大,则应该以"实用性交流"为主要训练方法。构音障碍的患者,既能听懂也能理解家人的意思,但由于发声器官的神经、肌肉功能障碍导致交流障碍,则主要是对其构音器官肌肉力量和肌张力的协调性进行训练。

日常家务也是家庭生活中的一部分,包括挑选和搬运日常生活物品、购物、准备饭菜等。在这些家务中,可以让患者在自己能完成的环节尽可能地多做一些,让患者融入家庭,不要让患者有"一家人都养着我"的想法,应增强患者对生活的信心,帮助患者提高生活质量。

②社会活动:社会生活的领域十分广泛,如人际交往、处理邻里之间的关系、教育、劳动、休闲、娱乐和运动、社区内的宣传工作等。身体不便的偏瘫患者,可以尽可能地利用脑力加入到社区活动当中,比如为宣传出谋划策、在社区内从事合法的买卖和经济活动等,都是融入社区、融入社会的正确途径,使偏瘫患者在新的环境、新的身体状况下找回自我,从而达到新的自我实现,为康复的最终目标迈出坚实有力的一步。

二、骨关节损伤和周围神经损伤的理学疗法与服务

(一)骨关节损伤的理学疗法与服务

1. 疾病特点　骨关节损伤是社区中较多见、可致残性疾患,主要由类风湿关节炎、强直性脊柱炎等骨关节病以及骨折引起。除外因病伤严重、病情复杂所致后遗症,患者若治疗和训练不及时、不得当,还可造成不同程度的运动功能障碍,严重者日常生活不能自理。因此,采取及时、有效的康复治疗、训练,有利于减轻、避免或延迟残疾的发生。

2. 评定项目　康复评定是康复治疗的基础。它类似于临床医学的诊断过程,但又不完全相同。对于康复评定的定义可以这样来理解:康复评定是客观地、准确地检查和判断患者功能障碍的性质、部位、范围、程度,确定尚存的代偿能力情况,估计功能障碍的发展转归和预后,找出康复目标,制定康复措施,判定康复效果,决定患者去向的过程。对于社区骨关节损伤患者而言,进行准确的评定以制定合理的治疗方案,对患者的康复有着更加重要的意义。评定项目主要包括以下内容:

(1)人体形态评定:人体形态评定包括身长(身长、四肢长、残肢长)、体重、周径(躯干与四肢)指标及人体姿势的观察等。

(2)感觉功能评定:感觉的分类:①浅感觉:包括痛觉、温度觉和触压觉。②深感觉:包括关节觉、振动觉。③复合感觉:包括皮肤定位觉、两点辨别觉、图形觉、实体觉、重量觉等。

(3)肌力评定:肌力是指肌肉收缩的力量。肌力评定是骨关节损伤康复评定的重要内容之一,对运动系统和神经系统尤其是周围神经系统疾病的功能评定十分重要。肌力评定方法可分为徒手肌力检查和器械肌力检查两大类。对于社区康复的患者而言,徒手肌力检查(MMT)是经常使用的方法。

(4)关节活动度检查:关节活动度称关节活动范围,是关节运动时所通过的运动弧度,常用度数表示。一般以量角器为测量工具。

另外,还有步态分析、ADL 评定等。

3. 制定理学疗法计划要点　康复训练计划应由医疗、康复机构或社区、基层康复站的康复指导人员组织康复员、社区医生、志愿工作者等人员根据对患者进行的初次康复评估,结合社区和家庭条件来共同制定。康复训练计划应完整,训练计划内容应包括针对康复训练对象的主要功能障碍和困难所确定的训练项目、训练场所、采取的训练方法以及康复目标等。康复训练计划实施后,应由训练人员及时记录训练情况,定期评估训练效果,发现问题,并对训练计划进行必要的修改、调整。其主要的目的就是控制炎症,减轻和消除疼痛,避免发生关节的破坏;保持肌力,改善关节活动范围,防止发生关节挛缩和畸形;提高生活自理能力,树立康复信心。

4. 几种常见骨损伤患者的社区康复训练

(1)类风湿关节炎的社区康复训练与服务

1)概述:类风湿关节炎是一种慢性关节疾患,以腕、指(趾)病变最为常见,全身关节均可受累。本病多见于中年女性,病程缓慢,反复发作。病因较复杂,与受凉、受潮、过敏、遗传、内分泌失调和免疫等有关。

2)症状表现:类风湿关节炎发病初期或急性发作期常伴有发热、乏力等全身症状,主要表现为对称性多个关节疼痛、肿胀、僵硬、屈伸不便,特别是肩、肘、髋、膝等大关节。由于其

疼痛剧烈可导致关节活动明显受限,后期可导致关节变形,严重影响生活质量。

3)康复方法:应据病程的不同阶段,采取不同的康复训练方法。

①休息和轻度活动:患者在本病急性期的症状以关节肿胀、疼痛为主,关节局部炎症以及全身症状均较明显,此时应卧床休息,减少大的活动,适当进行较轻的活动。休息的程度应以能消除疲劳、减轻或解除局部水肿为适宜。

②预防关节挛缩:由于疼痛,类风湿关节炎患者通常保持的是关节囊最松弛、疼痛较轻的不良肢位,长时间维持此肢位可造成屈肌萎缩,关节强直、挛缩和畸形。容易发生变形的有踝关节挛缩呈马蹄足、膝关节屈曲挛缩、髋关节屈曲或外旋挛缩以及由高枕产生的颈屈曲变形。因此,休息时,应用夹板将肢体关节置于功能位,并做短期的固定,以提供支持,减轻其负重和疼痛。在夜间可戴用局部外固定装置,由于受累关节连续固定 1 ~ 2 个月即有可能发生强直,因此,白天应将装置定时取下 2 ~ 3 次,并按摩患部关节周围肌肉和活动关节。一旦关节肿痛明显减轻,即应停用局部外固定装置。

③运动训练:肌力训练:患部肌肉做中等量的等长收缩,每组肌肉持续收缩 6s,每日练习2 次,可采用体操或用器具辅助运动,如手指、手腕、髋、膝、踝的屈伸及抗阻练习。关节活动范围训练:应在确认没有关节破坏(关节软骨损害、关节软骨下的骨质疏松、韧带的断裂等)的情况下,进行轻柔、重复、由主动过渡到辅助和被动的关节活动范围训练,每个关节应尽量是全范围训练,重复 2 ~ 3 遍,每日 1 ~ 2 次,注意训练不应引起关节剧烈疼痛,疼痛不应持续2h,以防关节损害。在全范围活动前,应给予小量准备活动。必要时可用温热疗法配合或在水中运动,使关节活动易于进行。

④物理疗法:包括湿热袋、蜡疗、热水浴、湿热敷等,治疗时间以 15 ~ 20min,温度为 45°为宜。也可进行深部热疗,慢性期的患者可用短波、微波、超声波治疗,以增加组织的伸展性。

⑤作业活动及生活自理能力训练:对生活自理能力较差的患者,鼓励并指导其尽量完成日常生活活动训练,如进食、取物、梳洗、穿脱衣物、进出浴池、上下楼梯等,还可通过学习编织、折纸、绘画技能训练手的灵巧性。

⑥辅助器具使用:为方便生活,尽可能达到自理,有时需要设计制作一些生活辅助用具,如长把牙刷、粗把梳子、食具等。

⑦生活设施改造:可在浴室、厕所安装扶手,垫高座厕,水龙头换成长把等。

⑧传统康复疗法:针灸具有疏通阻滞的经络气血,解除痹痛的功效,以循经取穴为主,也可取阿是穴。病在皮肤肌肉者宜浅刺,在筋骨关节者宜深刺并留针,在针刺治疗时可加艾灸以温散寒邪,每日或隔日一次,15d 为一个疗程。推拿按摩疗法,可据病情选用相应方法,如改善肌肉、皮肤血液和淋巴循环以拿、捏、摩、揉等法为主,松解肌肉粘连以弹拨、拿捏、屈伸关节等法为主,以施用手法后患者感觉局部舒适,关节轻松和不发生肿胀为适度。也可选用太极拳疗法。

⑨日常生活活动指导:工作中应多次短时休息,注意节省体能,不要过劳;衣着应宽松、保暖;不宜长时间处于同一种姿势,如坐位时应每隔20min 即站立或改变一下姿势并伸展身体;当缝纫、写字、绘画等需用手持小物品时,每 10min 伸直一下手指;用较大关节活动可用肩挎包,不用手指提包;用手持杯时,前臂和手应成一线,不要向尺侧偏曲,以免加重手指关节负担等。

（2）骨关节病的社区康复训练与服务

1）概述：骨关节病又称退行性关节炎、骨关节炎、肥大性关节炎，多见于中老年。其病理变化主要是关节软骨退变、软骨边缘骨质增生。最常侵犯膝、髋、腰、颈等负重关节。主要症状是关节疼痛，尤其活动后疼痛加剧，可伴有关节肿胀、活动受限，甚至关节周围肌肉萎缩、关节畸形。

2）症状表现

①关节疼痛：由于关节的炎症刺激及软组织肿胀压迫所致。

②关节活动受限：早期是由于疼痛、关节周围软组织肿胀牵引，后期可因关节周围软组织粘连、挛缩，骨关节破坏、增生、畸形等原因使之受限。

③关节周围肌肉萎缩、无力：主要由肌肉废用性萎缩及身体衰弱、体能下降所致。

④关节承受力下降：由于关节的正常结构受到破坏，关节面磨损，关节周围肌无力造成。

⑤关节畸形：晚期骨关节结构及骨质严重破坏，周围软组织挛缩可出现关节畸形。

3）康复方法

①休息：合理休息、尽量少活动对患者特别是急性期的患者非常重要，其目的是减轻疼痛和避免炎症的加重。卧床时注意床垫不要太软，并避免长时间采用同一种卧姿。可短时俯卧，俯卧时避免髋、膝关节过分屈曲。卧床期间，应适当进行各关节的被动运动或简单的主动运动。关节炎治疗效果的好坏，在一定程度上取决于休息与活动安排是否合理，过分的静止休息容易造成关节僵硬、肌肉萎缩、体质下降；过分活动则容易导致关节炎症加重，关节面磨损破坏，加重病情。

②热疗：应用热疗可以减轻疼痛，放松紧张的肌肉，改善局部血液循环，减轻肿胀，有助于增加关节活动范围。但对于关节红肿、疼痛明显、处于急性炎症期的患者和发热的患者，可用冷疗代替热疗。在家庭进行热疗，可采用热水浴、热敷（用热水袋、热湿毛巾、电热毯等）。

③恢复肌力练习：在关节炎急性期或关节活动受限明显时，虽然关节不宜做活动，但为保持肌力，可进行肌肉等长收缩练习。慢性关节炎患者，如有肌萎缩，可在能耐受的情况下，加强关节主动运动，适当进行抗阻运动。在老年性膝关节炎出现大腿前部肌肉（股四头肌）萎缩、膝关节软弱无力时，应注意锻炼股四头肌，以加强膝关节的稳定性。

④减轻关节负担：减肥、控制体重、避免重负荷，有助于减轻关节负担。有时可使用手杖，适当分散下肢负重，必要时可应用支具、矫形器以保护关节和矫正关节挛缩或畸形。

另外，还要进行日常生活活动指导。

（二）周围神经损伤的社区理学疗法与服务

1. 疾病特点　周围神经损伤是指周围神经丛、神经干或其分支受外力作用而发生损伤，如挤压伤、牵拉伤、挫伤、撕裂伤、火器伤、注射伤等。四肢神经伤最多见的为尺神经、正中神经、桡神经、坐骨神经和腓总神经。上肢神经伤较多，占 60%～70%。损伤后的主要障碍包括运动障碍、感觉障碍、反射障碍和自主神经功能障碍等。

2. 评定项目

包括：①视诊及触诊：皮肤是否完整、肌肉有无肿胀或萎缩、肢体有无畸形、步态和姿势有无异常。进行肢体周径测试。②肌张力。③MMT。④ROM。⑤ADL 评定对了解患者的能力，制定康复计划，评价治疗效果，安排重返家庭或就业都十分重要。⑥感觉检查包括触觉、温度觉、压觉、两点辨别觉、皮肤定位觉、皮肤图形辨别觉、实体觉、运动觉、位置觉。⑦自主神经功能检查。⑧Tinel 征检查。⑨电生理检查。

3. 制定理学疗法计划要点　康复治疗主要目的在于,使其具有较好的独立生活能力,防治合并症,促进受损神经再生,保持肌肉质量,迎接神经再支配,促进运动功能与感觉功能的恢复,解除心理障碍等。根据不同时期、不同病情进行有针对性的处理。预防并发症,使其具有较好的独立生活能力。

4. 训练内容

(1)预防与治疗合并症

1)水肿:由于损伤后循环障碍,组织液渗出增多所致。可采用抬高患肢、弹力绷带压紧、患肢做轻柔的向心按摩与被动运动、热敷、温水浴、蜡浴、红外线、超短波、短波等方法来改善局部血液循环,促进组织水肿或积液的吸收。

2)挛缩:由于水肿、疼痛、肢位、肌力之间失去平衡等因素影响,常出现肌肉、肌腱挛缩,使运动功能受到极大影响,因此,预防十分重要。损伤后,除可采用以上预防水肿的方法外,可应用夹板、支具做固定或支托,将患肢保持在功能位置,以预防和减轻挛缩。如已出现挛缩,则应进行挛缩肌肉、肌腱的被动牵伸,患肢的按摩,以及温热疗法、水疗及水中运动等。

3)继发性外伤:因损伤神经所分布的部位感觉丧失,容易遭受外伤,而且发生创伤后,由于局部的营养障碍,痊愈较难。所以,对丧失感觉的指尖、足底等部位要保持清洁,且应用手套、袜子保护。对创口可采用超短波、微波、紫外线、激光等方法进行治疗,以促进伤口愈合。

(2)促进神经再生:防止和减轻肌萎缩。

1)理疗:早期应用超短波、微波、紫外线、超声波、磁疗、蜡疗等温热疗法,促使水肿消退、炎症吸收、改善组织营养状况,有利于受损神经的再生,但要特别注意的是,温热疗法切勿过热,以免造成烫伤。

2)水疗:有条件时可做水下按摩,并借助于水的浮力进行活动。

3)电刺激疗法:可用点状电极在麻痹肌的运动点上进行电刺激,传递神经冲动,并辅以被动运动、按摩,可防止、延缓和减轻失神经肌肉的萎缩,促进神经的恢复和再生。

(3)增强肌力:促进运动功能的恢复。

1)进行运动疗法:应尽早开始患肢的肌力增强训练,并根据患部的肌力采用不同的训练方法与运动量。

①在患部肌肉主动运动困难时(肌力为 1 级),使用辅助运动,注意动作要轻柔缓慢地进行,避免过度牵拉损伤。

②当患部肌肉功能已有部分恢复时(肌力为 2、3 级),可进行范围较大的辅助运动、主动运动及器械性运动。

③当患部的肌力已恢复到能抵抗一定阻力时(为 3、4 级),可进行抗阻练习,争取肌力得到最大程度的恢复。

2)使用夹板和矫形器,预防肢体变形和挛缩:患者神经损伤后,其相应部位的肌力减弱甚至消失,造成肢体不能保持正常的功能位置。因此,应配戴夹板或矫形器,使患肢保持功能位,避免损伤部位遭受外伤,防止神经修复术后发生过度牵伸,并有利于辅助运动训练的进行。注意使用的夹板重量要轻,尺寸应合适,以防对感觉丧失部位的压迫。

(4)促进感觉功能的恢复:应尽早对患肢进行温度觉、压觉和触觉、位置觉等感觉训练,如指端触摸辨别和拿取不同形状的物体等实体感觉训练。对有麻木和感觉异常者,可用电疗、按摩及针灸等配合治疗。

(5)消除心理障碍,建立康复信心:周围神经损伤后的恢复过程一般较长,应使患者对此有充分的心理准备。对较严重的患者,应给予相应的职业训练,为就业提供学习机会。

(6)全身综合治疗:包括改善营养状况、促进神经再生、治疗水肿、控制糖尿病等。

5. 几种常见的周围神经损伤

(1)臂丛神经损伤:臂丛神经损伤可由于上肢过度牵拉、锁骨骨折、肩关节脱位、产伤、外伤引起,并据其神经损伤的位置不同而出现不同的症状和障碍。

1)上臂型损伤:较多见,肌皮神经、桡神经功能障碍,表现为上肢近端肌肉瘫痪,外侧感觉减退或丧失,肩关节不能外展、外旋,肘关节屈曲困难。

2)前臂型损伤:尺神经、前臂内侧皮神经及正中神经功能障碍,前臂瘫痪,手的运动功能和前臂及手的尺侧感觉丧失。

3)全臂型损伤:整个上肢运动及感觉功能障碍、肌肉萎缩。

康复方法:①前臂型损伤:采用外展支具保护患肢,被动活动患肢各关节,按摩各肌群,并可选用温热电疗法。当受累肌肉出现主动收缩时,可据肌力选用辅助运动、主动运动及抗阻运动。②前臂型损伤:用支具使腕关节保持在功能位,患侧腕关节及掌指、指尖关节被动运动。③全臂型损伤:进行患肢各关节的被动运动及其他康复疗法。如果患肢功能已不能恢复,应训练健肢的代偿能力。

(2)桡神经($C_{5\sim8}$,T_1)损伤:在上肢周围神经中,桡神经最易遭受外伤,其损伤多数是肱骨干骨折所引起。此外,腋杖压迫、上肢置于外展位的手术、桡骨颈骨折及大量骨痂生成等都可损伤桡神经。桡神经损伤后,临床上出现垂腕、垂指、前臂旋前畸形、手背桡侧尤以虎口部皮肤有麻木区或感觉障碍。由肱骨干骨折或骨痂压迫所致的损伤一般均无肱三头肌麻痹。桡骨小头脱位可引起桡神经深支损伤,各伸指肌瘫痪,但桡侧腕长伸肌的功能存在,故无垂腕畸形,亦无虎口背侧皮肤感觉丧失。

康复方法:桡神经损伤后感觉障碍不明显,但运动障碍很严重。康复重点为恢复运动功能。应用支具使腕背伸30°、指关节伸展、拇指外展,并进行被动运动,以避免关节强直和肌腱挛缩。如已经发生了挛缩,则可进行被动牵伸、按摩、超声波治疗、中频电疗、温热治疗等,强化伸腕伸指肌肌力。

(3)正中神经($C_{6\sim8}$,T_1)损伤:肱骨髁上骨折、肘关节脱位可引起正中神经挤压损伤,在前臂下部和腕部,正中神经比较浅表,易被锐器损伤。正中神经在前臂上部损伤后,桡侧腕屈肌以及屈拇指、中指、示指肌肉功能丧失,大鱼际肌萎缩,出现"猿手"畸形,拇指不能对掌和外展,桡侧三个半手指感觉障碍。若在腕部受伤,前臂肌肉功能良好,只有拇指外展和对掌功能障碍。

康复方法:进行被动和主动运动,训练手指的屈曲和抓握功能,为矫正畸形,可应用支具使患部关节处于功能位。若感觉减退,可以让患者触摸各种形状、大小、质地的物体,如绒布、硬币、钥匙等日常用品,先在直视下,然后在闭眼时练习,使患者逐渐能辨认不同的物体。对感觉过敏者,需采用脱敏治疗,即要教育患者多使用敏感区,对敏感区自我按摩,用不同材料的物品刺激敏感区等。教育患者保护感觉障碍区,不要用患手去触摸危险的物体,防止发生烫伤、刺伤、压迫、溃疡。当手指肌力恢复到3级时,应指导患者多做手的精细动作练习和

ADL 练习。

(4)尺神经损伤:尺神经损伤的原因有颈肋、肱骨髁上骨折,肘关节脱位,腕部切割伤,肱骨尺神经沟处骨质增生等造成创伤性尺神经炎,也是常见的损伤原因。尺神经损伤后,尺侧腕屈肌,第四、五指指深屈肌,小鱼际肌,骨间肌,第三、四蚓状肌功能丧失,呈爪形手。小指及环指尺侧半感觉消失。

康复方法:在患部肌肉出现收缩前,做屈腕,屈、伸指,分指、并指的被动关节活动,并沿前臂尺侧至掌做轻柔的按摩。在患部肌肉出现收缩后,做各指的分开、并拢及伸展练习,还可用分指板,使手处于伸展状态。

(5)坐骨神经损伤:坐骨神经损伤可由腰椎间盘突出、脊柱骨折脱位、臀部肌肉注射部位不当等原因造成。损伤后可出现膝关节屈曲障碍,踝与足趾关节运动丧失,造成足内翻下垂,小腿外侧及足的感觉障碍。

康复方法:患者在急性期应卧硬板床休息。仰卧时,注意使踝关节呈90°屈曲,以防止挛缩和加重足下垂;俯卧时,足应伸出床边缘,踝关节屈曲,膝下放一枕头,以利于伸直膝关节和伸展髋部肌肉,应坚持每日俯卧一段时间。坐位时,使用尺寸合适的座椅,使髋、膝、踝关节均保持90°,还应进行跟腱牵拉、肌力增强的训练。对有些康复训练效果不理想的足下垂、内翻畸形,应穿戴矫形鞋或矫形器矫正畸形。

三、脊髓损伤的理学疗法与服务

(一)疾病特点

脊髓损伤是由于各种致病因素引起脊髓结构和功能损伤,造成损伤水平以下的脊髓功能部分或全部(运动、感觉、反射等)障碍,使患者丧失部分或全部活动能力、生活自理能力和工作能力。对损伤神经修复,是康复治疗的主要目标之一。脊髓损伤可以是完全横贯性或不完全性,加上损伤平面的不同,其临床表现会有很大的不同。例如,高位颈段完全性脊髓损伤可造成四肢瘫,而胸腰段完全性脊髓损伤只造成双下肢瘫。不同阶段脊髓损伤的后果也有很大的不同,例如:较高胸腰段的完全性脊髓损伤可能不得不依靠轮椅才能移动,而下腰段的完全性脊髓损伤可能依靠支具和拐杖步行移动。所以,了解患者脊髓损伤的平面和程度是进行康复训练的最基本条件。脊髓损伤后面临的主要康复问题有:①肌肉瘫痪。②关节挛缩畸形。③肌肉痉挛。④压疮。⑤膀胱和直肠障碍。⑥疼痛。⑦自主神经调节障碍。⑧性生活/生育等。

(二)评定项目

1. 感觉

浅感觉:痛觉、温度觉、触觉。

深感觉:位置觉、震动觉、压觉、识别觉。

2. 运动障碍 包括肌力评定(判断神经损伤平面和功能恢复情况)、关节活动度(ROM)测定、肌张力的评定、平衡功能评定等。

3. 反射

深反射(腱反射):消失、低下、亢进。

浅反射:减弱、低下等。

病理反射:出现霍夫曼征、巴宾斯基征、膝阵挛、踝阵挛等。

4. 呼吸测定　最大呼气/吸气胸廓扩张、肺活量。

5. ADL 评定　主要包括翻身、起坐、轮椅移乘及驱动等。

6. 其他　心理、泌尿功能方面等。

(三)制定理学疗法计划要点

通过综合的康复措施解决患者存在的功能障碍问题,达到与其损伤程度相适应的最大的功能状态,提高患者的生存质量,使他们能够重返社会,是脊髓损伤患者社区康复的目标。针对这一目标,并由于脊髓损伤患者的致残原因不同、脊髓损伤的水平不同、横贯性损伤的完全性不同、功能障碍的程度不同,康复的目标、训练项目、方法也会不同。脊髓损伤患者应尽早进行康复训练,根据其功能障碍特点制定出阶段性短期训练计划,明确在某一时间段内具体的训练措施和训练目标,并把一个个短期的训练目标连接起来,最终达到预定的长期目标。如果短期目标提前或未能按时完成,应分析原因并及时修改训练计划,最终使功能得到最大程度的恢复,增强患者适应环境、生活自理和参与社会生活的能力。

(四)制定训练计划的基本原则

1. 全面了解病史　首先了解患者的过去史,以便对功能障碍及其与疾病之间的影响作出客观的分析和判断。由于患者的功能障碍涉及了个人生活、职业能力和心理－社会能力等诸多方面问题,因此,也应对患者的个人心理、生活、职业以及社会生活史等进行相应的了解,以便作出恰当的评定。

2. 以脊髓损伤患者所存在的问题为中心制定全面计划　社区康复人员应具备全面的康复知识和技能,在制定训练计划时,能根据患者的具体情况正确作出损伤水平、活动水平和参与水平的检查和评定。选择适宜的个体化的训练项目和训练方法,以便恰当地实施康复训练。由于脊髓损伤患者存在着不同类型、不同程度的功能障碍,严重影响正常的生活、学习和工作,其情绪和心理变化会较为明显,制定训练计划时,应考虑心理治疗方法,注意解决患者存在的心理问题,增加康复的信心。

3. 需要康复对象、家庭、社区的共同参与　为使脊髓损伤患者尽快改善功能,重返社会,仅靠专业的康复医师、治疗师进行康复训练是不够的,例如:教会患者生活自理能力方面,需要在家庭生活中反复地实践、学习、提高;在参与水平方面,需要患者真正在社会、社区生活领域中去学习、适应,这些都需要家庭成员和社区康复工作人员的指导、督促,因此,在拟订训练计划时,应有患者本人、家庭成员以及他们所在社区的共同参与,根据患者的自身需求和客观可能(如:残疾的严重程度、是否存在严重的并发症等)拟订康复目标、计划和措施,才能保证康复训练工作的落实。

4. 计划应具有安全性、可行性　在制定康复训练计划时,应考虑两方面问题,首先康复措施应是科学而安全的;其次,实施康复计划的过程中现有的康复资源(康复设施、家庭成员、社区的参与等)应具有可利用性,这样,各个阶段性的康复目标才有可能达到。不完全性脊髓损伤患者,应尽量使损伤平面以下的各种功能得以恢复,而对完全性脊髓损伤患者,则以代偿性功能恢复为主制定训练计划。

(五)训练内容

以下均指完全性脊髓损伤患者。

1. 翻身　损伤患者在卧床期保持正确的体位,可预防压疮的发生,促进功能的改善。

一般,胸腰段脊髓损伤造成的是双下肢软瘫。在不完全性脊髓损伤时,翻身训练常不是主要问题。完全性脊髓损伤患者进行康复训练时,则是强化上肢和躯干的肌力,以带动下肢完成翻身动作。

(1)C_6损伤患者从仰卧位翻身到俯卧位的训练:C_6损伤的脊髓损伤患者由于伸肘、屈腕能力缺乏,手的功能丧失,躯干和下肢完全麻痹,翻身只能依靠自己上肢甩动时产生的一种惯性。

右侧翻身训练方法如下:从仰卧位开始,患者头、肩部向左侧前屈,双上肢呈伸展状向左侧甩动;交叉双下肢,将左下肢置于右下肢上,当头和肩部向前屈时,双侧上肢从左至右迅速甩动,此时,身体呈右侧卧位;右肩继续向后方移动,这时可以依靠上肢惯性的力量带动躯干和下肢而翻成俯卧位。

当左前臂支撑时,右肩部向后方拉,使两侧前臂负重相当,顺序相反的再一次过程,患者又变成仰卧位。C_6损伤患者应该能够自己完成翻身的动作。

(2)C_7损伤患者从仰卧位翻身到侧卧位:C_7损伤的脊髓损伤患者可训练用腕关节残存的肌力进行翻身。具体训练方法是:在患者的颈胸段设置一个吊带,翻身时将患者左前臂套在吊带中,右肘屈曲,同时伸展手腕至床垫边,左臂拉住吊带,身体重心移至支撑的右臂,将吊带松开后,左臂伸展置于身后,支撑身体,伸展右臂,双臂的共同支撑下向前移动双手,使中心移到腿上,依靠右臂伸直的力量使身体右倾,以背屈的右手腕勾在右膝下,屈曲右腿,此时面向右侧,靠右侧肘部的支撑力使身体向右侧倾斜,拉动左腿并屈曲、交叉至右腿上,左前臂在床垫上支撑体重,躯干放低呈右侧卧位。C_7损伤患者应该能够自己完成翻身的动作。

2. 坐位训练　脊髓损伤患者下肢完全瘫痪,C_7以下脊髓损伤患者的坐位大多只能使髋关节屈曲90°,用双手支撑床面,而膝关节完全伸展,即所谓的"长坐位"。这种训练能够使患者保持坐位,以便进行移动。脊髓损伤平面越低,坐位训练越容易些。上胸段脊髓损伤时,往往难以完成无支撑的坐位活动,而下胸段脊髓损伤时,多可完成无需双手支撑的坐位活动。有些患者由于脊髓损伤后长时间卧床,会造成严重的"废用"状态如全身的肌肉萎缩、关节挛缩、体位性低血压、压疮等,都会严重地影响坐位训练。"长坐位"的训练主要包括:

(1)平衡训练:脊髓损伤患者可先将一只手抬起保持平衡,另一只手支撑,治疗师在后方保护。待完成后,再训练抬起另一只手。患者能无需双手支撑而保持住平衡坐位,表明患者躯干肌肉的功能已经有了较好的控制。患者坐位的稳定性通过训练增强以后,可在坐垫上保持"长坐位",在训练中增加一些接球、投球的练习活动。在此基础上,再进行像训练偏瘫患者一样的自动态和他动态的平衡训练(图2-3-10)。

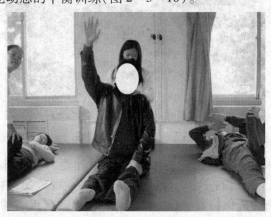

（2）支撑训练：患者的支撑能力需要三角肌、背阔肌、胸大肌具有接近正常的肌力，肩关节、肘关节及髋关节的活动在正常范围内。C_7以下脊髓损伤患者可练习双上肢伸直、双手支撑床面，进行抬臀训练，治疗师在后方保护。必要时，可用一个加高的把手训练上肢的支撑力。在有"废用"状态时，恢复和强化上肢的支撑肌力极为重要，它是移动训练的基础（图2-3-11）。

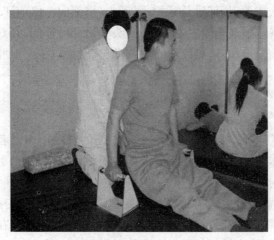

图2-3-11　支撑训练

（3）移动训练：自主的身体移动是患者能否实现生活自理的重要条件。

训练支撑向前方移动：患者的双下肢应呈外旋状态，双手与身体靠近，双膝关节放松，支撑点选择在髋关节稍靠前处，伸展肘关节，前臂旋后，令患者头、躯干向前屈曲，抬起并向前移动臀部。

训练支撑向侧方移动：当训练患者向右移动时，左手必须靠紧臀部，右手与左手应放在同一水平上，在离臀部30cm处将肘部伸展，前臂后旋或取中立位，此时躯干应向前屈，将臀部抬起，头和肩部向右侧移动（图2-3-12）。

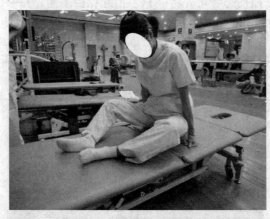

图2-3-12　移动训练

3. 站立训练　脊髓损伤患者因损伤水平不同，活动能力也不同。$C_{2\sim4}$损伤的患者需要依靠起立床站立，T_6以下损伤的完全性脊髓损伤患者必须在装配与胸腰支具结合的长腿矫形支具（KAFO）后，才有可能保持直立位。站立训练可以改善患者的血管运动功能，促进血液循环,避免发生体位性低血压,预防由于长期卧床而发生的下肢关节挛缩、骨质疏松、压疮、泌尿系感染。

(1)依赖轮椅和翻身动作完成由坐位向站立位的转移:患者要从坐位转变成站立位,首先要锁定膝关节,然后由治疗师帮助或借助臂力扶持他物才能站起来。例如,训练患者坐在轮椅上向站立位转移时,治疗师应面对患者,指导其身体向前倾,双手握住平行杠一端,抬高肘部以与腕部的垂直力支撑身体,双脚承重时伸展髋关节,双肩后缩,头部伸展,双手向前稍移动,保持站立,患者依靠轮椅和翻身动作独立完成由坐位转为站立位。

(2)站立的平衡训练

①腰段以下损伤患者站立位的平衡训练:腰段以下的脊髓损伤患者根据髋关节的控制能力决定是否利用长腿支具训练站立位的平衡。由坐位转为站立位后,患者必须双手抓住扶持物(如双杠、椅背等)才能站立。虽然有长腿支具可以持重,但患者平衡能力很差,并不能保持住站立位的平衡,所以,站立位的平衡训练是十分重要的。

②$C_{7\sim8}$损伤患者的平行杠内站立训练:这类患者脊髓损伤的水平较高。完全性脊髓损伤者只能在复合支具的支撑下,依靠治疗师的大力帮助和扶持才能完成。训练的目的并不能使患者达到独立站立,而仅仅是改善一般状态。

训练的步骤为:站立前的准备:当患者在轮椅上支撑前移,足根落地后,治疗师两腿分开,双手放在患者的腰或臀部,此时患者双臂抱住治疗师颈部,头自然转向一侧。协助站起:以患者双下肢为支点,治疗师用自己的双膝将患者双下肢抵住后将其向前拉起,直立,身体负重点在双脚上;双手扶杠,治疗师用手向前托住患者臀部,使之伸展躯干、双肩,双手扶杠。身体平衡、站立:治疗师在患者身后,一只手在患者臀部以一定的力使其髋关节伸展,另一只手协助患者伸展躯干,达到身体在平衡状态下站立。

4. 移乘训练

(1)利用滑板转移:脊髓损伤患者利用肘的支撑功能,可通过一块滑板完成转移。具体方法是:将固定的轮椅放在与床呈30°角的位置,滑板架在床和轮椅之间,患者以一系列支撑动作向床(或轮椅)移动。

(2)侧向或直角转移:有较好活动能力的患者,可直接做侧向或直角转移训练。

①直角转移:轮椅置于床边30cm处,与床呈直角,固定轮椅,双手放在扶手上,用力向上撑起,同时进行移动向前至床上(图2-3-13)。

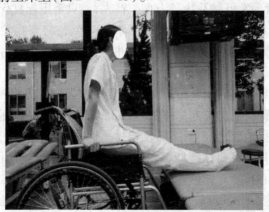

图2-3-13　直角转移

②侧向转移:轮椅放置在与床呈30°角的位置并固定好,患者从右侧转移时,右手在床上支撑,左手支撑在轮椅扶手上,支撑起躯干,向前、左侧方向移动至床上(图2-3-14)。

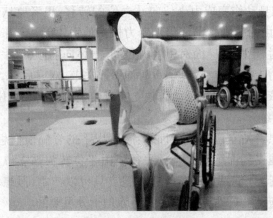

图2-3-14 侧向转移

5. **步行或驱动轮椅训练** 鼓励和训练患者站立和步行可以预防和减轻体位性低血压,改善全身(特别是瘫痪下肢)的血液循环,防止下肢的关节挛缩,减轻骨质疏松,对于改善患者的心理状态也有重大的影响。

步行训练的目标是:①社区功能性行走:终日穿戴矫形器并能耐受,能上下楼,能独立进行日常生活活动,能连续行走900m。②家庭功能性行走:能完成上述活动,但行走距离不能达到900m。③治疗性步行:上述要求均不能达到,但可借助矫形器进行短暂步行。一般颈到T_5损伤患者可在双杠内经行摆至、摆过和四点步的训练,他们的步行训练一般为治疗性的。$T_{6~9}$损伤患者也可以经行上述治疗性步行训练,他们最好的结果是依靠长下肢支具和拐杖在室内独立步行。$T_{10}~L_1$损伤患者可利用四点步态达到室内的功能性步行。$L_{3~5}$损伤患者则可实现社区内的功能性步行。

6. **跌倒和重新爬起的训练** 在患者试图独立步行时,有可能会跌倒。如果不经过训练,很可能摔伤甚至骨折,而且一旦跌倒,很难自己爬起来,这使患者的活动受到很大的限制。因此,训练安全的跌倒和重新站起来具有很大的实用意义。

(1)安全跌倒训练:安全跌倒训练应在垫上进行。患者在站立位时,将双拐轮流前移,移至躯干和髋关节屈曲时手掌可触及垫子为止。首先,一只手用拐杖保持身体平衡,另一只手放开拐杖,支撑在地面上,然后对侧交替,进行训练。接着,将双拐轮流前移,当屈髋到一定程度时,迅速将双拐扔掉,双手向前呈降落伞状伸出,触地支撑身体并向前爬,使身体呈俯卧状着地。

(2)重新站起的训练:患者身体呈俯卧位时,踝关节背屈。先将拐杖下端向前,置于体侧适宜位置,然后用双手臂将上身撑起,并尽力收缩腹肌、屈髋,双手逐渐后移,直到双手接近双脚时,改用一只手支撑地面,另一只手抓住拐杖把柄并使之支撑于地面。待这个拐杖能支撑住身体后,再用另一只手将拐杖把柄抓住,使之支撑地面,直到能用双拐将上身撑起。然后将双拐逐渐后移,重心移至双脚位置后,患者能成直立站位。

7. **轮椅训练** 脊髓损伤部位较低、上肢功能健全的患者,经过轮椅的驱动训练,一般能够较好地操作标准轮椅。

（1）后轮行驶平衡技术：轮椅一般靠后面两个大轮上下马路沿或不高的平台。后轮平衡技术应使患者掌握三个基本动作：轮椅翘起时小轮离地,后轮着地。患者在大约 10 点处握住驱动环,向后方转动后轮,在快速向前推时,惯性会使前轮离地翘起,要注意保持轮椅后轮的平衡。通过前后转动后轮及自身头部和肩部的位置调节平衡,在后轮平衡时行进、转弯。

（2）轮椅上下路沿行走：使用轮椅行走训练包括上路沿和下路沿两部分。上路沿时依靠轮椅后轮的支撑力翘起前轮,向前用力驱动轮椅将前轮跨上路沿,此时患者身体前倾,再向前用力驱动轮椅,后轮跨上路沿。下路沿时,轮椅后轮在靠近路沿处,患者身体前倾,缓慢平稳向后倒退,即可完成下路沿动作。

8. 进食训练　只有 C_4 及以上损伤的脊髓损伤患者才会造成两上肢也瘫痪,因而影响患者自己进食,这类患者只能依靠他人才能完成进食过程。C_4 以下损伤的脊髓损伤患者均可自行完成进食活动。对于极少数肩肘关节尚能活动而手肌力很差的患者,可加用自助具实施进食动作。

9. 穿脱衣物训练　四肢完全瘫痪的患者,必须依赖他人穿脱衣物。双下肢脊髓损伤的患者,如不能坐起但能翻身,在训练后穿脱上衣应不成问题,还可以用手系各种扣子。

（1）穿脱套头衫：患者穿套头衫时,双手分别插入同侧衣袖,用手分别将对侧衣袖上拉使手腕伸出袖口,上举双手,头部从领口套入后伸出,将上衣整理平整。患者脱套头衫时,躯干前屈,先褪头部,用双手从领口后部将套头衫上拉,然后分别褪出双臂。

（2）穿脱裤子：脊髓损伤患者穿脱裤子可能不得不依靠他人帮助或使用自助具完成。患者如能坐起,则应训练自己穿脱裤子。具体方法：将一条裤腿套在脚上后,用手或腕部使膝部呈稍屈曲状,向上拉裤子至大腿上部,再用相同的方法,穿好对侧,再分别用一侧肘部支撑身体完成用手将裤子上提至腰部的过程。

10. 洗漱训练　四肢瘫痪的患者只能依赖他人的帮助才能完成洗漱。如果患者双上肢功能良好,双下肢脊髓损伤,那么经过训练,患者有可能自己完成洗漱和洗澡的活动,但同样需要对洗澡间加以改造。为了简化活动的难度,可加用自助具,如长把的刷子。

11. 入厕训练　对于完全性脊髓损伤患者,如两上肢功能良好,必须进行入厕训练,使患者能够独立地完成大小便的管理。

（1）厕所的改造：脊髓损伤患者使用的便器应改为座便器,其高度应与轮椅等高。同时,应在座便器的两侧或上方安装扶手,这样易于患者完成轮椅与座便器之间的转移。

（2）移动到座便器上：利用转移训练的技术,学会从轮椅转移到座便器上。患者从轮椅移到座便器上时,应使轮椅与座便器呈 30° 左右的角度,固定轮椅后,旋开足托板,腰部向前稍弯曲,抓住座便器上方的扶手,健手支撑身体转身,坐于座便器上。

（3）学会入厕时穿脱裤子：上肢没有瘫痪的患者,利用扶手站立,一只手保持平衡,另一只手穿脱裤子。

（4）清洁：脊髓损伤患者的入厕训练中,还应包括学会便后自己使用手纸,注意清洁卫生。女性患者应训练学会自己清洁会阴部。可准备一些使用方便的器具,如高度适宜的盆凳或入厕后即可自动冲洗的座便器等。

12. 社会生活训练：脊髓损伤患者的头脑是正常的,需要进行获得一定职业能力的训练,争取在经济上自立。脊髓损伤患者还可以通过参加一些休闲、娱乐和运动性的活动,提高生活质量。事实上,许多脊髓损伤患者是可以从事一定的社会工作的,例如,双下肢脊髓损伤而上肢活动正常者,可以从事管理和需要上肢工作的职业,也可训练患者操作计算机、维修电器、打字、制图等,使他们有可能参与职业活动,如做文字秘书等。

四、肌萎缩侧索硬化症的理学疗法与服务

肌萎缩侧索硬化症(ALS),又称渐冻人症,是运动神经元病的一种,是累及上运动神经元(大脑、脑干、脊髓),又影响到下运动神经元(颅神经核、脊髓前角细胞)及其支配的躯干、四肢和头面部肌肉的一种慢性进行性变性疾病。临床上常表现为上、下运动神经元合并受损的混合性瘫痪。

(一)疾病特点

(1)起病隐匿,缓慢进展。

(2)半数患者首发症状为肢体无力伴肌萎缩(5%)和肌束颤动(4%),上肢远端尤其突出。此时,四肢腱反射减低,无锥体束征,临床表现类似于脊髓性肌萎缩。

(3)随着病情的发展,患者逐渐出现典型的上下运动神经元损害的体征,表现为广泛而严重的肌肉萎缩、肌张力增高、锥体束征阳性。60%的患者具有明显的上下运动神经元损害体征。当下运动神经元变性达到一定程度时,肌肉广泛失神经,此时可无肌束颤动,腱反射减低或消失,也无病理征。

(4)约有10%的患者,在整个病程中仅表现为进行性的肌肉萎缩而无上运动神经元损害的体征。

(5)约30%的患者以脑干的运动神经核受累起病,表现为吞咽困难、构音不清、呼吸困难、舌肌萎缩和纤颤,以后逐渐累及四肢和躯干。情绪不稳定(强哭强笑)是上运动神经元受累及假性延髓性麻痹的征象。

(6)以脊髓侧索受累为首发症状的肌萎缩侧索硬化罕见。9%的患者可有痛性痉挛,是上运动神经元损害的表现,多在受累的下肢近端出现,常见于疾病的早期。10%的患者有主观的肢体远端感觉异常或麻木,除非合并其他周围神经病,ALS无客观的感觉体征,整个病程中,膀胱和直肠功能保持良好,眼球运动通常不受损害。

(7)单纯的ALS患者一般没有智力减退。ALS伴有其他神经系统变性疾病的症状和体征时,称ALS叠加综合征(ALS - plussyndrome)。该综合征主要发生在西太平洋地区、日本关岛和北非等地区。合并的症状和体征包括锥体外系症状、小脑变性、痴呆、自主神经和感觉系统症状以及眼球运动异常。

(8)神经肌肉电生理改变主要表现为广泛的神经源性损害。急性神经源性损害(失神经后2~3周)的特征为纤颤电位、正锐波、束颤电位和巨大电位。慢性失神经伴有再生时,表现为肌肉轻收缩时运动单位、动作电位时限增宽、波幅明显升高及多相波百分比上升,肌肉大力收缩时,可见运动单位脱失现象。ALS的神经源性损害通常累及3个以上的区域(脑神经,颈、胸、腰骶神经支配区),舌肌、胸锁乳突肌和膈肌也可表现为神经源性损害。肌电图(EMG)是诊断ALS的重要辅助检查方法,颈段和腰骶段的下运动神经元病变可通过上下肢的EMG来确定,胸锁乳突肌EMG检测的异常可代表延髓受累,而舌肌的敏感性较低,临床很少应用。肌肉活检[医生为了诊断或鉴别诊断神经肌肉疾病,取出身体某些部位的肌肉(黄豆粒大小)进行显微镜或电镜下检查]对ALS的诊断并不是必要的,但在一些情况下有助于鉴别神经源性肌萎缩。

（二）评定项目

包括肌张力、肌力、关节活动度、平衡、肺功能、吞咽、语言、ADL。

（三）制定理学疗法计划要点

（1）维持正常的关节活动度。

（2）增强残余的肌力。

（3）降低过高的肌张力。

（4）维持坐位平衡（早期）。

（5）提高呼吸功能。

（6）吞咽障碍的危险管理。

（7）变换有效的交流方式。

（四）日常生活动作辅助、训练内容

（1）被动活动：维持正常的关节活动度，改善受限的关节活动度；降低过高的肌肉张力。

（2）肌力增强训练：增强残余的肌肉力量，减缓肌肉萎缩的进度。

（3）坐位平衡训练：针对早期发病的患者，训练躯干肌肉，增强平衡能力。

（4）呼吸训练：针对呼吸肌受累的患者，进行呼吸训练，减缓呼吸功能的衰退进度（图 2 - 3 - 15）。

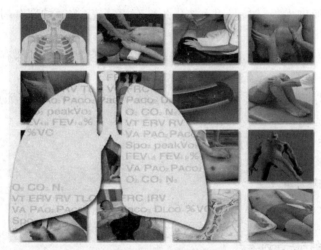

图 2 - 3 - 15　呼吸训练

（5）吞咽障碍的管理：训练患者吞咽技巧，包括鼓励患者减慢讲话速度，局部使用冰块或口服巴氯芬等减轻舌肌痉挛，晚期患者可能要通过鼻胃管接受流质食物，甚至使用经皮胃造瘘管，以降低误吸的可能性。

（6）变换有效的交流方式：针对语言功能障碍的患者，可使用其他的交流方式替代，比如图板、手势、电脑等等。

（7）使用代步工具：电动轮椅是此类患者理想的代步工具。

五、颈椎病的理学疗法与服务

颈椎病是因颈椎间盘变性、颈椎骨质增生所引起的，以颈肩痛，放射到头枕部或上肢，重者出现双下肢痉挛，行走困难，以至于四肢瘫痪为主要表现的综合征。少数患者伴有眩晕。

（一）疾病特点

（1）眩晕：眩晕是椎动脉型颈椎病患者的常见症状。患者因为颈部的伸展或旋转而改变体位诱发眩晕。前庭神经核缺血性病变引起的眩晕，一般持续时间较短，数秒至数分钟即消失，发病时患者可有轻度失神及运动失调，表现为行走不稳或斜向一方；迷路缺血性病变引起的眩晕不伴意识障碍。前庭神经病变引起的眩晕属中枢性眩晕症；迷路缺血性病变属周围性眩晕症。部分患者可有恶心感，急性发病时不能抬头，少数患者有复视、眼颤、耳鸣及耳聋等症状。

（2）头痛：椎动脉型颈椎病患者在发病时，头痛和眩晕症状一般同时存在。其中，枕大神经病变是引起头痛的主要原因。

（3）视觉障碍：由于颈椎病引起椎－基底动脉系痉挛，继发大脑枕叶视觉中枢缺血性病变，少数患者可出现视力减退或视野缺损，严重者甚至可以引起失明现象。

（4）突然摔倒：当患者颈部旋转时突然感到下肢发软而摔倒。临床特征是：发病时患者意识清楚，短时间内能自己起来，甚至行走。这有别于其他脑血管疾病。

（5）根性症状：由于局部解剖的关系，椎动脉型的患者也常常伴有神经根性症状。

①颈部症状：表现为颈部不适感及活动受限。颈部不适感主要有颈部疼痛、颈部酸胀、颈部发僵，活动或者按摩后好转，晨起、劳累、姿势不正及寒冷刺激后突然加剧；活动颈部有"嘎嘎"响声；颈部肌肉发板、僵硬；用手按压颈部有疼痛点；按摩颈部有韧带"弹响"，转动颈部不够灵活等。

②肩部症状：双肩发沉；肩部酸痛、胀痛；颈部肌肉痉挛，按压颈部有疼痛，有时疼痛剧烈；劳累、久坐和姿势不当会导致症状加重。

③背部症状：背部肌肉发紧、发僵，活动或者按摩后好转；背部有疼痛点，按压明显；劳累和受寒时，背部不适症状加重。

（二）评定项目

（1）颈椎活动度。

（2）颈肩部肌肉力量。

（3）颈部疼痛。

（4）ADL。

（三）制定理学疗法计划要点

（1）日常生活活动指导。

（2）运动疗法。

（3）物理治疗。

（四）日常生活动作辅助、训练内容

（1）不良姿势是颈椎病发病的重要原因，所以，在工作、生活中颈部要保持正确的姿势，电脑、电视应置于平视或略低于平视位置。椎动脉型颈椎病应避免诱发疾病的体位。睡眠时枕头的高度应以保持颈部的生理曲度为准，避免过高或过低造成颈椎过伸或过屈，枕头的硬度也要适中。

（2）做颈部肌力锻炼（图2－3－16）。

①前屈较力：双手置于额部，手臂与颈屈肌群用力较劲做屈肌群等长收缩。

②后伸较力：双手指交叉置于枕后，手臂用力向前，颈部用力向后，头手较劲做颈伸肌群

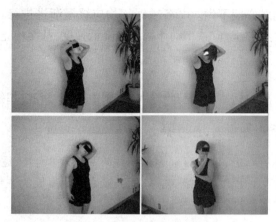

图 2 - 3 - 16 颈部肌力锻炼

的等长收缩。

③侧方较力：一手掌置于头侧面，手臂与颈部用力较劲做等长收缩。

④抗重力肌力训练：分别侧卧、仰卧或俯卧于床边，做侧屈、后伸、前抗重力肌力训练（图 2 - 3 - 17）。

以上运动每次收缩 10s，间隔 10s，每组 10 次。应逐步增加运动强度，以运动后肌肉有轻微酸胀感为宜。

（3）做关节活动度锻炼。患者坐位，做前屈、后伸、侧屈、旋转等颈部活动，增加关节活动度，牵张颈部肌肉及其他软组织。

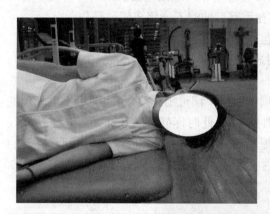
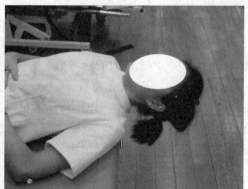
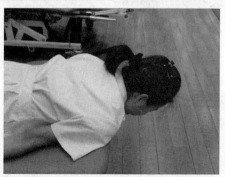

图 2 - 3 - 17 抗重力肌力训练

注意事项:①颈椎病发作期不做。②各项锻炼均应缓慢渐进进行。③高危颈椎病应慎重进行锻炼,若锻炼后症状加重,应减小动作幅度或降低强度,甚至停止锻炼。

(4)物理治疗。

①做颈部牵引。

②其他物理因子治疗,包括直流电药物导入、调制中频电、短波/超短波、超声波等。

六、肩关节周围炎的理学疗法与服务

肩关节周围炎,简称肩周炎,是以肩部逐渐产生疼痛,夜间为甚,逐渐加重,肩关节活动功能受限且日益加重,致某种程度后逐渐缓解,直至最后完全复原为主要表现的肩关节囊及其周围韧带、肌腱和滑囊的慢性特异性炎症。

(一)疾病特点

(1)肩部疼痛:起初,肩部呈阵发性疼痛,多数为慢性发作,以后疼痛逐渐加剧或呈钝痛或刀割样痛,且呈持续性,气候变化或劳累后,疼痛加重。疼痛可向颈项及上肢(特别是肘部)扩散,当肩部偶然受到碰撞或牵拉时,常可引起撕裂样剧痛。肩痛昼轻夜重为本病一大特点。多数患者常诉说后半夜痛醒,不能成寐,尤其不能向患侧侧卧,此种情况因血虚而致者更为明显,若因受寒而致痛者,则对气候变化特别敏感。

(2)肩关节活动受限:肩关节向各方向活动均可受限,以外展、上举、内外旋时更为明显。随着病情进展,由于长期废用引起关节囊及肩周软组织粘连,肌力逐渐下降,加上喙肱韧带固定于缩短的内旋位等因素,使肩关节各方向的主动和被动活动均受限,当肩关节外展时出现典型的"扛肩"现象,特别是梳头、穿衣、洗脸、叉腰等动作均难以完成。严重时肘关节功能也可受影响,屈肘时手不能摸到同侧肩部,尤其在手臂后伸时不能完成屈肘动作。

(3)怕冷:患肩怕冷,不少患者终年用棉垫包肩,即使在暑天,肩部也不敢吹风。

(4)压痛:多数患者在肩关节周围可触到明显的压痛点,压痛点多在肱二头肌长头腱沟、肩峰下滑囊、喙突、冈上肌附着点等处。

(5)肌肉痉挛与萎缩:三角肌、冈上肌等肩周围肌肉早期可出现痉挛,晚期可发生废用性肌萎缩,出现肩峰突起、上举不便、后弯不利等典型症状,此时疼痛症状反而减轻。三角肌轻度萎缩,斜方肌痉挛。冈上肌腱,肱二头肌长、短头肌腱及三角肌前、后缘均可有明显压痛。肩关节以外展、外旋、后伸受限最明显,少数人内收、内旋亦受限,但前屈受限较少。

(二)评定项目

(1)肩关节活动度。

(2)疼痛。

(3)肩周肌肉肌张力。

(4)肩周肌肉力量。

(5)ADL。

(三)制定理学疗法计划要点

(1)提高肩关节活动度。

(2)缓解疼痛。

(3)减低肩周肌肉张力。

(4)提高肩周肌肉力量。

（四）日常生活动作辅助、训练内容

（1）早期——疼痛期：可冰敷，服用消炎药，避免提重物、过度劳累，并主动运动训练。

钟摆训练：屈曲髋呈 90°，健侧手扶住支撑物，稳定身体，患侧手握哑铃，负荷根据个人的肌肉力量来确定，进行向外、向内、向前、向后的单向锤摆动作，逐渐进行顺时针的绕环运动；改变方向，进行反时针的运动。20 次为一组，做 2～3 组。

（2）中期——冻结期

①肩外旋运动：背墙而立，肘弯曲成 90°，外旋肩关节使前臂尽量靠近墙面。

②滑轮训练：借助悬吊在屋顶的滑轮来增加肩关节的活动范围。

③爬墙运动：侧对墙站立，患侧朝墙面，手指触碰到墙壁并沿墙壁向上爬，尽量做到最大幅度，然后慢慢还原。

（3）后期——恢复期：以增加肩周肌肉力量为主。

七、慢性腰痛的理学疗法与服务

慢性腰痛多由于腰部软组织慢性劳损而引起，如久坐、久站、搬抬重物等均可使腰肌长期处于高张力牵伸状态，局部出现反应性炎症，日久可形成腰肌的积累性变性，导致慢性腰肌劳损。

（一）疾病特点

（1）长期反复发作的腰背部疼痛，呈钝性胀痛或酸痛不适，时轻时重。

（2）每当充分歇息、加强腰部保暖、适当活动或经常改变体位时可使症状减轻。劳累、天气阴雨等风寒湿影响则症状加重，腰痛的主要表现为歇息痛，即夜间、清晨腰痛明显，而起床活动后腰痛渐渐减轻。若过度疲劳则疼痛加剧。

（3）腰背部压痛范围较广泛，压痛点多在骶髂关节背面、骶骨背面和腰椎横突等处。轻症患者压痛不明显，重者伴随压痛可有一侧或双侧脊椎两旁机头痉挛僵硬。

（4）腰背部运动一般无障碍，腰部外形也多无变化。若急性发作症状较重者，或可出现肌肉痉挛、脊柱侧弯、下肢牵扯痛。

（二）评定项目

（1）肌肉张力。

（2）肌肉力量。

（3）关节活动度。

（4）疼痛。

（三）制定理学疗法计划要点

（1）缓解腰背部肌肉过高的张力。

（2）增强腰背部肌肉的力量。

（3）改善受限的关节活动度。

（4）缓解腰背部疼痛。

（四）日常生活动作辅助、训练内容

（1）日常生活中，要尽可能坐有靠背的椅子；尽量避免弯腰的动作；如需要搬运货物，尽量采取蹲下去的方式，同时让物体尽量靠近身体；避免做腰部扭转的剧烈运动；走路时采取小步快行，时速可达到 5～6km/h。

（2）按摩、牵伸背部肌肉以缓解过高肌张力。

（3）做主动运动训练。

①搭桥训练（图2-3-18）。

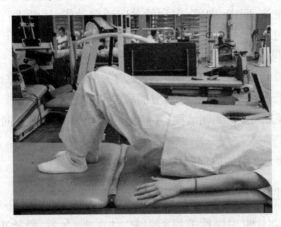

图2-3-18 搭桥训练

②"燕飞"（图2-3-19）。

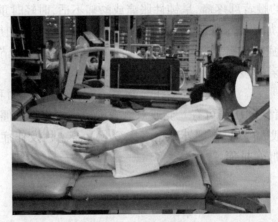

图2-3-19 燕飞

③跪位对角线支撑（图2-3-20）。

④倒行疗法，即向后倒行，步幅要小（图2-3-21）。

⑤仰卧起坐，即屈髋屈膝，双手抱在胸前，避免颈部用力，要求双肩离开床面10cm即可。避免伸直双腿的情况下做仰卧起坐。

（4）理疗、水疗。

八、老年痴呆的理学疗法与服务

老年痴呆，又称阿尔茨海默病（Alzheimer's disease，AD），是发生在老年期及老年前期的一种原发性退行性脑病，是一种持续性高级神经功能活动障碍，即在没有意识障碍的状态下，出现记忆、思维、分析判断、情绪等方面的障碍。

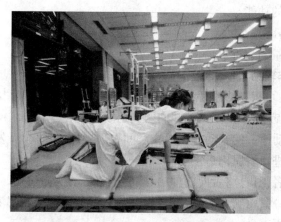

图 2 - 3 - 20　跪位对角线支撑

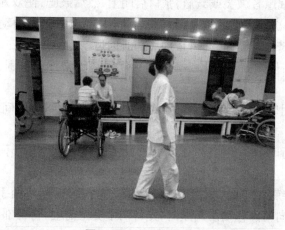

图 2 - 3 - 21　倒行疗法

（一）疾病特点

（1）早期症状：最初发病 2～3 年，患者会出现健忘（尤其新近发生的事），缺乏创造力、进取心，且丧失对原有事物的兴趣与工作冲劲。

（2）中期症状：于最初发病的 3～4 年后，对于人、事、地、物渐无定向感，注意力转移，且一般性理解能力减低。此外，会重复相同的语言、行为及思想，情绪不稳，缺乏原有之道德与伦理的标准，常有迫害妄想的人格异常等现象，但无病识感。偶尔会出现"黄昏综合征"。

（3）晚期症状：语无伦次，不可理喻，丧失所有智力功能，智能明显退化，而且逐渐不言不语、表情冷漠、肌肉僵硬、憔悴不堪，以及出现大小便失禁、容易感染等。

（二）评定项目

（1）认知功能。

（2）语言功能。

（3）ADL。

（三）制定理学疗法计划要点

（1）综合康复需要全面考虑到患者的医疗康复、心理社会康复等问题。

（2）重点改善生活自理和参加休闲活动的能力。

（3）充分发挥残余的功能。

（4）因人而异，按需康复。

（5）以改善生活质量为目标。

（四）日常生活动作辅助、训练内容

（1）吞咽功能训练：可根据吞咽障碍部位进行训练，以增强协调能力，为进食打下基础。

①发音训练：嘱患者张口发"a"音，并向两侧运动发"yi"音，再发"wu"音，或嘱其缩唇后发"f"，像吹蜡烛、吹哨动作。发音动作一般在晨间护理后进行，每个音发音3次，连续5～10遍，通过张闭口动作促进口唇肌肉运动。

②舌部运动：嘱患者张口，将舌向前伸出，然后左右运动摆向口角，再用舌尖舔下唇后转舔上唇，每隔5min做一次，每天3次，分别早晨、中午、下午进行。若患者不能自动进行舌运动时，治疗师可用压舌板辅助。

③面部动作训练：嘱患者微笑或皱眉，张口后闭上，然后鼓腮，使双颊部充满气体后轻轻吐气，反复进行，每天3次。主动或被动活动患者下颌，嘱患者做咀嚼动作，每天练习3次，练习吸气、哈气、伸舌、挤眼等动作，都可帮助面部肌肉运动。

（2）关节功能训练：使四肢及躯干各关节尽可能保持正常活动范围，可由家属协助行关节训练，保持功能位。

（3）呼吸锻炼：即用口吸气，用鼻呼气，反复进行深呼吸，以锻炼肋间肌、膈肌和辅助呼吸肌等。

（4）步行锻炼：步行时抬头挺胸，两眼向前看，足尖尽量抬高，步距不必过大，转方向时可分几步转。

（5）坐下－起立训练：坐下时，先将小腿贴住椅边，然后弯腰，将两手支撑于椅上慢慢坐下。坐下后，再将臀部向椅内移动。起立时，先将两手支持椅上，将臀部移向椅边，在两手支撑下起立。如患者训练有困难，可由治疗师或家属扶持完成。

（6）手部精细动作训练：练习扣纽扣、写字、折纸等日常生活动作。

（刘元旵、王艳玲、闫志宇）

第三节　残疾儿童的理学疗法与服务

一、基础知识

由胎儿及小儿期各种原因引起的儿童残疾，严重危害了儿童正常的发育，给家庭和社会带来沉重的负担，因此，在社区康复中，对残疾儿童施加早期干预措施尤为重要。社区康复是残疾儿童康复必要的组成部分，以家庭为中心的社区康复是大多数残疾儿童康复治疗的主要途径。康复与医疗保健相结合，将预防、早期诊断、早期干预结合起来，对减少和减轻儿童残疾具有重要意义。

世界各国儿童残疾现患率有很大差异，儿童残疾的现患率为10.4%～3.4%不等。2001年联合国儿童基金会和中国残联进行了一次"全国0～6岁残疾儿童抽样调查"，这次调查结果显示，0～6岁残疾儿童总患病率为1.362%（城市为1.329%，农村为1.396%）。

五类残疾包括听力残疾、视力残疾、智力残疾、肢体残疾、精神残疾。0~6岁残疾儿童不同年龄现患率有逐年增加的趋势。从性别分布来看,残疾现患率男性(1.455%)高于女性(1.254%)。从地区分布来看,经济发达地区现患率最低,为0.965%,经济中等发达地区最高,为1.786%,而经济欠发达地区居中,为1.335%,这可能是由于本次调查仅涉及存活残疾儿的缘故。环境污染等也可能是经济中等发达地区现患率高的原因。

二、脑瘫的理学疗法与服务

(一)疾病特点

脑性瘫痪(cerebral palsy,CP)简称脑瘫,是出生前到生后1个月内由各种原因所致的非进行性脑损伤,是小儿时期伤残的常见原因。其症状出现于婴儿期内,主要表现为中枢性运动障碍或姿势异常。可伴智力低下、癫痫及感知觉异常。发病率在我国为1.8‰~4‰活婴,国外报道为1.5‰~5‰活婴。

根据脑瘫的定义,其三个主要特征为:

(1)脑瘫可以发生在胎儿期,即在胎儿期中枢神经系统发育阶段,各种因素影响了脑的发育,也可发生在出生过程中或是生后不久(1个月内)。这个阶段正是人脑生长与发育的最高峰。

(2)脑瘫本身是非进行性的,即指脑损伤相对于躯体症状是静态的。由于脑损伤引起的躯体功能障碍,如果不进行持续治疗与训练,会逐渐加重。脑瘫并非由于脑部病变恶化所致,这有别于遗传代谢性神经系统疾患。

(3)脑瘫虽然是由于脑损伤所致的一组综合征,但其表现是以运动障碍为主,如不能坐、站、行,手不能正常使用等。部分患儿不同程度地合并有智力低下、语言障碍、视觉功能障碍、癫痫等。

(二)评定项目

儿童康复评定要强调在儿童的自然动作中观察,而不是强制性体检。患者不配合时评定的可靠性大大下降。主要的评定方法参见《人体发育学》和《康复评定学》。需要检查的范畴包括:

(1)肌张力:可以采用改良Ashworth计分。

(2)原始反射:包括紧张性迷路反射、不对称性颈紧张反射、拥抱反射、呕吐反射、觅食反射、自动站立和行走反射、躯干内弯反射、握持反射、咬合反射、交叉伸展反应。

(3)自动反应:包括调正反应(头部侧面调正、俯卧位头部调正、仰卧位头部调正、抬躯反应、躯干旋转调节反应)、平衡反应(俯卧位、坐位、垂直悬空位的平衡反应)、保护性伸展反应(头部向下、向侧方、向后的保护性伸展反应,放置反应)。

(4)随意运动:可进行卧、坐、站、步行、手部活动及高级体能技巧评定。也可按照下面的内容分析:

①视听刺激的反应和发声(听力、视力跟踪、周围视力、发声)。

②头部(正中、前后和平衡控制)和肩胛带大动作的控制(通过肩部支撑身体重量)。

③上肢粗大动作和精细动作控制(双手放开、双手过中线、抓大物件、抓小物件、伸手抓

物、合并或转移物件)。

④躯干和下肢的粗大动作控制(坐位背部伸直、髋部自主活动、翻身、俯卧位行进、保持坐姿、坐起、站起、行走)。

(5)肌力。

(6)关节活动范围。

(7)姿势及运动发育评定。

(8)协调功能。

(9)步态分析。

(10)功能独立性。

(11)特殊感觉,如视听功能。

(12)语言功能。

(13)交流能力。

(14)智商。

(15)日常生活活动能力。

(16)心理行为。

(三)制定理学疗法计划要点

康复训练计划应由医疗、康复机构或社区、基层康复站的康复指导人员组织康复员、脑瘫儿童亲属、志愿工作者等人员根据对患儿进行的初次康复评估,结合社区和家庭条件,共同制定。康复训练计划应完整,训练计划内容应包括针对康复训练对象主要功能障碍和困难所确定的训练项目、训练场所、采取的训练方法以及康复目标等。康复训练计划实施后,应由治疗师及时记录训练情况,定期评估训练效果,发现问题,并对训练计划进行必要的修改、调整。

(四)日常生活动作辅助、训练内容

(1)头部的控制:进行运动功能训练时,头部的控制应放在最重要的位置。头部的控制是运动发育中最早完成的运动,不能控制头部是难以完成其他运动的。因此,要训练仰卧位头部保持正中位,颈部牢固挺起;俯卧位抬头和转动;坐位保持头直立位,进行前后左右头的直立反应训练;拉起时头直立;挺胸抬头。

(2)支撑抬起训练:在训练头部控制的同时,进行躯干肌肉的控制训练,以使身体能够抬起、翻身和回旋,逐渐实现肘支撑、手支撑、坐位支撑。

(3)翻身训练:小儿开始翻身时要先抬起头,因此,翻身和抬头是密切相关的。

(4)坐位训练:坐位是向立位发育过程中的中间姿势,不能坐就不能站。坐位是日常生活动作的一种基本姿势,对生活、学习和工作都十分重要。

(5)膝手立位和高爬位的训练:训练重心逐渐上移抬高躯干的能力。从腹爬位开始训练逐渐到膝手立位和高爬。

(6)站立和立位训练:膝立位时,如果能对骨盆和髋关节的控制达到一定程度,即可进行立位训练。可以由他人扶站开始,至自己扶站、站立时两手交替拿物、建立立位平衡、单腿站立,必要时可选用辅助器具。

（7）步行训练：不会单腿站立就不会走，所以在单腿站立的前提下进行双腿交替运动的训练。

（8）步行的进步和实用性训练：目标是建立不仅可以在平地行走，也可以长距离和加速度行走以及具有跨门槛、走不平的路的能力，以应付日常生活的需求。

各类痉挛型脑瘫治疗的主要目标是：降低肌张力，抑制屈曲模式和肢体的内收内旋，促进伸展模式和外展外旋，促进对称性姿势，预防挛缩和畸形。手足徐动型脑瘫治疗的主要目标是：控制头部保持中间位，控制肢体的活动向着中线方向，抑制不随意运动和姿势的易变性，提高日常生活能力。

三、颅脑损伤的理学疗法与服务

（一）疾病特点

颅脑损伤（traumatic brain injury，TBI）是头颅部位尤其是脑组织创伤后所产生的一系列症候群。儿童颅脑损伤大多是意外摔伤或从高处坠跌伤所致。儿童顽皮、好动，再加上自我保护能力差、安全意识薄弱，所以头部外伤十分常见。在精神科的临床实践中，医生们发现，许多癫痫、癫痫样精神病、儿童精神病患者，在排除了二系三代亲属中的遗传因素外，均有儿时头颅跌伤的病史。儿童脑外伤的特点是，除了脑部外伤害，可见以下特点：①头痛：程度较剧烈，用一般止痛药无效，常伴有频繁的恶心、呕吐。②瘫痪：受伤时肢体运动正常，逐渐出现步态不稳，或一侧上肢乏力，抬起困难。③昏睡：患儿如果由原来清醒变得深睡或难以唤醒，不要以为是睡着了，应警惕是昏迷加深。④抽搐：肢体抽搐称为瘫痪发作，是脑细胞受到刺激放电发作的一种特异表现。⑤瞳孔散大：正常时双侧瞳孔大小一样，光线照射后瞳孔缩小。异常时一侧瞳孔比另一侧大，光反应迟钝。⑥尿失禁：常提示大脑排尿中枢受压，可能是颅内血肿的第一个信号。⑦心跳缓慢：正常儿童每分钟心跳在80次以上，一旦脉搏每分钟减慢至50次以下，同时伴有血压升高和呼吸减慢，提示颅内血肿或脑水肿已发生。⑧躁动：患儿极度躁动不安，伴大汗淋漓，说明颅内压升高到难以代偿的程度。⑨精神异常：患儿神志混乱，精力不集中，不能像正常儿童一样玩耍。⑩眩晕：颅脑损伤早期，患儿均有头脑晕沉的现象，并时常伴有恶心、呕吐。

（二）评定项目

因儿童颅脑损伤表现出肢体瘫痪，因此，评定项目可参考成人颅脑损伤的评定，并参考儿童发育特点来定。评定内容包括：肌张力、关节活动度、姿势观察、感觉功能、病理反射、动作分析、平衡功能、协调能力、步态分析、步行能力、运动功能分级、日常生活能力。

（三）制定理学疗法计划要点

颅脑损伤后，康复治疗的主要目的在于预防合并症，促进功能恢复，使患儿具有较好的独立生活能力。康复治疗主要方法和程序基本与脑卒中相同。但颅脑损伤者只要抢救及时，治疗合理，再加上患儿年龄偏轻，并能积极进行功能锻炼，常可恢复较快，容易收到较为满意的效果。康复治疗方案主要有以下四个方面的工作：①帮助端正对伤残的态度。②建立相应的康复治疗组和制定合理的康复计划。③合并症的防治。④抗感染，包括局部创面和其后的神经系统的感染、褥疮、尿路和呼吸道的感染等。

(四)日常生活动作辅助、训练内容

颅脑损伤后,运动功能方面的障碍通常表现为一侧或双侧的肢体瘫痪,故这部分的功能训练的重点包括以下两个内容:运动基本功能的训练、日常生活能力训练。具体方法如下:

(1)维持合理体位。

(2)被动运动:被动活动肢体时,用力要缓和,以免暴力造成骨折。特别是卧床时间较长的患儿,肢体存在不同程度的骨质疏松,如活动不当,容易在活动时骨折。

(3)主动运动:运动控制训练的目的是通过抑制异常运动模式,使脑损伤患儿重新恢复其机体的平衡、协调及运动控制功能。一般应在生命体征稳定后,在医生及治疗师的指导下,确定活动量、活动范围及限度,尽早开始训练。可采用综合神经促进技术、传递冲动练习、站立床负重及电动体操等,以促进神经功能的恢复,防止肌萎缩并诱发主动运动。

(4)功能训练:运动基本功能的训练有恢复与增强肌力练习、抗肌痉挛的训练、改善关节活动度的练习等。采用被动运动、按摩和低频直流电刺激,以增加局部瘫痪肌肉区域的血供,减缓肌肉的萎缩;增加肌电生物反馈治疗或肌电生物反馈电刺激治疗;当肌力达到一定程度时,主要依靠肌肉的主动收缩练习来增强肌力,包括等张收缩或等张运动、等长收缩或等速收缩练习。

(5)抗肌痉挛练习:颅脑损伤严重影响肢体运动功能的另一重要方面是肌张力异常,主要是肌痉挛。持续的肌痉挛易造成患儿的过度疲劳,影响患儿功能康复的进行。抗肌痉挛的原则是放松,方法有放松练习、协调训练、药物和手术松解等。放松练习的基本方法是在舒适稳定的体位下做肢体的延伸下垂、旋转或摆动练习等。

(6)日常生活能力训练:颅脑损伤后,患儿常会有程度不同的日常生活能力的障碍,康复训练的重点是训练和指导患儿各种日常生活活动包括穿衣、起居、进食和洗漱能力。一部分严重功能障碍的患儿,需要配置一些支具才能完成进食和洗漱等工作。

四、孤独症的理学疗法与服务

(一)疾病特点

孤独症,又称自闭症,是一种广泛性发展障碍,以严重的、广泛的社会相互影响和沟通技能的损害以及刻板的行为、兴趣和活动为特征的精神疾病。被归类为一种由于神经系统失调导致的发育障碍,其病症包括不正常的社交能力、沟通能力、兴趣和行为模式。

美国国家精神卫生学院保守估计:美国孤独症的发病率为1/1000。男性患孤独症的比率,比女性高三至四倍,但女性发病时病症会较男性严重。联合国公布的数据表明,孤独症的发病率为1/150。诊断是基于一系列的精神病学原则,有一些临床测试可以协助诊断。

一般而言,患有孤独症的儿童在3岁前会出现的基本特征有下列3个方面:

(1)社交发展方面:对外界事物不感兴趣,不大察觉别人的存在;与人缺乏目光接触,未能主动与人交往、分享或参与活动;在群处方面,模仿力较弱,未能掌握社交技巧,缺乏合作性;想象力较弱,极少通过玩具进行象征性的游戏活动。

(2)沟通方面:语言发展迟缓和有障碍,说话内容、速度及音调异常;对语言理解和非语言沟通有不同程度的困难;可能欠缺口语沟通的能力。

（3）行为方面：在日常生活中，坚持某些行事方式和程序，拒绝改变习惯和常规，并且不断重复一些动作；兴趣狭窄，会极度专注于某些物件，或对物件的某些部分或某些特定形状的物体特别感兴趣。

（二）评定项目

孤独症的评定，有多种评定方法，如适合家长使用的简易行为评定量表——克氏行为量表和由 E. Schopler、R. J. Reichler 和 B. R. Renner 于 1980 年所编制的 CARS 量表等。如克氏行为量表，其评定内容如下：

（1）不易与别人混在一起玩。

（2）听而不闻，像是聋子。

（3）教他学什么，他强烈反对，如拒绝模仿说话或动作。

（4）不顾危险。

（5）不能接受日常习惯的变化。

（6）以手势表达需要。

（7）莫名其妙地笑。

（8）不喜欢被人拥抱。

（9）不停地动，坐不住，活动量过大。

（10）不望对方的脸，避免视线接触。

（11）过度偏爱某些物品。

（12）喜欢旋转的东西。

（13）反复怪异的动作或玩耍。

（14）对周围漠不关心。

注："从不"——指此行为从未有过。

　　"偶尔"——此行为有时出现，但频率不高（每周几次）。

　　"经常"——此行为几乎每天出现，引人注目。

用表说明：

①孤独症患儿的筛查。②14 项组成，行为出现频率分"从不"、"偶尔"和"经常"三级，分别评分为"0"、"1"、"2"分。③≥14 分且"从不"≤3 项，"经常"≥6 项者，可能为孤独症，分数越高，可能性越大。④表灵敏度高，但特异度不高（即易发现，但又不准确）。

（三）制定理学疗法计划要点

在给患儿进行康复训练之前，治疗师应帮助父母正确理解并接受这种疾病的长期性、顽固性及致残性，做好长期合作治疗的准备，并且治疗师应该以促进正常发育、开发脑潜能、减缓僵硬刻板行为、消除不良行为、减轻家庭刺激和压力为基本原则。

运动的发展是人类各种活动发展的基础。从出生时的某些本能动作到逐步发展为有目的的随意动作，从而使人类获得了参与社会实践的可能。由此可见，运动在人的发展中是何等重要！对于儿童来讲，运动与其感知觉、语言、思维的发展联系更是密不可分的。通过运动训练，可以促进患儿智力的发展和适应能力的提高，还可以起到增进注意力及稳定情绪的作用。

(四)日常生活动作辅助、训练内容

(1)粗大运动能力:患儿的发展首先是从大运动开始的。对孤独症患儿进行大运动的协调训练有利于保持身体正确姿势,增大肌肉力量和四肢动作协调性,是弥补大脑缺损的有效措施。具体目标如下:

①全身运动:要求患儿能独立完成的基本动作有:抬头、坐、站、走、跑、跳、蹲、钻、爬、自行转动身体。有些孤独症患儿的惰性和自我保护意识较强,加之不听指令,在开始训练时往往不配合,这就需要治疗师有耐心,充分示范。开始时帮助患儿完成,经反复练习直到患儿熟练并能独立完成,训练应加大力度和强度。

②平衡能力:让患儿坐位或站位,伸手抓取置于其周围不同方向而距离超过臂长的各种物体和玩具,达到躯干前屈、左右旋转、左右侧屈的训练目的,从而提高平衡能力。也可利用平衡板、跳床,让患儿走海绵垫、走斜坡、上下楼梯、走平衡木等进行平衡能力训练。

③娱乐活动,进行患儿喜欢的游戏,如拍球等。

(2)精细运动

①动手操作的能力:培养患儿动手能力的活动有排序、穿线板、搭积木等。

②日常生活动作训练:如进食、穿脱衣等。

(王亚图)

思考题

1. 老年人的康复原则是什么?
2. 脑瘫的康复计划包括什么内容?
3. 颅脑损伤的康复计划包括什么内容?
4. 偏瘫患者日常康复内容有哪些?
5. 脊髓损伤患者日常活动、训练内容有哪些?
6. 颈椎病患者日常训练内容有哪些?

第四章 改造生活环境

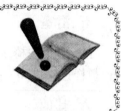

教学目标

了解代表性住宅改造内容、辅助器具及使用。

一般来说,公共环境的改造属于政府行为,应该有统一标准,而个人环境的改造,由于其特殊性,每个人的具体需求不一样,无法规定或者设计统一标准。对于有 ADL 障碍的残疾人来说,需要面对的是回归家庭的问题,需要解决的是家庭住房的无障碍改造问题。

辅助器具是残疾人在家庭和社会生活的重要器具,下面会重点介绍代表性辅助器具的使用方法。

第一节 代表性住宅改造内容

一、门厅(玄门)

门厅指的是住房门口与客厅之间的部分,有的住房没有门厅,住房门口与客厅直接相连。如果门厅与室外地面的高度差在 2cm 之内,一般不需要特别改造,只需将门槛拆除即可。如果患者能拄拐杖行走,也可以保留门槛或将门槛的高度进行适当调整。如果高度差在 2～10cm,需根据患者移动能力和移动方式来决定改造方案,对于拄拐杖者可能仍不需做特别改造,但对于坐轮椅者则需要在门口建坡道。客厅的改造与门厅的改造要求相同。

二、卧室

卧室与客厅有高度差时应设法消除。应保证最低限度的通风保暖条件。床的高度的调整很重要,床和床垫加在一起的高度应该与轮椅和轮椅垫加在一起的高度一样,以方便患者完成转移动作。必要时还可以在床边适当位置安装扶手,供患者做起立动作或转移动作时使用。

三、厨房

厨房灶具的高度要调低,灶台下方应留有适当供轮椅足踏板进入的空间,使患者坐在轮椅上能够得着炒锅炒菜,并能看见锅底部。洗手池和洗菜池台面也要降低,方便患者操作。

水龙头的开关要求改造为长柄、易开关、容易够着。

四、厕所

由于一般住房的厕所面积较小,轮椅进出非常困难,最低要求是:家庭厕所的宽度不能小于0.8m,厕所与门口间距离不小于1.2m,患者转移到座便器上后,脸朝里完成排便动作。在大便器、小便器临近的墙上,应安装能承受身体重量的安全抓杆,抓杆直径为30~40mm,高度为0.7m。

五、浴室

浴室内的轮椅活动面积不能小于1.2m×0.8m,在浴盆或是临近的墙面上应安装安全抓杆,抓杆直径为30~40mm,抓杆共两个,高度为0.6m和0.9m。

六、其他

根据患者的ADL障碍特点,必要时可在床边、厨房、沙发、餐桌旁边安装扶手,以利患者完成转移或站起动作。如果患者是四肢瘫,可安装、使用环境控制系统,使患者能够独立完成开关电灯、电视、电扇、窗帘及打电话等动作。对于有认知功能障碍的偏瘫患者,家庭住宅门口应做一个特殊显眼的标志,以免患者走失。同时住宅内的各个房间门口做一些特殊装饰,帮助患者记忆和辨别各个房间的位置。有条件时,还应安排一处患者在家训练的场地。

(吕振存)

第二节 辅助器具

一、概念

辅助器具是指能够有效地弥补或代偿因残疾造成的身体功能减弱或丧失的器具,是残疾人提高生存质量、增强社会生活参与能力最直接、最有效的手段之一,是残疾人实现就业和社会康复的重要条件。

二、种类

(一)按国家标准规定分类

国家标准《残疾人辅助器具分类和术语》GB/T 16432-2004/ISO 9999:2002(等同采用的国际标准),将残疾人辅助器具分为11个主类、135个次类和741个支类。11个主类分别是:①个人医疗辅助器具。②技能训练辅助器具。③矫形器和假肢。④生活自理和防护辅助器具。⑤个人移动辅助器具。⑥家务管理辅助器具。⑦家庭和其他场所使用的家具及其适配件。⑧通讯、信息和讯号辅助器具。⑨产品和物品管理辅助器具。⑩用于环境改善的辅助器具和设备、工具和机器。⑪休闲娱乐辅助器具。

(二)按使用人群分类

包括肢体残疾人辅助器具、听力残疾人辅助器具、言语残疾人辅助器具、视力残疾人辅助器具、精神残疾人辅助器具、智力残疾人辅助器具。

（三）按使用用途分类

包括移动类辅助器具、生活类辅助器具、信息类辅助器具、训练类辅助器具、教育类辅助器具、就业类辅助器具、娱乐类辅助器具。

三、代表性辅助器具的使用方法

（一）轮椅的使用

普通轮椅适合于下列疾病：脊髓损伤、下肢伤残、颅脑疾患、年老、体弱、多病者。在选择轮椅时，要考虑到患者的认知功能以及至少有一侧上肢功能正常，能比较熟悉地操作轮椅。

1. 打开与收起　　打开轮椅时，双手掌分别放在轮椅两边的横杆上（扶手下方），同时向下用力即可打开。收起时，先将脚踏板翻起，然后双手握住坐垫两端，同时向上提拉。

2. 自己操作轮椅　　向前推时，先将轮椅刹车松开，身体向后坐下，眼看前方，双手向后伸，稍屈肘，双手紧握轮环的后半部分。推动时，上身前倾，双上肢同时向前推，并伸直肘关节，当肘完全伸直后，放开轮环，如此重复进行。对一侧肢体功能正常，另一侧功能障碍（如偏瘫）、一侧上下肢骨折等，可以利用健侧上下肢同时操作轮椅。方法如下：先将健侧脚踏板翻起，健足放在地上，健手握住手轮。推动时，健足在地上向前踏步，与健手配合，将轮椅向前移动。上斜坡时，保持上身前倾，重心前移，其他方法同平地推轮椅。如果上坡时轮椅后倾，很容易发生轮椅后翻。

（二）轮椅转移技术

应用轮椅的患者，常需由轮椅转移至床铺、便桶、浴池，同时进行相反方向的转移，这都需以科学方法进行训练，也只有当残疾者能熟练掌握转移技术后，方有可能达到生活自理和从事适当工作。

转移的方式有立式转移和坐式转移。立式转移适用于偏瘫以及本位转移时能保持稳定站立的任何患者。坐式转移主要有三种形式：用滑板的侧方滑动转移、不用滑板的侧方转移及前后滑动转移。坐式转移主要应用于截瘫以及其他下肢运动障碍的患者（如两侧截肢者）。这里主要介绍立式转移。

非辅助性立式转移需要有良好的坐位平衡，没有体位性低血压，依随意肌的收缩、长腿式矫形器或伸肌强直能使腿部保持伸直位，有相当强壮的肩部肌肉及内收肌，还需要强壮的肘部屈肌及伸肌，更重要的是一侧手及腕的力量良好。

1. 从床上向轮椅转移（以偏瘫患者为例）　　床铺高度要与轮椅座接近，床头宜装一短扶手，轮椅带有制动器和拆卸式搁脚板。轮椅放在患者的健侧。轮椅与床尾稍呈一定角度（30°~45°）。患者坐在床旁，首先锁上轮椅的制动器；躯干向前倾斜，同时用健肢、健足和手向下撑而移向床边；将健肢膝屈至90°以上，并把健足移到患足的稍后方，便于两足自由转动；抓住床扶手（假如平衡不稳，则抓住较远的轮椅扶手的中部），患者的躯干向前移动，用自己的健侧臂向前撑，使大部分体重转移到健侧小腿，达到站立体位；患者将手移到轮椅远侧扶手的中部，并移动两足，使自己呈准备坐下的体位；当患者坐上轮椅以后，调整自己的位置，松开制动器，后退轮椅离开床。最后患者将搁脚板摆到原来位置，用健手将患腿提起，并把足放在搁脚板上。

2. 从轮椅向病床转移

（1）轮椅朝向床头位置。

（2）刹上制动器后，用健手将患腿提起，然后将搁脚板移向侧边。

（3）将躯干向前倾，并向下撑而移到轮椅的前线，直至两足垂下，健足后于患足。抓住轮椅扶手（或床扶手），患者躯体向前移，健肢上下移动支撑体重而达到立位。

（4）站立后，把手移到床扶手上，并移两足，使自己呈准备坐到床上去的体位。坐到床边后躺下。

3. 从轮椅到便桶的转移　患者必须能自己穿脱衣服，便桶座最好高于地面50cm并能升降，便桶旁边的墙上最好能安装上扶手。

（1）轮椅斜放，使患者健侧挨近便桶。

（2）刹上制动器，然后足离开搁脚板，并把脚板移至侧边。

（3）用健手按到轮椅的扶手上，然后躯干前倾，在轮椅内向前移动。

（4）用健腿支撑自己的大部分体重从轮椅内起立。起立的力量主要来自于健腿。

（5）站立后，转动两足，直至站立在便桶前面。患者将裤子褪下并坐在便桶上。

从便桶上转移到轮椅上时，可按上述程序反过来进行。

4. 从轮椅向浴盆内转移　应用坚固的木椅两把，一把放在浴盆旁，一把放在浴盆内。患者必须有足够的体力，确信自己具有移到18cm或13cm高的木椅上的能力或能转移到浴盆中去时，才能使用这种方法。浴盆中的木椅应当矮些，使浴盆内、外两把木椅的座和浴盆边的高度相同，并在矮木椅的脚底装上橡皮垫，用以防止椅子滑动。

（1）患者的健手按到椅座上，健足踏在地板上，身体移到木椅边，并向浴盆边移动。

（2）患者用健手提起患腿并把它放到浴盆中。

（3）再用健手和腿支撑，并用手抓住墙壁上的扶手，使身体滑到浴盆内的椅子上而进入浴盆内。

（4）最后把健肢移入浴盆内。

（三）拐杖的选用和使用方法

拐杖的选用：一般说来，手杖适用于偏瘫患者或单侧下肢瘫痪患者，前臂杖和腋杖适用于截瘫患者。

1. 手杖　上肢和肩的肌力正常才能使用手杖，如偏瘫患者的健侧、下肢肌力较好的不完全性截瘫患者。握力好、上肢支撑力强的患者可选用单脚手杖，如果平衡能力和协调能力较差，应选用三脚或四脚手杖。

2. 前臂杖和腋杖

（1）双下肢完全瘫痪（T_{10}以下截瘫，必须穿长下肢支具），可使用两侧腋杖步行；单侧下肢完全瘫痪，使用一侧腋杖步行。

（2）下肢不完全瘫痪时，根据下肢残存肌力情况，选用腋杖、前臂杖。

（3）一般选用标准型腋杖训练。如患者将腋杖立起，以手扶住把手亦能步行，则可选前臂杖。

（4）上肢肌力减弱时，肱三头肌肌力减弱，肘的支持力降低，选用肱三头肌支持片型腋杖；肘关节的稳定性较差时，选用有前臂支持片的腋杖或前臂杖；腕关节伸肌肌力差、腕稳定性较差时，选用有腕关节固定带的前臂杖或腋杖。

（5）肘关节屈曲挛缩，不能伸直时，可选用平台杖。

3. 拐杖的使用方法　截瘫患者常需使用两侧拐杖才能行走,偏瘫患者一般只用单侧手杖,二者的使用方法不同。

(1)截瘫患者的拐杖步行:根据拐杖和脚移动的顺序不同,分为以下几种:

①交替拖地步行:方法是伸出左拐杖→伸出右拐杖→两足同时拖地向前,到达拐杖附近。

②同时拖地步行:即同时伸出两侧拐杖→两足同时拖地向前,到达拐杖附近。

③四点步行:方法为伸出左拐杖→迈出右脚→伸出右拐杖→迈出左脚。

④三点步行:方法是先将患足和两侧拐杖同时伸出→再将对侧足(健足)伸出。

⑤两点步行:方法是一侧拐杖和对侧足同时伸出→余下的拐杖和足再同时伸出。

⑥大、小步幅步行:方法与同时拖地步行相似,但双足不拖地,而是在空中摆向前,故步幅较大、速度快,患者的躯干和上肢控制力必须较好,否则容易跌倒。

(2)偏瘫患者的手杖步行,分为

①三点步行:绝大部分偏瘫患者以伸出手杖→伸出患足→伸出健足的顺序步行,少数患者为伸出手杖→伸出健足→伸出患足方式步行。

②两点步行:即同时伸出手杖和患足,再伸出健足。该方式步行速度快,适合于瘫痪程度较轻、平衡功能好的患者。

（吕振存）

思考题

1. 辅助器具的种类有哪些?

2. 轮椅移乘如何操作?

3. 住宅改造主要包括哪些?

第三篇

社区作业疗法

第一章　社区作业疗法概论

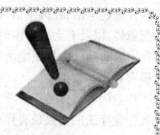

学习目标

1. 了解社区作业疗法的实施形式和场所。
2. 熟悉社区作业疗法的构成和作用。
3. 熟悉社区作业疗法的评定方法及内容。
4. 掌握社区作业疗法的内涵和定义。
5. 掌握社区作业疗法的目标设定和实施方法。

社区作业疗法是社区康复服务的重要组成部分，是从作业疗法的立场出发，看待社区康复对象的障碍情况，并通过实地的评定、社区设施内及家居的指导训练、改善家居及社区环境设施、指导应用辅助器具、提供相关的信息和转介等服务，帮助社区康复对象维持、提高身体功能，扩大在家庭及社区内的独立生活和参与能力，从而使他们再次融入社会，提高生活质量。社区作业疗法作为医疗机构康复的一项重要延伸，正发挥着越来越大的作用。

第一节　社区作业疗法概述

一、社区作业疗法的概念

（一）内涵

社区作业疗法的内涵应包含以下两方面：

首先，要有"作业疗法开展的场所应是在社区"这方面的内涵，其中，社区作业疗法康复对象是在社区生活的残疾人和老年人。这是普通层面上的社区作业疗法含义，英文多用Community－based Occupational Therapy 一词表示。

其次，还要有"社区康复中要有作业疗法的活动"这个方面的内涵，即"要以作业疗法的立场出发看待障碍的情况，并运用作业疗法独特的方法去解决问题。而且，还要提高欠发达地区的作业疗法水平"。康复对象在这里是指整个社区或社区中有康复需求的特定人群。这时，社区作业疗法开展的活动，多与政府各级行政部门、社会民间机构组织的保健、医疗及社会福利性活动相关。如某个社区，由于文化环境氛围缺乏，社区居民之间缺少交流，居民们很少走出家门参加社区集体活动。所以，在这个社区里没有出行能力以及发生卧床不起的康复对象相对会较多。在这种情况下，社区作业疗法师应该策划和组织社区内的康复对象参加以改善他们健康状况为目的的社区集体性作业活动，如园艺、绘画、健身操等。这是更为广义上的社区作业疗法含义,英文是用 Community Occupational Therapy 或 Occupational Therapy to Community 表示。

从以上两个方面的含义我们可以了解,社区作业疗法应该包括入户家庭进行作业活动在内的诸多社区活动,并在社区医疗、社区保健、社区福利以及社区康复之中发挥着重要的作用。

(二)定义

社区作业疗法是指从促进作业行为立场出发,通过实地的评定、社区设施内及家居的指导训练、改善家居及社区环境设施、指导应用辅助器具、提供相关的信息和转介等服务,解决那些在家庭生活、社区生活、娱乐活动、职业活动中由于行动不便造成的各种生活活动行为支配障碍,以及有会发生障碍倾向的社区居民存在的问题,帮助他们维持、改善身体功能,提高在家庭和社区内独立生活和参与的能力,从而使他们再次融入社会,提高生活质量,构筑、获得有尊严的人生。

作业活动具体是指日常生活上的活动,以及与学习、工作、休闲娱乐相关的各种行为。社区作业疗法的对象是有作业活动障碍以及今后有发生障碍倾向的社区居民,比如身体虚弱的老人,终日把自己关在家里不出门,长此以往会有卧床不起的可能。

社区康复的最终目标就是要使社区康复对象生活自立、改善生活质量。为了达到这个康复目标,作业疗法师采取的手段应是适合在社区开展的各种作业活动。既要有在医疗机构中为了改善身体功能而进行的治疗,又要有为了获得日常生活作自理而进行的训练。有时要一面对家属进行指导,一面要为社区康复对象或家属提供相关的社会资源及信息等方面的帮助。总之,社区作业疗法应该利用各种各样的手段来帮助社区康复对象达到各自的目标。

可以这样认为,人的一生要应对人在各阶段所产生的"生活问题"和"人生问题",这里的"生活"是指我们常说的过日子,而这里的"人生"是指与个人的文化积淀相关方面的内容,如人生的价值、人生的意义等。"生活问题"是在每天过日子之中,发生在身边的自理活动、工作活动、休闲娱乐活动等行为,而"人生问题"是包含了生死观在内的个人生存态度方面的含义。社区作业疗法目标是帮助社区康复对象维持、改善身体功能,提高在家庭和社区内独立生活和参与的能力,从而使得他们融入社会,获得较高的人生质量,再次获得新的生活。

二、社区作业疗法的构成

对专业理论的理解和对专业技术的掌握是开展社区作业疗法的基础。具体地说,就是要掌握作业疗法的评定及与实际治疗、训练、辅助、指导相关的知识和技能。社区作业疗法的构成大概包括以下内容:

(一)社区作业疗法的基础知识和技术

(1)社区。

(2)社区居民的生活。

(3)与社区医疗、保健、福利相关的政策和法律法规,以及社会资源。

(4)社区康复。

(5)残疾人自立生活。

(6)老年人护理及健康管理。

（7）社区健康网络的建立。

（二）社区作业疗法的专业知识和技术

（1）社区作业疗法评定、治疗、训练、辅助、指导所需的技能及方法。

（2）针对老年人开展的社区作业疗法。

（3）针对肢体残疾人开展的社区作业疗法。

（4）针对残疾儿童开展的社区作业疗法。

（5）为了防止发生卧床不起而开展的社区作业疗法。

（6）入户开展的社区作业疗法。

（7）社区医院、社区康复站等基层设施开展的社区作业疗法。

（8）开展残疾人辅助器具的评估适配和无障碍环境改造所需的知识和技能。

（9）配合各级政府的行政机构开展的社区作业疗法。

三、社区作业疗法的作用

患者从急性期入院一直到回归社会,作业疗法在各个时期的主要工作内容如下所示(图3-1-1)。急性期和亚急性期是患者在医疗机构内接受医疗性康复的时期。目前,在我国的一些城市和地区开展急性期和亚急性期的作业疗法所产生的费用,大部分可以由工伤保险、社会医疗保险、新农合等方式来支付。当患者病情进入到慢性期后,多数患者会回到社区,一面进行居家生活,一面继续在社区接受康复治疗和服务。在我国的一些城市和地区,各级政府还免费为基层残疾人提供各种康复服务,如在各级残联所属的社区康复站、街道残疾人活动中心等设施中,为残疾人提供社区康复治疗,以及入户残疾人家庭进行无障碍改造、适配辅助器具及安装假肢矫形器等服务。

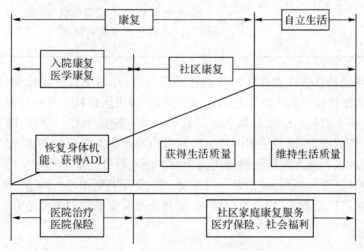

图3-1-1　康复概念和社区康复

因此,要开展全面持续的康复治疗,就必须将各级康复治疗机构相互衔接,特别是要把那些刚从医疗机构出院的患者,接纳成为社区康复的对象,在社区和家庭这个康复对象今后要长期生活的地方,为他们提供适宜的作业疗法和服务。以患有脑卒中在社区生活的患者为例,对于年龄较轻的患者来说,要充分开展以"改善功能、提高自立、扩大能力、最大限度融入社会"为目的的社区作业疗法和服务,而对于年龄较高、病情较重的患者而言,社区作业疗法和服务就要以"维持自立生活、预防卧床不起、减少发生合并症、健康长寿"为主要目的。

总之,社区作业疗法是根据康复对象的具体情况,有针对性地开展社区作业疗法和提供相应的服务。同时,社区作业疗法担负着教育、培训康复对象家属的任务。在社区开展的作业疗法和服务包括以下作用:

(1)消除社区生活中存在的危险隐患,防止发生合并症。

(2)维持和改善参与社区活动所需的心身功能。

(3)获得日常生活活动自理能力,提高生活质量。

(4)促进参与社会,获得与健全人平等的机会。

(5)减轻家属及社会的负担。

四、社区作业疗法的形式和场所

由于世界各国和地区在社会医疗、养老体制以及文化背景等许多方面的不同,各国社区作业疗法开展的形式也各不相同。一般社区康复开展较早的国家和地区,社区作业疗法的实施形式和实施场所的情况如下所示(表3-1-1)。

表3-1-1 社区作业疗法的实施形式和实施场所

	医疗	保健	福利	教育	职业
实施形式	在所有设施中都包括有入院、门诊、日间照料、定期入户家访等形式,在这些设施中又包括有个别治疗和集体活动两种方式				
实施场所	综合医院康复科及康复中心的病房、作业疗法科、生活能力训练室等	家庭、社区保健中心(所)、社区卫生服务中心的功能训练室等	家庭、残疾人社区康复机构的机能恢复训练室、活动室	儿童活动室、娱乐室、教室、机能训练室、运动练习室等	作业疗法科(室)、职业培训中心(所)、职场等

目前,我国内地的社区作业疗法的开展还不够规范,开展项目也比较少,在一些城市和地区,一般是由当地医疗机构内的康复治疗师,定期去周边居民社区进行康复指导、训练,或是由当地的社区医生或社区康复员从事开展社区作业疗法的工作。然而,随着我国政府对社区康复事业工作的推进,以及更多的社会民间机构对残疾人事业的关注,已有越来越多的机构组织开始为社区残疾人和居民提供更为全面的康复服务。如已经建立的基层社区康复管理网络和基层社区康复组织,包括基层康复站、县(区)康复中心、乡(镇、街道)的社区残疾人活动站、社区居民活动室、特殊教育机构、福利企业事业单位的康复站等。

(戴东)

第二节 社区作业疗法的基本工作内容

一、评定

(一)收集信息

作业疗法师有必要知道与作业疗法相关的信息,其中包括与康复对象自身相关的情况以及家属情况、住宅环境、利用相关设施的情况以及可以利用的社会资源等方面的信息。作为实际的信息采集方法，主要有以下几种：

首先，是与康复对象本身相关的信息。这些信息包括通过实际的评定获得的信息、来自其他科室的信息，如医生、理学疗法师、言语治疗师、护士等以及设施利用申请书、医生的诊断书、访谈记录等。如果能事先了解这些信息，在第二次听这个案例时，就不会浪费作业疗法师及康复对象的精力和时间。有疑问的地方或者是想确定的部分可以在会面、评定中进行补充。

其次，是围绕康复对象家属的情况，包括：从康复对象那里获得的信息、来自访谈相关负责人的信息、与社区卫生部门相关的信息、直接与照顾康复对象的家属面谈获得的信息以及访问时的印象等。

再次，是住宅环境相关的信息。虽然可以从已经进行过访问的部门取得信息，但是最好是自己对康复对象的住宅情况进行实际访问。在实施以生活自理为目标的社区作业疗法时，如果没有看到以康复对象自身为主的生活场面，就没法进行具体的治疗及帮助。

最后，是现在正在利用的福祉设施情况。这方面的信息多是从设施利用申请书以及访问担当者的记录中获得。关于今后能够利用的社会资源，可从当地的个案工作者中进行了解。设施所在的地区发行的残疾人、老年人、残疾儿童宣传手册以及其他的相关信息也能发挥作用。在这些残疾人的相关设施中，其中有些设施的条件不够完善，有些还伴随着费用高昂的问题，所以作业疗法师在提供信息的时候需要慎重考虑。不正确的信息，不只会引起康复对象以及相关部门的混乱，也会降低当事人对信息提供者的信任度。社区康复与医院内的康复相比，需要与更多的专职人员和非专职人员进行联络。设施的其他部门提供的情况，以及从定期召开的会议中获得的情况都很重要，但是在很多时候，康复对象的情况是时刻发生变化的。因此，在训练室、社区办公室里，有必要与负责同一个康复对象的专职人员进行密切联系。总的来说，在设施内，有的时候需要与其他机构进行交涉、传达事项以及商谈等。在紧急情况下，需要直接向拥有信息的机构进行电话联系。因此，应该拥有社区活动中心、社区卫生站、政府相关机构的电话号码以及地址等联系方式。

（二）门诊评定康复对象的方法及特点

评定的时候，有必要进行与康复对象自身相关的评定以及与环境相关的评定。在门诊评定中，可以进行与康复对象自身相关的评定，但是很难进行与环境相关的评定。作业疗法师需要大致掌握康复对象的家庭关系、住宅情况、经济状况等相关信息，因此，要十分重视与康复对象会面的机会，因为会面时康复对象的打扮、装束也会提供一些信息。例如，康复对象从床上起来，头发蓬乱，穿着睡衣就来看门诊。这时，应该如何分析这种情况？对康复对象来说，门诊是外出的一种情况，对我们普通人来说，外出的时候很少穿着睡衣，因此，康复对象穿着睡衣来看门诊的情况一般是康复对象一个人居住，以致没人给他更衣，或者其具有认知下降，没法进行装扮。如果不是一个人居住，也不是智力下降的情况，可以预想康复对象和家属之间的关系不是很好。还有，从康复对象衣服以外的装饰品（眼镜、首饰等）、拐杖、轮椅等物品之中，也可以看出家庭关系的情况。从这些细节当中，可以大致地了解到家庭关系、经济状况、住宅状况等信息，但是，最难了解到的是康复对象在住宅环境内自己的活动情况，因此有必要进行上门评定。不管是什么人，向他人展示自己的生活状态，都是一件很敏感的事情。所以，在进行上门访问的时候，需要尽可能有礼貌地向康复对象进行说明，然后取得康复对象的同意。最容易接受的一种做法，是向康复对象进行说明，作业疗法师了解其在住宅内的生活情况，是为了便于对康复对象进行最有效的训练及生活指导。如果进行这样的说明，一般在第一次会面的时候就能让康复对象接受上门评定。

（三）上门评定康复对象的方法及特点

上门评定是到别人的家里去，所以要不失礼，并且需要穿着容易行动的衣服。在有制服的情况下，穿制服也行，因为这可以表明评定者的职业和所属单位。在评定的时候，让康复对象用普通的移动方式进行移动，想象一天的生活流程，观察在实际场面下所进行的移动方式。在评定的时候，如果只是在会客室交谈一下，就不能达到上门评定的本来目的。还有，评定应包括康复对象及家属的生活习惯，康复对象的房间在屋子的哪个方位，家属对康复对象的看法，通过一些康复对象喜欢的物品观察康复对象的想法等。

（四）评定的项目和内容

社区作业疗法着重实地评定康复对象的活动能力、生活方式、家居环境和安全情况等。

1. 活动能力的评定　由于作业活动涉及康复对象躯体功能与心理的各个方面，因此，必须对康复对象的活动能力进行评定，包括运动、感觉、认知、心理、日常生活活动及社交情况等。

2. 环境评定　康复对象在生活、工作、社会活动中所遇到的障碍，除与本人身心功能有关外，往往也与其环境有关，因此，环境评定是社区作业疗法中最重要的部分。作业疗法师可以根据临床经验、服务接受者的类型及所处的环境情况，设计适用的环境清单，评定康复对象的家居环境，记录可以影响其作业活动表现及安全的数据，例如：床高、座椅高度、座便器高度、门宽度、通道宽度、门槛高度及斜坡斜度等。

3. 日常生活活动评定　可以采用 Barthel 指数、功能状态指数、Fenchay 活动指数等日常生活活动评定法进行相关日常生活活动评定。

二、设定社区作业疗法的目标

社区作业疗法最重要的是制定合理的、有意义的及明确的作业疗法目标，并且每一个治疗目标、治疗方法都需要个性化。制定目标包括康复对象个人目标和环境目标。

在制定康复对象个人目标时，首先应与康复对象及其家属分析初步评定结果，使他们对康复对象的障碍状况有所了解，也可以协助作业疗法师共同制定治疗目标，以免治疗目标定得过低或过高；其次，与康复对象讨论治疗目标，作业疗法师不应规定或限制康复对象的治疗目标；最后，根据所制定目标的重要性及迫切性制定治疗目标的先后顺序。

在制定环境目标时，作业疗法师必须考虑该目标是否必要和是否有其他的方法可以替代。由于社区环境改建往往会涉及公众利益以及政府部门（如交通局、城建局、民政局等）的相关政策，作业疗法师应该以"最少的环境改变实现最大的治疗效果"为原则，不应盲目地建议康复对象做家居改建工程。

作业疗法师为康复对象所制定的治疗目标，对康复对象来说必须是有意义的、合理的和可以达到的。治疗目标的数目一般来说不应多于五项，以免康复对象及其家属在短时间内难以完成，如果治疗目标不能达到，康复对象及其家属可能会因此感到失望。

医院里的医疗模式在社区里不太适用，在社区里"能力"是最重要的，因此，作业疗法师要考虑康复对象的身体、情感、认知和环境等所有生活方面，制定出综合的治疗方案。预防残损的发生是家庭治疗中非常重要的。康复对象必须要有安全意识,学会减少损伤的行为方式,还必须学会如何保持健康状态和提高生活质量。

(一)设定目标的种类和对象

设定目标的种类一般包括要设立长期目标和短期目标。首先要设定长期目标,康复对象在家里需要拥有良好而稳定的生活规律。换句话说,积极的生活是康复对象形成生活规律所不可缺少的,因此,长期目标可以养成康复对象良好的生活规律。为了达到这个目的,要考虑社会因素会有效地影响康复对象的生活。人往往与社会相关,会受他人的影响,从而促进自发性的活动。从这一点考虑,就可以确立下一个康复目标。例如:不需要回归工作岗位的康复对象(老年人、重度障碍者等),可以参加社区活动中心的康复教室,利用日间照料,参加面向康复对象的宣传教育及小组活动等。另外,有职业能力的康复对象以及有恢复职业能力希望的康复对象,与这个阶段相对应,可以进入职业介绍所、福利企业等,从而逐渐回到工作岗位。

长期目标的设立,应从前面叙述的评定出发,综合考虑现实的问题。不能追求理想化,只考虑作业疗法师一方的看法。

一部分康复对象不喜欢与别人交流,对于这样的康复对象,不要太过强求。为了实现康复目标,就要以康复对象在家庭内的主动参与和自立生活为重点。家庭也是社会的一部分,居家生活可以促进康复对象的生活主动性和良好的生活规律。另外,康复对象需要有规律地进行起床、就寝、吃饭、洗澡等活动,可以设立一个最低的长期目标,根据这个长期目标,来制定短期目标。在社区、家庭中,最大的目标应着眼于促进康复对象的残存功能发挥和提高其完成日常生活动作的能力(利手交换、利用辅助器具实现代偿活动),而不是根本性地改善康复对象的身体功能(瘫痪肢体的功能恢复、扩大 ROM、增强肌力)。为了使康复对象的日常生活能力有所进步,首先是设立以实现家庭内的角色任务为目标,不管是多小的事情都可以,例如洗垫子、打电话、洗碗等。所谓的角色任务是让人有成就感,能完成义务性、有规律的生活。在家里,因为康复对象有自己充分的时间,这时设立的目标应该是促进康复对象有效地运用时间形成有规律的生活,并重新开发兴趣。如果只是做康复对象自己喜欢的事情,那生活规律就很难形成。应该将义务和兴趣两者结合起来,从而形成有规律的生活。如果,将兴趣活动作为手段,同时结合外面的小组活动,就比较容易形成有规律的生活。还可以配合环境上的调整(家庭环境改造、应用辅助器具等)以及辅助者的调整等方法来实现康复目标。

但是,在社区康复中,目前的现状是医疗机构和社区康复设施之间的衔接不是很顺畅,经常见到充分接受了康复训练的康复对象和没有充分接受康复训练的康复对象。充分接受了医疗机构康复训练的康复对象和既往有十几年的脑血管疾患史的康复对象,往往不期待功能方面有什么改善,可将大的目标着眼于灵活应用残存的功能完成日常生活活动动作。没有充分接受康复训练的康复对象,和医院病房内的康复训练一样,在设立以功能康复为目标的同时,根据康复对象的接受程度,以灵活应用残存功能完成日常生活活动为目标。

在评定时呈现出来的问题,也不一定非得作为训练目标,还是要考虑康复对象自身的功能问题与 ADL 问题,以及包括家属在内的生活状态产生的影响。客观地来说,人生活在社区当中,有些问题对某些康复对象来说有影响,但是对某些康复对象也不构成问题。因此,应考虑康复对象的基本问题点以及残存的功能、周围环境、康复对象以及家属双方的心理情况,权衡其中的平衡点来设立目标,往往会找到一种更好的方法。

(二)设定目标的注意事项

目标设定时,要考虑康复对象的年龄以及障碍程度。尤其是患有进行性疾病的老年人,在很短的时间内有可能出现身心功能很大的下降。在这种情况下,不能在功能及能力改善的层面上来设立目标,需要考虑的是在功能下降的情况下如何维持家庭生活,应从这一点来确立目标。需要从这个康复对象的现状出发,考虑什么时期会引起怎么样的功能下降,会对日常生活产生怎么样的影响,根据这些下降可能造成的影响来确立目标,制定相应的对策。

设定的目标要取得康复对象及家属的认同。社区康复的目标是由治疗师提出一定的方案,但是需要取得康复对象以及家属的同意和理解。尤其是在完成日常生活活动的各种目标时,如果没有康复对象以及康复对象家属的同意是很难完成的。

设定的目标还要让其他专业人员了解,得到他们的认同。目标设定的时候,往往还需要与其他专业人员的合作,有必要分清各个部门分别承担哪些工作、任务与时限。

三、实施方法

社区功能训练活动在大的方面可分为个别治疗活动和集体治疗活动两种。无论哪种治疗活动都是为了全方位地维持和改善康复对象迅速减退的功能和能力,使之达到一种理想的身体功能状态。

(一)个别治疗活动

1. 社区设施内的治疗活动 社区的功能训练和医院的功能训练不一样,由于社区康复对象的状态方面可能会出现诸多问题,如去社区设施存在的体力不足的问题、从家到社区设施和公交车站的护理问题、利用交通工具会增加的经济问题等,而社区设施方面也可能有无接送交通工具及人力不足等的问题,因此,康复对象要每天到社区设施进行训练往往很困难,一般每周 1~3 次的频率。在这样的条件下,仅仅依靠社区设施训练来改善康复对象的功能状态和日常生活活动是很困难的,因此,需要提供在家里的训练方案。总的来说,家里的主动训练是跟日常生活联系在一起的,功能训练也需要积极的主动活动。社区作业疗法可以通过康复对象经历过的某些活动,以及康复对象感兴趣的活动来进行训练,以改善康复对象的功能状况和心理状况。在社区作业疗法中,经常采用的活动多是使用一些材料进行某项作业活动,最后完成一个具有形状的成品,使康复对象非常直观地看到自己的成就。作业疗法师要根据康复对象的状况提供适宜的作业活动,并在活动中,不需康复对象完全地运用自己的功能,只是比现在增加一些"能做到的事情"就可以。一般作业活动也是经常在日常生活中能见到的活动。另一方面,社区康复对象在作业活动过程中,还能体验自己身体的难易情况,以及能做到某件事情时的快感,了解自己能做到的事情和不能做到的事情,从而将能做到的事情在生活中加以应用,扩大自身的能力范围。

2. 上门治疗活动 功能训练进展顺利的情况下,除了康复对象在自己家里和社区设施内的训练之外,作业疗法师也需要直接到康复对象家里以及相关的设施处进行上门指导、训练。实际上,为了提高康复对象的心身功能和日常生活活动能力,上门训练会更有效果。

首先,在进行上门指导和训练的时候,要向康复对象及其家属说明上门指导的优点、训练的计划及效果的预测,获得康复对象及家属的同意。还要与其他相关职业的工作人员取得联系,说明上门指导、训练的必要性,并获得一致意见。在必要的情况下,最好是有相关职业的人员同行。家庭环境的改造以及辅助设备的购买,需要获得康复对象本人及家庭的理解和认可,但也会遇到很多很棘手的事情。例如,虽然康复对象本人愿意接受家庭环境改造,但由于家庭环境改造会给康复对象的家庭带来经济上的负担以及各种繁琐的手续等问题,家属可能会反对。相反,家属接受情况较好,但由于康复对象有痴呆,对改造后的生活方式缺乏一个直观的印象,也会有接受困难的情况发生。要解决这些问题,不能只靠作业疗法师一个人,还要获得物理治疗师、社区医生、社会工作者、社区护士等其他专业人员的帮忙,从各自专业的角度向康复对象说明家庭环境改造的重要性。还有,当出现多种家庭环境改造方案的情况时,应将这些方案向康复对象及其家属进行详细的说明,再让他们进行选择。在实施具体部分的改造时,也需要与残疾人设施的相关部门取得联系,还要与当地的工程技术人员交换意见。

其次,在上门访问时,首先要在目的上明确是以训练为主还是以指导为主。作为访问场所,除了康复对象的住宅,也包括与康复对象所在社区相关的一些其他设施。

在社区设施内训练的时候,就要预先和康复对象商量上门访问训练时必要的材料以及道具有谁来准备。训练要使用的普通的日常用品,因为能在外面买到,可以让康复对象自己准备,以此来提高康复对象做训练的主动性。像自助具以及需要一些时间准备的材料,如木片、圆棒、胶条、针、纽扣、包装纸等物品,及刀、订书机、卷尺等道具,由作业疗法师自己带过去比较好。同时要带上一般上门访问时必要的照相机、记事本、文具、地图、名片等。

作业疗法师对同一个康复对象进行上门访问训练往往不是一次,需要数次。因此,作业疗法师第一次上门访问训练,特别是要进行 ADL 自理训练或是家务动作训练时要注意,可以以康复对象在家中的活动路线、家具以及设备的配置情况为重点开展训练。训练后,还要与康复对象以及家属商谈训练的具体内容,为了更加安全、有效地进行活动,需要在康复对象和家属的配合下,判断家具以及设备是否需要更换或者是补充,从而达到改善家居环境的目的。

作业疗法师上门访问后,一定要向相关的职业人员进行汇报,如果有必要,可增添新的相关职业人员,需要时也要让其参加上门访问。当康复对象又来到社区设施进行训练的时候,可以对其进行上次访问训练的反馈调查。根据反馈意见,作业疗法师再提出调整方案,如训练内容、顺序及训练时的注意事项等,进行笔记记录。可以让康复对象及家属进行记录,起到让康复对象回家后完成自主训练的作用。像这样的上门访问训练和反馈交替进行,最终能使康复对象获得稳定的生活。

(二)集体治疗活动

集体治疗活动的目的包括两点:一是改善能力,二是维持功能。改善能力可以选择具有治疗作用的作业活动,要以提高自立活动、改善参与活动的能力,防止发生危险为目标。作业疗法师通过与康复对象一起进行作业活动,可以改善康复对象与人交往的能力以及在家庭中的作用。维持功能则是以维持现有的功能状况、预防合并症的发生为主要目标。总的来说,在集体治疗活动中,康复对象通过体验与别人的交流,参与社会性的活动,使自己与社会更加紧密的联系起来。因此,作业疗法师要让康复对象参与符合自己兴趣的各类活动,以及与其今后的生活环境比较接近的集体治疗活动,例如,可以开展以家务劳动、手工艺制作为主题的集体活动等,并且,应在康复对象出现疲劳和紧张时给予及时的帮助。

在社区康复训练开始时,作业疗法师需要了解并参考由社区医生进行的各项相关检查结果,还要及时出席有社区医生参加的病例研讨会,与社区医生一起来确定康复对象的训练目标和训练时间,根据这个目标和时间来进一步制定康复训练计划。

（黄富表、戴东）

思考题

1. 社区作业疗法的内涵和定义是什么?
2. 社区作业疗法的构成及作用有哪些?
3. 社区作业疗法的实施形式、场所有哪些?
4. 社区作业疗法评定的项目和内容包括哪些方面?
5. 社区作业疗法设定目标时需要考虑哪些内容?
6. 如何实施社区作业疗法?

第二章　老年疾病的社区作业疗法与服务

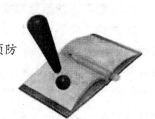

学习目标

1. 了解老年人的身体特征、运动功能、心理特征。
2. 了解老年痴呆的概念、症状、分级、评定内容及社区预防等内容。
3. 熟悉老年疾病的特点和类型。
4. 熟悉老年痴呆制定治疗计划的原则。
5. 掌握老年疾病的作业疗法评定和治疗内容。
6. 掌握老年人健康体操的方法和小组活动的内容。
7. 掌握老年痴呆康复指导和训练的主要内容。

随着国民经济及医疗卫生事业的发展,人们健康水平不断提高,人的平均寿命日见延长,我国已经进入"老年型"国家。由于我国家庭结构的变化,加之老年人存在的功能衰老、慢性病多等问题,往往会使患者失去生活自理能力,给本人、家庭及社会带来极大痛苦和负担。如何使老年人的生活更健康,如何减轻由于疾病造成的残疾是许多医学及康复工作者研究的重点,因此,老年人的保健及康复就显得尤为重要。

第一节　老年人的社区作业疗法与服务

老年人康复的主要目的是使老年人尽可能的功能独立,提高其生活质量,满足他们的家庭和社会生活。老年人社区康复治疗应从两方面考虑,一方面要采取措施延缓或减轻生理功能的衰退,另一方面要预防、减轻或逆转疾病造成的残疾。

一、基础知识

(一)老年人的年龄划分

1. 世界卫生组织的划分标准　世界卫生组织考虑到发展中国家和发达国家的不同情况,人类健康、长寿的必然趋势,制定了年龄划分标准:44 岁以下为青年人;45~59 岁为中年人;60~74 岁为年轻老年人;75 岁以上为老年人;90 岁以上为长寿老年人。

2. 我国的划分标准　我国根据 1980 年国际老年学会亚太地区第一次会议规定,1982 年中华医学会老年医学会建议把 60 岁定为老年期的开始年龄。分 3 个年龄层次:45~59 岁为老年前期;60~89 岁为老年期;90 岁以上为长寿期。

从人口老龄化的发展趋势来看,发达国家已经进入老龄社会,许多发展中国家已经或即将进入老龄社会。在我国,随着人们健康条件的改善、平均寿命的增加、家庭结构(四个老人,一对夫妻,一个孩子)的变化,我国人口老龄化进程正在加快,60岁以上老年人口已经突破了1.4亿,进入了老年型国家,并以年均3.2%的速度增长。可以推断,未来肢体残疾人的年龄变化趋势是其中老年人口的比率不断增加。老年人疾病的特点是患病率高、合并症多、致残率高,随着老年人口的增加,残疾人口的数量也会有增加的趋势,残疾人的医疗保障也有着更高要求,会给家庭和社会带来巨大负担。因此,如何构建健康的老年社会,改善老年残疾人的机体功能,提高生活质量,是急需解决的问题。

(二)老年人的感觉功能特征

1. 视觉 生理性老化首先出现的是视觉功能的下降。有研究表明,正常人到了45岁会出现急剧的视力下降,到了75岁视力会更进一步的减退,并且很容易患上视力疾病。其中,最常见的是老年人白内障,这也是导致老年人失明的主要疾病。另外,随着年龄的增加,老年人眼睛晶体的屈光度变化还会带来远视的趋势。正常老年人视野的变化相对比较稳定,所看到的面积及体积是20岁年轻人的60%~80%。判断颜色时,对蓝色和紫色、黄色和绿色识别比较困难,对其他颜色的明暗顺序的适应能力也随之下降。

2. 听觉 伴随着年龄的增加,老年人的听力下降也是比较常见的现象。人体的听力范围是500~2 000Hz,老年人到了65岁后,在这一听觉范围就会出现听觉困难,给生活带来种种不便。如在与他人会话、接听电话、看电视时都会出现听力困难,有时老年人会主动提出"大声点儿"的要求。

3. 躯体觉 进入老年,从手指或手掌上得到的感觉输入信息会明显减少,这主要是人体的触觉、痛觉、温度觉、压觉、关节运动觉等功能减弱的原因。所以,经常会见到老年人在抓握物品时,因对物品的远近、大小、重量、材质等不能准确判断导致掉落或摔碎,或是因判断水温失误而发生烫伤。痛觉也同样会变得迟钝、不敏感,使对外界的防御体制减弱。

4. 知觉 人到了老年期,对于图形容易产生错觉,尤其是对几何图形的判断,很容易产生整体或部分的错觉,错误率比一般成人要高。对时间的知觉与判断也会出现较明显的失误。

(三)老年人的运动及相关功能特征

1. 骨骼 骨钙离子流失,骨的质量减轻,容易引发骨多孔症及骨质疏松,极易发生骨折。

2. 关节 关节周围组织的弹性渐渐消失,关节活动度减小,关节软骨变性,对冲击力的吸收减弱,特别是容易发生关节疼痛或变形性关节炎。

3. 肌力 指尖的捏力、手的握力、腕力、躯干部肌力、下肢肌力均会显著减弱,带来手的活动能力明显降低,主要是手的握力和捏力的下降,比如开瓶盖及开门的动作变得困难。

4. 反射与平衡保持功能 反射功能下降,平衡感觉功能降低,使得身体的平衡保持困难,控制能力减弱,所以经常会有老人摔倒的事情发生。

5. 心肺功能 由于身体功能衰退,心脏负担会加重,运动后恢复到平常状态的时间会延长,如上楼梯和爬山等垂直向上的移动就会令心脏产生巨大的负担。因呼吸功能衰退,肺活量减少,当运动量增加时,就会产生肺部换气不充分,疲劳加重。

6. 体温调节功能 适应急剧温度变化的能力下降,容易发生感冒和中暑。

7. 排泄功能 由于肾脏与膀胱的功能衰退,容易引起尿频、残余尿以及尿失禁等。

8. 老年人的日常生活活动能力　由于运动、感觉等多器官的功能减退,随之带来的是老年人各种动作的速度、准确性及正确程度的大大降低,甚至会有一部分动作的缺失。所以,在老年人的居住场所或是活动场所,经常会见到各种辅助器具如轮椅以及墙上安装的扶手等。

(四)老年人的心理特征

1. 智能　人体智能发育的过程,包括流动性智能、结晶性智能。所谓流动性智能指的是大脑最基本的本质,是生来就有的能力。结晶性智能所指的是通过教育、学习、经验等外在的影响而得到的智能。流动性智能大约在20多岁以后就开始下降,而结晶性智能到了老年期也没有下降的趋势,到了老年,一般知识和理解力以及语言能力几乎没有明显的下降。所以即使到了老年,作为终生学习的一个方面,利用各种相应活动能够维持老年人的智能。由于年龄的增加而造成的智能下降也是因人而异的,它会受到人际关系、学历以及职业等各种因素的影响。

2. 记忆与学习能力　记忆分为铭记、保持以及想起三个阶段。保持记忆的方法是重新想起和再次的确认。当记忆的内容不能再次想起的时候,被称为忘记。记忆一般会随着年龄的增加而衰退,特别是到了老年这种现象就更为明显。老年人的学习能力也是和年龄的增长呈相反关系的,但是只要有足够的学习动力和方法,老年人的学习能力还是可以得到提高的。反复练习,就会得到更好的记忆和学习效果。

3. 情绪　由于身体及健康情况的下降和经济能力的减弱,老年人与家庭以及社会关系会逐渐发生改变。年龄的增长、生存意义的改变以及对死亡的恐惧感,都会使老年人产生强烈的不安感。

4. 性格　老年人比较容易以自我为中心,比较内向,容易产生猜疑和嫉妒,比较固执,缺乏通融性和灵活性,适应能力差,依赖感强,易形成抑郁倾向。

(五)老年人的疾病特点

1. 衰老是老年疾病的发病基础　衰老会出现生物学和心理学方面的变化,衰老所致的组织器官变化为老年病提供了发病的基础。目前,有些老年疾病的发病机制尚不十分清楚,但几乎所有的老年疾病都与衰老有直接或者间接的联系,例如胃癌、前列腺癌、老年白内障、冠心病、脑卒中等。

2. 多种疾病共存　由于老年机体的应激能力逐渐降低、储备能力下降,基础条件下的生理平衡状态易受外界各种因素的影响而出现紊乱,导致多种疾病同时出现。多种疾病共存可表现为一个器官患多种疾病,也可表现为多个器官同时患病。

3. 症状和体征不典型　老年疾病常常是衰老、病症、病残交织在一起的,再加上老年人的感受能力降低,多种疾病共存,会使相当一部分老年人疾病的症状和体征不典型。如有的感染性疾病没有发热,仅表现为食欲减退、乏力等。

4. 起病缓慢　许多老年疾病如果不经人为干预,会是一个缓慢的发展过程。在致病因素的作用下,有些老年疾病起病隐匿,自然经过漫长,症状表现不明显。也有一些疾病经过急性期后转为慢性疾病。

5. 病情变化迅速、合并症多　由于衰老和一些慢性疾病的长期存在,机体功能处于代偿状态。一旦遇到突发事件,病情会迅速变化,并极易发生合并症。如老年机体参与代谢的组织、体细胞减少,一些看似轻微的原因,即可出现水和电解质的紊乱。

6. 药物不良反应多　老年机体的许多器官、组织及细胞的功能发生改变,影响药物的吸收、代谢和排泄。如肝脏血流量的减少、功能减退可影响药物代谢。肾的血流量、肾小球滤过率、肾小管的排泄功能降低会使药物经过肾脏排泄的过程改变。老年机体靶组织和受体量和质的变化,可导致对药物反应性的改变。如果用药不合理,不仅影响疗效,也易发生蓄积、中毒等不良反应。

(六)老年人的疾病类型

1. 急性疾病　由于老年机体各种功能的减退而引起的急性疾病严重威胁着老年人的健康,而且病死率高、并发症多。如老年的肺部感染,已成为高龄老人患病后的第一位死因。

2. 慢性疾病　指成年人可以发生而老年人患病率明显增高的慢性疾病,已成为影响老年人健康的主要问题。常见的老年人心、脑血管系统疾病,癌症,慢性退行性疾病等,具多种特征及不可逆的病理变化,也可出现急性发病。

3. 特有病症　指只出现于老年人的特有的病症,如老年痴呆、摔倒、卧床不起、尿失禁等。这些病症的发生与组织、器官出现的退行性改变有着非常密切的关系。

二、评定

社区作业疗法师需要在了解其他相关专业人员的情报的基础上,直接和老年障碍者进行面谈,从中找到适当的方法和时机实施评定。根据评定结果制定社区作业疗法的目标和治疗计划,然后进入社区作业疗法的实质阶段。

对于老年障碍者开展的作业疗法,也遵循一般身体障碍者的评定和治疗原则。但是,从实际情况上看,由于老年障碍者的功能障碍比较复杂,要充分了解会比较困难,评定结果经常会不充分和不客观,有时根据评定的结果难以确定治疗目标,所以在进行老年障碍者的社区作业疗法中,如果短期目标一旦确定,就要尽早地开展社区作业疗法的治疗活动。

(一)评定的目的

评定是为了把握老年障碍者的身体功能和能力状况,明确其需要,选择适当的方法。评定的具体目的如下:

(1)掌握老年障碍者的整体印象,掌握生活活动障碍的状态。

(2)明确老年障碍者本人或家属的要求与希望。

(3)掌握老年障碍者现有的功能和能力水平。

(4)促使老年障碍者对自身能力的认识。

(5)通过再评定与最终评定确认社区作业疗法的效果。

(6)作为临床研究资料进行收集,便于今后研究使用。

(二)评定的内容及方法

开展老年障碍者社区作业疗法的目的主要是为了维持老年障碍者的日常生活能力,并给予适当的日常生活活动方面的帮助。一般在老年障碍者的社区作业疗法的评定方面,主要包括五个方面的内容:①老年障碍者的身体状态。②日常生活活动的实际水平。③居住环境。④心理状态。⑤休闲、娱乐生活的状态等。

在初期评定之前,作业疗法师的工作程序和对其他障碍者实施的过程是一样的,也就是尽可能全面地掌握障碍者的各方面信息。

1. 评定的基本内容

（1）老年障碍者基本情况与信息：包括老年障碍者的姓名、性别、年龄、障碍名、现病史、生活史、主诉、兴趣、家庭结构及经济情况、在家中的生活及经济地位等。

（2）全身状态：指老年障碍者的生命体征（血压、脉搏、呼吸、体温）、有无意识障碍及意识障碍的程度、睡眠状态（睡眠与觉醒的规律）、营养状态及卫生管理状况、有无疼痛及疼痛的性质。还要观察老年障碍者的表情、姿势、动作以及对外界刺激的反应等。

（3）身心功能状况：身体功能方面主要包括障碍程度，是否有废用性综合征，是否能维持坐位及不能维持坐位的原因与程度，运动功能状态及有无活动的欲望，上肢功能的状态，及体力、耐力、视力、听力以及深感觉、浅感觉等状态。

认知功能方面包括认知障碍的有无及程度、交流能力与状态、作业活动能力、判断能力、在活动中的安全管理意识等。

心理状况包括是否有不安感、是否有活动欲望、是否能进行有意义的活动、参加集体活动的情况、对外界刺激的反应与关心的程度等。

（4）日常生活活动的实际情况：基本日常生活活动情况包括：日常生活活动障碍的程度，在日常生活活动中所使用的方法，居住环境需不需要进行改造，详细的照顾者的辅助情况；老年障碍者每一天、每一周甚至每个月主要的生活内容安排；活动的空间范围，是否是一个人住，活动和休息的时间比例等。工具性日常生活活动状况包括：工具性日常生活活动障碍程度，完成日常生活活动的方式，每天需要得到什么样的照顾等内容，作业疗法师都要进行详细的记录。

（5）生活史以及兴趣等：包括老年障碍者的学业和职业经历及兴趣，家族生活史，过去在休闲、娱乐生活活动的经历，老年障碍者自身及其照顾者的性格以及性格的变化。

（6）老年障碍者所希望的活动：包括老年障碍者目前所希望的生活活动、现在自己能够做的日常生活活动、家人与朋友所希望老年障碍者能够完成的自立活动。

（7）物理环境：指住宅方面的情况。老年障碍者在日常生活有障碍的情况下，要判断是否进行住宅改造。住宅改造原则是为了便于障碍者安全地进行家庭生活，能够有效地使用生活空间，尽可能地节省体力。同时，为了维持姿势与保持身体的稳定性，提倡安装无障碍设施和使用相应的辅助器具。

（8）与老年障碍者的相关人员情况：要了解家庭人员之间的人际关系、照顾者的健康状况及疲劳程度以及负担。另外，要了解老年障碍者与周围近邻的交流情况。

2. 评定方法　对老年障碍者的评定包括收集信息、与障碍者面谈并进行观察以及进行检查和测定。

（1）收集与老年障碍者相关的信息：全部由社区作业疗法师独立完成，对障碍者的所有生活活动和运动以及交流的情况进行全面评定，是比较复杂与困难的工作，要消耗相当长的时间，所以应尽可能从其他相关部门得到有用的相关信息，特别是老年障碍者的入院史、疾病诊断、病史以及入院期间的治疗过程、治疗内容以及治疗效果，另外，医学上的危险隐患、禁忌事项、有认知障碍的老年人的日常生活活动和行为是否有问题等都要详细了解。从家庭方面考虑，要了解老年障碍者的家庭经济情况以及照顾者是否在精神上和心理上有疲劳感等。

同样，社区作业疗法师的评定结果也要提供给其他相关部门的专业人员，以便为老年障碍者确立一致的康复目标。

（2）面谈与观察：面谈主要是听取老年障碍者及其家人诉说，判断老年障碍者的性格和对现实的认知情况，特别是对自己疾病和障碍的认识情况以及老年障碍者的理解和表达能力与态度等。其中，老年障碍者及其家属的主诉和希望比较重要，关系到将来障碍者的恢复目标是否能够实现。面谈时可以和障碍者进行一般性的交流，初步观察障碍者意识水平、注意力、记忆力、感情以及执行能力等。

观察也是评定中的一个非常重要的评定手段，对于老年障碍者日常生活中的状况，作为社区作业疗法师要尽可能地亲自进行观察、判断。

主要观察的内容如下：①障碍者的容貌：包括面色、头形、着装、气质、全身状态，如意识状态、营养状态、卫生管理状况以及有无水肿等。②活动：包括姿势与肌张力（步行时、移动时、卧床时、进食时、坐位休息时等）、生活能力障碍程度、基本日常生活活动的状态（进食、更衣、排泄、整容、入浴、移动、移乘）、日常生活活动以外的活动（应用性生活活动及休息、休闲活动、有没有意识不清醒行为和意思不明确的行为、有无伤害自己健康的行为）。③交流：包括和周围人的相处方式（家人、同事、上司、邻居等）、生活活动中的人际关系、交流的方法、小组社区作业活动中的人际关系及参加情况等。④作业能力：包括能否按要求完成作业活动、理解能力、行动能力、协调性、完成程度、思考与创造能力、是否有满足感、有无安全意识以及安全管理的能力。⑤物理性的环境：包括在什么情况下会有生活活动障碍、整体住宅的结构、状况、生活用品的管理状态、在居室内的移动规律等。⑥其他：对有认知障碍者进行面谈和观察的同时，要重视其家人和照顾者所描述的老年障碍者的生活活动的状况，以及他们对老年障碍者辅助的方法，这些都为认知障碍老人重新获得稳定的生活提供了重要的参考内容。

在面谈和观察的过程中，作为社区治疗师可以考虑作业疗法开始介入的方式、方法。考虑从老年障碍者能够接受的、比较放松的方法开始社区作业疗法活动。

（3）检查与测定：检查与测定的结果，主要反映的是老年障碍者的客观生活状态。作为客观测定的指标和结果，对其他的相关治疗人员是可以共享的，也是适合于所有老年障碍者的客观检查测定方法。检查测定内容如下：

①基本日常生活活动和工具性日常生活活动：基本日常生活活动能力有两种常用的评定方法：一个是 Barthel 指数，另一个是 FIM。

Barthel 指数评定：在 Barthel 指数中共有 10 个评定项目，每一项有 2 ~ 4 个评定阶段，满分为 100 分，最低分为 0 分（表 3 - 2 - 1）。

表 3 - 2 - 1 Barthel 指数评定

	自 立	部分自立	完全帮助或是不能
进食	10	5	0
床椅转移	15	10 ~ 5	0
整容	5	0	0
厕所	10	5	0
洗浴	5	0	0
步行	15	10	0
（轮椅）	5	0	0

（续表）

	自　立	部分自立	完全帮助或是不能
上下楼梯	10	5	0
更衣	10	5	0
排便	10	5	0
排尿	10	5	0
合计			分

Barthel 指数评定标准：

进食：

10：自立。

5：需部分帮助（菜肴呈酥软程度）。

0：完全帮助。

轮椅和床之间的转移：

15：自立（包括轮椅脚踏板和闸的操作及步行的自立）。

10：部分需轻度的帮助，或者监视。

5：可以保持坐位但仍需全帮助。

0：完全帮助。

整容：

5：自立（洗脸、整理头发、刷牙、剃须）。

0：部分帮助或者完全帮助。

厕所的使用：

10：自立（穿脱衣服完全自己操作）。

5：部分帮助（支撑身体，穿脱衣服始终需要帮助）。

0：完全帮助或者不可能。

洗浴：

5：自立。

0：部分帮助也不可能。

步行：

15：独立步行（可利用拐杖或辅助器具，不可以使用轮椅及步行器）。

10：帮助或者在他人监护下步行（包括使用步行器）。

5：在不能步行的情况下，可利用操作轮椅移动。

0：完全不能。

上下楼梯：

10：自立（可利用扶手等）。

5：帮助或者在监护的情况下上下楼梯。

0：完全不能。

更衣：

10：自立（包括鞋和矫形器的穿脱、拉锁的操作等）。

5:部分帮助(有一半以上的更衣活动自己能完成)。

0:帮助(上记以外)。

排便的控制:

10:没有失禁现象,可进行灌肠及药物的使用。

5:有时有失禁(每周一次;灌肠及在帮助的情况下使用药物)。

0:失禁,进行灌肠管理。

排尿:

10:没有失禁(可自己佩戴尿收集器)。

5:有时有失禁(每日一次)。

0:失禁(留置尿管)。

FIM 评定:FIM 各项的评定标准分为 7 个阶段,有相同的判断标准。其中需不需要他人的帮助是区分帮助与自立的标准。所谓自立是指完全利用自己的能力和用最普通的方法完成动作,所得分值为 7 分。用矫形器或自助具,需要一定的时间,要考虑安全性等带有附加条件的自立,所得分值为 6 分,也属于自立范畴。根据帮助的程度,不接触障碍者,只是处于监视或者是准备阶段时,能够完成动作,所得分值为 5 分。给予最小的帮助,障碍者能够完成动作的 75%,所得分值为 4 分。中等程度的帮助,可完成动作的 50%,所得分值为 3 分。给予最大程度的帮助,能够完成的动作 25%,所得分值为 2 分。所完成的动作不足 25% 的,需要完全帮助时,所得分值为 1 分。其中,运动领域得分为 13~91 分,认知领域得分为 5~35 分,总得分点应在 18~126 分(表 3-2-2)。

表 3-2-2　FIM 评定内容

项　　目	评 定 标 准
运动功能领域 　自理能力: 　　1. 进食 　　2. 整容 　　3. 清洁 　　4. 穿脱上衣 　　5. 穿脱裤子 　　6. 入厕动作 　括约肌控制: 　　7. 排尿控制 　　8. 排便控制 转移: 　　9. 床、椅子、轮椅 　　10. 座便器 　　11. 洗浴或淋浴 行走: 　　12. 步行、轮椅 　　13. 台阶	自立　　没有帮助者 7 分　完全自立(时间、安全性) 6 分　修正性自立(使用辅助器具) 部分帮助　有帮助者 5 分　监视准备 4 分　最小量帮助(完成 75% 以上内容) 3 分　中等帮助(完成 50% 以上内容) 完全帮助 2 分　最大量帮助(25% 以上的内容) 1 分　完全帮助(25% 以下)

（续表）

项　　　目	评　定　标　准
认知功能领域 　交　流： 　　14.理解 　　15.表达 　社会认知： 　　16.社会性交流 　　17.解决问题 　　18.记忆	

　　工具性日常生活活动能力的检查到目前为止没有较统一的评定用表,各国根据自己的文化背景有各自的评定内容和方法,但是评定范围和意义是基本相同的,主要包括利用公共交通,购物,自己准备食物,利用银行进行财务管理,阅读报纸、杂志和书籍,自身的健康管理,与家人及朋友交谈,看望患者,能与年轻人进行交流等活动。

　　在实际生活中,即使是基本日常生活活动能力能够自理,但在工具性日常生活活动能力上仍然存在困难的老年障碍者也非常多。所以,为了维持老年障碍者的生活质量,不仅要注重他们的基本日常生活活动能力的恢复,还要加强他们的工具性日常生活活动能力的改善。

　　②身体功能:身体功能障碍会影响日常生活活动。老年障碍者大多是由于疾病、外伤以及老化等原因造成了身体功能的退化。一般情况下,通过医生的诊断就可以大致判断出老年障碍者的问题所在,而对于一般的老年人无论有没有疾病,身体功能都会随着年龄的增加而下降。因此,对于老年障碍者无论是什么原因造成的障碍,都有必要进行全面的身体功能检查。功能检查主要包括:

　　·关节活动范围:确定老年障碍者的关节活动是否受限和疼痛,以及对日常生活活动的影响程度等。

　　·肌力:老年障碍者随着年龄增加,肌力随之下降。卧床时间越长,肌力丧失就会越快,从而使得日常生活中出现运动无力以及不灵活等问题。

　　·感觉:感觉正常与否在生活中比较重要,它是人体自我防卫的系统。如果有感觉异常,就会出现自我感觉障碍,人体自我保护能力随之丧失,就不能防止许多危险事故的发生。感觉检查主要进行的是浅感觉和深感觉的检查。进行浅感觉检查时,如果没有标准的检查用具,可以利用毛笔和棉棒以及圆珠笔等用具代替进行检查。

　　③认知能力:对于老年障碍者,无论是因为年龄较大而长期卧床,还是因为患有脑血管疾患或脑外伤等疾病,都有可能出现认知障碍。认知障碍的评定主要包括意识水平、记忆、对空间和时间以及人物的认知、判断能力以及解决问题的能力的检查。在进行详细的认知功能检查之前,最好先利用 MMSE 进行筛查。

　　④精神心理功能:精神心理功能检查主要是观察老年障碍者是否有抑郁的心理状态,抑郁程度较高的老年人,心理疏通困难,日常生活会受到严重的影响,给老年障碍者的生活带来很大的困难。表3-2-3是用于精神心理功能检查的积极性指数(vitality index)。

　　⑤生活质量:社区作业疗法对老年障碍者实施援助的最终效果就是要提高和改善障碍

者的生活质量(quality of life,QOL)。生活质量本身包括的内容比较广泛,主要是指障碍者对自己生活的认知。生活质量的评定方法有很多,近年,WHO 公布了生活质量精简检查表(表3-2-4)。

表3-2-3 积极性指数

起床	
总是能定时起床	2
有时起不来也就不起了	1
自己不能起床	0
心理疏通	
能主动地问候并说话	2
对待别人的问候和招呼的反应只是笑	1
没有任何反应	0
进食	
自己可以进食	2
在催促的情况下才能吃一些	1
完全不吃	0
排泄	
自己可以完成排泄活动	2
有时会有便意和尿意	1
对排泄无意识	0
康复活动	
自己有康复的意识,要求活动	2
在催促的情况下参与康复活动	1
拒绝康复活动,不参加	0

表3-2-4 WHO/QOL-26

评定领域	项 目	问 题
	日常生活活动	您对于自己每天完成的活动能力满足吗?
	对医疗以及医疗用品的依赖	在每天的生活中需要某种程度的治疗吗?
	精力与疲劳	每天的生活中精力充沛吗?
身体领域	移动能力	是否经常出门去附近的地方活动?
	疼痛与不舒服	由于身体的疼痛使得必须要做的事情受到限制吗?
	睡眠与休息	对自己的睡眠满足吗?
	工作能力	对自己的工作能力满足吗?

（续表）

评定领域	项　目	问　题
心理领域	身体像	能够接受自己的身姿容貌吗?
	否定性的感情	您是否经常感觉到绝望、不安、情绪低落?
	肯定性的感情	您每天的生活中有多大程度的快乐感觉?
	对自己的评定	您对您自己满意吗?
	精神/宗教/信念	您觉得自己的生活是否有意义?
	思考、学习、记忆、集中	学习中是否有相当程度的集中能力?
社会关系	人际关系	对于自己的人际关系是否满意?
	社会性的援助	对于朋友的帮助与支持满意吗?
	性生活	您对自己的性生活满意吗?
环境	金钱关系	是否有买到生活必需品的钱?
	自由、安全与治安	对每天生活中的安全程度满意吗?
	健康与社会资源的利用	对于利用医疗设施及残疾人设施的便利程度满意吗?
	居住环境	对于自己的家庭环境以及周围的环境满意吗?
	获得新的信息与技术的机会	对每天生活中获得的必要信息量满意吗?
	余暇活动的参与和机会	您业余时间有多大程度的快乐?
	居住地周围环境	您对得到卫生保健服务的方便程度满意吗?
	交通条件	您对周边的交通情况满意吗?
综合	您如何评定自己的生活质量	
	您对自己的健康状况是否满足	

三、指导训练

老年障碍者在康复医疗机构里进行治疗和训练的时间是短暂的,绝大部分时间将要在家庭里度过,有的甚至带着不同程度的残疾回归社会。如何使他们尽早康复,充分发挥残存功能,像正常人那样生活,这既是康复工作者的目的,又是面临的现实问题。作为社区作业疗法师,应寻求一些合适在社区开展的方法,为社区老年障碍者及其他残疾人提供最为完备的康复服务。

老年障碍者的社区作业疗法有别于其他障碍者,我们必须要考虑老年障碍者的特点,防止老年障碍者因长期卧床导致的身体、认知方面的障碍,维持其现有的身体功能和日常生活活动能力。所以,社区作业疗法师开展工作时,首先要对老年障碍者进行一个整体的评定,基于我国社区现有的条件,在这里介绍三种在社区比较容易开展的社区康复训练。

(一)功能训练

老年人身体功能有明显障碍会影响日常生活活动。老年障碍者大多是由于疾病、外伤以及衰退等原因造成身体功能的退化。一般情况下,通过医生的诊断就可以大致判断出障碍者的障碍所在,而对于一般的老年人无论有没有疾病,身体功能都会随着年龄的增加而下降。老年障碍者每天维持一定量的运动功能,对保持自身的自发性活动和认知能力有着很重要的作用。

对于有认知障碍的老年障碍者,进行运动功能维持性活动时,要考虑以下几点:① 动作简单。② 每天要有相同内容,使老年障碍者能够进行反复记忆,直到障碍者能主动完成这一活动(如对每日、每月的安排)为止。③选用适当的道具。④ 活动时间不宜过长,一般在20min 左右最为安全。

(二)健康体操

在老年障碍者的社区康复中,预防和保健活动也是很重要的。身体功能随着年龄的增长以及使用量减少会逐渐发生衰退。虽然我们不能防止这种功能衰退,但是我们可以减缓这种衰退的速度。为了预防老年疾病,提高老年障碍者健康的生活意识,需要普及一种简单易行的活动。这里介绍一种在社区常用的健康体操。所谓的健康体操,就是在调整好自己身体的同时,以维持和提高现有的功能为目的,维持、恢复身体功能的一种保健体操。换句话说,健康体操是采取适当的运动,从心脏、肺、骨骼肌开始,给予身体所有的组织和器官以一定的刺激,以提高和维持身体功能,同时防止老年疾病的发生。

在国外,一些社区康复开展普及的国家,社区作业疗法师在对老年障碍者进行社区作业疗法尤其是进行功能训练时,最常采用的作业活动就是健康体操。采用体操进行运动功能的维持,需要知道体操的动作要领,并将体操动作的要领简明地向参加训练的障碍者进行说明。活动前,社区作业疗法师尽可能选择运动功能水平相近的老年障碍者,这样便于选择体操活动的内容(难易程度等),也便于体操训练过程中的安全管理。

下面就详细介绍一下,以提高和维持肌力、提高全身柔韧性为目的的健康体操处方(一个小时左右)。

(1)首先是体操的实施标准,主要有以下几点

① 刚开始时一次 10~15min,一周 2 次。

② 适应一段之后,可增至一次 20~30min,一周 3 次。

③ 当体力足够时,就增加至一次 60min,一周 4~5 次。

(2)其次是健康体操的注意要点

① 在身体状况不好的时候,不要太勉强。

② 与运动的次数相比,多考虑运动的方向以及慢慢的、到位的运动更具效果。

③ 与一次大量的运动相比,运动量一点点地增加以及保持运动的持续性更为重要。

（3）健康体操的训练步骤（图3-2-1）

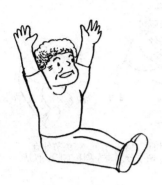

①深呼吸：深深地呼气、吸气。

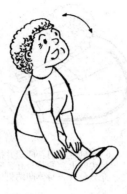

②颈部的运动：头进行前、后、左、右的大幅度慢慢的旋转运动。

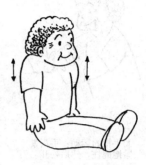

③耸肩运动：将肩耸至耳根，然后放松，如此反复运动。

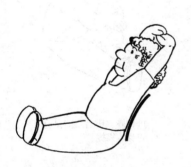

④躯干的伸展：充分伸展背部肌肉。

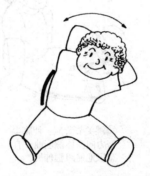

⑤躯干的侧屈：身体的侧屈也要充分伸展。

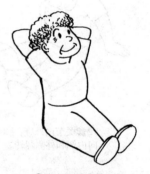

⑥胸大肌的牵拉：挺胸，头向后抵住交叉的双手，伸展上臂近端。

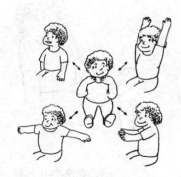

⑦上臂的运动：从肩开始做向上、向前、两侧以及向下的伸展运动。

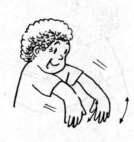

⑧手腕的运动：轻柔地做手腕的运动。

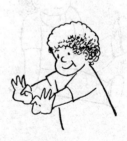

⑨手指的运动：数手指。从拇指开始，1、2、3、4；从小指开始，1、2、3、4。

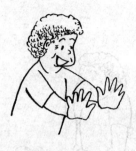

⑩手指的运动：手指紧紧地握住，然后松开。

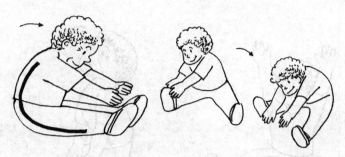

⑪柔韧性练习：两腿并拢：使身体向大腿部弯曲，膝关节伸直，足尖向上。两腿分开：旋转躯干，两手分别碰左脚和右脚；两脚充分分开，身体向两脚中间弯曲。

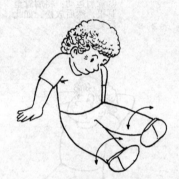

⑫髋关节内外旋：脚尖向内侧和外侧翻转。

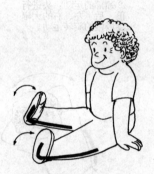

⑬踝关节背屈：使脚尖努力向身体侧屈曲。有意识地使跟腱伸展。

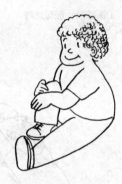

⑭抱膝：脚后跟向自己的身体靠拢。

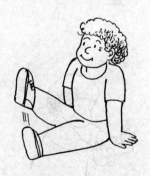

⑮抬单腿运动：将一条腿从地板上抬起来并保持，慢慢地数到10，然后再换另一条腿运动。

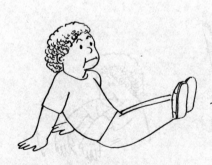

⑯抬双腿运动：两条腿同时向上抬起。

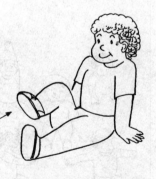

⑰下肢屈伸运动：做膝关节的屈曲和伸展运动，如果可以的话，加上踝关节的运动。

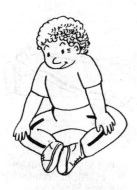

⑱分腿运动：尽力伸展
大腿内部，把膝关节
向垫子上按压。

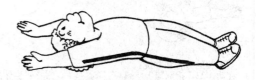

⑲尽力伸展全身。

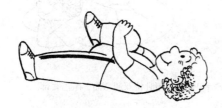

⑳抱单腿运动：双手抱住
单腿向身体侧靠近。

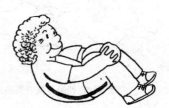

㉑抱双腿运动：双手抱
住双腿向身体侧靠近。

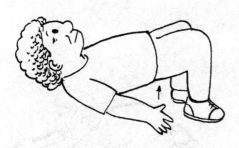

㉒搭桥运动：用双脚着
地，抬起屁股，并在
抬起位置停留数秒。

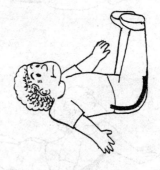

㉓抬双腿运动：抬起双
腿，使膝关节后方伸
展，尽量抬到直角的
位置。

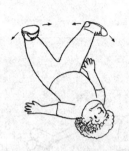

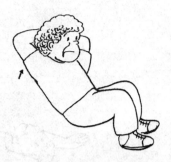

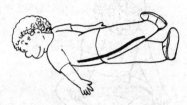

㉔双腿的分开和并拢：
在动作23（抬双腿）
的状态下，做双腿的
分开和并拢动作。

㉕腹肌运动：双手放在
颈后，弯背抬头看肚脐
眼。

㉖躯干回旋：手臂稍稍外
展，回旋躯干。脚和脸转
向不同的方向。

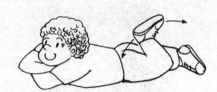

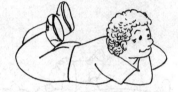

㉗弯腿运动：俯卧位交替弯曲双腿，敲击臀部，尽量不抬起臀部；俯卧位双腿弯曲，敲击臀部。

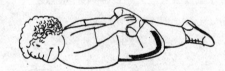

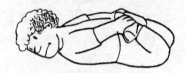

㉘牵拉大腿前部：单手抓住单腿；双手抓住双腿。

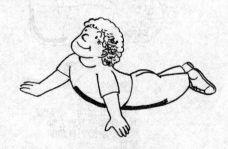

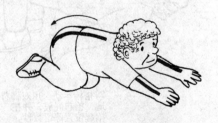

㉙抬起上身：俯卧位抬起上
身，抬头看天花板。

㉚上肢、躯干的伸展运动：在
肘伸直下，慢慢地抬起臀部向
脚后跟靠近。

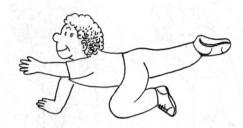
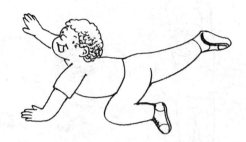

㉛手膝跪位平衡：抬起对侧的手和脚；抬起同侧的手和脚。

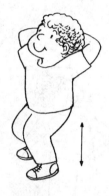

㉜蹲站运动：双脚与肩同宽，慢慢弯曲膝关节。平衡不好的人，以及膝关节有疼痛的人，做到一定程度即可。

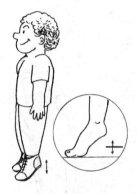

㉝踮脚站立：使用脚尖的力量，进行踮脚站立。

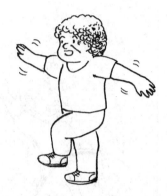

㉞立位平衡运动：保持单脚站立。

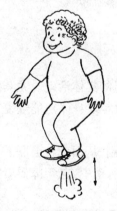

㉟跳跃：全身放松，进行轻轻的跳跃。

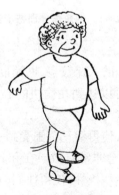

㊱踏步运动：挺直身体，双手大幅摆动，做高抬腿的踏步运动。

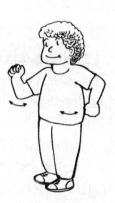

㊲疾走中的双臂摆动运动：做疾走姿势中的双臂大幅摆动运动。

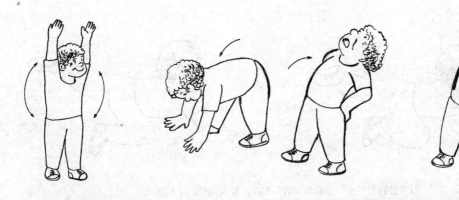

㊳双手旋转运动：做大幅
的双手旋转运动。做手向
前旋转，向后旋转的运动。

㊴体干的屈伸：做手碰地面的运动；在站立位下，向侧方伸展身体。

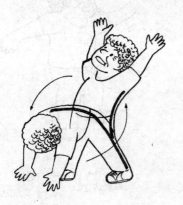

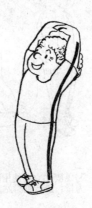

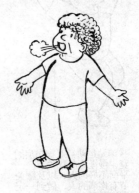

㊵躯干的旋转运动：身体做
大幅度的旋转运动。

㊶全身的伸展运动：
做身体的背伸运动。

㊷深呼吸：大口的呼气、
吸气。整理呼吸，体会
体操后的快感。

图3-2-1　健康体操训练步骤

(三)小组集体活动

在一些社区活动设施中，因为参加的人比较多，也经常进行一些小组的集体活动。尤其是作为功能训练的娱乐性小组活动，可以达到在愉快的心情中尽可能地实现身体功能恢复的目的。

老年障碍者由于高龄或者是障碍，使得活动范围受到一定程度的限制，从而和社会联系不多，生活单调，这时开展小组活动就会非常有效。在和其他人的集体活动中，老年障碍者发挥自己的社会性功能，从而提高生活积极性，使得他们的生活变得快乐。

情绪比较低落以及自我比较封闭、不善于交流的老年障碍者，可以通过参加集体活动，和大家一起分享快乐，互相鼓励。

1. 小组活动主要的作用

(1)提高人际关系：①增强人和社会的接触能力。②促进与人的交流能力。③提高交友能力。

（2）发挥自己的能力：①提高生活的积极性。②增强自信。③认识到自己的存在感。④在活动中发挥自身的作用。⑤提高自我表现能力。

（3）维持功能：①提高老年障碍者的活动能力，防止痴呆。②增加老年障碍者的精神健康（分散压力、放松）。③促进身体功能恢复，预防因长期卧床导致的废用性综合征。

2. 小组活动的种类

（1）娱乐活动：是指那些使老年障碍者热爱生活的、健康的个人活动和集体活动。集体活动包括休闲娱乐、散心、心情转换等活动。

（2）小组工作：是指一种具有一定目标的活动。例如小组成员以完成同一件作品为目的的活动。在完成作品的过程中，老年障碍者在愉悦的心情和成就感中承担了一定的任务，在互相的鼓励和表扬中完成一件作品。可以养成一种合作的意识，促进障碍者更多地参与到社会中去。为使老年障碍者充分享受活动的过程和结果，社区作业疗法师要考虑应该从什么样的作品开始训练，在什么地方给予帮助等问题。

（3）音乐活动：音乐活动是指大家在一起唱歌和演奏乐器的活动。音乐可以增加身体的应用范围，不仅可以帮助老年障碍者转换心情、分散压力、放松、稳定情绪等，也可以提高老年障碍者的身体功能和心肺功能。

另外，散步等外出活动也能达到维持运动功能的目的。比如，买东西、到社区进行各种社交性的活动，都可以提高老年障碍者的兴趣，有益于维持老年障碍者的日常生活活动能力。

（黄富表、戴东）

第二节　老年痴呆的社区作业疗法与服务

随着现代医学的发展，越来越多的老人变得年轻而又充满了活力，不过，也伴随着一个不可忽视的问题——老年痴呆的发病率在逐年增高。调查发现，我国北方患老年痴呆的平均年龄为 75 岁左右，血管性痴呆患者的患病年龄多在 68 岁左右。65 岁以上人群中，重度老年痴呆的患病率达 5% 以上，而 80 岁人群的患病率上升到了 15%~20%。

一、疾病特点

（一）概念

老年痴呆，又称阿尔茨海默病（Alzheimer's disease，AD），是发生在老年期及老年前期的一种原发性退行性脑病，是一种持续性高级神经功能活动障碍，即在没有意识障碍的状态下，记忆、思维、分析判断、视空间辨认、情绪等方面存在障碍。其特征性病理变化为大脑皮质萎缩，并伴有 β - 淀粉样蛋白沉积，神经原纤维缠结，大量记忆性神经元数目减少，老年斑形成。目前尚无特效治疗或逆转疾病进展的治疗药物。

（二）主要症状

老年痴呆数量在逐年增加，且逐步呈现年轻化趋势，平均生存期为 5.5 年，应及早发现和治疗。老年痴呆患者的日常生活能力下降，他们不认识配偶、子女，穿衣、吃饭、大小便均

不能自理,有的还有幻觉。该病的症状因人而异,有的几个月便到达晚期,有的数年没有明显变化。症状大致可分为三个阶段:

早期症状见于发病后2~3年,表现为健忘(尤其新近发生的事),缺乏创造力、进取心,且丧失了对原有事物的兴趣与热情。

中期症状见于发病3~4年后,对于人、事、地、物渐无定向感,注意力转移,且理解能力减低。此外,会重复相同的语言、行为及思想,而情绪不稳,缺乏原有之道德与伦理的标准,常有迫害妄想的人格异常等现象,但无病识感。

晚期症状可见语无伦次、不可理喻、丧失所有智力功能、智能明显退化,而且逐渐不言不语、表情冷漠、肌肉僵硬、憔悴不堪,以及出现大小便失禁、容易感染等。

(三)病因

老年痴呆的病因目前尚不十分明确,但已知有很多原因都会引起老年人痴呆。

1. 脑变性疾病 脑变性疾病引起的痴呆有许多种,最为多见的是阿尔茨海默病性痴呆,在老年前期发病的又叫做早老性痴呆。其发病缓慢,为进行性痴呆。除此之外,还有帕金森病性痴呆等。

2. 脑血管病 最常见的有多发性脑梗死性痴呆,是由于一系列多次的轻微脑缺血发作,多次积累造成脑实质性梗死所引起。此外,还有皮质下血管性痴呆、急性发作性脑血管性痴呆,可以在一系列脑出血、脑栓塞引起的脑卒中之后迅速发展成痴呆,少数也可由一次大面积的脑梗死引起。总之,脑血管病也是老年痴呆较为常见的病因。

3. 遗传因素 国内外许多研究都证明,老年痴呆患者的后代有更多机会患上此病。但是,其遗传方式目前仍不清楚。有人认为是显性基因遗传;有人则认为是隐性基因遗传;也有人认为是多基因常染色体隐性遗传,且遗传作用可受环境因素和遗传因子的突变所制约,以致中断其遗传作用。也有一些研究认为,老年痴呆属非遗传性疾病,如血管性痴呆与遗传无直接关系。

4. 内分泌疾患 如甲状腺功能减退症和甲状旁腺功能减退症都可能引起痴呆。

5. 营养及代谢障碍 由于营养及代谢障碍造成了脑组织及其功能受损而导致痴呆。如各种脏器引起的脑病,像肾性脑病是慢性肾功能衰竭、尿毒症引起脑的缺血及缺氧,可以导致痴呆;其他如肝性脑病、肺性脑病等都可导致痴呆。营养严重缺乏,如维生素 B_1、维生素 B_{12} 以及叶酸缺乏症均可导致痴呆。糖尿病及高脂血症都可引起大、中动脉血管粥样硬化,小血管及微血管基底膜增厚,可引起脑梗死及脑出血,导致血管性痴呆。

6. 肿瘤 恶性肿瘤引起代谢紊乱可导致痴呆,脑肿瘤也可直接损伤脑组织导致痴呆。

7. 药物及其他物质中毒 酗酒、慢性酒精中毒者引起的老年痴呆并不少见,只是还没有被人们所认识。长期接触铝、汞、金、银、砷及铅等,防护不善,可引起慢性中毒导致痴呆。一氧化碳中毒也是常见的导致急性痴呆的原因之一。

8. 艾滋病 艾滋病是导致老年痴呆的原因之一。目前已知,老年人患艾滋病早期即可出现进行性痴呆,并已证明是中枢神经系统直接感染人免疫缺陷病毒(HIV)所致。

9. 梅毒 梅毒螺旋体可以侵犯大脑,产生精神和神经症状,最后导致麻痹以及日益加重的智力减退和个性变化,即所谓的麻痹性痴呆。

10. 其他 脑外伤、癫痫的持续发作等原因均可引起老年痴呆。此外,老年人长期情绪抑郁、离群独居、丧偶、文盲、低语言水平、缺乏体力及脑力锻炼等,也可加快脑衰老的进程,诱发老年痴呆。

（四）诊断标准

以下 8 项为老年痴呆的诊断标准：

1. 记忆能力减退　表现在近期记忆能力和远期记忆能力的减退,尤其是近期记忆能力减退明显。患者不能学习新知识,在 5 分钟后不能复述三件物体名称,甚至刚吃完饭又要求进餐等。

2. 定向能力减退　即判定人物、物品、时间、地点等能力减退。

3. 计算能力减退　计算数字和倒数数字能力均减退。

4. 识别能力减退　识别空间位置和结构能力减退。

5. 语言能力减退　包括理解别人语言和回答能力减退,阅读、书写能力减退。

6. 思维能力减退　抽象思维能力下降,如不能解释言语,不能区别词语的相同点和不同点,不能给事物下定义等。

7. 个性改变　性情孤僻,表情淡漠,语言啰唆重复,狭隘自私,固执偏激,或无故欣快,易激动或暴怒,失常哭笑,或将破烂当珍宝收藏。

8. 人格改变　性格特征改变,道德伦理缺乏,不知羞耻,当众大小便,或性行为异常。此外,发病年龄一般在 60 岁以上,亦可在 50～59 岁,起病缓慢,病程长。

以上 8 项心理指标中,如记忆、判断、计算三项和另五项中的一项,在 6 个月内有明显减退或明显缺损者,参考年龄、病程就可诊断为老年痴呆。

（五）临床分级

老年痴呆临床分级如下（表 3 - 2 - 5）。

表 3 - 2 - 5　老年痴呆临床分级

级别	主　要　表　现
Ⅰ级	属于正常与痴呆间临界状态的生理性精神老化。缺乏鲜明的知觉体验,关心与兴趣范围狭窄,易于瞬间遗忘,无足够的应变能力,学习与工作能力下降,不能适应复杂或创造性劳动
Ⅱ级	属于轻度精神衰退,近事遗忘显著,领悟与表达迟钝,计算不周,分析判断能力下降,家庭与社会生活能力有所减退
Ⅲ级	属中度精神衰退,定向不良轻度,远事遗忘显著,人格趋向本能,缺乏独立生活能力,生活需人照料
Ⅳ级	属重度精神衰退,重要经历被遗忘,定向严重障碍,领悟与表达困难,极少接触外界,甚至无性格显现,麻木不仁,无欲多卧,日常生活需要人照料
Ⅴ级	属极度精神衰退,基本生活能力丧失,卧床不起,需人照料,不能感知外界,不知自身存在,失去全部人格,被动维持生命

老年痴呆的发生,足以导致其社会交往、职业技能、判断能力、抽象思维、伦理标准、生活能力等诸多方面下降,会给家庭及社会增加负担。因此,老人一旦出现智能、记忆与行为等精神衰退象征,应留意其进度情况,分析原因,争取早诊断、早治疗。一般说来,老年痴呆的

预后不佳,但有10%~30%的患者经治疗可以好转。尤其是一些继发性痴呆,根据病因治疗多能取得比较满意的疗效。

(六)临床治疗

药物治疗可应用抗乙酰胆碱分解酵素,研究表明,胆碱酯酶阻断剂可减轻老年痴呆患者的精神症状。针对老年痴呆的失眠、易怒、幻觉、妄想等常见症状,通常对症应用安眠药、抗精神病药物、抗癫痫药物、抗抑郁症等药物。神经元保护剂可以阻断谷氨酸对于脑细胞的破坏,借此减缓日渐丧失的生活技能。

另外,通过散步等方式改善昼夜生活节奏,将有纪念意义的照片、纪念品等放置在患者旁边给予安全感等药物以外的手段也被认为对患者的失眠、不安等症状有效。

(七)家庭护理

老年性痴呆患者无论在机构、社区还是在家中都需要科学护理。

1. 要注意饮食和营养　老年痴呆患者一般都有不同程度的吞咽障碍。由于老年人本身肾功能及消化、吸收功能低下,基础代谢减少和身体活动减少等,体内对营养素的利用、吸收容易产生障碍,导致患者营养不良,甚至出现贫血。因此,应注意痴呆患者饮食的量和质的平衡,要选用容易消化、容易吞咽的食物,对蛋白质、脂肪的摄入不必加以限制。低营养状态,会进一步促使疾病的发展。

2. 要保持日常卫生习惯　对早期痴呆症患者要尽可能帮助其保持日常生活习惯和卫生习惯。起居、穿衣、刷牙、洗脸等日常生活活动即使做得不规范,也要鼓励患者自己做,这样可以防止疾病进一步发展。对卧床不起的患者,必须给予护理,清洁口腔,要定时给患者洗澡、洗头,要勤换衣服。痴呆患者一旦出现大小便失禁,说明病情已到了相当严重的时期,需要及时处理大小便,保持皮肤的清洁干燥,以防感染。

3. 要保证充分休息与充足睡眠　充分休息和高质量的睡眠是使人体体能得到恢复的重要措施之一,对老年痴呆患者更为重要。由于耐力不足,要使老年痴呆患者体能消耗活动持续时间尽量缩短,休息时间适当延长,以利于体能的恢复。休息不仅指卧床休息,还可以采取动静结合的方式来调整体能,保证精神和体力。睡眠时间要充足,并注意保证睡眠的质量。

4. 要进行安全保护　由于老年人对刺激源的接受、传达及反应能力越来越差,听觉、视觉、嗅觉、味觉、痛觉、知觉、温度觉等各种感觉能力均有不同程度的下降。老年痴呆患者常常表情淡漠,语言表达能力也有所下降。所以在日常生活中,应消除一切可能的不安全因素,保证日常生活活动的安全。如根据需要,在患者床边加装床挡、护栏等以防止坠床、跌伤等意外问题的发生,为有心血管疾患的老年痴呆患者配备呼叫装置等。

5. 要进行心理支持　对老年痴呆患者要尽量给予精神上的关心,避免他们产生被疏远、失落的感觉,应当尊重其人格,注重与患者的情感交流。

6. 要预防老年人卧床不起　对老年痴呆患者,家人往往很容易产生过度的保护倾向,这是造成患者卧床不起的最大原因。患者一旦卧床不起,可出现许多并发症,将会加重痴呆症状,缩短其寿命,因此,对早期痴呆患者,应该让他们在看护和指导下做一些力所能及的事情。另外,家人要了解患者的心理状态,绝对不能疏远患者,要帮助患者排除心理障碍及行为障碍,帮助患者恢复记忆。这对早期的防治非常重要。

7. 要预防感染　痴呆患者肺炎的发病率很高,死亡率也很高。据国外调查资料报道,痴呆患者的死亡原因90%以上是因并发肺炎而死亡。尤其是卧床不起的患者,身体各方面功能下降,很容易并发肺炎,一旦并发,病程进展迅速,所以要及时治疗。

二、评定

对一个可疑痴呆患者,要进行神经心理学测验,首先要评定有无认知障碍,障碍累及了哪些功能,以及障碍的严重程度,这就要进行神经心理学测验,包括注意与集中、定向、记忆、计算、语言、抽象思维、空间知觉、结构能力、运用、认知灵活性和速度等,还包括社会适应能力、人际关系和生活能力以及个性上的改变即所谓行为评定。心理学测验就是对这些心理现象所表现出的行为进行测量,把心理现象进行量化描述。测验是采取一套严格设计的问题或作业(即标准程序)由被试者回答或完成,然后对回答的情况进行评定。其优点是资料的收集与解释是标准的,可提高诊断的准确性,同时对不同来源的资料可以鉴别,因此,心理学测验是确定痴呆必不可少的工具。但是测验量表不是十全十美,故需用多种量表检测并结合临床所见进行综合分析、判断。

目前,检测老年痴呆比较常用的量表有简易智能状态检查量表(MMSE)、长谷川痴呆检查表(HDS)、痴呆简易筛查表(BSSD)、弗特量表(POD)、日常生活活动(ADL)能力量表等。这些量表都是以检查智力为核心,而老年痴呆的特征性症状是智力的丧失。

简易智能状态检查量表是目前最有影响的标准化智力状态检查的量表之一。它具有简单易行、重复性好且容易接受的优点,在国外被广泛应用。

长谷川痴呆量表,虽然不能确定老年痴呆的病因和病理,但它能测定痴呆和记忆力的衰退或增进情况,而且简单易行,重复性好,无论对于老年痴呆的诊断,还是用于指导对老年痴呆的护理,都很有帮助。

痴呆简易筛查量表(BSSD),是我国专家编制的人群中痴呆筛查量表,用于人群中痴呆的筛查简单易行,可靠性强。

弗特量表(POD),是用于评定老年人的社会功能的量表。

日常生活活动(ADL)能力量表,可以评定老年人的脑功能状态,也可作为早期老年痴呆的诊断工具之一。

上面所列举的量表,是诊断老年痴呆时所常用的,并常常几种量表配合使用,以提高诊断的准确性。现就简易智能状态检查量表(MMSE)介绍如下:

简易智能状态检查量表(表3-2-6)共30分。评定标准一般为:小于或等于23分,诊断为痴呆(22~21分为轻度痴呆、20~11分为中度痴呆、10~0分为重度痴呆)。本量表具有简单、易行和易于接受等特点。

操作说明:

I. 定向力(最高分:10分)

首先询问日期,之后再针对性地询问其他部分,如"您能告诉我现在是什么季节?"每答对一题得一分。

请依次提问,"您能告诉我们在什么省市吗?"(区县?街道?什么地方?第几层楼?)每答对一题得一分。

表 3 - 2 - 6　简易智能状态检查量表(MMSE)

项 目			记 录	评 分
Ⅰ定向力 (10分)		星期几		0　　1
		几号		0　　1
		几月		0　　1
		什么季节		0　　1
		哪一年		0　　1
		省市		0　　1
		区县		0　　1
		街道或乡		0　　1
		什么地方		0　　1
		第几层楼		0　　1
Ⅱ记忆力 (3分)		皮球		0　　1
		国旗		0　　1
		树木		0　　1
Ⅲ注意 力和计 算力(5 分)		100 - 7		0　　1
		-7		0　　1
		-7		0　　1
		-7		0　　1
		-7		0　　1
Ⅳ回忆 能力 (3分)		皮球		0　　1
		国旗		0　　1
		树木		0　　1
Ⅴ语言 能力 (9分)	命名能力			0　　1
				0　　1
	复述能力			0　　1
	三步命令			0　　1
				0　　1
				0　　1
	阅读能力			0　　1
	书写能力			0　　1
	结构能力			0　　1
总　分				

Ⅱ. **记忆力**（最高分:3 分）

告诉被测试者您将问几个问题来检查他/她的记忆力,然后清楚、缓慢地说出 3 个相互无关的东西的名称(如:皮球、国旗、树木,大约 1 秒钟说一个)。说完所有的 3 个名称之后,要求被测试者重复它们。被测试者的得分取决于他们首次重复的答案(答对 1 个得 1 分,最多得 3 分)。如果他们没能完全记住,你可以重复,但重复的次数不能超过 5 次。如果 5 次后他们仍未记住所有的 3 个名称,那么对于回忆能力的检查就没有意义了(请跳过 Ⅳ 部分"回忆能力"检查)。

Ⅲ. **注意力和计算力**（最高分:5 分）

要求患者从 100 开始减 7,之后再减 7,一直减 5 次(即 93,86,79,72,65)。每答对 1 个得 1 分,如果前次错了,但下一个答案是对的,也得 1 分。

Ⅳ. **回忆能力**（最高分:3 分）

如果前次被测试者完全记住了 3 个名称,现在就让他们再重复一遍。每正确重复 1 个得 1 分。最高 3 分。

Ⅴ. **语言能力**（最高分:9 分）

1. **命名能力**(0 ~ 2 分)　拿出手表卡片给测试者看,要求他们说出这是什么? 之后拿出铅笔问他们同样的问题。

2. **复述能力**(0 ~ 1 分)　要求被测试者注意你说的话并重复一次,注意只允许重复一次。这句话是"四十四只石狮子",只有正确、咬字清楚的才记 1 分。

3. **三步命令**(0 ~ 3 分)　给被测试者一张空白的平纸,要求对方按你的命令去做,注意不要重复或示范。只有他们按正确顺序做的动作才算正确,每个正确动作计 1 分。

4. **阅读能力**(0 ~ 1 分)　拿出一张"闭上您的眼睛"卡片给被测试者看,要求被测试者读它并按要求去做。只有他们确实闭上眼睛才能得分。

5. **书写能力**(0 ~ 1 分)　给被测试者一张白纸,让他们自发地写出一句完整的句子。句子必须有主语、动词,并有意义。注意你不能给予任何提示。语法和标点的错误可以忽略。

6. **结构能力**(0 ~ 1 分)　在一张白纸上画有交叉的两个五边形,要求被测试者照样准确地画出来。评分标准:五边形需要画出 5 个清楚的角和 5 个边。同时,两个五边形交叉处形成菱形。线条的抖动和图形的旋转可以忽略。

三、制定治疗计划的原则

利用经过选择和设计的作业活动,以治疗躯体和精神疾患,使患者在日常生活活动各方面的能力和独立性达到尽可能高的水平。制定作业疗法计划时,要注意以下四点原则:

(一)全面开展的原则

老年痴呆的作业疗法计划应将家庭 - 医院 - 养老院纳入其中,要充分发挥老年患者的主观能动性,调动社区资源,建立以老年人为中心,以家庭为单位,社区全面参与的立体康复网络,共同完成作业疗法计划。

作业疗法计划中应包括对老年痴呆患者的健康教育,增强老年人对不良生活方式、不良行为与疾病发生的关系的认识。应针对老年痴呆患者的功能障碍选择相关措施进行干预。

(二)良好沟通的原则

在与患者交流前,要向患者介绍自己,这样便于沟通;对患者说话语速要慢,而且要说得简短、清晰,便于患者理解;要有耐心,患者没有听懂时,可以重复两三遍,直到他们明白为止;不要命令患者做事情,不要大声喊叫,否则可能刺激患者情绪,导致病情恶化。与患者交谈时,行为举止、表情要保持自然,不要夸张,要看着他们的眼睛,保持适当距离;接近患者时,动作尽量轻,要从正面走近,不要从后面接近,以免吓到患者,导致情绪失控;保持微笑、亲切的目光和表情,可给予患者以鼓励。

(三)生物－心理－社会的模式的原则

老年痴呆患者会同时伴有多方面功能障碍,且障碍因素是多方面的、复杂的,因此,对老年痴呆的作业康复治疗,应从生物－心理－社会的模式进行,以人为本,全面、连续、可及、方便地给予照顾和服务。作业疗法计划包括机构式治疗内容,还应结合社区和家庭实际,设计有针对性的多方面的生活活动训练内容。

(四)个性化原则

在综合评定基础上,针对不同老年痴呆患者的障碍范围与障碍程度,制定有个性化的作业疗法计划。

四、康复指导和训练

老年痴呆的康复应以医疗机构、社区机构、家庭康复相结合的方式进行,以日常生活活动为康复训练的重点内容,为患者提供方便、及时、有效的康复服务。

医疗机构康复治疗可以为老年痴呆患者提供针对性的、急需的、专业化的医疗服务;门诊康复治疗可以为无需住院治疗的老年痴呆患者提供康复治疗,这种方式方便、就近、连续且经济;家庭康复治疗是由社区康复治疗人员到家庭中为不能到医疗康复机构进行康复治疗的老年痴呆患者提供康复治疗;患者家属、陪护人员经过康复治疗师培训后,可以在家中对老年痴呆患者进行维持性日常生活活动训练;在训练的过程中,要将康复知识、康复的简单易学的技术纳入到康复宣传教育内容中,增加公众对老年痴呆的认识。另外,针对老年痴呆患者进行个体的心理干预和指导,使他们能够发挥自身主观能动性,积极进行康复治疗,提高日常生活活动能力,回归家庭和社会。

通过有效的、有针对性的日常生活活动训练,可提高老年痴呆患者日常生活能力,使之最大限度地参与家庭和社会的活动,减少对他人的依赖,促进回归家庭和社会,延长老年痴呆患者的健康预期寿命。以下几种日常生活活动,能延缓脑神经细胞的硬化,预防老年痴呆的发生。

(1)每天清晨及傍晚在空气清新的地方快步走一个小时。快步走可以运动腰下部的紧张肌,提高摄氧量,有助于刺激脑细胞,防止脑细胞退化,对老年痴呆的预防有理想的效能。

(2)实施头颈左右旋转运动。这种运动不但可使上脊椎的转动变得滑顺,预防老年人罹患椎骨脑底动脉循环不全的病症,还可延缓脑动脉硬化,预防老年痴呆。其方法是先将头颈缓慢地由左向右旋转一百圈,再将头颈由右向左旋转一百圈,随时随处可做,方法简易,效果卓著。

(3)经常做手工,如雕刻、制图、剪纸、打字等,这些手部运动能使大脑血液流动面扩大,促进血液循环,帮助大脑活泼化,预防痴呆。

(4)手指操简单、方便、易行,尤其对老年人较为适合。从中医观点来看,手上集中了许多与健康有密切关系的穴位,联系着全身的内脏,适当地刺激这些经络穴位,有助于保持健康,某些症状也可以得到改善。经常以手指为中心进行各种活动,可以使大脑皮质得到刺激,保持神经系统的青春活力,对老年痴呆可起到预防作用。经常使用手指旋转钢球或胡桃,或用双手伸展握拳运动,可刺激大脑皮质神经,促进血液循环良好,增进脑力灵活性,延缓脑神经细胞老化,可预防痴呆。

(5)手指活动的其他方法

第一组动作:①吐气握拳,用力吸足气并放开手指,可以使头脑轻松。②用一手的示指和拇指揉捏另一手指,从大拇指开始,每指做10秒,可使心情愉快。③吸足气用力握拳,用力吐气同时急速依次伸开小指、环指、中指、示指。左右手各做若干次。注意:握拳时将拇指握在掌心。④刺激各指端穴位,增加效果。用示指、中指、环指、小指依次按压拇指。⑤刺激各经络。用拇指按压各指指根。⑥双手手腕伸直,使五指靠拢,然后张开,反复做若干次。

第二组动作:①抬肘与胸平,两手手指相对,互相按压,用力深吸气,特别是拇指和小指要用力。边吐气,边用力按。②将腕抬到与胸同高的位置上,双手对应的手指互勾,用力向两侧拉。③用右手的拇指与左手的示指、右手的示指与左手的拇指交替相触,使两手手指交替相触中得到运动,动作熟练后加快速度。再以右手拇指与左手中指、左手拇指与右手中指交替做相触的动作,依此类推直做到小指。可以锻炼运动神经,防止头脑老化。④双手手指交叉相握(手指伸入手心),手腕用力向下拉。⑤两手手指交叉相握,手指伸向手指,以腕为轴来回自由转动。⑥肘抬至与胸同高的位置上,使各指依次序弯曲。

第三组动作:多点刺激法。可用小铁球或核桃作为工具。具体做法如下:①将小球握在手中,用力握同时呼气,然后深吸气并将手张开。②将两个小球握在手里,使其左右交换位置转动,可平稳情绪。③两手心用力夹球相对按压,先用右手向左手压,然后翻腕使左手在上,边压边翻转手腕。④用示指和拇指夹球,依次左右交换进行。⑤将球置于手指之间,使其来回转动。

日常生活活动的训练,是提高生活自理能力的基本条件。进行日常生活活动训练的过程中,要注意安全维护和给予必要的保护。同时,应为老年痴呆患者创造良好的社会交往环境,开展社区活动,丰富生活内容,从而提高生活质量。

另外,老年痴呆患者的康复训练内容可以参阅全国残疾人康复工作办公室制定的《肢体残疾康复训练档案》,进行运动功能(翻身、坐、站、转移、步行或驱动轮椅、上下台阶)、生活自理能力(进食、穿脱衣物、洗漱、入厕)和生活适应能力(交流、做家务、参与社会生活或集体活动)三大领域共十三项康复训练,该档案附有评定标准,可以量化各项康复训练效果。

五、社区预防

(一)老年痴呆的早期征兆

早期干预老年痴呆可延缓其发生或发展5~7年。老年痴呆的早期主要征兆包括以下几个方面:

(1)转瞬即忘:患者常常忘事,事后再也想不起来,而且可能反复问同一个问题,忘掉了早先的答案。

(2)顾前忘后:患者会忘记将饭菜端上餐桌,甚至忘掉已做好的饭菜。

(3)词不达意:患者可能连一些简单的字词也会忘记,或者不会使用适当的语句表达。

(4)时间和地点概念混乱:患者可能在住所附近的街道、门栋迷路。

(5)判断力降低:患者有可能彻底忘记由其看护的儿童而离家,或是轻易受骗上当。

(6)抽象思维能力丧失:患者常常忘掉自己设置的存折密码,自己的存款数额也忘得一干二净。

(7)随手乱放物品:患者常会将物品放在不恰当的位置,或将很多废品如废纸、布头当做宝贝珍藏。

(8)脾气和行为变化无常:在短时间内,行为、情绪可能从平静状态变为泪流满面或者拍案而起。

(9)性格变化:患者的性格可能会发生剧烈的不合情理的变化,如疑神疑鬼、猜忌别人等。

(10)失去主动性:常会变得比原来懒惰,不愿参与任何活动,甚至是原来喜欢的活动,对人也不热情。

（二）社区预防方法

由于痴呆的病因不同,预防的方法也不同。在社区主要可从以下几个方面加以预防:

(1)饮食均衡,避免摄取过多的盐分及动物性脂肪。一天食盐的摄取量应控制在10g以下,少吃动物性脂肪及糖,蛋白质、食物纤维、维生素、矿物质等都要均衡摄取。

(2)适度运动,维持腰部及脚的强壮。手的运动也很重要,常做一些复杂、精巧的手工会促进脑的活力,做菜、写日记、吹奏乐器、画画、养小动物等都有预防痴呆的效果。

(3)避免过度喝酒、抽烟,生活有规律。喝酒过度会导致肝功能障碍,引起脑功能异常。一天喝酒超过0.3L的人比起一般人容易得脑血管性痴呆。抽烟不只会造成脑血管性痴呆,也是心肌梗死等危险疾病的重要原因。

(4)预防动脉硬化、高血压和肥胖等生活习惯病。早发现、早治疗。

(5)防止跌倒,头部摔伤会导致痴呆。高龄者必要时应使用拐杖。

(6)对事物常保持高度的兴趣及好奇心,可以增强人的注意力,防止记忆力减退。老年人应该多做些感兴趣的事及参加公益活动、社会活动等来强化脑部神经。

(7)积极用脑,预防脑力衰退。即使在看电视连续剧时,随时说出自己的感想便可以达到活用脑力的目的。读书发表心得、下棋、写日记、写信等都是简单而有助于脑力的方法。

(8)随时对人付出关心,保持良好的人际关系,找到自己的生存价值。

(9)保持年轻的心,适当打扮自己。

(10)避免过于深沉、消极、唉声叹气,要以开朗的心情生活。高龄者常要面对退休、朋友亡故等失落的经验,很多人因而得了抑郁症,免疫功能降低,没有食欲和体力,甚至长期卧床。

（张金明）

思考题

1. 老年疾病的特点有哪些?

2. 老年疾病作业疗法评定的基本内容包括哪些方面?

3. WHO/QOL－26 评定包括哪些内容?

4. 健康体操的注意要点有哪些方面?

5. 小组活动的作用包括哪些内容?

6. 老年痴呆由哪些主要症状?

7. 老年痴呆制定作业疗法治疗计划的原则是什么?

8. 老年痴呆作业疗法的内容有哪些?

9. 如何做好老年痴呆的社区预防工作?

第三章　肢体伤残者的社区作业疗法与服务

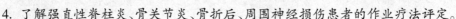

学习目标

1. 掌握对社区偏瘫患者的评定方法、康复基本目标及治疗原则。

2. 熟悉偏瘫患者日常生活动作常用的辅助器具及其应用。

3. 掌握类风湿关节炎患者的作业疗法评定及日常生活动作训练内容。

4. 了解强直性脊柱炎、骨关节炎、骨折后、周围神经损伤患者的作业疗法评定。

5. 熟悉强直性脊柱炎、骨关节炎、骨折、周围神经损伤患者的日常生活动作训练内容。

6. 掌握脊髓损伤患者的损伤水平评定、康复基本目标及分期作业疗法原则。

7. 熟悉脊髓损伤患者的日常生活动作训练内容。

8. 了解颈椎病、肩周炎及慢性腰痛的疾病特点。

9. 熟悉颈椎病、肩周炎及慢性腰痛患者的功能评定。

10. 掌握颈椎病、肩周炎及慢性腰痛作业疗法的计划、训练内容及日常生活动作指导。

　　肢体伤残者是社区作业疗法的主要康复对象,多数患者曾在医疗机构接受过早期的康复训练,进入社区作业疗法时期,社区作业疗法师就要按照患者或家属在家庭及社区生活方面的需求,在继续维持、改善功能的同时,加强居家生活自理及参与社区活动的能力。此外,还要预防合并症的发生,消除危险隐患。

第一节　偏瘫的社区作业疗法与服务

　　近年来,因脑卒中引发的偏瘫人数一直居高不下,虽然随着医疗新技术的发展,脑卒中的死亡率有所下降,但脑卒中的致残率有不断升高的趋势。据资料显示,美国每年有 50 万以上的人患脑卒中,其中死亡者达 15 万,目前需要长期医疗照顾的脑卒中偏瘫患者约有 200余万。根据调查结果推测,我国每年新发脑卒中患者 150 万以上,其中死亡约 100 万,存活者中约 75% 致残,5 年内复发率高达 41%。脑卒中引发的偏瘫患者在整个社区康复工作中占有较大的比重,约占社区残疾人口的 6%~8%,其中半数遗留有重度残疾。多数卒中患者发病后一直在家中,或在急性期后很快回到家中,没有得到系统的康复治疗,功能恢复不理想。因此,迫切需要通过社区康复提高功能,改善日常生活活动能力,提高生活质量。

一、疾病特点

1. 运动障碍　患者肢体瘫痪。脑卒中初期瘫痪肢体多为弛缓性瘫痪,表现为肌肉松弛、肌张力降低、腱反射减低或消失、不能进行自主性活动。经过数天或数周后,大多数患者瘫痪肢体出现异常的姿势反射、痉挛和腱反射亢进,发展成为痉挛性瘫痪。此时,患者肢体因受到痉挛和原始反射的影响,出现异常运动模式。在此阶段,如不能有效地抑制原始反射和痉挛的发展,患者的运动功能将成为不可逆转的障碍。

2. 感觉障碍　偏瘫患者的感觉障碍主要表现为痛觉、温度觉、触觉、压觉、本体觉和视觉障碍,患肢多有沉重、酸、麻木和胀痛感,少数患者有感觉丧失。偏瘫患者若有严重、持久的感觉障碍,将会严重地影响运动功能的恢复。

3. 语言 - 言语障碍　偏瘫患者伴有言语障碍者占40%～50%,其障碍有失语症和构音障碍等。由于病变部位、性质和程度的差别,失语症的表现可以多种多样,包括有运动性失语、感觉性失语、完全性失语、命名性失误、阅读障碍、书写障碍。构音障碍是一种语音形成的障碍,表现为发音不准、吐字不清、语调及速率异常、鼻音过重等。

4. 认知障碍　脑卒中患者常不同程度地伴有认知功能障碍,包括定向、注意、记忆、思维等方面的功能障碍,以及失用症和失认症等知觉障碍。

定向障碍表现为对时间、地点分辨能力的减退。注意障碍常表现为不能集中精力,对周围事物反应淡漠,不能从面对的事物中提取、获得有效的信息。记忆障碍分短期障碍和长期记忆障碍。短期记忆障碍表现为对新近发生的事情刚才还记得,一会儿就忘了,而对往事则记得很清楚。长期记忆障碍表现为对往事回忆过程障碍,一般先有近事记忆障碍,逐渐发生远事记忆障碍。

失用症是指在运动、感觉反射均无异常的情况下,患者由于脑部损伤而不能按命令完成病前所能完成的动作。如手的运动、感觉、反射均正常,当让他表演刷牙时却不能,晨起时却能自动地刷牙。常见的失用症有运动性失用、结构性失用、穿衣失用、意念性失用、意念运动性失用等。

失认症是指由于大脑功能损伤,患者面对来自视觉、听觉和触觉等感觉途径的信息不能正确地分析和识别而出现的症状。如听觉失认者听到身后的钟表声时,可以判断出声音的存在,但不能分辨出到底是钟表声、门铃声还是电话铃声。在因脑卒中引发的偏瘫患者中,较常见的失认症有半侧空间失认、疾病失认、视觉失认、听觉失认、触觉失认、躯体忽略、体像障碍、手指失认等。

二、评定

脑卒中可以引起多种功能障碍,其中主要是肢体功能障碍,包括运动、感觉、平衡和协调障碍,以及痉挛、关节活动度受限等,这些障碍在不同的发展阶段应采用不同的康复措施。因此,在训练前不仅要了解患者肢体运动功能障碍情况,还要了解日常生活活动能力的状况,这就要在康复治疗前、中、后进行康复评定。

在对脑卒中偏瘫患者进行社区康复过程中,主要有以下一些评定方法:①运动功能的评定：目前，临床上常用的一些评定方法可有选择地应用，如 Fugl – Meyer 评定量表（表 3 – 3 – 1）、Brunnstrom 肢体功能恢复阶段、上田敏评定法等。②感觉障碍的评定：在对偏瘫患者进行评定时，不要忽略感觉障碍，要注意分辨感觉障碍的类型、所涉及的肢体部位、受损范围和受影响程度。③平衡协调功能的评定：有上田敏平衡反应试验、Berg 平衡量表等。④痉挛评定：可以采用 Ashworth 痉挛评定量表或改良 Ashworth 痉挛评定量表对脑卒中偏瘫患者的痉挛情况进行评定。⑤日常生活活动（ADL）能力评定：常用的评定量表有 Barthel 指数（BI）、Katz 指数、Kenny 指数、PULSES 评定、功能独立性测评（FIM）等，在社区康复中普遍采用 Barthel 指数的详细评分标准，本篇第二章第一节已对 Barthel 指数进行详细介绍，这里不再叙述。这里主要介绍中国残疾人联合会康复部社区指导中心，在指导社区肢体残疾人（包括偏瘫患者）康复训练的工作中制定的简易评定标准（表 3 – 3 – 2）。

表 3 – 3 – 1　Fugl – Meyer 上肢运动功能表

	运动功能评定	该项最高分	评定标准
1. 上肢反射活动	（1）肱二头肌肌腱反射	2	0 分：不能引出反射活动
	（2）肱三头肌肌腱反射	2	2 分：能够引出反射活动
2. 屈肌联带运动	（1）肩关节上提	2	0 分：完全不能进行
	（2）肩关节后缩	2	1 分：部分完成
	（3）外展（至少 90°）	2	2 分：充分、顺利完成
	（4）外旋	2	
	（5）肘关节屈曲	2	
	（6）前臂旋后	2	
3. 伸肌联带运动	（1）肩关节内收/内旋	2	0 分：完全不能进行
	（2）肘关节伸展	2	1 分：部分完成
	（3）前臂旋前	2	2 分：充分、顺利完成
4. 伴有联带运动的活动——部分分离运动	（1）手触腰椎	2	0 分：无明显活动 1 分：手必须通过髂前上棘 2 分：充分、顺利完成
	（2）肩关节屈曲 90°（肘关节伸展）	2	0 分：开始时上肢立即外展或肘关节屈曲 1 分：在运动过程后期出现肩关节外展或肘关节屈曲 2 分：充分、顺利完成
	（3）肩 0°，肘屈 90°时，前臂旋前旋后	2	0 分：不能屈肘或前臂不能旋前 1 分：肩、肘位正确时，前臂在一定程度上旋前、旋后 2 分：肩肘位正确时，充分完成旋前旋后

（续表）

	运动功能评定	该项最高分	评定标准
5. 分离运动——指与联带运动分离的运动	(1)肩关节外展90°,肘关节伸展位时,前臂旋前	2	0分:一开始肘关节即屈曲,或前臂偏离方向不能旋前 1分:可部分完成,或在活动时肘关节出现屈曲,或前臂不能保持旋前位 2分:充分、顺利完成
	(2)肩关节屈曲90°~180°,肘关节伸展位时,前臂于中立位	2	0分:开始时即肘关节屈曲或肩关节外展 1分:在肩部屈曲过程中,出现肘关节屈曲,肩关节外展 2分:顺利完成
	(3)在肩关节屈曲30°~90°、肘关节伸展位时,前臂旋前旋后	2	0分:前臂完全不能旋前旋后或肩肘位不正确 1分:能在肩肘位正确时,部分完成旋前、旋后 2分:充分、顺利完成
6. 正常反射活动	肱二头肌肌腱反射 指屈肌反射 肱三头肌肌腱反射	2	0分:至少2个反射明显亢进 1分:1个反射明显亢进或至少2个反射活跃 2分:仅1个反射活跃,无反射亢进 (注:患者只有在第5项得6分的基础上,第6项才能得2分)
7. 腕	(1)肩关节0°,肘关节屈曲90°时,腕背伸(稳定性)	2	0分:背伸腕关节<15° 1分:可完成背伸腕关节,但不能抗阻力 2分:施加轻微阻力仍可保持腕背伸
	(2)肩关节0°,肘关节屈曲90°时,腕关节屈伸	2	0分:不能随意运动 1分:不能在全ROM内主动活动腕关节 2分:能平滑、无误地完成
	(3)肘关节伸展,肩关节屈曲30°时,腕关节背伸(稳定性)	2	评分同(1)项
	(4)肘关节伸展,肩关节屈曲30°时,腕关节屈伸	2	评分同(2)项
	(5)环转运动	2	0分:不能进行 1分:不平滑地运动或部分完成 2分:平滑、顺利完成

（续表）

运动功能评定	该项最高分	评定标准
8. 手		
(1)手指联合屈曲	2	0分:不能屈曲 1分:能屈曲但不充分 2分:能完全主动屈曲(与健侧比较)
(2)手指联合伸展	2	0分:不能伸展 1分:能放松主动联合屈曲的手指(能够松拳) 2分:能充分地主动伸展
(3)钩状抓握:掌指关节伸展并且近端和远端指间关节屈曲,检查抗阻握力	2	0分:不能保持手指的规定位置 1分:握力微弱 2分:能抗较大阻力进行抓握
(4)侧捏:所有指关节伸直,拇指内收	2	0分:不能进行 1分:能用拇、示指夹住一张纸,但不能抵抗拉力 2分:能抗拉力夹住纸
(5)对捏:患者拇、示指对捏,捏住一支铅笔	2	评分方法同(4)
(6)圆柱状抓握:患者能握住一个圆筒状物体	2	评分方法同(4)(5)
(7)球形抓握:抓握球形物体如网球	2	评分方法同(4)(5)(6)
9. 协调性与速度:指鼻试验(快速连续重复5次)		
(1)震颤	2	0分:明显震颤 1分:轻度震颤 2分:无震颤
(2)辨距不良	2	0分:明显的或不规则辨距障碍 1分:轻度的或规则辨距障碍 2分:无辨距障碍
(3)速度	2	0分:时间较健侧长6s 1分:时间较健侧长2~5s 2分:健患侧差别<2s
总分	66	

注:上肢共33项,最高总积分66分。

表 3 - 3 - 2　社区康复肢体残疾功能评定表

领　域	项　目	说　明	分数	评分标准
运动功能	翻身	仰卧与侧卧间的变化	2分	独立完成
			1分	需部分帮助
			0分	完全依赖他人
	坐	保持独立坐位5min	2分	独立完成
			1分	需部分帮助
			0分	完全依赖他人
	站	全脚掌着地1min	2分	独立完成
			1分	需部分帮助
			0分	完全依赖他人
	身体转移	在床、轮椅、椅子、便器间转移	2分	独立完成
			1分	需部分帮助
			0分	完全依赖他人
	步行或摇轮椅	平地连续走20单步或驱动轮椅50m	2分	独立完成
			1分	需部分帮助
			0分	完全依赖他人
	上、下台阶	连续上、下每级高度约15cm的12级台阶	2分	独立完成
			1分	需部分帮助
			0分	完全依赖他人
生活自理能力	进食	将食物送进口中	2分	独立完成
			1分	需部分帮助
			0分	完全依赖他人
	穿脱衣服	穿脱衣服	2分	独立完成
			1分	需部分帮助
			0分	完全依赖他人
	洗漱	洗脸、刷牙、梳头、洗澡中任意一项	2分	独立完成
			1分	需部分帮助
			0分	完全依赖他人
	入厕	使用便器、便后清洁	2分	独立完成
			1分	需部分帮助
			0分	完全依赖他人
社会适应能力	交流	对语言、手势、文字、图示等任意一种方式的理解和表达	2分	能
			1分	部分能
			0分	不能
	做家务	从事日常家务劳动任意一种	2分	能
			1分	部分能
			0分	不能
	参加社会生活	上学、劳动、外出活动任意一项	2分	能
			1分	部分能
			0分	不能

三、制定治疗计划和主要训练内容

（一）制定康复目标

1. 基本康复目标　现在的神经科学研究已经证明,脑的功能是可以重新塑造的,但是一个长期的、慢性进行的过程。因此,偏瘫患者的社区康复目标应是:将医学的康复处理与非医学的康复方法结合在一起,采取综合的措施预防残疾的发生和减轻残疾的程度,训练患者适应周围的环境,以增强患者的活动能力和参与社会的能力,最大程度地提高其生活质量（表3－3－3）。

表3－3－3　偏瘫社区康复的训练程序

级 别	训 练 内 容
I	良肢位摆放,简单的被动活动
II	坐位训练,床上负重训练
III	移动动作训练,简单的主动借助活动。健侧带动患侧
IV	坐→站→站立→重心转移行走训练→拐杖的使用
V	ADL训练,上下阶梯,实用性行走训练
VI	抗阻训练,平衡训练,协调性训练,适应性训练

2. 确立康复目标的原则　康复目标不仅要根据患者的残疾性质和程度来确立,而且要通过对患者基本情况的综合分析,并结合患者主观的愿望和家庭的希望而确立。确立康复目标时应当明确:什么是患者的主要功能障碍? 患者最大可能达到什么功能水平? 需要康复训练多长时间? 运用什么方法? 这样才能最后达到一个我们所期望的康复训练结果。康复目标分为长期目标和阶段性短期目标。为了达到最终的预期目标需要分阶段加以完成（表3－3－4）。

表3－3－4　康复目标

分 期	康 复 目 标
急性期	急送医院抢救生命,预防并发症
恢复期	早:完成床上自理,移动动作,床、轮椅/椅间的转移 中:坐位平衡 后:日常生活动作训练及协调性训练
慢性期	学习健侧代偿,达到最大程度生活自理,回归社会

偏瘫患者的社区康复训练计划是一个对患者实施康复措施,以达到康复预期目标的决策过程。有了完整的康复训练计划,才能有条不紊地实施训练方案,实现康复目标。

（二）制定治疗计划的基本原则

1. 综合性的检查和评定　制定康复训练计划前应从患者的主诉中了解病史,主要包括:症状、体征、功能障碍、残疾的发生过程、残疾发展程度、对患者日常生活能力的影响以及患者的心理状态、适应能力等。为患者进行体格检查和综合性的功能检查、评定,并对检查、评定的资料进行综合分析和整理,使康复训练能够针对患者存在的问题有计划、有步骤地进行。要选择适宜的训练项目和训练方法:偏瘫患者的康复训练不仅需要通过物理治疗方法进行训练,还要通过作业疗法方法进行日常生活活动能力的训练,有些需要应用矫形支具解决功能障碍问题,伴有言语障碍的患者需要应用言语治疗方法进行康复训练。只有为患者选择适宜的训练目标,实施正确的训练方法,才能取得较好的康复效果。

2. 训练计划应结合个案特点制定、修改 训练计划中应明确患者能否接受训练活动的活动量?患者每天能够做几次训练?每次训练多长时间?中间是否需要间隔休息?患者的家庭成员是否重视和积极参与训练活动?患者能否按着计划完成训练?患者的功能进步是否达到要求?如果达不到,问题在哪里?存在的问题能否及时解决,最终仍可按期达到短期目标吗?如果看来确实不能达到预期目标,是否需要修改短期目标和长期目标?有了具体的康复目标和个体化的训练计划,康复训练的人员、患者家属和患者本人都可以看清功能的改善情况,增强功能训练的信心,坚持整个康复的过程。

3. 训练计划与目标紧密结合 康复训练目标和计划的紧密结合可收到良好的功能恢复效果。训练应针对患者的不同恢复阶段循序渐进进行,如软瘫期的训练目标,首先是设法诱发出瘫痪肌肉的运动,训练计划中要进行体位治疗——设计良好肢位;其次,可能需要利用联合反应和共同运动,进行床上活动训练——躯干训练;为防止并发症及继发性损害的发生,在训练计划中应进行辅助被动运动。总之,在软瘫期应以诱发正常运动模式为目标,从被动-自助运动逐渐过渡到主动运动的训练。

4. 计划应具有安全性、可行性 偏瘫患者的康复训练需要患者及家庭成员的共同参与,患者除自己需要努力进行康复训练外,还应了解在什么情况下减少活动或停止训练。家属和陪护者必须学会在家庭中为患者创造良好的训练条件,按医生的要求协助训练,并随时与康复指导人员取得联系,检查训练效果,调整训练计划。

如社区中医疗卫生条件具备,可了解并制定中风偏瘫患者的训练计划。脑卒中偏瘫患者总体的训练计划按病程阶段、训练措施、训练目标来制定。软瘫期(弛缓期)的偏瘫患者训练措施以正确的体位和肢体摆放、被动和自助的肢体活动、主动的躯干肌训练、床上的生活自理活动训练为主。训练目标是预防肢体抗重力肌的痉挛,预防"废用"和保持关节活动度,尽快恢复躯干及肢体的控制能力,保持和增加生活自理能力。痉挛期的偏瘫患者训练措施以患侧下肢的持重训练、坐位和站立位的平衡训练、患腿伸髋下的屈膝和背屈踝训练、上肢的被动-自助-主动训练、痉挛肌的抗痉挛处理为主。训练目标是生活自理训练,使患下肢持重逐渐达到体重的100%,使站立位平衡达到3级,建立正确的步行运动模式,恢复患侧上肢的运动控制能力,解除痉挛,确保肢体运动模式正常,达到基本生活自理。恢复期的偏瘫患者训练措施以肢体随意性训练(灵活、技巧、协调、精细、快速等)、生活自理和社会参与训练为主。训练措施是逐渐恢复上运动神经元的控制,使肢体的运动模式趋于正常。训练目标是使患者回归正常的家庭和社会生活。一般的偏瘫患者训练计划中的长远目标是希望通过3个月左右的训练,使患者按照所制定的训练计划达到上述的训练目标。我们必须一步一步训练,因此,又在每一个具体阶段上,制定短期目标。

(三)实施治疗项目

1. 被动运动

(1)维持关节活动度的被动运动训练:当患者不能主动完成肩部运动时,需进行被动运动。患者取仰卧位,治疗师将一手放在患者腋下,将患肩上托;另一手固定患侧上肢,缓慢地进行肩关节前屈、内收、外展、内旋及外旋等活动。注意不要用力牵拉以避免关节疼痛及损伤。

（2）肩胛胸廓关节的被动运动训练：患者取坐位，治疗师一手扶患侧上肢近端，一手托住肩胛骨下角，辅助患者完成肩胛骨上举→外展→下降→内收，完成逆时针方向运动。随着患者主动运动的出现，逐渐由被动运动过渡到辅助主动运动、主动运动。

（3）抑制痉挛模式的被动运动

①在充分活动肩胛骨的基础上，治疗师一手控制患手使四指伸展，另一手拇指抵于患者手背，其余四指压迫患手大鱼际肌，并将拇指伸展、外展。治疗师用前臂固定患者肘关节下方，保持患者呈腕关节背伸、手指伸展、肘关节伸展的体位，轻提上肢，使肩关节向前伸出，同时完成肩关节上举动作。

②如患者可以完成上举动作，治疗师在维持患者上肢呈抑制痉挛体位的状态下向水平外展方向运动。当达到90°外展时，稍停片刻，然后嘱患者屈曲肘关节，但不得过度用力，治疗师协助患手完成触摸自己前额的动作。

以上运动模式以被动运动为主，当患者能够配合时，可以转换为以辅助为主的辅助主动运动。

2. 主动辅助运动　患者可以利用自己的健侧上肢带动患肢侧上肢活动。患者双手十指交叉，患侧手指在上，双手相握，用健侧上肢带动患侧上肢前伸，克服患肢的屈曲，在胸前伸肘上举，然后屈肘，双手返回置于胸前。

3. 上肢分离运动与控制能力训练　仰卧位，支持患侧上肢于前屈90°，让其上抬肩部使手伸向天花板或让患者的手随治疗师的手在一定范围内活动，让患者用手触摸自己的前额、嘴等或患肩外展呈90°，治疗师以最小的辅助完成屈肘动作，嘱患者用手触嘴，然后再缓慢地返回至肘伸展位。

4. 抑制手指痉挛屈曲手法

（1）上肢屈肌痉挛的典型模式为肩关节内收、内旋，肘关节屈曲，前臂旋前，腕关节掌屈，拇指内收，四指屈曲。缓解痉挛的手法，首先用治疗师的四指紧握患者的大鱼际肌，将拇指外展。治疗师另一手固定肘关节，将患肢前臂旋后，停留数秒，痉挛的手指即可自动伸展。

（2）将痉挛缓解的上肢放在抗痉挛体位（reflex inhibitory pattern，RIP），上肢肩外展、外旋，伸肘，前臂旋后，腕背伸，拇指外展，四指伸展，髋轻度屈曲、内收、内旋，膝轻度屈曲，踝背伸，趾伸展。

5. 肩胛带的训练

（1）患侧支撑负重训练

①患者面向治疗台，双手支撑于治疗台上。为缓解上肢痉挛，治疗师协助完成患肢肘关节伸展位，腕关节背伸，手指伸展，让患者身体重心前移，用上肢支撑体重，然后完成重心向左、右交替转移，骨盆前倾、后倾，练习肩关节各方向的控制。

②患者取坐位，在治疗师的帮助下患侧上肢伸展、外旋，腕关节背伸，手指伸展支撑在床面上或椅子面上，让患侧上肢充分支撑负重。

③如患者功能有改善后，可利用木钉板进行训练，患侧上肢充分支撑负重后，在患侧放一块木钉插板，令患者躯干旋转，利用健侧手从患侧木钉插板上取木钉放在健侧的木钉插板上，然后再将木钉放回患侧木钉插板（图3-3-1）。

上述训练可以改善患侧肩胛带的稳定性,还可以降低患侧上肢的痉挛,提高患者体干的转移能力。

(2)抗阻力训练:患者取立位,患侧上肢在治疗师的协助下完成肩关节外展,肘关节伸展,腕关节背伸。治疗师一手握患者手沿上肢纵轴向肩关节轻轻加压,另一手协助控制肘关节维持伸展位。此训练可有效地改善肩胛骨向外下方旋转和后撤。

6. 滚桶训练

(1)患者在治疗台前取坐位,台面上放置滚桶,患者双手交叉,患侧拇指在健侧拇指上方,双侧腕关节置于滚桶上。

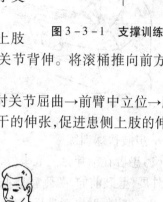

图 3 - 3 - 1　支撑训练

(2)治疗师站在患侧,令患者利用健侧上肢帮助患侧上肢完成以下动作:肩关节屈曲→肘关节伸展→前臂旋后→腕关节背伸。将滚桶推向前方(图 3 - 3 - 2)。

(3)在健侧上肢协助下,完成以下动作:肩关节伸展→肘关节屈曲→前臂中立位→腕关节背伸。将滚桶退回原位。此项训练的目的是改善患侧体干的伸张,促进患侧上肢的伸展,抑制痉挛(图 3 - 3 - 2)。

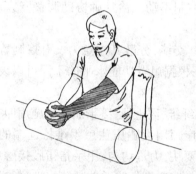
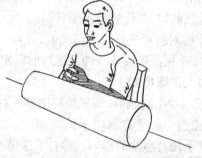

图 3 - 3 - 2　滚桶训练

7. 上肢控球训练　患者取坐位,治疗师位于患侧,根据患者功能情况予以适当的辅助。让患者将患手置于球上,尽最大可能将球滚向前方。治疗师双手扶持患者肩关节,矫正姿势。还可以令患者将健侧手放在膝关节上方,患手置于球上,利用肘关节的屈曲、伸展完成球的向前滚动。此项训练的目的是改善肩胛带的迟缓状态,改善上肢肩、肘、腕关节的稳定性,促进上肢的控制能力(图 3 - 3 - 3)。

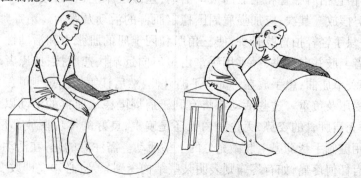

图 3 - 3 - 3　上肢控球训练

8. 磨砂板训练　患者坐在磨板前方,根据患者上肢功能水平调节好磨板的角度。对上肢功能较差的患者,可选用双把手磨具,利用健侧上肢带动患肢完成肩关节屈曲、肘关节伸展、腕关节背伸的运动,治疗师协助患手固定磨具手把,另一手促进肘关节的伸展。此项训练的目的是诱发上肢分离运动,提高上肢运动功能(图3-3-4)。

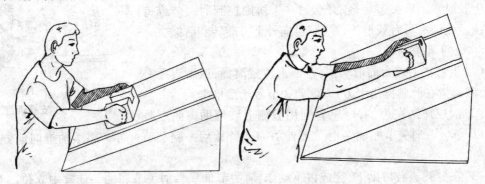

图3-3-4　磨砂板训练

9. 患肢扶球训练

(1)患者在治疗台前取坐位,患手放在球上控制不动。治疗师协助调整姿势,使肩胛骨尽量外展,上肢前伸,两侧肩呈水平状态。

(2)治疗师对患者进行维持训练时,可以与其交谈,分散其注意力。对控制有困难的患者可以协助患手保持腕关节背伸及远端的固定。根据患者功能水平的不同可以设计不同的运动模式,加大训练难度。

(3)对近端弛缓的肌群,如三角肌中部、后部纤维,冈上肌,菱形肌等可施用叩打方法,叩打前要调整患侧上肢呈抑制痉挛模式体位。治疗师用大腿压住患手维持远端的固定和稳定,防止叩打手法对痉挛的影响。叩打手法节奏要快,力量均匀,用手指指腹接触患者身体。此项训练的目的是改善肩胛带的迟缓状态,改善上肢肩、肘、腕关节的稳定性,促进上肢的控制能力。

(四)并发症的治疗

1. 肩关节半脱位　多见于脑卒中早期,发病率高达60%~70%,尤其在整个上肢处于迟缓性麻痹状态下,在开始或站时,常由于重力作用而自然发生。

一旦发生肩关节半脱位,可采取以下方法予以矫正:首先,应保持肩关节的正常活动范围,这些活动不但包括肩胛骨和上肢的被动活动,还涉及床上运动,或向椅子上转移以及卧位与坐位的姿势摆放。其次,应加强肩周围稳定肌群的活动及张力。治疗师一手支持住患臂伸向前,另一只手轻轻拍打肱骨头,使三角肌和冈上肌的肌张力和活动性增强;或者治疗师一手握住患者上肢并向上举,一手用手掌由患肩向远端快速摩擦;或患者取坐位,患上肢肘关节伸直,腕关节屈曲,患手放在臀部水平略外侧,然后让躯体向患侧倾斜,利用患者体重使患肢各关节受压及负重。这些活动都将有利于肩周围稳定肌群的活动以及张力的改善。另外,应注意矫正肩胛骨的姿势,无论是白天还是晚上,良好的体位摆放都很重要,同时,多鼓励患者经常用健侧手帮助患上肢做充分的上举活动。需注意的是,在活动中,肩关节及其周围结构不应有任何疼痛,如有疼痛则表明某些结构受到累及,必须立即改变治疗手法。肩吊带不能减轻半脱位,反而干扰正确运动模式的输入,使上肢制动,增加屈肌张力,并妨碍正常步态,所以一般不主张使用。对脑卒中患者来说,早期正确的处理可以预防肩关节半脱位。

2. 肩－手综合征　多见于脑卒中后1~3个月内,症状为突然发生的手部肿痛,水肿以手背明显,皮肤皱纹消失,肿胀处松软、膨隆,但通常止于患手腕部。手的颜色也出现异常,呈粉红色或淡紫色,下垂时更明显,肿胀的手触诊时有温热感。患手指甲较健侧变白或无光泽,掌指关节、腕关节活动受限。

具体治疗措施:保持良好的坐、卧姿位,避免长时间手下垂。如果患者患手肿胀明显,可24小时采用支具使腕关节保持背伸位,以利于静脉回流,并防止腕关节屈曲;加强患上肢的被动和主动活动,以防止关节挛缩。对于肿胀的手指可采用向心性压迫性缠绕法,通常是用直径1~2mm的线绳由远端向近端缠绕手指,缠绕开始于指甲处,并做一小环,然后快速有力地向近端缠绕至指根部不能缠绕为止,缠完后治疗师立即从指端绳环处迅速拉开缠绕的线绳。每个手指都缠绕一遍后,最后缠手掌。该方法多令人满意,而且简便、安全。另外,可采用冰水疗法,方法是:冰与水按2:1混合后放在容器内,将患者的手浸泡3次,两次浸泡之间有短暂的间隔,治疗师的手一同浸入,以确定浸泡的耐受时间。除了以上方法外,必要时可口服泥尼松(强的松)。

(五)后遗症的预防

程度不同的偏瘫后遗症患者由于长期卧床,存在着"废用综合征",以及由于训练不当造成的"误用综合征",因此,康复训练目标和训练计划显然不同于急性期卒中偏瘫患者。对于出现"废用综合征"患者,首先需要针对肌肉萎缩进行增加肌肉体积的处理,如功能性电刺激、生物反馈治疗、被动性按摩,加上力所能及的主动性训练活动,同时需要处理"直立性低血压"、心肺功能减退、神经肌肉反应减退、骨质疏松等,以及各种合并症和并发症,以便创造主动性康复训练的条件。对于严重的"误用综合征"患者,则需要被动和主动的对抗痉挛和挛缩,首先恢复关节活动度,同时采取一系列的抗痉挛措施对抗偏瘫步态,建立正常的运动模式,然后循序渐进地按着患者具体的功能改善情况制定长期和短期康复目标和康复计划。

四、日常生活动作的指导和训练

(一)自助具在ADL中的作用

自助具是为提高患者的自身能力,弥补其丧失的功能,针对日常生活活动困难的患者,帮助其能够或容易独立完成生活活动所研究和设计的一些器具。自助具的使用也是一种积极的治疗手段,还有助于树立患者的自信心。

(二)应用自助具的目的

(1)代偿因瘫痪或肌肉无力所致的部分身体功能障碍(如丧失握力)。

(2)代偿受限关节活动。

(3)保持物体或器具的稳定以便于单手使用。

(4)代偿不自主运动所致的功能障碍。

(5)代偿感觉功能(视、听等)障碍。

(6)在各种不同的体位对患者的身体给予支持。

(7)帮助患者进行信息交流等。

（三）自助具的种类和功能

1. 进食类

（1）加粗手柄或弯成角的匙、叉：适用于手功能受限或匙、叉与碗碟无法达到正常角度时（图3-3-5）。

（2）餐盘挡：可防止食物被推出餐盘外（图3-3-6）。

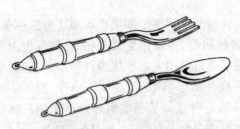 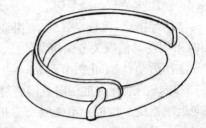

图3-3-5　有利于抓握的勺、叉　　　　图3-3-6　带餐盘挡的盘子

2. 梳洗修饰类

（1）带吸盘的刷子：刷子背面固定两个橡皮吸盘，可固定于洗手池旁，手指可在刷上来回刷洗（图3-3-7）。

（2）单手用指甲刀：适用于单手有障碍的患者（图3-3-8）。

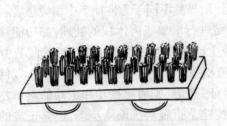 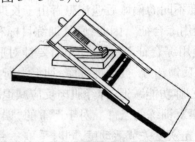

图3-3-7　带吸盘的刷子　　　　图3-3-8　单手用指甲刀

（3）单手拧毛巾：偏瘫患者用健手把毛巾固定在水龙头上，可完成单手拧毛巾的动作（图3-3-9）。

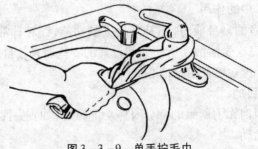

图3-3-9　单手拧毛巾

3. 炊事类

（1）特制切菜板：带有竖直向上的钉子用于固定蔬菜，边缘装有直角挡板，防止蔬菜滑出（图3-3-10）。

（2）开瓶盖器：将一"V"形条固定于板上，再将板固定于悬吊柜的底部，单手将瓶子或罐头的盖子卡入"V"形口内并加以旋转，即可打开瓶盖（图3-3-11）。

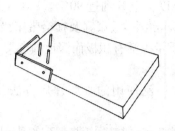
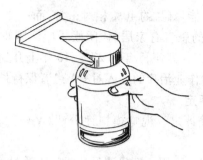

图 3 - 3 - 10　特制切菜板　　　　图 3 - 3 - 11　开瓶盖器

（刘璇）

第二节　骨关节损伤和周围神经损伤的社区作业疗法与服务

　　骨关节损伤是较多见、可致残性疾患，主要由类风湿关节炎、强直性脊柱炎等骨关节病以及骨折引起。除因病伤严重，病情复杂所致后遗症外，患者若治疗和训练不及时、不得当，均可造成不同程度的运动功能障碍，严重者甚至日常生活不能自理。在骨科康复中，应用最多的是功能性作业疗法，其作用是：①促进肿胀消退。②减少肌肉萎缩的程度。②防止关节粘连、僵硬。④促进骨折愈合过程的正常进行。⑤改善运动的协调性和灵活性，以及对运动的调整，使患者能完成日常生活活动和必需的劳动，提高生活质量，重返社会。因此，采取及时、有效的康复治疗、训练，有利于减轻、避免或延迟残疾的发生。

一、类风湿关节炎的社区作业疗法与服务

（一）疾病特点

　　类风湿关节炎（rheumatoid arthritis，RA）是一种病因尚未明了的慢性全身性炎症性疾病，以慢性、对称性、多滑膜关节炎和关节外病变为主要临床表现，属于自身免疫炎性疾病。临床上该病尚无法彻底根治。早期有关节红、肿、热、痛和功能障碍，晚期关节可出现不同程度的僵硬畸形，并伴有骨和骨骼肌的萎缩，极易致残。可造成患者终生残疾，给患者家庭与社会造成重大负担，是康复医学的主要病种之一。

　　该病主要功能障碍为关节肿痛和活动受限，受累关节的分布以腕、手、膝、足最为常见，其中以掌指关节和近节指间关节受累多见，而末节指间关节很少发病。手及指关节的肿胀、疼痛、脱位、强直、畸形及肌肉萎缩，是影响日常生活活动的主要原因，常表现为拾硬币、拿杯子、翻书页困难等（图 3 - 3 - 12）。其次为腕、肘、肩关节，颈椎的寰枢关节、下颌关节亦可受累，而骶髂关节少见。

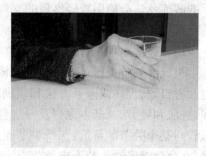

图 3 - 3 - 12　拿杯子典型畸形

　　其他功能障碍见于关节外病变，如心、肺、血管及外周神经受累时可出现相应的残损。

　　RA 女性患者诊断半年内，约 60% 的人手指抓握功能减退。在前 5 年，约 16% 的 RA 患

者有严重功能障碍,约40%相对正常;而在20年左右,80%的人有中重度残疾。2年之内,50%~60%的患者有家居、休闲娱乐生活困难,10年以上上升到近90%。1年左右15%的RA患者有工作残疾,5年为27%,10年上升到近50%,给个人、家庭及社会带来极大的经济负担。早期作业治疗的介入对RA患者保持长期高质量生活有积极而深远的意义。

(二)评定

1. 疼痛评定　视觉模拟评分法(VAS),是目前广泛使用的临床评痛方法,治疗前后对比。

2. ROM　采用角度尺测量法或间距测量法(如对指或对掌),均测量3次,取其平均值。

3. 日常生活能力评定　Stanford健康评估问卷(health assessment questionnaire, HAQ)是常用来评定类风湿关节炎患者完成日常活动困难程度的量表,它包括穿衣、起床、行走、沐浴、握力、提东西、吃饭等8个方面24条条目的自填量表。改良健康评估问卷(modified health assessment questionnaire,MHAQ)更为简短,仅有8条条目。

4. 生活质量评定　关节炎影响测定量表(arthritis impact measurement scale, AIMS)是常用来评定类风湿关节炎患者生活质量的量表,它包含7项有关人口学项目以及9个亚量表55条健康状况条目,后者具体包括下肢和手的功能、移动、日常生活能力、社会角色、社会活动、焦虑、忧郁、健康认识和关节炎严重性以及功能状况。也可以应用SF-36来评定类风湿关节炎患者的生活质量情况。

(三)制定治疗计划和主要训练内容

类风湿关节炎的作业疗法总体目标是控制炎症,减轻和消除疼痛;保持肌力,改善关节活动范围,维持或改善心理功能;注重ADL、社会适应能力和就业能力的恢复,以便患者及早重返社会,提高生活质量。

类风湿关节炎的作业疗法计划的基本原则包括早期介入,分期治疗,个体化作业治疗,注重患者、家属及其社区的参与。分期治疗时,急性期重点是减轻疼痛和炎症、维持ROM、维持力量和耐力,其中必要的休息和制动是需要的;亚急性期除了这些以外,在增强耐力时不再是作业活动,而是逐渐恢复工作或其他创造性活动,不过需要掌握简化工作、节约能量的方法;在慢性期关节保护技术、使用辅具是主要的,此外,可以进行增强肌力和ROM的训练。个体化作业治疗是指根据患者性别、兴趣、工作等背景性因素设计合理的康复计划,如女性拇指腕掌关节功能障碍的早期RA患者,作业治疗的内容主要是关节保护技术、辅具、手的锻炼及学会使用减轻疼痛的支具;如果是跟工作相关的上肢功能紊乱的RA患者,作业治疗可以是一种认知行为疗法,包括工作压力管理、手习惯姿势及工作流程的再训练、工作中应用工效学原理、工作行为或角色的改变。

类风湿关节炎作业治疗技术的核心是贯彻关节保护和能量节约技术。关节保护技术通过改善自理、工作或家务方法和借助辅具来减轻关节负载从而延缓关节变形,减轻关节疼痛、肿胀和疲劳,其基本原则及方法包括避免同一姿势长时间负重或劳累;保持正确体位,以减轻对某个关节的负重;保持关节正常的对位对线;工作或活动的强度不应加重或产生疼痛;在急性疼痛时关节不应负荷或活动;使用合适的辅具;用最大或最强的关节工作;休息与工作劳逸结合。能量节约技术主要通过调整作业活动和利用间断休息来实现缓解疼痛、疲劳及提高能力,其基本原则及方法包括使用合适的辅助装置,在最佳体位下进行工作或ADL;改造家庭环境,以适应疾病的需要;休息与活动协调;维持足够肌力;保持良好姿势;对于病变关节,可在消除或减轻重力的情况下进行活动。在日常活动及工作的各种姿势中都要贯彻这两种技术,使得关节既不受进一步损害又不容易疲劳。

类风湿关节炎具体的作业疗法计划包括维持或增加关节活动和力量;增加机体耐力;预防、矫正或减轻畸形的影响;维持或改善 ADL 能力;教给患者疼痛管理策略,应用理疗如热疗、蜡疗;提供支具使关节稳定、减轻疼痛;在 ADL 及休闲活动中提供改善能力及增加独立性的辅具;增加疾病知识及身体、心理和功能不良影响的最佳处理方法;帮助患者对身体残疾带来的压力进行管理和调适;提供相关的支持群体信息。

(四)日常生活动作的指导和训练

日常生活动作包括翻身、坐位(平衡、减压与支撑、移动)、站位、行走、轮椅、转移、上下台阶、进食、穿脱衣物、洗漱、入厕、日常家务等动作。以下就介绍一些社区治疗师对类风湿关节炎患者的日常生活动作方面的指导和训练。

1. 日常姿势训练　①卧姿:在本病急性期,当患者有多发性关节炎时,需完全卧床休息。卧床时间要适度,不可过长,并且要采取正确的卧床姿势。床结实,中部不能凹陷。只有在晚上才允许头部垫枕,膝下不宜垫枕,双脚支撑于床端的垫板上,足不下垂,膝、肘、腕尽可能伸直,必要时使用支具。在白天要采取固定的仰卧姿势,用少量枕头保持脊柱和头同一水平。同一卧姿也不宜过长,每天至少俯卧 30min,使足垂于床边,膝髋及脊柱关节完全伸直。②坐姿:双足舒适平放地板上,膝后与座凳间距 2～3cm,扶手高度便于肩放松、肘屈曲,长度跟前臂全长相应。休息椅子应有高靠背,包括头和腿的支撑,应该容易进行舒适的姿势变化以便做不同的活动。看书时,阅览物在桌上的位置应便于放松上肢和颈椎。工作用椅子应该可以调整座凳、扶手、靠背高低及靠背的前后位置,操作平面高度方便肩关节放松,必要时操作台抬高、倾斜以减轻颈椎、上胸椎的压力。③站位:双足自然分开,与肩同宽,体重平均分布于两侧,膝关节直而不松,松肩、缩腹、收臀。走路时保持此姿势,注意步态轻松、节奏适中、体重分布均匀。如果站姿工作,操作平面高度要注意让肘关节角度合适、方便肩关节放松。必须站姿工作时,要有尽可能多的工作间歇,歇息时尽可能躺倒一会儿以完全放松和休息。工作时,多转移重心,左右或前后转移。日常姿势训练需要每日对镜检查并形成舒适而美观的习惯姿势。

2. 作业活动及生活自理能力训练　日常活动或工作时,能用器械辅助就不直接用手(见辅具的使用);能用大关节就不用小关节,如按图钉用手掌或掌根而不用手指,用肩挎包而不用手指提包;能用双手就不用单手,如用手拿起炒锅等物时,尽量用双手正中位,不用单手;使用单手时腕部尽量不尺偏,如用手持杯时,前臂和手应成一线,不要向尺侧偏曲,以免加重手指关节负担。

要避免长时间处于同一种姿势或做类似动作,如长期坐位时应每隔 20min 即站立或改变一下姿势并伸展身体;当缝纫、写字、绘画等需用手持小物品时,每 10min 伸直一下手指;工作或活动中应多次短时休息,注意节省体能,不要过劳;衣着应宽松、保暖。

对生活自理能力较差的患者,鼓励并指导其尽量完成日常生活活动训练,如进食、取物、倒水、饮水、梳洗、拧毛巾、穿脱上衣和裤子、解扣、开关抽屉、手表上弦、开关水龙头、坐、站、移动、下蹲、步行、上下楼梯、出入浴池等训练,还可通过学习编织、折纸、绘画技能训练手的灵巧性,必要时使用辅具和矫形器。

手的功能性作业疗法,患者手指过伸的,可以采用抓胶网、握长寿健身环等运动疗法增强其屈肌肌力,而大部分患者应突出伸肌的活动如投掷、泥塑等,过多锻炼屈肌只能引起和加重手指挛缩。

3. 支具与助行器的使用 从功能上讲,RA 可以使用 3 种支具,即休息支具、功能支具及矫形支具。支具配戴根据情况可逐渐延长时间,合适的支具配戴后关节应该无红、肿、疼痛。

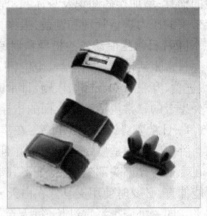

休息支具用于炎症发作期,可以减轻炎症、负重和疼痛,其最终目的是保存一个既可活动又具有功能的关节。最常见的是腕 – 手 – 指静态支具,可以保持腕 – 手 – 指整体性,对抗挛缩,预防腕下垂,保持手于功能位(图 3 – 3 – 13)。常见各关节制动体位:颈腰后伸,下颌前倾;肩外展 90°,无内外旋;肘屈曲 90°,旋后 10°;腕背伸 30°,拇指伸直对掌位,手指伸直,无侧偏;髋、膝伸直,踝中立位,足无内外翻,2 ~ 4 跖趾关节无塌陷,脚趾与足面无成角。关节炎症发作期,在夜间或白天休息时可戴局部外固定装置。

图 3 – 3 – 13 腕 – 手 – 指静态支具

功能支具是用于日常活动或工作时的支具,如拿杯子或持物功能支具(图 3 – 3 – 14、图 3 – 3 – 15),又称限制掌指关节支具,该支具限制掌指关节,活动中可以使用指间关节伸屈、手指桡偏及腕关节,抑制手内在肌,激活外在肌运动,既保留手的功能,又保护了易残损或已损伤的掌指关节。

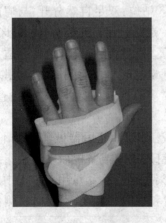
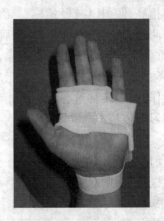

图 3 – 3 – 14 拿杯子或持物功能支具(背侧)　　**图 3 – 3 – 15 拿杯子或持物功能支具(掌侧)**

矫正支具主要用于矫正畸形,可以保留部分关节功能,防止畸形进一步发展,如使用金属搭扣矫正纽扣畸形、鹅颈畸形(图 3 – 3 – 16)。

支具固定或限制了关节的活动,每日应将支具取下两三次,对固定于支具中的肢体应进行肌肉练习、活动关节或按摩患部关节周围,以防止肌萎缩、关节挛缩。一旦关节肿痛明显减轻,即应暂时停用支具。

拐杖、轮椅等助行器用于 RA 引起的下肢关节畸形,可以缓解疼痛、肿胀,防止由于关节不稳定而进一步损害相应关节。由于 RA 患者腕、手残损,使用拐杖时,需用装有把柄的前

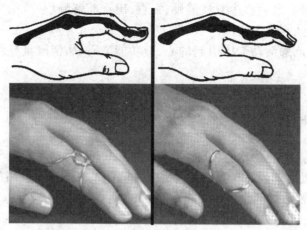

图3－3－16　矫正纽扣畸形、鹅颈畸形支具

臂拐、肘拐或腋杖以减少对手、腕、肘的负重。

4. 辅助器具的使用　手抓的特别紧、过长会对小关节内外产生过大压力，应该利用辅具代替或减少应用。读书时应用书架替代手持书；使用长、大手柄可以使得抓握松散、省力些，买器具要买带大而手柄舒适的物品，如带拉杆、滚轴的行李箱包；使用海绵而不是毛巾或抹布洗擦；用尼龙搭扣或拉链而不是扣子；借助启瓶器或启盖器而不是直接用手来开瓶或罐等等。

为方便生活，并代偿减退乃至丧失的功能，尽可能达到生活自理，有时需要设计制作一些生活辅助用具，这些辅具也可作为保护关节使用。根据患者关节功能障碍部位及严重程度，提供适当的辅助器具。如患者手指关节功能受限，可把刀、叉、笔等用具的细把柄改造成粗而轻便的把柄便于手掌使用，或用"C"型套以利用腕部、前臂力量来用这些器具等；如手指、腕关节均受限，则使用连接腕部支具的"C"型套；如肩、肘关节活动受限，则需带角度或长把的牙刷、梳子、食具等。

RA引起的下肢关节受损较少，不过有时也要用到辅具，如可调式凳子或椅子、脚垫、穿袜器等。家居无障碍还包括在浴室、厕所安装扶手，走道、阶梯无障碍设计，便于下肢活动受限的患者；门把手、水龙头换成长把等利于手旋转功能受限或有受限风险的患者。

二、强直性脊柱炎的社区作业疗法与服务

（一）疾病特点

强直性脊柱炎（ankylosing spondylitis，AS）是脊柱的一种风湿性病变，可导致一定程度的背部强直，多发于青壮年男性，其病理变化主要是韧带、关节囊、肌腱的骨附着点的炎症反应，并可在椎体各面产生新骨和逐渐融合，形成脊柱强直。病因不清，一般认为遗传因素、环境因素相互作用所致。该病男性多见，发病年龄多在40岁以前，严重者可导致脊柱和关节畸形而影响日常生活。目前，该病尚不能彻底治愈，可造成患者终生残疾，给患者家庭与社会造成重大负担，是康复医学的主要病种之一。

该病主要功能障碍为脊柱僵硬和疼痛，初发症状常为髋部和腰髋部疼痛、僵硬感，尤其早上起床时明显，常伴低热、乏力、消瘦等全身症状。随着病情发展，疼痛及僵硬感自下腰逐渐上移，脊柱活动受限越来越明显，是影响日常生活活动的主要原因，常表现为下地行走、起

坐躺下、穿鞋袜等困难。最后整个脊柱僵硬、强直,出现驼背畸形,严重时呼吸功能也受影响,患者甚至卧床不起,行动不便。

其他功能障碍有胸廓活动受限引起的心、肺功能障碍,病情严重导致的膝和髋活动受限、疼痛等。

(二)评定

1. 疼痛评定　视觉模拟评分法(VAS),是目前广泛使用的临床评痛方法,治疗前后对比。

2. ROM测量　包括脊柱活动度和胸廓活动度测量。脊柱活动度可用Schober试验和枕-墙距来评定,胸廓活动度测量靠深呼气和深吸气之胸围差来体现。采用角度尺测量法或间距测量法,均测量3次取其平均值。

3. 日常生活能力评定　Bath强直性脊柱炎功能量表(Bath ankylosing spondylitis functional index,BASFI)是常用来评定强直性脊柱炎患者日常生活功能困难状况的量表,一般通过积分记录来表示。0分为轻易做到,10分为完全做不到,内容包括头部前屈、头部后仰、旋转运动、穿袜、弯腰拾笔、触及高处、坐位站立、平卧位起床,共8项指标,每项评分后将8项分值相加,分值越高,障碍越明显。

4. 生活质量评定　常用SF-36来评定强直性脊柱炎患者的生活质量情况。常用评定还包括Bath强直性脊柱炎活动性指数量表(Bath ankylosing spondylitis disease activity index,BASDAI),可以评定疾病的活动状态,有助于制定作业疗法计划及对患者预后的判断。其他评定包括其他关节ROM测量、肌力评定、步态分析和心肺功能评定等。

(三)制定治疗计划和主要训练内容

作业治疗的目标包括改善日常作业能力,适当应用辅具增强生活适应性,预防功能减退或丧失,提高心理社会功能。如类风湿关节炎、强直性脊柱炎作业治疗技术的核心也是贯彻关节保护和能量节约技术,可以避免脊柱、髋膝关节压力过度以便减轻疼痛、活动轻松些及保护这些关节避免损伤。

作业治疗主要的治疗措施除了治疗性干预外,教育干预也很重要。教育干预包括让患者了解强直性脊柱炎的病因、病位、发病过程、有效的治疗、自我管理、AS支持群体信息等,其中重要的是自我管理,具体包括疾病对生活的影响、生活方式的调整、居家无障碍、合适的脊柱姿势、合理运用关节保护技术、对疲劳及疼痛的管理、职业、休闲娱乐咨询及建议等。

(四)日常生活动作的指导和训练

1. 一般日常姿势训练　①卧位:宜睡硬板床,宜仰卧、侧卧轮流交替,避免长时间保持一种姿势,枕头不宜过高或不垫枕。另外,每日晨起或睡前可俯卧20min左右。在强直性脊椎炎急性期,为减轻炎症、疼痛及脊柱强直,宜暂停工作,尽量卧床休息,同时每日坚持做少量脊柱体操,以维持躯干、肢体的关节活动度。②坐位:宜坐直角硬木椅,腰背挺直,劳累时可将臀部后靠,腰背紧贴在椅背上休息。读书时将书置于与视线同一水平,以防止由于低头使颈部长时间僵直于屈曲位,电脑、电视等屏幕也要注意不低于视线水平面。③站位:头保持中位,下颌微收,肩下耷不垂自然放松,腹略内收,双脚与肩等宽,踝、膝、髋等关节保持自然位,重心居中不要偏移。

坐位、站位姿势要每日对镜练习,形成习惯姿势。长期保持相对固定的坐姿、站姿还需要经常做脊柱放松练习,做到紧而不僵、松而不散。

2. 日常生活活动能力训练　AS 引起脊柱、髋、膝关节功能障碍常导致患者下地行走、起坐躺下、穿鞋袜、穿裤子、下蹲困难，作业治疗需要对患者专门进行这些活动的训练。

行走练习时，脊柱姿势与站位相仿，除尽量保持抬头、挺胸、缩腹、收臀外，行走时重心移动需平均分布在两侧，必要时借助步行器。

起坐躺下包括站－坐－卧、卧－坐－站 2 个连贯动作 3 个姿势，可以分解成 3 个姿势任一的平衡练习，两个姿势的两两练习如坐－站、站－坐练习，练习时根据功能障碍的严重程度选择，平时要重点练习翻身、搭桥、坐－站，这三个练习见偏瘫作业疗法，练习中注意要直腰而不要弯腰。

穿裤子、袜子要在床上仰卧位完成，穿戴时尽量屈髋屈膝，不要弯腰，不能完成时可借助辅具。穿鞋子也是如此，穿轻便、不需系带的鞋，避免下床后弯腰穿鞋加大脊柱压力，必须下地后穿时，要先直腰下蹲，再穿鞋系鞋带。

因为 AS 要求尽量减少脊柱压力，原则上，患者在生活中要减少下蹲机会。需要下蹲时，要手扶周围的支撑物，先屈膝屈髋，再直腰下蹲。

脊柱变直、弯曲是 AS 患者主要的器官损害，所以应尽量保持脊柱伸直姿势，工作和生活中各种活动包括洗脸、刷牙、日常家务等，都要注意不要弯腰、减少低头，要经常变换姿势，不应过劳；还要注意保持合适的力度，减少过度应力，如搬重物时重物离自己近些。

3. 支具　急性期可短期使用胸－腰－骶支具（图 3－3－17）以减轻炎症、疼痛及脊柱强直，支具限制活动的范围甚至可以包括颈椎、髋关节，但不宜长期应用。应加强患者自身肌肉锻炼，以形成"天然"的支具，保持脊柱伸直。

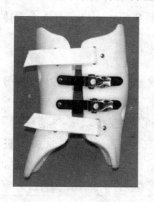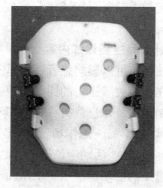

图 3－3－17　胸－腰－骶支具

4. 辅具及居家无障碍　AS 引起脊柱、髋、膝关节功能障碍导致的拾物困难常可借助拾物器克服。穿鞋穿袜困难借助鞋拔、穿袜器。起坐困难可借助扶手、脚垫或步行器，浴室、厕所、座凳均需安装扶手，扶手、脚垫还可以减轻长期坐位时的脊柱压力。起坐困难还要用到可调节的高凳子，如一般座凳、浴凳、马桶凳子、汽车凳子等，可调节凳子以减轻关节压力，还可适应腰、髋、膝关节活动受限所需要的不同高度需求。开车时可以使用延伸镜子减少低头、弯腰从而减轻脊柱压力。AS 患者上肢功能相对完好，应用助行器（如拐杖、步行器等）帮助，步行较为容易，能明显提高步行能力，提高平衡，减少摔倒的风险。

三、骨关节病的社区作业疗法与服务

(一) 疾病特点

骨关节病(osteoarthrosis，OA)又称退行性关节炎、骨关节炎、肥大性关节炎,多见于中老年。其病理变化主要是关节软骨退变、软骨边缘骨质增生。

其主要功能障碍是关节疼痛、活动障碍。最常侵犯膝、髋、腰、颈等负重关节。主要症状是关节疼痛,尤其活动后疼痛加剧,可伴有关节肿胀、活动受限,甚至关节周围肌肉萎缩、关节畸形。

常见功能障碍还有继发的日常生活障碍、工作障碍及社会生活障碍等。据统计,OA 患者43%有家居生活困难,33%有休闲娱乐活动困难。

(二) 评定

1. **疼痛评定**　视觉模拟评分法(VAS),是目前广泛使用的临床评痛方法,治疗前后对比。

2. **综合评定**　膝关节损伤和骨关节炎结果评分(knee osteoarthritis outcome score, KOOS)是常用来评定膝骨关节炎患者完成日常活动困难程度、休闲娱乐及生活质量等的综合量表,该评分系统由 5 个子域共 42 个单独的小项组成。5 个子域为症状(7 项)、疼痛(9项)、日常生活活动(17 项)、娱乐及运动功能(5 项)、与膝关节相关的生活质量(4 项)。每一项得分 0~4 分。0 分最差,4 分最好。将每个子域得分与最后的 KOOS 总得分都标准化到 0~100 分。与之类似,髋关节损伤和骨关节炎结果评分(hip osteoarthritis outcome score, HOOS)是常用来评定髋关节骨关节炎患者完成日常活动困难程度、休闲娱乐及生活质量等的综合量表。

(三) 制定治疗计划和主要训练内容

骨关节炎引起的疼痛可以影响患者在家里及工作场所的能力。作业疗法师能给患者一些建议来帮助患者在避免关节压力的同时能独立工作和生活。

作业治疗包括制作关节休息或支撑的支具;设计或建议哪些辅具帮助患者在日常活动中发挥更好的功能;评估家庭或工作场所,给出改变和修改使得骨关节更轻松;建议哪些训练能减轻骨关节炎疼痛,哪些活动应该避免;确定骨关节炎的心理影响,如因为疼痛、变形或者不能完成某些有意义的活动影响了睡眠从而产生的抑郁、情感压力,作业疗法师可以给出一些与这些不良情感斗争的应对策略及建议。

如同类风湿关节炎,骨关节炎作业治疗技术的核心也是贯彻关节保护和能量节约技术,可以避免膝、髋及脊柱关节压力过度以便减轻疼痛、活动轻松一些及保护这些关节避免损伤。

(四) 日常生活动作的指导和训练

1. **休息**　合理的休息,尽量少活动对患者特别是急性期的患者非常重要,其目的是减轻疼痛和避免炎症的加重。卧床时要注意床垫不要太软,并避免长时间采用同一种卧姿,可短时俯卧,俯卧时避免髋、膝关节过分屈曲;卧床期间,应适当进行各关节的被动运动或简单的主动运动。关节炎治疗效果的好坏,在一定程度上取决于休息与活动安排是否合理,过分的静止休息容易造成关节僵硬、肌肉萎缩、体质下降;过分活动则容易导致关节炎症加重,关节面磨损破坏,加重病情。

2. 日常生活活动指导 要减轻关节负担:减肥、控制体重、避免重负荷均有助于减轻关节负担,必要时可应用支具、手杖。

改变日常活动方式以减轻关节应力,如控制体重可以避免脊柱、髋、膝及足过度负荷;利用身体姿势调整来保护这些关节,如尽量用卧位代替坐位或坐位代替站位;经常改变姿势以改变固定姿势引起的僵硬、疼痛,如久蹲、久站、久坐中经常活动罹患关节;节约能量,在工作或活动中设立休息时间;注意疼痛,如果关节出现疼痛或僵硬,需要改变活动方式,必要时停止活动。

日常生活中注意疼痛不加重或不造成关节损害。注意使用合适的身体力学,如进出车子、椅子、浴盆,提或抱重物时。使用最强关节、肌肉而不是小关节,如用肩带而不是手。注意关节保护及节约能量,如避免跪、蹲马步以保护关节。

3. 支具及步行器 髋关节 OA 患者可能需要健侧使用手杖或前臂杖来提高步行能力,较少需要使用髋关节支具。

大部分膝关节 OA 患者应用弹力绷带(或护膝)可以避免关节不稳定,减轻韧带牵拉引起的疼痛。对于髌股关节 OA 患者来说,髌骨固定支具可以帮助髌股关节保持稳定,从而减轻髌骨周围、髌股间疼痛,配合髌腱支持带还可以减轻髌腱周围炎症,提高步行能力(图 3-3-18)。膝关节 OA 铰链式膝支具应用较少。

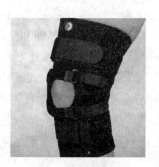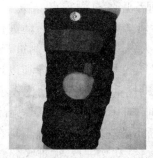

图 3-3-18 髌骨固定支具

鞋垫或鞋跟改造也可减轻早期下肢骨关节炎患者膝痛、髋痛,提高步行能力。如内侧后跟楔形垫或内侧加高鞋跟可缓解内侧股胫关节退变引起的症状(图 3-3-19)。

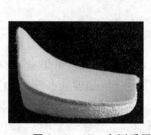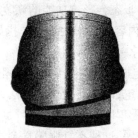

图 3-3-19 内侧后跟楔形垫及内侧加高鞋跟

4. 辅具及居家无障碍 OA 引起膝、髋关节功能障碍导致的下蹲困难,拾物时常可借助拾物器克服,穿鞋穿袜困难借助鞋拔、穿袜器。起坐困难可借助扶手、脚垫或步行器,浴室、厕所、座凳均需安装扶手。起坐困难还要用到可调节的高凳子,如一般座凳、浴凳、马桶凳子、汽车凳子等,可调节凳子减轻关节压力,还可适应腰、髋、膝关节活动受限所需要的不同高度需求。OA患者住在一楼有助于避免爬楼梯时的疼痛步态,步幅小、抬腿不高均要求家居尽量无门槛、台阶。

四、骨折的社区作业疗法与服务

(一)疾病特点

各种类型的骨折,包括开放性骨折和闭合性骨折,经复位、固定等处理后,均应进行康复训练。骨折的肢体常有相应关节活动受限,解除固定后,关节活动常需数周才能恢复。

(二)评定

1. 疼痛评定　视觉模拟评分法(VAS)是目前广泛使用的临床评痛方法,治疗前后对比。

2. ROM测量　骨折固定解除后的主要功能障碍,需对骨折上、下邻近可能活动受限的关节都测量,如腕骨折,需测量手指、肩及肘关节ROM。

3. 日常生活能力评定　应用Bathel评分评定患者生活自理能力。

(三)制定治疗计划

骨折后康复团队由骨科医师、物理疗法师、作业疗法师、社会工作者及患者本人等成员组成,作业疗法师的工作目标是帮助患者安全、及时出院并尽可能安全、独立地生活,其中主要的任务是使其保持尽可能高的日常生活能力。

作业疗法和物理治疗各有侧重点。物理治疗着重于恢复运动功能,应用增强肌力、耐力、关节活动度、协调平衡和心肺功能活动进行训练,与患者的自理和生产技能的关系不密切,在康复治疗中介入较早。作业疗法侧重于恢复患者的认知、操作和生活自理能力,应用认知、自理生活、生产和文娱等经过选择和设计的作业进行训练。训练特点是:认知和感知训练比重大,精细运动比重大,粗大运动比重小,与自理和生产技能的关系密切,注重操作和认知能力。采用的训练工具有:自理ADL用品用具、生产性用具、文娱用具、认知训练用具及自行设计制作的矫形器支具等。训练工具在康复治疗中的介入比运动疗法晚,但是在实际工作中两者相互渗透、交叉进行,很难区分。

上肢康复治疗主要是手的运用。治疗上肢骨折,除损伤局部外,其他未受伤的部位都应注意主动锻炼,预防继发性关节僵硬和废用性肌萎缩。

对于下肢功能障碍患者,治疗师应着重于矫正步行方法,必要时使用辅助器具及转移技巧,因为不良姿势和步态会影响功能的恢复。

(四)康复训练内容及日常生活动作指导

骨折后康复治疗一般分两期进行:

1. 愈合期(固定期)　骨折经复位后固定或牵引2~3d,待患者全身状况和局部伤口条件许可,骨折断端稳定,即可开始作业疗法,但作业疗法强度应在临床医师限制的范围内,也不能超过患者的耐受程度。运动起初阶段(主动运动或被动运动),患者会感到骨折局部疼痛,但随着运动的进展,这种不舒服感觉会逐渐消失。经锻炼后,疼痛时间持续超过2h,则提示治疗强度过大,应减少治疗量。

作业疗法师强调,在保证骨折端固定的条件下,应加强骨折邻近部位关节的活动,以预防关节僵硬和萎缩。教会患者正确活动患肢,以完成个人生活自理、休闲活动和相关的工作。例如,上肢骨折的患者可推荐使用进食类、梳洗修饰类、穿衣类和洗浴类等自助具,或使用上肢悬吊架,从而减轻肢体和石膏重量,有利于关节早期活动。对于下肢骨折患者需要采取保护性措施,如使用长柄穿鞋器、洗澡刷和防滑椅等。

2. 恢复期(固定拆除后) 此期骨折已基本愈合,外固定去除,康复训练的主要目的是促进关节活动范围扩大与肌力的迅速恢复,提高日常生活活动能力。

治疗性锻炼通常从主动运动开始,改善伤肢肌肉的功能,例如,主动肌、拮抗肌和肌肉静态的协同收缩,重点是恢复上肢的关节活动度、稳定性、负重和技巧。

当关节活动范围和肌力有所恢复时,即应开始生活自理能力训练,不仅可促进运动功能的恢复,也可减轻他人照料之负担。起居活动如清洁、饮食、穿衣服、脱衣服、入厕等,一般活动如起立、站、步行、上下楼梯、下蹲、弯腰拾物等。

五、周围神经损伤的社区作业疗法与服务

(一)疾病特点

周围神经损伤是指周围神经丛、神经干或其分支受外力作用而发生损伤,如挤压伤、牵拉伤、挫伤、撕裂伤、火器伤、注射伤等。常见的周围神经损伤有:臂丛神经损伤、尺神经损伤、桡神经损伤、正中神经损伤、坐骨神经损伤等。

主要功能障碍包括:①运动障碍,如迟缓性瘫痪、肌张力降低、肌肉萎缩。②感觉障碍,如局部麻木、灼痛、刺痛、感觉过敏、实体感缺失等。③反射障碍,腱反射减弱或消失。④自主神经功能障碍,局部皮肤温度降低或增高,色泽发红或发绀,无汗、少汗或多汗,指(趾)甲粗糙、脆裂等。

原因不同造成神经损伤的严重程度和波及范围是不同的。即使是同一原因造成的神经损伤,由于致伤原因作用的时间长短和程度不同,引起神经损伤的严重程度也不完全相同。而且,不同类型的神经损伤,需用不同的方法治疗。因此,只有充分了解神经致伤的原因及其特点,熟悉神经损伤的分类,结合神经损伤后特有的临床症状和体征进行全面分析,才能对神经损伤的真实情况作出正确的判断,才能正确地制定治疗计划,并能客观地评估神经损伤后的自主恢复或手术修复后的效果。

(二)评定

作业疗法首次评定包括了解患者的心理社会背景、躯体评定、ADL 评定。躯体评定包括运动评定、感觉评定及身体姿势评估,其中身体姿势评估对发育中的小孩特别重要,早期可以发现肢体左右不对称、斜颈等畸形,便于及时采取支具治疗和保持正确的姿势,避免永久畸形。

1. 运动评定 运动评定包括主被动 ROM 评估、涉及的骨骼肌或肌群的肌力评定。肌力评定一般用徒手肌力检查(manual muscle testing, MMT),分为 0~5 级。上肢病损还要检查手的灵活性和精细动作的能力,如 Carroll 上肢功能试验(upper extremities functional test, UEFT)。下肢病损,用 Hoffer 步行能力分级常不能准确说明患者步行能力,应做步态分析。测定时裸露检查部位,体位要标准,要正确检查该肌的收缩活动,防止代偿活动,从而评定出障碍程度和残存的潜力。

2. 感觉评定 感觉评定包括主观、客观及功能检查 3 种方法,常用的功能检查有两点辨别试验、Moberg 拾物试验及神经电生理学检查,能客观地评估感觉神经损伤后的自主恢复或手术修复后的效果。

(三)制定治疗计划

作业疗法的目的主要是教会患者自我保护及代偿能力。例如:皮肤干燥,伤口愈合能力

降低,应教会患者每天清洁皮肤、护理皮肤的方法,维持皮肤的柔软及弹性。经常检查皮肤有无压痛及过度使用皮肤导致的炎症。麻痹或肌力微弱的肌肉应该避免过分牵拉或挛缩。被动关节运动范围训练时,应防止过牵,选择保护性夹板,预防姿势性挛缩等。

周围神经损伤后的康复,应根据受损神经的不同的病理阶段分别采取相应的康复措施。康复治疗可分为:急性期、恢复期和慢性期三个阶段。急性期是指损伤后(或手术修复后)的早期,康复重点是采取保护措施,促进损伤组织的愈合。恢复期是指神经修复后的神经再生阶段,康复重点是预防继发畸形,增加关节活动范围,增强肌力和感觉恢复训练。慢性期是指神经再生的潜在能力已达到极限,运动及感觉的进一步恢复没有可能,但是患者仍遗留明显的功能障碍。此期康复的重点是采取功能代偿措施。

周围神经损伤后的恢复过程一般较长,应使患者对此有充分的心理准备。对较严重的患者,给予相应的职业训练,为就业提供学习机会。为了改善患者自我照顾、工作及休闲的独立性,可采用适应性技术及辅助装置,例如:用纽扣钩来系扣子等。

(四)康复训练内容

1. 预防与治疗合并症 可采用抬高患肢、弹力绷带压紧等方法来改善局部血液循环,促进组织水肿或积液的吸收。损伤后除可采用以上预防水肿的方法外,可应用夹板、支具作固定或支托,将患肢保持在功能位置,以预防和减轻挛缩。如已出现挛缩,则应进行挛缩肌肉、肌腱的被动牵伸以及水疗及水中运动等。对丧失感觉的指尖、足底等部位要经常保持清洁,且应用手套、袜子保护以避免再次损伤。

2. 运动、感觉再教育 尽早对患肢进行温度觉、压觉和触觉、位置觉等感觉训练,如指端触摸辨别和拿取不同形状的物体等实体感觉训练。

3. 作业疗法 根据周围神经损伤后功能障碍的部位和损伤程度,可据患者兴趣选择缝纫、编织、写字绘画等活动,注意在肌力尚未完全得到恢复前,增加肌力的活动应循序渐进,避免疲劳。

4. 使用夹板和矫形器,预防肢体变形和挛缩 患者神经损伤后,其相应部位的肌力减弱甚至消失,造成肢体不能保持正常的功能位置。因此,应配戴夹板或矫形器,使患肢保持功能位,避免损伤部位遭受外伤,防止神经修复术后发生过度牵伸,并有利于辅助运动训练的进行。注意使用的夹板重量要轻,尺寸应合适,以防对感觉丧失部位的压迫。

(五)几种常见的周围神经损伤作业疗法

1. 正中神经损伤

(1)固定与矫形器的应用:修复术后,腕关节屈曲位(对掌)固定 3~4 周。4~6 周后,逐渐伸展腕关节至正常位。矫形器使拇指呈对掌位,手指及掌指关节呈屈曲位,以利于抓握。12 周以后,用动力型矫形器主动地伸展示指与中指指间关节。拇指"虎口"挛缩可通过静态矫形器对抗矫正。

(2)作业活动:由于拇指的稳定性作用丧失,拇指的掌侧外展功能丧失,力性抓握受到影响,使患者"虎口"抓握功能受限,不能抓握大型物品,如瓶子、碗和杯子等。因此,在早期治疗阶段,在选择作业活动时,应考虑包含整个上肢参与的活动。随着功能进展恢复,大口径物体的多点抓握和两点抓握应成为作业疗法的重点。

(3)感觉重塑:正中神经损伤患者由于感觉功能丧失,取物、拿物可以表现出动作笨拙。可以采用感觉重塑训练恢复其功能,也可以用视觉来保护感觉丧失区。

（4）辅助器具使用：对指书写辅助器具、抓握辅助器具（如"C"型把手）可以帮助书写及端杯子等活动，预防第一指膜挛缩，维持对指抓握功能。

2. 尺神经损伤

（1）固定与矫形器的应用：损伤后的"爪形手"可用矫形器固定掌指关节于屈曲位3～4周，防止掌指关节过伸展和指间关节屈曲。4周后，逐渐实施功能训练。

（2）作业活动：尺神经损伤可以导致拇指内收肌失去尺神经支配，手稳定性、力量和协调性丧失，患者不能抓握较大的物品，不能完成侧捏的动作，如手持钥匙、敲击键盘及抓握瓶子等活动受限。作业活动所要选择的类型较多，如：①改善抓握能力和抓握力量。②改善手指协调性。③改善手指灵巧性。④工作性作业活动训练。作业活动中应包含圆柱状抓握，拇指侧捏和对掌，指间关节伸展，手指内收、外展等动作要素。

（3）感觉重塑：尺神经损伤时，小指和环指尺侧半皮肤感觉消失，不能完成书写动作。可以实施感觉再教育，也可用视觉代偿保护手尺侧缘皮肤感觉丧失区。

3. 桡神经损伤

（1）固定与矫形器的应用：桡神经损伤时，患者不能同时伸腕、指关节和向桡侧外展拇指，故应该使用腕关节矫形器，维持腕关节伸展位，掌指关节伸直，拇指外展位固定，伸展矫形器矫正腕关节畸形，促进掌指关节伸展。4周后逐渐实施功能训练。

（2）作业活动：4周后，逐渐通过活动对腕关节和指间关节肌肉进行训练，包括：①在进行抓握时能够保持腕关节稳定。②腕关节和手指同时伸展。③改善手的协调性和增强肌力。④工作性作业活动训练。

（3）感觉重塑：桡神经损伤时，患手桡侧和桡侧一个半或两个半手指的背侧感觉障碍，可以实施感觉再教育，也可用视觉代偿保护手桡侧缘皮肤感觉丧失区。

4. 坐骨神经损伤

（1）保持正确体位：患者在急性期应卧硬板床休息，注意仰卧时，使踝关节呈90°屈曲，以防止挛缩和加重足下垂；俯卧时，足应伸出床边缘，踝关节屈曲，膝下放一枕头，以利于伸直膝关节和伸展髋部肌肉，每日应坚持俯卧一段时间；坐位时，使用尺寸合适的座椅，使髋、膝、踝关节均保持90°。

（2）矫形鞋、矫形器的应用：坐骨神经损伤后可出现膝关节屈曲障碍，踝与足趾关节运动丧失，造成足内翻、下垂。对有些康复训练效果不理想的足下垂、内翻畸形，应穿戴矫形鞋或矫形器矫正畸形，如左右脚反穿高腰运动鞋，利于矫正足下垂、内翻；对较难矫正的足畸形，可用塑料矫形器或金属矫形器，纠正足内翻，用踝关节扣带将踝拉向内侧，加厚鞋的外边缘也可起同样作用；预防和矫正足下垂可应用踝背屈矫形器。

（熊国星、戴东）

第三节　脊髓损伤的社区作业疗法与服务

一、疾病特点

脊髓损伤是指因各种致病因素导致的脊髓横断性损害造成两侧损害平面以下神经功能部分或完全丧失（包括感觉、运动、自主神经、二便控制等）所致的综合征。主要由外伤性脊髓损伤引起,也见于脊髓血管病、脊髓手术后等情况,可造成患者终生残疾,给患者家庭与社会造成重大负担,是康复医学的主要病种之一。

脊髓损伤可引起多种躯体、心理功能障碍及多系统的并发症。其引起的主要功能障碍有躯体功能的障碍:主要表现为脊髓损伤平面以下的感觉(痛温觉、触压觉及本体感觉的减退、消失或异常)、运动(肌力的减退或消失,肌张力的增加或降低,反射的消失、减弱或亢进以及病理反射出现而致截瘫或四肢瘫)、括约肌功能(尿潴留、尿失禁和排便功能障碍)和自主神经功能的障碍(排汗功能障碍、体位性低血压及自主神经过反射等),从而导致患者一系列生活能力和参与社会活动的障碍。

脊髓损伤可以是完全横贯性或不完全性的,加上损伤平面的不同,因此,临床表现会有很大的不同,不同节段脊髓损伤的功能后果也有很大的不同,例如:颈胸段的完全性脊髓损伤可能不得不依靠轮椅才能移动,而下腰段的完全性脊髓损伤可能依靠支具和拐杖步行移动。所以,了解患者脊髓损伤的平面和程度是进行各种康复训练的最基本条件。

二、评定

被用来规划康复进程及判断接下来的治疗是否得当的首次作业疗法评估最重要。因为刚受伤的患者恐慌且迷惑,他们需要自信而有同情心的治疗师传递积极的信息,从这角度讲,首次评估也最难。

首次评估需要做脊柱骨折类型与脊柱稳定性评定,脊髓损伤的水平评定,脊髓损伤程度评定,ROM 评定,泌尿与性功能评定,心肺功能评定,疼痛评定,心理评定,ADL 评定,简要社会、职业、个人爱好评估等。

(一)脊柱骨折类型与脊柱稳定性评定

主要依据临床检查和脊柱 X 线影像检查结果,参考国际分类标准(颈椎 COOPER 分类,胸腰椎 DENIS 分类等)进行分类。脊柱稳定性评定是进行脊柱脊髓损伤康复分期的重要参考指标。

(二)ASIA 脊髓损伤的神经功能分类

1992 年,美国脊髓损伤学会(America spinal injury association,ASIA)制定了脊髓损伤神经功能分类标准,简称 ASIA 标准。2000 年,又对 ASIA 标准作了修正,成为目前国际广泛应用的脊髓损伤分类标准。ASIA 标准包括了脊髓损伤水平及程度评定。

1. 脊髓损伤水平的评定 脊髓损伤后,损伤水平以下脊髓的运动、感觉、反射、括约肌和自主神经功能受到不同程度的损害。脊髓损伤水平的高低反映脊髓损伤的严重性,是确定患者康复目标,选择康复治疗方法、护理方案和评定疗效的主要依据。①运动水平(motor level, ML)评定:脊髓损伤后,保持运动功能(肌力 3 级或以上)的最低脊髓神经节段(肌节),称为运动水平。ASIA 标准确定人体左右各有 10 组关键肌,根据 MMT 肌力评分法肌力分 0 ~ 5 级,正常运动功能总评分为 100 分。②感觉水平(sensory level,SL)评定:脊髓损伤后,保持正常感觉功能(痛温、触压及本体感觉)的最低脊髓节段(皮节)为感觉水平。感觉水平的确定是依据对 ASIA 标准确定的 28 个感觉位点的体格检查来确定。正常感觉功能(痛觉、触觉)评 2 分,异常 1 分,消失 0 分。每一脊髓节段一侧正常共 4 分,正常感觉功能总评分为 224 分。脊髓损伤后,运动和感觉水平左、右可以不同。

2. 脊髓损伤程度的评定 脊髓损伤分为 A、B、C、D、E 5 级(ASIA 残损指数)。A 级完全性损伤：在骶段 $S_{4\sim5}$ 无任何感觉或运动功能保留。B 级不完全性损伤：在神经平面以下包括骶段 $S_{4\sim5}$ 存在感觉功能，但无运动功能。C 级不完全性损伤：在脊髓功能损伤平面以下存在运动功能，且平面以下一半以上的关键肌肌力小于 3 级（0~2 级）。D 级不完全性损伤：在脊髓损伤平面以下存在运动功能，且平面以下至少一半的关键肌肌力大于或等于 3 级。E 级正常：感觉和运动功能正常。当一个患者被评为 C 或 D 级时，他／她必须是不完全性伤，即在骶段 $S_{4\sim5}$ 有感觉或运动功能存留。此外，该患者必须具备如下两者之一：肛门括约肌有自主收缩，或运动平面以下有 3 个节段以上有运动功能保留。

3. ADL 评定　FIM 常被用来做脊髓损伤患者的 ADL 能力评估。对简要社会、职业、个人爱好史评定，包括患者工作、嗜好、家庭、过去及期望的生活环境等，脊髓损伤后这些情况对作业能力的影响是显而易见的，作业疗法计划必须根据这些情况来确定。研究表明，尽管脊髓损伤后患者对身体的关注度增加，对一些领导别人的活动及其他一些高级社交活动的兴趣减少，不过个人兴趣几乎没什么变化。

除了这些评定外，首次评估还需要观察和估计患者的耐力、嘴的运动控制、头及躯干的控制、全身功能等。如果伴有脑外伤，还需做认知评定，如评估患者执行作业、解决困难、模拟技巧、交流等能力。

完成首次评估后，作业疗法师、物理治疗师和康复医师一起协商确定损伤平面和程度及近期、远期康复目标，同时给出辅具的建议，如姿势矫形器、袖套等。近期目标有赖于治疗师作业活动分析的能力，如增加四肢瘫患者 90° 坐位的耐力以实现独立使用计算机口棒。患者的积极参与对形成康复目标、确定优先目标及实现目标极其重要，特别是远期目标更是如此。

对四肢瘫患者来说，康复评定通常每月都做。主要项目是感觉和运动评定，其他还包括能力评定、心理评定、职业评定、家居及社区无障碍评定、消遣评定、开车评定、治疗及辅具得当与否的评定等。其中，能力评定包括 ADL，如吃饭、保持卫生、使用器具能力评定，确定其现有及潜在的能力水平，评定需根据患者损伤水平，在病情恢复稳定后就进行。

三、制定治疗计划和主要训练内容

（一）作业疗法目标

在制定作业疗法康复目标时，首先是重获日常生活活动能力和独立解决问题的能力，也应注意社会适应能力和就业能力的恢复，以便患者及早重返社会，进行创造性的生活。

作业疗法师应在脊髓损伤患者的积极参与下，帮助建立有助于他们过有意义生活的个体化康复目标。具体包括：维持或增加 ROM，预防关节挛缩，增强肌力，增加耐力，尽可能生活自理，形成业余爱好或工作能力，进行心理社会能力的调整以克服这些方面的障碍，应用辅具，居家无障碍，掌握与他人交流的技巧。

脊髓损伤患者因损伤的水平、损伤的程度不同，每个患者具体的康复目标是不同的。对于完全性脊髓损伤，脊髓损伤水平确定后康复目标基本确定（表 3 - 3 - 5）；对于不完全损伤，则需根据残存肌力功能情况修正上述康复目标。确定每一个脊髓损伤患者具体的康复目标主要依据其脊髓损伤的水平和程度，而患者的实际能力还与年龄、肥胖、认知能力、并发症等有关。

表3-3-5 完全性脊髓损伤的水平和基本康复目标

脊髓损伤水平	基本康复目标	需用支具、轮椅种类
$C_{1 \sim 3}$	ADL基本都需要帮助,自理	呼吸或下颚控制的轮椅
C_4	部分或完全呼吸依赖,需较多帮助	呼吸或下颚控制的轮椅
C_5	桌上动作自理,其他依靠帮助	电动轮椅、平地可用手动轮椅
C_6	ADL部分自理,需中等量帮助	手动电动轮椅,可用多种自助具
C_7	ADL基本自理,移乘轮椅活动	手动轮椅、残疾人专用汽车
$C_8 \sim T_4$	ADL自理,轮椅活动,支具站立	同上,骨盆长支具、双拐
$T_{5 \sim 8}$	同上,可应用支具治疗性步行	同上
$T_{9 \sim 12}$	同上,长下肢支具治疗性步行	轮椅、长下肢支具、双拐
L_1	同上,家庭内支具功能性步行	同上
L_2	同上,社区内支具功能性步行	同上
L_3	同上,肘拐社区内支具功能性步行	短下肢支具、洛夫斯特德拐
L_4	同上,可驾驶汽车可不需轮椅	同上
$L_5 \sim S_1$	无拐足托功能步行及驾驶汽车	足托或短下肢支具

注:ADL即日常生活活动,包括进食、洗漱、打字、翻书、穿脱衣服等。

(二)制定作业训练计划的基本原则

作业训练计划的基本原则包括全面了解病史,以脊髓损伤患者所存在的问题为中心制定全面计划,需要康复对象、家庭、社区的共同参与,计划应具有安全性、可行性。

(三)作业疗法计划

脊髓损伤后作业疗法应该分期进行,一般分为3个阶段4期,急性期阶段、出院前阶段、出院后阶段,其中急性期阶段又分急性不稳定期(卧床期)、稳定期(轮椅期)。作业治疗及首次评定应该入院48h内开始,评定后即开始作业疗法。

各期的作业疗法原则为:①急性期阶段的卧床期:为伤后2~4周之内,这一时期是开展早期康复的重要时期,稳定期(轮椅期)在急性不稳定期结束后的4~8周(伤后8~12周内)。卧床期作业疗法原则包括:颈围、胸腰围制动;卧床,等待手术或已经手术等待脊柱恢复稳定;禁止脊柱屈伸、旋转;良肢位摆放;每天ROM活动;鼓励ADL自理;根据其能力及需要,让患者对环境可以控制;家庭教育;密切监护,身心需要大量护理。轮椅期:此期脊髓损伤引起的病理生理改变相对稳定,患者应逐步离床,乘轮椅进入作业治疗室进行评定与训练。作业疗法包括在患者病情平稳时,开始ADL及上肢力量训练,随后开始轮椅训练、直立训练、减压训练,继续主动、被动ROM训练,增强上肢肌力训练,使用或不使用辅具ADL训练,增加交流,大小便护理,滑动板转移,教给患者残疾后需要的各方面知识,进行家庭教育。②出院前阶段(出院期):一般在伤后2~3个月以后,患者准备回归家庭。这一阶段强调加强患者自立性,让患者决定他们需要继续训练及学习哪些技巧。作业评估及治疗包括每天继续被动ROM训练,模拟家庭日常活动,加强ADL技巧,驾车评估及训练,评定患者在工作场所的功能独立性,进行职业康复训练,继续教给患者残疾后需要的各方面知识,围绕家居无障碍继续家庭教育。③出院后阶段(门诊期):在伤后 2 年内继续锻炼,仍可增加肌力,可进一步提高患者的独立性。作业评估及治疗包括强化 ADL 训练;职业康复包括改善工作场所和交通无障碍、减轻疼痛和疲劳以确保脊髓损伤的患者参与社会;计算机无障碍技术评定和选择以便患者能很好地融入环境;再次评定,确定是否转化为不完全损伤,确定作业治疗后肌力是否增强、是否有益于能力提高,还有随年龄增长出现的正常的生理退变,如呼吸、关节、竞争能力等减退,均需评定并予以相应的作业治疗。

四、日常生活动作的指导和训练

(一)翻身

脊髓损伤患者在卧床期保持正确的体位,可预防压疮的发生,促进功能的改善。C_5 以上脊髓损伤患者翻身必须人工或器械帮助完成(如 C_5 损伤患者借助床栏杆可完成部分翻身),C_6、C_7 损伤患者通过一定训练应该能够自己完成翻身的动作,胸腰段脊髓损伤的患者,直接利用上肢、肘和手的支撑应该可轻易完成向一侧的翻身动作。翻身训练在不完全性脊髓损伤时也常常不是主要问题。

C_6 损伤的脊髓损伤患者由于胸大肌、前锯肌、背阔肌、旋前圆肌、桡侧腕伸肌可以进行所有肩的运动、肘屈、前臂旋前旋后、桡侧腕背伸、更多呼吸储备及手指抓握,患者翻身可依靠自己上肢残存肌力及甩动时产生的一种惯性,不过,下肢翻动仍需大量帮助。如从仰卧位翻身到俯卧位的训练:患者仰卧位,借助下交叉双下肢,将左下肢置于右下肢上,头、肩部向左侧前屈,双上肢呈伸展状从左至右迅速甩动,此时,身体呈右侧卧位;右肩继续向后方移动,这时可以依靠上肢惯性的力量带动躯干和下肢而翻成俯卧位。俯卧位到仰卧位的训练:当左前臂支撑时,右肩部向后方拉,使两侧前臂负重相当,顺序相反的再一次过程,患者又变成仰卧位。

C_7 损伤的脊髓损伤患者不仅可训练用肩、肘及腕关节残存的肌力进行翻身,下肢翻动也可在较小帮助下完成。具体训练方法是:在患者的床侧设置一个吊带,翻身时将患者左前臂套在吊带中,右肘屈曲,同时伸展手腕至床垫边,左臂拉住吊带,身体重心移至支撑的右臂,将吊带松开后,左臂伸展置于身后,支撑身体,伸展右臂,双臂的共同支撑力向前移动双手,使重心移到腿上,依靠右臂伸直的力量使身体右倾,以背屈的右手腕勾在右膝下,屈曲右腿,此时面向右侧,靠右侧肘部的支撑力使身体向右侧倾斜,拉动左腿并屈曲、交叉至右腿上,左前臂在床垫上支撑体重,躯干放低呈右侧卧位。

(二)坐位训练

脊髓损伤平面越低,坐位训练越容易些。C_6 损伤患者可用床上拉环或抓床栏进行仰卧位到长坐位移动,上胸段脊髓损伤时往往难以完成无支撑的坐位活动,而下胸段脊髓损伤时多可完成无需双手支撑的坐位活动。脊髓损伤后长时间的卧床会造成严重的"废用"状态如全身的肌肉萎缩、关节挛缩、体位性低血压、压疮等,都会严重地影响坐位训练的进展及成果。"长坐位"的训练主要包括:平衡、减压及支撑、移动训练。

坐位平衡是颈髓损伤患者能否实现部分或完全生活自理的重要条件。C_7 以上损伤的患者可以训练躯干肌的控制来保持坐位平衡,如 C_4 损伤训练颈前、后肌,C_5 损伤训练颈肌、肩胛肌,C_6 损伤训练颈肌、肩胛肌及部分胸背肌(胸大肌、前锯肌及背阔肌等)。可以支撑的脊髓损伤(C_7 及其以下)患者可先将一只手抬起保持平衡,另一只手支撑,治疗师在后方保护。患者坐位的稳定性通过训练增加以后,在坐垫上保持"长坐位",可在训练中增加一些接、投球的练习活动。在此基础上,再进行其他动态的平衡训练。

减压训练有助于减少长期卧位、坐位时压疮的发生,坐位支撑(即独立减压)训练是移动训练的基础。C_{1-3}损伤患者可借助动力式躺倒/倾斜装置自我减压,C_4损伤患者可用头控开关操作动力式躺或倾斜轮椅进行减压训练,C_5损伤患者还可操作肘控开关,C_6损伤患者在坐位可使用拉环进行重心前移的减压训练,C_{7-8}损伤患者可坐位撑起进行独立的减压训练。患者的支撑能力需要三角肌、背阔肌、胸大肌具有接近正常的肌力,肩关节、肘关节及腕关节的活动在正常范围内。C_7以下脊髓损伤患者可练习双上肢伸直、双手支撑床面,进行抬臀训练,治疗师在后方保护(图3-3-20)。必要时,可用一个加高的把手训练上肢的支撑力。

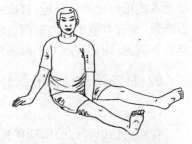

图3-3-20 长坐位支撑训练

自主的身体移动是患者能否实现生活自理的重要条件。①训练支撑向前方移动:患者的双下肢应呈外旋状态,双手与身体靠近,双膝关节放松,支撑点选择在髋关节稍靠前处,伸展肘关节,前臂旋后,令患者头、躯干向前屈曲,抬起并向前移动臀部。②训练支撑向侧方移动:当训练患者向右移动时,左手必须靠紧臀部,右手与左手应放在同一水平上,在离臀部30cm处将肘部伸展,前臂后旋或取中立位,此时躯干应向前屈,将臀部抬起,头和肩部向右侧移动。

(三)站立训练

站立训练可以改善患者的血管运动功能,促进血液循环,避免发生体位性低血压,预防由于长期卧床而发生的下肢关节挛缩、骨质疏松、压疮、泌尿系感染等,站立训练是行走训练的基础。脊髓损伤患者因损伤水平不同,活动能力也不同。C_{2-6}损伤的患者可依靠起立床站立,$C_7 \sim T_4$损伤的患者可练习平行杠内站立,T_{4-9}损伤的患者在装配与胸腰支具结合的长腿矫形支具(KAFO)后可保持直立位,下胸段脊髓损伤患者需长腿支具和拐杖的支持进行站立训练,腰段损伤患者也常需要下肢支具进行站立训练。根据患者的不同情况,站立训练应尽早进行。

站立训练包括由坐位向站立位的转移及站立平衡训练。患者要从坐位转变成站立位,首先要锁定膝关节,然后由他人帮助或借助臂力扶持他物才能站起来。例如训练患者坐在轮椅上向站立位转移时,治疗师应面对患者,指导其身体向前倾,双手握住平行杠一端,抬高肘部以与腕部的垂直力支撑身体,双脚承重时伸展髋关节,双肩后缩,头部伸展,双手沿平行杠向前稍移动,保持站立,患者依靠轮椅和翻身动作独立完成由坐位转为站立位(图3-3-21)。

C_{7-8}损伤患者的平行杠内站立训练:这类患者脊髓损伤的水平较高。完全性脊髓损伤患者只能在复合支具的支撑下,依靠治疗师的大力帮助和扶持才能完成。训练的目的并不能使患者达到独立站立,而仅仅是改善一般状态。训练的步骤为:①站立前的准备:当患者在轮椅上支撑前移,足跟落地后,治疗师两腿分开,双手放在患者的腰或臀部,此时患者双臂抱住治疗师颈部,头自然转向一侧。②协助站起:以患者双下肢为支点,治疗师用自己的双膝将患者双下肢抵住后,将其向前拉起,直立,身体负重点在双脚上。③双手扶杠:治疗师用手向前托住患者臀部,使之伸展躯干、双肩,双手扶杠。④身体平衡、站立:治疗师在患者身

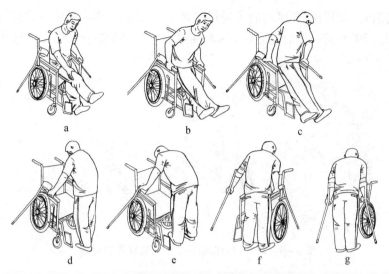

图 3 - 3 - 21　依靠轮椅和翻身动作完成由坐位转为站立位

后,一只手在患者臀部以一定的力使髋关节伸展,另一只手协助患者伸展躯干,达到身体在平衡状态下站立(图 3 - 3 - 22)。

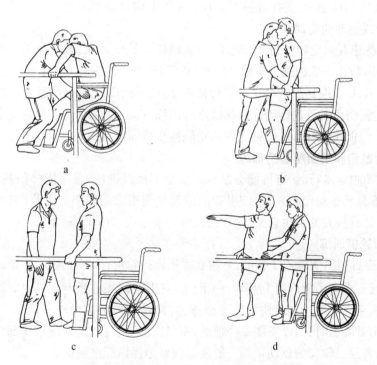

图 3 - 3 - 22　$C_{7\sim8}$损伤的平行杠内站立训练

(四)床 - 轮椅 - 床转移训练

C_6损伤患者可独立使用移动板及部分下压或转动上方的吊环、把手等动作来进行一些转移活动,$C_{7\sim8}$损伤患者可独立进行床到轮椅、轮椅到床的转移。脊髓损伤患者的床外活动主要依靠轮椅,因此,床与轮椅间的转移训练非常重要。

脊髓损伤患者利用肘的支撑功能可通过一块滑板完成转移。具体方法是:将固定好的轮椅放在与床呈30°角的位置,滑板架在床和轮椅之间,患者以一系列支撑动作向床(或轮椅)移动(图3-3-23)。

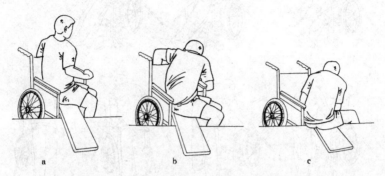

图3-3-23　利用滑板完成床与轮椅间的转移

有较好活动能力的患者,可直接做侧向或直角转移训练。①直角转移:轮椅置于床边30cm处,与床呈直角,固定轮椅,双手放在扶手上,用力向上撑起,同时移动向前至床上。②侧向转移:轮椅放置在与床呈30°角的位置并固定好,患者从右侧转移时,右手在床上支撑,左手支撑在轮椅扶手上,支撑起躯干,向前、左侧方向移动至床上。

(五)步行或驱动轮椅训练

鼓励和训练患者站立和步行可以预防和减轻体位性低血压,改善全身(特别是瘫痪下肢)的血液循环,防止下肢的关节挛缩,减轻骨质疏松,对于改善患者的心理状态也有重大的影响。一般说来,$C_{5\sim7}$损伤患者可进行平行杠内站立训练,$C_7 \sim T_5$损伤患者可进行平行杠内步行训练,$T_{6\sim9}$损伤患者可进行治疗性拐杖步行训练,$T_{10} \sim L_1$损伤患者可进行室内功能性拐杖步行训练,$L_{3\sim5}$损伤患者可进行社区内的功能性步行训练。

(六)安全跌倒和重新爬起的训练

在患者试图独立步行时,有可能会跌倒。如果不经过训练,很可能摔伤甚至骨折,而且一旦跌倒,很难自己重新爬起来,这使患者的活动受到很大的限制。因此,训练安全的跌倒和重新站起来具有很大的实用意义,物理治疗师需要重视这些训练。

(七)驱动轮椅训练

$C_{1\sim3}$损伤患者利用便携式呼吸机、下颚或呼吸操控轮椅;C_5损伤患者在辅助下可手控动力轮椅跨越障碍,在短距离内可利用水平面上的突出按钮操作手动轮椅;C_6损伤患者徒手驱动轮椅,中短距离不平整路面扶手需要摩擦力,跨越障碍物需中等帮助;$C_{7\sim8}$损伤患者轮椅上斜坡、进出升降器时,门口需要一些帮助,粗糙路面需要监督;脊髓损伤部位较低而上肢功能健全的患者经过轮椅的驱动训练一般能够较好地操纵标准轮椅。

后轮行驶平衡技术:轮椅一般靠后面两个大轮上下马路沿或不高的平台(图3-3-24)。后轮平衡技术应使患者掌握三个基本动作:①轮椅翘起时小轮离地,后轮着地。患者在大约10点处握住驱动环,向后方转动后轮,在快速向前推时,惯性会使前轮离地翘起。②注意保持轮椅后轮的平衡。通过前后转动后轮及自身头部和肩部的位置调节平衡。③后轮平衡时行进、转弯。

轮椅上下路沿行走:使用轮椅行走训练包括上路沿和下路沿两部分。上路沿时依靠轮

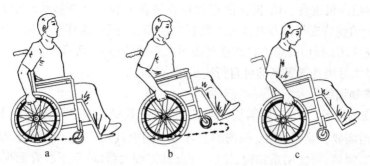

图 3 - 3 - 24　后轮上的平衡训练

椅后轮的支撑力翘起前轮,向前用力驱动轮椅将前轮跨上路沿,此时患者身体前倾,再向前用力驱动轮椅,后轮跨上路沿。下路沿时,轮椅后轮在靠近路沿处,患者身体前倾,缓慢平稳向后倒退,即可完成下路沿动作(图 3 - 3 - 25)。

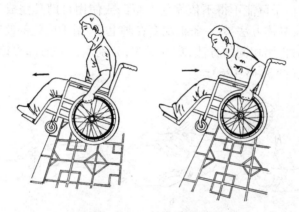

图 3 - 3 - 25　上下马路沿训练

(八)上下台阶的训练

T_2 以下损伤的患者才有可能经过训练完成上下台阶的动作。一般可利用楼梯扶手和拐杖来实现上下台阶的训练。这种训练实际上要用患者双臂的支撑力使全身抬起,然后将双腿摆动到下一级台阶上。可见,患者必须首先训练出相当的臂力,才能够完成上下台阶的动作。

患者脚尖位于台阶边缘平衡站立位,上阶梯时依靠两侧的扶手或拐杖(若使用拐杖,双拐置于台阶上),通过双上肢的支撑力将臀部向后抬起,双下肢向前摆动,双脚达到上一级阶梯时,伸展躯干、髋关节,平衡身体。

下阶梯时,患者平衡站立,依靠两侧的扶手或拐杖做支撑动作,提起双脚,向前摆动至下一级台阶,双脚着地后立即过伸髋关节,肩部向后,保持身体平衡。

几乎所有的完全性脊髓损伤患者,都不可能经过训练恢复接近于正常的步行功能和上下台阶的功能。这种训练实际上只是依靠上肢对扶手或拐杖的支撑使身体抬起,利用重心移动实现下肢摆动(单腿或双腿)来完成,而不是靠神经支配的主动性随意的屈髋、屈膝动作实现的。

(九)进食训练

C_4 及以上的损伤会造成两上肢瘫痪,因而严重影响患者自己进食,可训练用长吸管、吸管固定器或自动喂食机进食。C_5 损伤的患者自我进食需利用支撑前臂的动力装置或悬吊带或带 U 型袖套的腕背支具以及其他辅助装置如防撒盘、固定的杯子或杯子固定器以及带角度的勺子或餐具;C_6 损伤的患者自我进食需用大手柄的杯子、戴 C 型套的餐具等;C_7 以下损伤的患者通过练习用普通餐具均可自行完成进食活动。

(十)穿脱衣物训练

C_4 以上损伤的患者,穿脱衣物需要大量辅助;C_5 损伤的患者在一定辅助下可自己穿上衣,穿下身衣服时需要大量帮助;C_6 损伤的患者可利用惯性及代偿运动翻身、坐起及拉上衣物来自己穿上衣、短裤,可使用系扣钩、拉链,穿鞋袜需较大帮助;双下肢脊髓损伤的患者,如不能坐起但能翻身,在训练后穿脱上衣应不成问题,还可以用手系各种扣子。

患者穿套头衫时,双手分别插入同侧衣袖,用手分别将对侧衣袖上拉使手腕伸出袖口,上举双手,头部从领口套入后伸出,将上衣整理平整。患者脱套头衫时,躯干前屈,先褪头部,用双手从领口后部将套头衫上拉,然后分别褪出双臂。

脊髓损伤患者穿脱裤子可能不得不依靠他人帮助或使用自助具完成。患者如能坐起,则应训练自己穿脱裤子,具体方法:将一条裤腿套在脚上后,用手或腕部使膝部呈稍屈曲状,向上拉裤子至大腿上部;再用相同的方法,穿好对侧;分别用一侧肘部支撑身体完成用手将裤子上提至腰部的过程(图 3 - 3 - 26)。

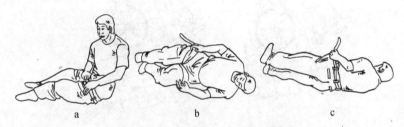

图 3 - 3 - 26　脊髓损伤患者穿脱裤子

(十一)洗漱训练

C_5 损伤患者可练习利用手套等洗刷辅具自己洗漱,包括洗脸、刷牙、利用带长杆的洗澡海绵洗澡;C_6 损伤患者可练习自我清洁,包括用改造的器具刷牙、化妆、梳头,练习坐淋浴凳、手握淋浴头自己洗澡;C_7、C_8 以下损伤患者经过训练自己可相对容易地完成洗漱和洗澡的活动,不过同样需要对盥洗间加以无障碍改造。为了简化活动的难度,同样可加用自助具,如长把的刷子等(图 3 - 3 - 27)。

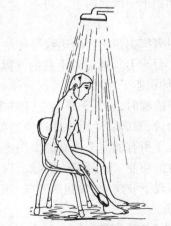

(十二)入厕训练

C_5 及以上损伤患者大小便护理需大量帮助。C_6 损伤患者可训练自己护理大小便,包括辅具帮助下塞肛门栓剂,男性较小帮助下自我导尿,女性导尿需较大介助。C_7、C_8 以下损伤患者经过训练,可相对容易地完成大小便护理。大小便护理首先需厕所的无障碍改造,使用的便器应为座便器,其高度与轮椅等高,

图 3 - 3 - 27　患者用长把的刷子洗澡

同时应在座便器的两侧或上方安装扶手,这样易于患者完成轮椅与座便器之间的转移。需要练习轮椅–座便器–轮椅的侧向转移、入厕时穿脱裤子、便后自己使用手纸,保持会阴部、厕所的清洁卫生。使用其他一些方便的辅具有助于简化活动的难度,如适宜高度的移动盆凳入厕或入厕后即可自动冲洗的座便开关等。

(十三)日常家务训练

应根据脊髓损伤患者的不同情况选择适宜的家务活动训练内容,也要创造厨房、房间的无障碍环境便于患者从事这些活动,如将灶具改造成患者能够在轮椅上进行操作的高度(图3–3–28)。在方便轮椅移动的厨房,损伤患者可训练借助模拟手功能的辅具从事轻量级的厨卫活动,C_7损伤患者,因手内在肌力量缺乏,仍需借助辅具从事家务训练,C_8损伤患者可训练无辅具从事多种家务劳动,如烹饪、打扫房间等。

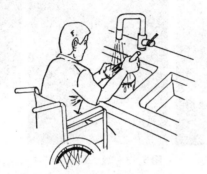

图3–3–28 灶具改造成患者能在轮椅上进行操作的高度

(熊国星、戴东)

第四节 颈椎病、肩关节周围炎、慢性腰痛的社区作业疗法与服务

一、颈椎病的社区作业疗法与服务

(一)疾病特点

1. 定义 颈椎病是指颈椎间盘、颈椎椎体及其各骨关节、软骨、韧带、肌肉、筋膜等组织发生退行性变,刺激或压迫了邻近的神经根、脊髓、椎动脉及颈部交感神经等组织,出现一系列功能障碍的临床综合征。

2. 病因 颈椎病的病因尚未完全阐明,一般认为它是多种发病因素共同作用的结果。颈椎在脊柱中体积最小,但活动度最大,且使用频率最高,因此,随着人体的生长发育和衰老而较早地发生退变,尤其是椎间盘,在20~30岁时开始退变。退变首先发生在活动最多、范围最大的$C_{5~6}$椎间盘,构成椎间盘的细胞、基质及纤维异变,承载能力及应力分布异常,椎间隙逐渐狭窄,椎体间不稳定而产生错动,此错动牵拉纤维环及四周纵韧带,它们牵拉椎体边缘,可引起骨膜下出血、血肿;机化、骨化便产生骨质增生,形成骨刺。椎体后缘骨刺及膨出或突出的椎间盘组织可能压迫腹侧的硬脊膜、脊髓前动脉、脊髓、神经根及根动脉。钩突及上关节突增生可压迫神经根、椎动脉及其伴行的交感神经,但脊髓或神经根受压不一定产生症状,还与个体的其他因素有关。此外,外伤、慢性劳损(不良体位、过度运动)、椎管狭窄等是颈椎病发病的重要诱因或因素。

3. 诊断 颈椎病的诊断主要依靠详细的病史询问及物理检查,辅以影像学及其他检查。X线检查是颈椎病诊断的重要手段,也是颈椎最基本、最常用的检查技术,即使在影像学技术高度发展的条件下,仍然是颈椎病影像学检查的首选方法。正常颈椎正位片,椎体排列呈一条直线,除寰椎、枢椎外,均有椎体、椎弓根、横突、上下关节突、棘突等结构,自上而下,各颈椎基本等大,棘突居中,横突位于椎体两侧。开口位可见寰椎两侧块与枢椎齿状突的距离相等。侧位片上,颈椎呈前凸弧形排列,椎体为方形,上下面平整,椎间盘前高后稍低,后方为棘突。斜位片上可清楚地看到两侧椭圆形椎间孔的形态(图3-3-29)。

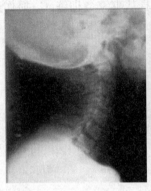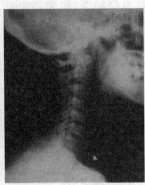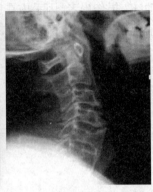

图3-3-29 颈椎侧位片

计算机断层扫描简称CT扫描,提供普通X线检查所不及的横断层面图像、不同组织的CT值的测量和观察,必要时要进行增强检查等,可以从水平面观察整体颈椎椎管的解剖和病理变化,尤其在病变较小时,CT横断层面的变化就更清楚,可以准确地判断出颈椎椎管狭窄、椎间盘突出的程度和部位。

磁共振成像(MRI)是一种新型的影像学检查手段,具有独特的优越性,尤其对脊髓病变具有较高的检测灵敏度,且无电离辐射及其他有害的副作用。磁共振成像在颈椎诊断中,不仅能显示颈椎骨折与椎间盘突出向后压迫硬脊膜囊的范围和程度,而且可反映脊髓损伤后的病理变化。

另外,不同类型的颈椎病有不同的特殊体征,灵活应用颈椎病的特殊检查方法在临床上有着重要的意义。①颈椎椎间孔挤压试验:患者取坐位,头颈后仰并向侧方旋转。检查者立于背后,用双手按压患者额顶部,出现上肢放射痛或麻木为阳性,故又称压顶试验。检查时亦可让患者处于颈部侧屈或前屈位,对症状轻者可采用头顶叩击法检查,即检查者一手手掌平放于患者头顶部,另一手握拳轻叩手背,阳性体征提示颈神经根受压(图3-3-30)。②臂丛神经牵拉试验:患者取坐位,颈椎略屈曲并向健侧旋转,检查者立于患者患侧,一手抵于患者颞顶部推向健侧,另一手握患侧手腕向相反方向牵拉,出现上肢麻木或疼痛为阳性。用于神经根型颈椎病及臂丛神经损伤的检查(图3-3-31)。③椎动脉扭曲试验(旋颈试验):令患者颈后伸,并且主动做向左、右旋转动作,如出现头晕、耳鸣,即属阳性,提示椎-基底动脉供血不足。因为此试验可引起呕吐或猝倒,对年龄大、头晕较重者,检查时应密切观察,以防用力过猛而发生意外。除椎动脉型颈椎病外,血管疾病患者亦可现阳性。

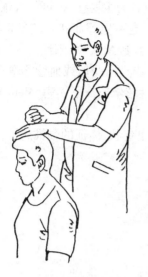
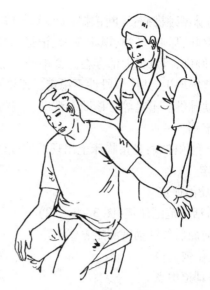

图3-3-30　颈椎椎间孔挤压试验　　　图3-3-31　臂丛神经牵拉试验

4. 分型　颈椎病的一些临床表现特异性不强,因此要注意与其他疾病相鉴别。根据临床表现的不同,把颈椎病分为五型:

(1)神经根型颈椎病:此型最常见,约占65%。诊断依据:①颈肩痛并向臂或手部放射,或伴肩、臂、手、指端麻木。②椎间关节退变累及神经根的相应支配区域感觉和运动障碍,主要表现为受累神经所出现的周围神经损害,如感觉减退或肌肉无力、萎缩,肱二、三头肌肌腱反射减弱或消失。③X线平片显示椎间关节退变,如颈椎生理曲度变直,椎间关节不稳定,相应椎间隙变窄,椎体后缘骨质增生,椎间孔变小等。MRI或CT显示神经根受压。一般,X线片阳性,可结合临床作初步诊断。④颈椎挤压试验、臂丛牵拉试验阳性。此型应与肩周炎、原发性肌萎缩侧索硬化症、颈椎及椎管内肿瘤等鉴别。

(2)脊髓型颈椎病:此型起病缓慢,逐渐加重,是颈椎病最重而又能致残者。诊断依据:①临床具有脊髓受压而出现的髓性感觉、运动与反射障碍等中枢神经损害。临床症状多先从下肢无力、双腿发紧(如绑腿感)、抬步沉重感等开始,渐而跛行、易跌倒、步态笨拙、束胸感、握物不稳、精细动作障碍等。检查可见腱反射亢进,肌张力高,肌无力,肌肉萎缩,踝阵挛,霍夫曼征、巴宾斯基征阳性等锥体束征,腹壁、提睾反射减退或消失,屈颈试验阳性。②颈椎正位及屈伸位X线片显示椎间关节退变,MRI或CT证明脊髓受压。合并发育性椎管狭窄、后纵韧带骨化、先天性颈椎融合时,脊髓更易形成压迫。③脊髓受压段与阳性体征一致。此型应与颈椎间盘突出症、椎管内肿瘤、多发性硬化、侧索硬化症等引起脊髓损害的疾病相鉴别。

(3)交感型颈椎病:此型主观症状多,客观体征少,尚缺少明确的诊断依据。具有交感神经功能紊乱,尤其头面部、耳及眼部症状明显,多为交感神经兴奋激惹症状,少数出现抑制症状,前者有头痛、偏头痛、头晕、眼裂增大、视物模糊、眼球胀痛、瞳孔散大、心动过速、心前区痛、血压升高、肢体发凉、多汗等症状,后者有头昏眼花、眼睑下垂、心动过缓、血压偏低、胃肠蠕动增加等。结合颈椎正位及过伸过屈位X片显示椎间关节退变及节段性不稳定,可作初步诊断。用0.5%普鲁卡因(5~8ml)做颈段硬膜外封闭,症状即刻消失,可帮助明确诊断。应与脑血管病、高血压病、神经官能症、心脏病等相鉴别。

（4）椎动脉型颈椎病：诊断依据：①以短暂阵发性眩晕为主要症状,可伴有颈肩或颈枕部疼痛、恶心、呕吐、耳鸣、耳聋、视物不清、记忆力减退、行走不稳等症状。眩晕常因颈部转动而诱发,甚或倾倒,但意识大都存在。②椎动脉扭曲试验（旋颈试验）阳性。③X 线平片显示钩突或上关节突增生,并伴节段性不稳定。④椎动脉造影显示受压或血管痉挛,脑血流图显示椎－基底动脉供血不足等对诊断有帮助。应与耳源性眩晕或梅尼埃病（Meniere 综合征）、脑血管病相鉴别。

（5）混合型颈椎病：是指临床上出现两型或两型以上症状、体征的颈椎病。

（二）评定

1. 运动功能评定

（1）关节活动范围评定（图 3－3－32）

①颈椎前屈后伸活动度测定：

体位：坐位或立位。

轴心：外耳道中点。

固定臂：与地面垂直。

移动臂：与鼻尖连线一致。

正常值：前屈 0～45°,后伸 0～45°。

②颈椎左右侧屈活动度测定：

体位：坐位,固定脊柱防止胸腰椎侧屈。

轴心：C_7 棘突。

固定臂：C_7 棘突与 C_5 棘突连线。

移动臂：枕骨粗隆与 C_7 棘突的连线。

正常值：0～45°。

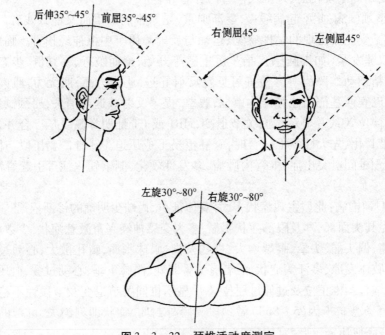

图 3－3－32 颈椎活动度测定

③颈椎左右旋活动度测量：

体位：坐位或卧位。

轴心：头顶。

固定臂：与通过头顶的矢状轴一致。

移动臂：鼻梁与头顶的连线一致。

正常值：$0 \sim 80°$。

（2）肌力评定：对易受累的肌肉进行肌力评定，并与健侧对比。一般包括冈上肌、三角肌、胸大肌、肱二头肌、肱三头肌、伸腕肌、骨间肌等。

2. 疼痛评定　可采用视觉模拟评分法（VAS）、疼痛问卷（McGill）、口述分级评分法（VRS）等，但治疗前后应采用同一种评定方法。

3. 感觉与反射评定（表3-3-6）　通过感觉与反射异常的部位可以大致确定病变的椎体阶段，鉴别颈椎病的类型，判断颈椎病的严重程度。此外，某些病理反射的引出，如霍夫曼征、巴宾斯基征等是诊断脊髓型颈椎病的重要依据。

表3-3-6　神经根型颈椎病各神经根受累症状

受累神经根	疼痛部位	感觉异常区	无力的肌肉	减弱或消失的反射
$C_{4 \sim 5}$, C_5	上臂外侧	上臂外侧三角肌区	冈上肌、冈下肌、三角肌、肱二头肌、菱形肌	肱二头肌肌腱
$C_{5 \sim 6}$, C_6	上臂外侧，前臂桡侧	拇指、示指	肱二头肌、肱桡肌、腕伸肌	肱二头肌肌腱、桡骨膜
$C_{6 \sim 7}$, C_7	上臂外侧、前臂桡侧	示指、中指、腕桡侧	肱三头肌、腕屈肌、指伸肌	肱三头肌肌腱
$C_7 \sim T_1$, C_8	上臂及前臂尺侧	小指、环指	指屈肌	
T_1	上臂内侧	上臂内侧	骨间肌	

4. 日常生活活动（ADL）评定　对较严重的患者进行吃、穿、住、行等基本生活能力和上街、购物、乘车等工具性日常生活能力的评定，可利用 Barthel 指数等方法进行评定。

5. 颈椎病治疗成绩评分（表3-3-7）。

表3-3-7　颈椎病治疗成绩评分

姓名：	性别：	年龄：	职业：	就诊日期：　　　年　月　日	
通讯地址：			联系方式：		
主诉：头痛、头晕，颈、肩、背疼痛和（或）颈僵不适，上肢疼痛、麻木、外伤					
			病程：　　　年　　月		
1. 自觉症状（最高分10分）					
（1）颈、肩、背部疼痛					
无			4分		
偶有轻度疼痛			3分		
常有轻度疼痛			2分		
常有严重疼痛			1分		

（续表）

常有难以忍受疼痛	0分
（2）上肢痛和（或）麻木	
无	4分
有轻度疼痛和（或）麻木	3分
常有轻度疼痛和（或）麻木	2分
常有严重疼痛和（或）麻木	1分
常有难以忍受疼痛和（或）麻木	0分
（3）头痛、头晕	
无	2分
轻度	1分
明显	0分
2. 临床检查（最高13分）	
（1）压痛	
无	2分
轻度	1分
明显	0分
（2）压顶和（或）椎间孔挤压试验	
阴性	1分
阳性	0分
（3）臂丛牵拉试验	
阴性	1分
阳性	0分
（4）颈过伸试验	
阴性	1分
阳性	0分
（5）感觉异常	
正常	2分
轻度	1分
明显	0分
（6）肌力分级	
5级	5分
4级	4分
3级	3分
2级	2分
1级	1分
0级	0分
（7）霍夫曼征	
阳性	1分
阴性	0分
3. 日常生活动作（最高6分）	
（1）颈活动（屈、伸、旋转）	
容易	2分

（续表）

困难	1分
非常困难	0分
（2）上肢负重（患肢）	
容易	2分
困难	1分
非常困难	0分
（3）睡眠翻身	
容易	2分
困难	1分
非常困难	0分

4. 自我满意程度（第4项作为参考）

　　治疗前　　很满意　　满意　　不满意

　　治疗后　　很满意　　满意　　不满意

影像学诊断：

X线片：生理曲度变直　　　　骨质增生

　　　　颈椎不稳　　　　椎间隙变窄　　,椎间孔变小

　　　　位置：$C_2 \sim C_3$　　　　$C_3 \sim C_4$　　　　$C_4 \sim C_5$

　　　　　　　$C_5 \sim C_6$　　　　$C_6 \sim C_7$　　　　$C_7 \sim T_1$

MRI、CT：椎间盘（膨出　　　突出　　　脱出）

　　　　位置：$C_2 \sim C_3$　　　　$C_3 \sim C_4$　　　　$C_4 \sim C_5$

　　　　　　　$C_5 \sim C_6$　　　　$C_6 \sim C_7$　　　　$C_7 \sim T_1$

	最高总评分	29		
治疗前评分　　　分	填表人	年	月	日
治疗后评分　　　分	填表人	年	月	日

（三）制定治疗计划和主要训练内容

颈椎病的发病机制尚未完全清楚，难以从病因学上根治，退变的组织也无法逆转。康复的目标是消除症状，恢复功能和防止再发。

1. 休息与制动　急性期卧床休息（1～2周）可减少颈椎负荷，使其稳定，有利于椎间关节的创伤炎症的消退，使症状减轻或消除。颈围领等支具有类似作用，但不如卧床作用更可靠，而且不能长期应用，否则可致颈部肌肉萎缩、关节僵硬。

2. 自我按摩　指导患者进行颈、肩、臂部简单的自我按摩。

3. 颈椎牵引　是常用和有效的方法。

（1）治疗作用：增大椎间隙及椎间孔，解除神经、血管受压，改善神经根内血液循环，消除淤血水肿；放松颈部肌肉，减轻椎间盘的压力；拉开被嵌顿的小关节滑膜，有利于膨出或突出的间盘回纳和移位的小关节复位。

（2）常用方法：常用颌枕牵引带牵引。牵引的角度、时间和重量是决定牵引效果的三个重要因素：①角度：牵引过程中颈椎应保持伸直，一般颈部前倾10°～30°。研究表明，牵引角度小时，最大应力位置靠近颈椎上段；反之，最大应力位置下移，应根据病变的部位来选择牵

引角度,并据患者的舒适度调整。②重量:牵引重量以能抵消颅脑重量并稍超过它才能显示牵引效应。正常头颅重量占人体重的 1/10 ~ 1/7,故牵引重量可从 5 ~ 6kg 开始。根据患者情况渐增至稍大于体重的 1/10 ~ 1/7,以不超过 15kg 为宜。每次牵引近结束时,患者应有明显的颈部受牵伸感觉,如感觉不明显,应酌情增加重量。③牵引时间与频度:通常每次牵引 20 ~ 30min,一般牵引重量较大时,时间较短;反之,时间可较长,每日牵引 1 ~ 2 次,10 次为一疗程,可牵引数疗程直至症状缓解。电动牵引装置可进行间歇牵引,有学者认为此法有利于放松肌肉,改善局部血液循环,方法是牵引 2min,放松或减量 1min。

（3）家庭自我颈椎牵引法:用两条小方毛巾缝一个前后两片的牵引头套或使用枕颌布带,用吊带把牵引头套或枕颌布带悬挂在牵引架上,注意在牵引头套或者枕颌牵引带内最好垫上一层柔软的毛巾,以免刺激颌面部皮肤。牵引架可以用木制衣架或其他铁架改制而成,牵引架的上端用结实的尼龙绳连接沙袋或砖等重物,并使尼龙绳通过一个固定在高处的滑轮。一块普通砖的重量约 2.5kg,可以根据不同的牵引要求,选用不同的重量。把牵引头套的前后两片分别套在下颌和枕部,使牵引力沿着颈椎椎轴方向牵拉。坐的椅子应稍向后一些,使牵引架上的绳子与垂直线成 10° ~ 30°。除坐位牵引外,也可以在床头设牵引架,于卧位情况下做持续牵引,牵引的方向和重量大致与前面所述的相同(图 3 - 3 - 33)。

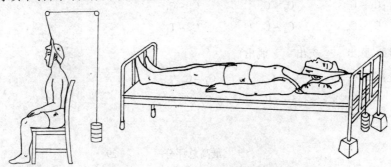

图 3 - 3 - 33　家庭自我颈椎牵引

4. 鼓励患者坚持练习颈椎医疗体操和进行适当的体育锻炼。

颈椎医疗体操方法如下:

第一节:左顾右盼。两脚分开,与肩同宽,两臂自然下垂,头颈慢慢向一侧转动,直至看到肩部,保持 3 ~ 5s,还原,再转向对侧。要求动作缓慢,幅度要大,使肌肉、韧带等组织受到充分牵拉。

第二节:健侧牵伸。头颈向健侧慢慢侧屈,同时患侧手臂伸直用力向下压,保持 3 ~ 5s,这时患肢可能感到手臂有发麻感,重复 5 ~ 10 次。如果是双侧手臂麻木、疼痛患者,此节不做。

第三节:夹脊牵颈。双脚分开,与肩同宽,双臂体侧叉腰,两臂用力向后,尽量使肩胛骨靠近脊柱,同时挺胸,头稍低,后颈向上拔,静止用力,保持 10s 左右,然后还原,重复 10 次。要求做到肩胛部出现酸胀,颈项部感到舒适。

第四节:抗阻后伸。双脚分开,与肩同宽,双手托住枕部,用力向前向上提拔,同时,头颈部用力对抗两手阻力向后仰,静止对抗 3 ~ 5s,还原,重复 10 次。

第五节:颈项环绕。双脚分开,与肩同宽,双手叉腰,头颈部放松,自然呼吸,自然转动颈部,幅度要大,顺时针、逆时针旋转颈部交替进行,重复 10 次。

5. 鼓励患者选择一些有兴趣的活动　可以改善颈部关节活动度,增强肌力,如游泳、园艺、放风筝等。

6. 指导患者制作药袋或热水袋进行热敷　注意温度不宜过高,时间不宜过长,以免损伤皮肤。药袋的制作方法如下:红花、乳香、没药、透骨草、防风、生川乌、生草乌、干姜各 30g,粉碎,装入布袋,放入锅中蒸 30min,取出放在患处热敷,温度以患者能忍受为度,每日一次。提醒患者注意颈肩部的保暖,以免寒冷影响颈肩部血液循环或加重肌肉痉挛。

(四)日常生活动作的指导和训练

(1)指导患者在日常生活和工作中保持正确的姿势,维持脊柱正常生理曲度。

①坐有靠背的椅子,颈背部挺直,不要过度低头、歪头、弯腰,避免坐很软的椅子或沙发,椅背和椅面有足够的承托力才能使颈背部保持正确的弧度。桌子和椅子的高度要适当,前臂要与桌面平行,避免缩肩。读书时可应用书架,以免肩部肌肉紧张(图 3 - 3 - 34)。

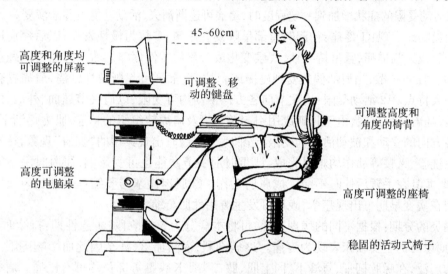

图 3 - 3 - 34　保持正确的坐姿

②睡眠时枕头高度要适中,约 15cm,不宜过高;仰卧时枕头置于颈后,使颈部保持后伸,侧卧时枕头与肩等高,以保持颈椎中立位(图 3 - 3 - 35)。另外,不宜俯卧,以免颈椎或肌肉扭伤。枕芯要柔软,富有弹性,如乳胶、荞麦皮、绿豆皮等较好。床及枕头不宜太软。

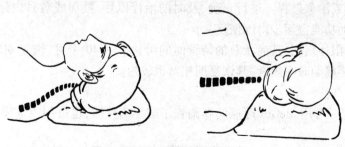

图 3 - 3 - 35　睡眠时颈椎姿态

③电视机位置高度要适中,不要仰头或低头看电视。避免躺在床、沙发上看电视。

④配戴双光眼镜者的镜片的光学中心应稍为上移,以免经常仰头。

(2)指导患者养成良好的作息习惯,避免颈部长时间处在一个固定的姿势(如看书、写字、操作计算机、看电视等)。同一姿势工作一小时左右,应起来活动颈部,放松颈背部肌肉,以免劳损。

(3)单手提重物会使颈肩部肌肉及关节劳损,应尽量把重物靠近身体及用双手交换提物。

二、肩关节周围炎的社区作业疗法与服务

(一)疾病特点

肩关节周围炎,简称肩周炎,是肩关节周围肌肉、韧带、肌腱、滑囊、关节囊等软组织损伤、退变而引起的关节囊和关节周围软组织的一种慢性无菌性炎症。女性发病率略高于男性,由于 50 岁左右的人易患此病,所以本病又称为"五十肩"。肩周炎是有自愈倾向的自限性疾病,当疼痛和运动受限的症状增加到一定程度时,疼痛可逐渐消失,活动功能可逐渐恢复。

肩周炎临床表现:①疼痛:初起时肩部呈阵发性疼痛,多数为慢性发作,以后疼痛逐渐加剧,或钝痛,或刀割样痛,且呈持续性,气候变化或劳累后常使疼痛加重。疼痛可向颈项及上肢(特别是肘部)扩散,当肩部偶然受到碰撞或牵拉时,常可引起撕裂样剧痛,肩痛昼轻夜重为本病一大特点。②活动受限:肩关节向各方向活动均可受限,以肩关节屈曲、外展、内外旋更为明显,随着病情进展,由于长期废用引起关节囊及肩周软组织的粘连,肌力逐渐下降,使肩关节各方向的主动和被动活动均受限,当肩关节外展时出现典型的"扛肩"现象,特别是梳头、穿衣、洗脸、叉腰等动作均难以完成,严重时肘关节功能也可受影响,屈肘时手不能摸到同侧肩部,尤其在手臂后伸时不能完成屈肘动作。③肌肉痉挛与萎缩:三角肌、冈上肌等肩周围肌肉在病变早期可出现痉挛,晚期可发生废用性肌萎缩。

肩周炎的分期:根据不同的病理过程,可将本病分为 3 个阶段:①急性期:持续时间约 6 个月,本期患者的主要临床表现为疼痛。疼痛剧烈,夜间加重,甚至因此而影响睡眠。压痛范围较为广泛,在喙肱韧带、肩峰下、冈上肌、肱二头肌长头腱等部位均可有压痛。肩关节因疼痛引起肌肉痉挛、韧带关节囊收缩而使部分活动功能受限,但肩关节本身尚可有相当范围的活动度。②冻结期:持续时间为 4~12 个月。本期患者疼痛症状已明显缓解,临床表现为肩关节的活动功能严重受限,肩关节周围软组织广泛粘连、挛缩,呈"冻结"状态。肩关节外展及前屈运动时,肩胛骨随之摆动而出现"扛肩"现象。③恢复期:持续时间为 5~26 个月。为本病的稳定期或治愈过程。进行正确、及时的治疗以后,数周或数月内疼痛逐渐减轻、消失,肩关节的活动功能也逐步得以恢复。

肩周炎是自限性疾病,其症状总的持续时间可达 12~40 个月,恢复期的长短与疼痛期的长短有关,即疼痛期时间短者,其恢复期相对也较短。

(二)评定

1. 疼痛评定　可用 McGill 疼痛问卷调查了解疼痛性质,也可用视觉模拟评分法(VAS)了解疼痛程度。

2. 肩关节 ROM 评定

(1)肩关节的屈、伸:是上肢在矢状面内向前上、后下方运动(图 3-3-36)。

体位:坐位或立位,上肢置于体侧,肘伸直。

轴心:肩峰。

固定臂:通过肩峰的垂线。

移动臂:与肱骨长轴一致。

正常值:屈曲 0～180°,伸展 0～60°。

(2)肩关节的外展、内收:是上肢在冠状面内向外、内侧运动(图 3 - 3 - 37)。

体位:坐位或立位,上肢置于体侧,肘伸直。

轴心:肩峰。

固定臂:通过肩峰的垂线。

移动臂:与肱骨长轴一致。

正常值:外展 0～180°,内收 0～75°。

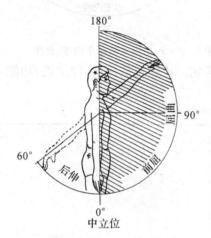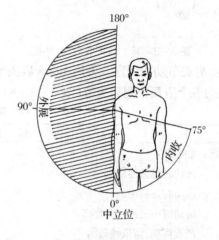

图 3 - 3 - 36　肩关节屈伸　　　　图 3 - 3 - 37　肩关节外展、内收

(3)肩关节的内旋、外旋:内旋是前臂在矢状面上向下肢的方向运动,外旋是前臂在矢状面上向头部方向运动(图 3 - 3 - 38)。

体位:俯卧位或仰卧位,肩关节外展 90°,肘关节屈曲 90°。

轴心:尺骨鹰嘴。

固定臂:与地面垂直。

移动臂:尺骨长轴。

正常值:内旋 0～80°,外旋 0～90°。

(4)肩关节水平内收、外展:水平内收是上肢外展 90°时在水平面内向前方运动;水平外展是上肢外展 90°在水平面内向后方运动(图 3 - 3 - 39)。

体位:坐位或立位,肩关节外展 90°。

轴心:肩峰。

固定臂:两肩峰连线。

移动臂:肱骨长轴。

正常值:水平内收 0～130°,水平外展:0～30°。

3. 肩关节肌力评定

(1)肩关节屈曲肌力:三角肌(前部)、肱肌。

(2)肩关节后伸肌力:背阔肌、大圆肌、三角肌(后部)。

(3)肩关节外展肌力:三角肌(中部)、冈上肌。

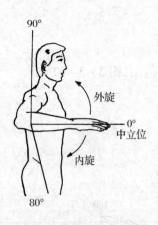

图 3 - 3 - 38　肩关节内旋、外旋

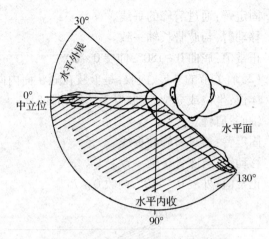

图 3 - 3 - 39　肩关节水平内收、外展

4. 肩关节功能评定　可用 Rowe 肩关节功能评定。该评定从疼痛、稳定性、功能、活动度、肌力五个方面检测肩关节(表3 - 3 - 8)。

表 3 - 3 - 8　Rowe 肩关节功能评定

标　准	计分
Ⅰ疼痛：无疼痛	15
活动时轻微疼痛	12
活动时疼痛增加	6
活动时中度或严重疼痛	3
严重疼痛,需依赖药物	0
Ⅱ稳定性正常:肩部在任何位置都坚强而稳定	25
肩部功能基本正常,无半脱位或脱位	20
肩部外展、外旋受限,轻度半脱位	10
复发性半脱位	5
复发性脱位	0
Ⅲ功能　正常功能:可以进行所有的日常生活和体育娱乐活动,	25
可提重物 12kg 以上,可游泳、打网球和投掷等	
中等程度受限:可进行一般的日常生活活动,	20
可游泳和提重物 6~8kg,可打网球,但打垒球受限	
头上方的工作受限:提重物中度受限(<4kg),	10
田径运动中度受限,不能投掷和打网球,生活自理能力差,有时洗脸、梳头需要帮助	
明显功能受限:不能进行一般的工作和提物,	5
不能参加体育活动,没有帮助不能照顾自己的日常生活活动	
上肢完全残疾	0
Ⅳ运动　外展　　151°~170°	15
前屈　　120°~150°	12
91°~119°	10
61°~90°	7
31°~60°	5
<30°	0

（续表）

标　准		计分
内旋	拇指可触及肩胛骨下角	5
	拇指可触及骶尾部	3
	拇指可触及股骨粗隆	2
	拇指可触及股骨粗隆以下	0
外旋	80°	5
	60°	3
	30°	2
	<30°	0
V　肌力	正常	10
	良好	6
	一般	4
	差	0

5. 日常生活活动（ADL）评定　利用 Barthel 指数等方法进行评定。

（三）制定治疗计划和主要训练内容

（1）首先要让患者了解肩周炎的病因、疾病的发展和预后，树立患者战胜疾病的信心。

（2）急性期或早期对肩关节采取固定和镇痛的措施，以减轻患者疼痛，如用三角巾悬吊（图 3 - 3 - 40），并对病肩做热敷、理疗或封闭等治疗。

（3）扩大肩关节活动范围训练。肩周炎冻结期主要表现为肩关节活动受限，治疗师可以指导患者做肩关节体操，练习时间以上午为宜，晚上练习容易使夜间疼痛加重，每次练习 5 ~ 10min，可少量多次。其方法主要为：

①俯身画圈：患者俯身，患侧肢体顺时针方向画圈数次后，再逆时针方向画圈数次（图 3 - 3 - 41）。

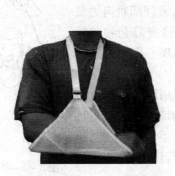

图 3 - 3 - 40　三角巾悬吊固定

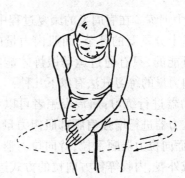

图 3 - 3 - 41　俯身画圈

②手指爬墙练习：侧面或前面站立，抬起患侧的前臂，以示指和中指贴墙，然后沿墙向上慢慢做爬墙式运动（图 3 - 3 - 42），或应用肩梯训练（图 3 - 3 - 43）。在每次爬行后的最高点均作记号，以便观察病情改善的情况。

③体操棒练习：双手握住体操棒，在体前，手臂伸直，然后反复用力向上举，尽量向头后部延伸；在体后，双手握棒，用力向上举（图 3 - 3 - 44）。

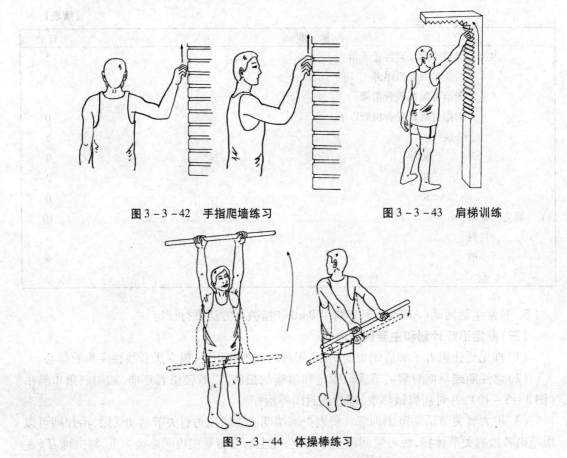

图 3 - 3 - 42　手指爬墙练习　　　　图 3 - 3 - 43　肩梯训练

图 3 - 3 - 44　体操棒练习

④滑轮练习:在高处悬挂滑轮,牵引绳两端均配有手柄,患者
站在当中,双手抓紧手柄,让健肢的主动运动带动患肢的被动运动
(图 3 - 3 - 45)。

(4)增强肌力训练。在肩周炎的康复过程中,肩胛部肌肉力量
的恢复和加强是十分重要的环节,而肌肉力量的恢复靠药物治疗
来解决是不太可能的,只有通过运动锻炼才能实现。肩周炎患者
增强肩胛部肌肉力量的练习方法有以下几种:

①利用拉力器进行练习:肩周炎患者可以利用墙拉力器或可
调节阻力的肩拉力器进行增强肩胛部肌肉力量的练习。根据锻炼
的要求,可采取面向拉力器顺手拉,背向拉力器反手拉,向上拉,也
可水平方向拉或外展、内收等各方向拉的方式进行练习,并逐渐增

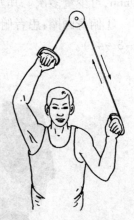

图 3 - 3 - 45　滑轮练习

加拉的阻力,以锻炼肩胛部肌肉。

②利用实心球进行练习:患者可选择重量适中的实心球,双手抱球,以健侧上肢的力量
带动患侧上肢进行前上举及侧上举运动。

③利用肩关节旋转活动器和划船器进行练习:患者将肩关节旋转活动器和划船器适当
调节至一定的阻力后,进行肩关节的环转运动,通过这两种器械的练习,肩关节各个运动方
向上的肌群的肌肉力量可以得到增强。

④利用松紧带圈进行练习:将一条长度2倍于患者肩宽的宽边松紧带制成一松紧带圈,套于患者两上肢腕关节处,患者双手握拳,双肘关节屈曲成90°,利用肩关节外展的力量拉开松紧带圈,并在此基础上进行双肩的外旋运动。

(5)利用社区内健身器材进行肩部锻炼(图3-3-46)。

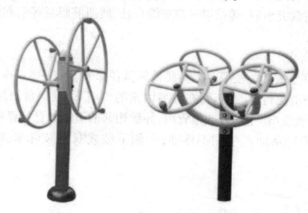

图3-3-46　社区内健身器材锻炼肩部

(6)鼓励患者选择有兴趣的文体活动进行肩部训练,如绘画、游泳、打羽毛球、打乒乓球等活动。

(7)指导患者制作药袋或热水袋进行热敷,注意温度不宜过高,时间不宜过长,以免损伤皮肤。

(四)日常生活动作的指导和训练

(1)指导患者解决日常生活中碰到的困难,学会梳头、穿衣、吃饭、系腰带等的技巧,如使用长把梳子梳头(图3-3-47);女患者穿着挂钩在前面或无肩带的胸罩(图3-3-48);穿衣时应先穿患侧的衣袖,后穿健侧的衣袖;脱衣时应先脱健侧衣袖,后脱患侧衣袖,以避免加重患侧肩部的损伤。

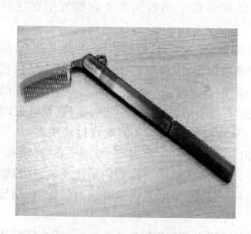

图3-3-47　长把梳子

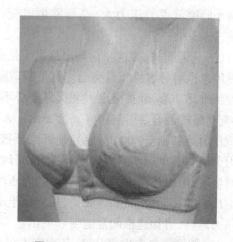

图3-3-48　前系扣的胸罩

(2)让患者每天坚持晒太阳1h,以促进肩部的血液循环,利于炎症的吸收。同时要注意照晒时间不宜过长,照晒时用伞或帽子遮挡头部以免中暑。在冬季提醒患者注意肩部的保暖,以免寒冷影响肩部血液循环或加重肌肉痉挛。

三、慢性腰痛的社区作业疗法与服务

（一）疾病特点

慢性腰痛是腰部功能紊乱的常见临床表现，而非单一的疾病，是一组症状群，由众多病因所致。现将腰椎间盘突出症、腰椎第三横突综合征、腰肌筋膜炎等引起慢性腰痛的临床常见病进行介绍。

1. 腰椎间盘突出症

（1）定义：腰椎间盘突出症主要是因为腰椎间盘各部分（图3-3-49）包括髓核、纤维环及软骨板有不同程度的退行性改变后，在外界因素的作用下，椎间盘的纤维环破裂，髓核组织从破裂之处突出（或脱出）于后方或椎管内，导致相邻的组织如脊神经根、脊髓等遭受刺激或压迫（图3-3-50），从而产生腰部疼痛，一侧下肢或双下肢麻木、疼痛等一系列临床症状。

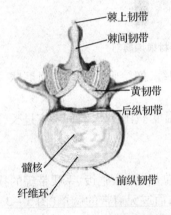

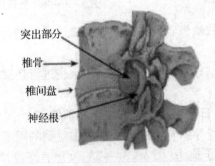

图3-3-49　椎间盘各部分　　　图3-3-50　椎间盘突出示意图

（2）流行病学：多见于青壮年。虽然腰椎各节段都可以发生病变，但由于$L_{4\sim5}$和$L_5\sim S_1$这两个间隙承受的压力大，容易发生退变，所以90%以上的椎间盘突出都发生在这两个间隙。

（3）病因病机：腰椎间盘突出症主要是由于椎间盘的退行性改变所致，在此基础上，某些诱发因素也可导致椎间盘突出。常见的诱发因素有以下几点：①外伤：强烈的冲击可以直接导致纤维环破裂，髓核突出。②腰部姿势不当：无论是睡眠或日常生活工作中，当腰部微屈时，突然旋转最容易引起腰椎间盘突出。人体腰部处于前屈20°～30°时，髓核后移，此时椎间隙压力最高，旋转动作最容易使纤维环破裂，从而髓核突出。③突然或过度负重：从事重体力劳动和举重运动的人，容易发生椎间盘突出。④腹腔内压力增高：如剧烈咳嗽、喷嚏、用劲时屏气、用力排便等，均可使腹腔的内压增高，从而破坏椎体与椎管内平衡关系，导致椎间盘突出。⑤长期震动：如驾驶员，长期处于坐位和颠簸中，腰椎间盘承受压力较大，长期反复的压力增高，可加速椎间盘退变和突出。

（4）腰椎间盘突出症分型：从程度上可分为：①膨出：髓核未突破纤维环，纤维环整体移位后压迫相邻组织，此型最轻，最易于恢复。②突出：髓核突破纤维环，刺激、压迫周围组织，未突入椎管内，此型最常见，一般保守治疗能够恢复。③脱出：突出的髓核进入椎管内。此型较少见，保守治疗困难，在保守治疗无效的情况下宜尽早手术治疗。

根据髓核突出的方向可分为:①单侧型:产生单侧下肢症状,此型最为多见。②双侧型:出现双侧下肢症状。③中央型:可压迫马尾神经,出现会阴部麻痹及大小便障碍等症状。

(5)诊断依据:患者多为青壮年;有腰部外伤、慢性劳损或受寒湿史,大部分患者在发病前有慢性腰痛史;多诉腰痛,并向臀部或一侧下肢或两侧下肢放射,咳嗽、喷嚏时加重;发病久者可有腿或足的局部麻木;腰部活动受限,脊柱侧弯,腰生理弧度消失,病变部位椎旁有压痛,并向下肢放射,下肢局部感觉过敏或减退,病程长者可出现肌肉力量减退,甚至肌萎缩;直腿抬高或加强试验阳性,膝、踝反射减退或消失;X线摄片可见脊柱侧弯,腰生理前凸消失,病变椎间隙可变窄,相邻椎体边缘有骨质增生;CT和MRI检查可显示椎间盘突出的部位和程度。临床诊断主要靠病史和医生的体格检查,CT和MRI检查只是在此基础上的辅助,有利于明确和鉴别诊断。不能抛开临床的病史和体格检查,仅依靠CT和MRI等检查来妄下诊断,只有当相邻组织受到影响而出现一系列临床症状时,才可以诊断腰椎间盘突出症。

2. 腰椎第三横突综合征

(1)定义:腰椎第三横突综合征是指附着在 L_3 横突的肌肉、韧带、筋膜受各种因素刺激而受损产生无菌性炎性肿胀、充血、渗出,并发生骨膜纤维组织刺激,久之使神经纤维发生变化而导致疼痛。

(2)流行病学:多见于青壮年患者,腰部扭伤或劳损后起病,表现为单侧或双侧腰痛,向同侧下肢放射,很少过膝,腰部活动时加剧, L_3 横突处压痛明显。

(3)病因病机: L_3 作为腰椎生理前凸弧度的顶点,是重力传导的中心部分,当腰椎前屈后伸、左右旋转时,两侧的横突所受到的牵拉应力最大。 L_3 横突末端附着着腰背筋膜、腰方肌、骶棘肌等众多肌肉,同时,臀上皮神经、股外侧皮神经等也附着其上,从而形成了肌肉－神经－骨骼的交集处。在日常生活中,长时间坐位、站位或弯腰姿势不正确,导致腰背部肌肉长时间收缩,附着在 L_3 横突部的肌肉、筋膜很容易出现纤维组织的慢性无菌性炎症而刺激周围神经出现第三腰椎横突综合征。

(4)诊断依据:① L_3 横突末端有明显压痛,有时可触及大小不等的条索或圆形的软组织,压迫该点可引起同侧下肢的放射痛,直腿抬高试验大多正常。②用1%普鲁卡因5ml局部封闭时,疼痛常可消失。

3. 腰肌筋膜炎

(1)定义:腰肌筋膜炎是发生在腰部软组织的劳损性疾病,多由长期腰部持力、弯腰活动或腰部姿势不良所致。临床表现为腰部隐痛,时轻时重,劳累加重,休息好转,反复发作。病理机制为腰部筋膜的劳损、变性纤维化,产生条索状硬结,压迫末梢血管,使局部组织代谢发生障碍,从而出现疼痛。

(2)诊断依据:既往可有腰部外伤史,或有长期反复发作腰痛史,多具有职业特点;腰痛多为隐痛,一侧或两侧腰骶部酸痛不适,时轻时重,缠绵不愈;久坐、久行、劳累后加重,休息后减轻;急性发作者,疼痛可十分剧烈,以致卧床不起;检查脊柱外形一般正常,一侧或两侧骶棘肌、腰骶关节、棘突上或棘突间等处可有轻度压痛,腰活动一般无明显障碍;X线一般无明显异常,可有腰骶部骨骼先天性结构缺陷,如腰椎骶化、骶椎腰化、隐性脊柱裂等。

(二)评定

1. 腰椎活动度的评定

(1)腰椎的屈曲:在矢状面运动(图3－3－51)。

体位:立位。

轴心:L5 棘突顶点。

固定臂:通过 L5 棘突的垂直线。

移动臂:C7 与 T5 棘突的平行线。

正常值:0~90°。

(2)腰椎的伸展:在矢状面运动(图 3-3-52)。

体位:立位。

轴心:L5 顶点。

固定臂:通过 L5 棘突的垂直线。

移动臂:C7 棘突与 T5 棘突的平行线。

正常值:0~30°。

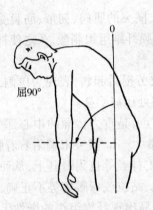 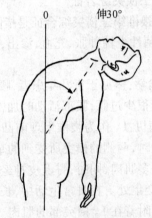

图 3-3-51 腰椎的屈曲   图 3-3-52 腰椎的伸展

(3)腰椎的侧屈:在冠状面运动(图 3-3-53)。

体位:立位。

轴心:L5 棘突。

固定臂:髂后上嵴连线中点的垂线。

移动臂:C7 棘突与 T5 棘突的平行线。

正常值:20°~30°。

(4)腰椎的旋转:在水平面运动(图 3-3-54)。

体位:立位,固定骨盆。

轴心:头部上面中点。

固定臂:两侧肩峰连线。

移动臂:髂后上嵴连线。

正常值:0~30°。

2. 感觉与反射评定 腰椎间盘突出症因受累的椎间盘不同而出现不同部位的感觉异常以及反射改变(表 3-3-9)。腰椎第三横突综合征出现的感觉异常主要表现在单侧或双侧腰部,并向同侧下肢放射,但很少过膝。腰肌筋膜炎的感觉异常主要以腰部疼痛为主。

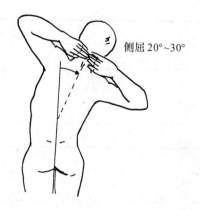

图 3 - 3 - 53　腰椎的侧屈　　　　　　　图 3 - 3 - 54　腰椎的旋转

表 3 - 3 - 9　腰椎间盘突出症感觉与反射改变

突出部位	$L_{3 \sim 4}$ 椎间盘	$L_{4 \sim 5}$ 椎间盘	L_5、S_1 椎间盘
受累神经	L_4 神经根	L_5 神经根	S_1 神经根
感觉异常部位	小腿靠内侧	小腿外侧或足背包括拇趾	小腿和足外侧包括外侧三足趾
反射改变	膝反射减弱或消失	无改变	踝反射减弱或消失

3. 下腰痛评定　用 JOA 评分系统(表 3 - 3 - 10)评定。

表 3 - 3 - 10　下腰痛 JOA 评分系统

主观症状	评分（最大 9 分）
下腰痛	
无	3
偶尔轻微疼痛	2
经常轻微疼痛或偶尔严重疼痛	1
经常或持续性严重疼痛	0
腿痛和(或)麻刺感	
无	3
偶尔轻微症状	2
经常轻微疼痛或偶尔严重症状	1
经常或持续性严重症状	0
步态	
正常	3
尽管能引起疼痛、麻刺感，但仍能步行超过 500m	2
由于腿痛、麻刺感和(或)肌肉无力，行走不能超过 500m	1
由于腿痛、麻刺感和(或)肌肉无力，行走不能超过 100m	0

（续表）

临床体征			（最大6分）
直腿抬高试验(包括腘绳肌)			
正常			2
30°~70°			1
小于30°			0
感觉障碍			
无			2
轻微			1
明显			0
肌力下降(MRC分级)			
正常(5)			2
轻微无力(4)			1
明显无力(3)			0
日常活动受限			（最大14分）

	受限制		
	严重	中度	无
卧位时转身	0	1	2
站立	0	1	2
洗衣服	0	1	2
向前俯身	0	1	2
坐(约1h)	0	1	2
举或手持重物	0	1	2
步行	0	1	2

膀胱功能(-6分)	
正常	0
轻度排尿困难	-3
严重排尿困难(尿失禁、尿潴留)	-6

（三）制定治疗计划和主要训练内容

1. 卧床休息及限制活动　腰痛急性期要求患者平卧休息,特别是腰椎间盘突出症患者,垫高小腿使髋和膝屈曲、髂腰肌放松的平卧位,可使腰椎压力降至最低水平,有利于消肿及使症状缓解。但长时间的卧床容易引起肌肉萎缩、骨质疏松以及心理障碍,所以在卧床2~3h后可下床站立3~5min。疼痛缓解后,可在床上进行腰背肌和腹肌的锻炼:锻炼时可以俯卧床上,去枕,双手背后,用力挺胸抬头,使头胸离开床面,同时膝关节伸直,两大腿用力向后也离开床面,持续3~5s,然后肌肉放松休息3~5s为一个周期,这种方法俗称"燕飞"(图3-3-55);对于腰肌力量较弱或者肥胖的人士来说,上述方法比较费力,可以采用"五点支撑"的方法锻炼(图3-3-56),仰卧在床上,去枕屈膝,双肘部及背部顶住床,腹部及臀部向上抬起,依靠双肩、双肘部和双脚这五点支撑起整个身体的重量,持续3~5s,然后腰部肌肉放松,放下臀部休息3~5s为一个周期。

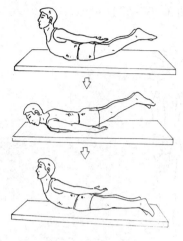

图 3 - 3 - 55 燕飞

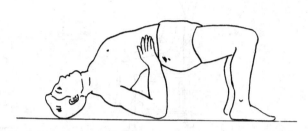

图 3 - 3 - 56 五点支撑

2. 指导患者合理使用腰围 腰围是腰腿痛患者常用的治疗或保健工具,配戴腰围对腰椎及腰部软组织具有较好的制动和保护作用,使局部软组织在有利的环境下自行康复。由于腰围分担了脊柱的重力负荷,减弱了椎间盘小关节间的压力,从而缓解局部疼痛。但使用腰围后,脊柱负重减小,脊柱周围的肌肉必然会产生废用性萎缩,一旦除去腰围将导致脊柱稳定性降低而加重症状,因此,腰围的使用应遵循动静结合的原则。在腰椎病的发作期和腰椎手术后,给予必要的制动和固定,有利于创伤和局部炎症的恢复,避免外伤。在腰椎病的缓解期,应进行适度锻炼(图 3 - 3 - 57)。

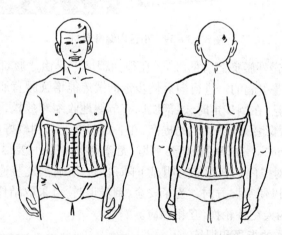

图 3 - 3 - 57 腰围固定后的前后面观

3. 腰椎牵引 正确的腰椎牵引可以放松腰部肌肉,增大椎间隙,促进局部炎症的吸收。牵引时间以 20 ~ 30min 为宜,牵引重量视患者体质而定,一般是体重的 1/3 ~ 1/2。

4. 保持良好的姿势训练 正确的姿势应是抬头平视、收腹、挺胸,维持脊柱正常的生理弧度,避免腰椎过分前凸。纠正腰椎过分前凸的训练:①让患者坐在有靠背的普通木制椅子上,腰椎和椅子背之间靠得很近,不留空隙。②患者腰背部贴墙直立,腰椎和墙之间靠得越近越好(图 3 - 3 - 58)。

5. 进行适当锻炼 指导患者通过适当的运动锻炼,增强腰背肌和腹部肌肉的力量,保持关节的柔韧性,提高腰椎的稳定性。

（1）利用小区内健身器材进行腰背部和腹部肌肉锻炼（图3-3-59）。

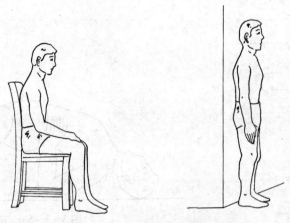

图3-3-58　纠正腰椎过分前凸的训练

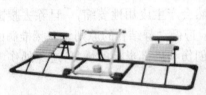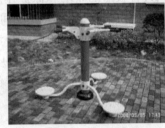

图3-3-59　小区内健身器材

（2）练习倒步走。慢性腰痛患者的腰痛，在很大程度上是由于腰部的肌肉力量、韧带强度不够，腰椎的稳定性差引起的。进行向后倒步走的锻炼能增强腰背肌群的力量，加强腰椎的稳定性及灵活性，而且，在倒步走时，腰部肌肉有节律地收缩和放松，可使腰部血液循环得以较好改善，有助于腰部组织新陈代谢的提高，在一定程度上起到较好的治疗作用。可每日早晚进行2次，每次20min。选择的场地要平坦、无障碍物，锻炼时要尽可能挺胸并尽量后抬大腿。倒步走时，人们对空间的知觉能力明显下降，容易摔倒，因此步速不宜太快，力求走得稳，两眼要平视后下方以便掌握方向。为了安全，倒步走时，可采取结伴而行的办法，一人往前走，另一人倒步走，两人交替轮换，互相照应。

（四）日常生活动作的指导和训练

1. 运用自助具　指导急性期腰痛患者运用自助具（如拾物器等）完成日常生活动作，减少腰部过度运动引起的不利影响（图3-3-60）。

2. 在日常生活中注意纠正患者的不良姿势（图3-3-61）指导患者养成良好的作息习惯，避免腰部长时间处在一个固定的姿势（如看书、写字、操作计算机、看电视等）。同一姿势工作一小时左右，应起来活动放松腰部肌肉，以免劳损。

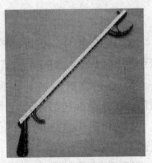

图3-3-60　拾物器

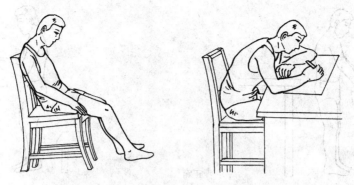

图 3 - 3 - 61　错误的坐姿

3. 举重物作业　避免弯腰和腰椎受力过大,提举重物时应屈膝下蹲,保持腰部垂直,用下肢伸展的力量抬起物体,并将重物贴近躯干,以减小重力矩(图 3 - 3 - 62)。

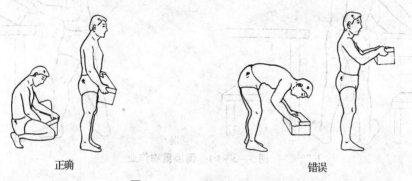

　　　　正确　　　　　　　　　　　　　　　错误

图 3 - 3 - 62　举重物作业

4. 搬运重物作业　避免把重物放在身体前方搬运,那样会增加腰部的负荷。正确的方法是把重物扛在肩上,或两手在体侧提相同重量的重物(图 3 - 3 - 63)。

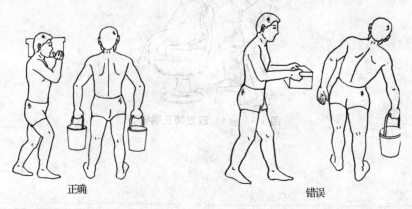

　　　　正确　　　　　　　　　　　　　　　错误

图 3 - 3 - 63　搬运重物作业

5. 倒换重物作业　通过脚步的移动带动躯干转动方向完成物品的倒换,避免直接通过扭转躯干而转变方向(图 3 - 3 - 64)。

6. 劳动中注意体位　应避免在不良的体位下劳动时间过长,要改善体力劳动条件,对单一劳动姿势者应坚持工间锻炼,或采用围腰保护。如理发师长时间站立工作时,应将一只脚放在一个小台上,避免双足并立而使髂腰肌长时间处于紧张状态(图 3 - 3 - 65)。

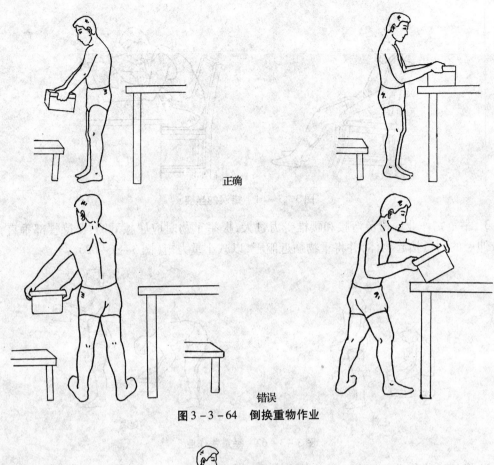

正确

错误

图 3 - 3 - 64　倒换重物作业

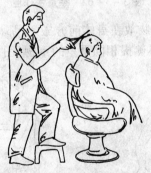

图 3 - 3 - 65　理发师正确姿势

（陈海明、王丽华）

思考题

　　1. 偏瘫患者的各期康复目标是什么？

　　2. 用于类风湿关节炎的支具有哪些种类？都在什么时候使用？有哪些作用？

　　3. 强直性脊柱炎患者平时需要保持什么样的站姿、坐姿及走姿？

4. 作业疗法对骨关节急慢性损伤患者都有哪些帮助？有哪些治疗与服务内容？

5. 脊髓损伤导致瘫痪后为什么要康复？作业疗法在其中可以发挥什么作用？

6. 颈椎病患者在日常生活活动中应注意哪些方面？

7. 如何扩大肩周炎患者肩关节活动范围？

8. 作业疗法师如何指导慢性腰痛患者的日常生活动作？

第四章 残疾儿童的社区作业疗法与服务

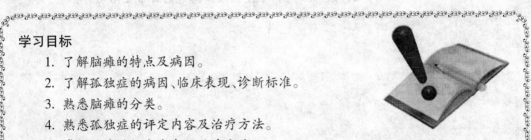

学习目标
1. 了解脑瘫的特点及病因。
2. 了解孤独症的病因、临床表现、诊断标准。
3. 熟悉脑瘫的分类。
4. 熟悉孤独症的评定内容及治疗方法。
5. 掌握脑瘫的评定内容及治疗方法。

由于发育及各种疾病等原因,导致儿童在躯体、精神方面的障碍越来越多,因此,给社会及家庭带来了沉重的负担。当前,随着我国政府对残疾儿童社区康复政策的重视,使得更多的残疾儿童家庭,有了在社区接受康复训练的机会,让这些残疾儿童家庭看到了康复的希望。本章节主要介绍脑瘫和孤独症两种常见残疾儿童的社区作业疗法。

第一节 脑瘫的社区作业疗法与服务

脑性瘫痪(cerebral palsy,CP)简称脑瘫,是指小儿出生前到出生后 1 个月内发育时期由各种原因导致的非进行性脑损伤综合征。主要表现为姿势异常和中枢性运动障碍,同时伴有智力、语言、视觉、听觉等多种障碍,是小儿致残的最常见的一种疾患。

一、疾病特点

(一)脑瘫的特征

(1)脑瘫可以发生在胎儿期,即在胎儿期中枢神经系统发育阶段,各种因素影响了脑的发育,也可发生在出生过程中或是生后不久(1 个月内)。这个阶段正是人脑生长与发育的最高峰。

(2)脑瘫本身是非进行性的,即指脑损伤相对于躯体症状是静态的。由于脑损伤引起躯体功能障碍,如果不进行持续的治疗与训练,会逐渐加重。脑瘫并非由于脑部病变的恶化所致,这有别于遗传代谢性神经系统疾患。

(3)脑瘫患儿的脑损伤不可治愈,而且是持续性的,但患儿通过训练,运动及姿势的障碍是可以改变的,可通过对姿势的调整和控制而得到改善。

(二)脑瘫的发病率

据有关资料报道,国内脑瘫的发生率为 1.5‰~5‰,0~6 岁儿童中脑瘫的患病率为

1.86‰,以此推算,我国0~6岁脑瘫儿已达30余万人,并以每年4.6万人的比例在增加。

(三)脑瘫的病因

脑性瘫痪的直接原因为脑损伤和脑发育障碍。导致脑瘫的高危因素很多,这些原因分别发生于小儿出生前、出生时和出生后(1个月内)。发生脑瘫的主要原因有以下三个方面:

1. 出生前(母妊娠期) 包括胎儿染色体异常、宫内感染(常见的感染有风疹病毒、单纯疱疹病毒、弓形虫、巨细胞包涵体等)、先兆流产曾保胎治疗、母亲孕期受放射线照射、一氧化碳中毒、妊娠中毒症、重症贫血、糖尿病、多胎妊娠等。

2. 出生时(分娩期) 包括早产儿、低体重儿、新生儿窒息、难产、臀位产、脐带绕颈、前置胎盘、胎盘早剥、小儿呼吸心肺异常等。

3. 出生后(1个月内) 包括新生儿颅内出血、惊厥、新生儿核黄疸、感染(脑膜炎、败血症、吸入性肺炎等)导致的脑损伤。

(四)脑瘫的分类

根据我国首届小儿脑瘫座谈会的分类,可以分别按运动障碍性质和肢体受累部位两种方式进行分类。

1. 按运动障碍性质分

(1)痉挛型:是最常见的类型,占所有脑瘫的70%~80%,主要是由于锥体系受损所致,主要表现为肌肉张力增高,肌肉僵硬,并由此导致身体长期处于异常姿势,使患儿活动困难。如当患儿头部体位变换时,其僵硬的肌肉可从身体的一个部位移向另一个部位,使其姿势产生相应的变化。

(2)手足徐动型:占20%,主要是由于锥体外系受累所致。表现为由于肌张力变化不定造成肢体或面部难以自控的不自主运动,紧张或激动不安时动作明显增多,安静时减少,入睡后消失。由于该型患儿在运动或维持姿势时肌张力高低不定,常见有异常的姿势出现,身体难以保持对称,因此平衡能力受到很大影响。异常的肌张力常累及面部与构音器官,出现交流困难。智力一般正常。

(3)共济失调型:多由于小脑发育受损所致。主要表现为肌张力偏低,上下肢动作不协调,辨距不良,宽基步态,有意向性震颤,可见到眼球水平震颤、舌肌纤颤等,也常伴有构音障碍,智力常受影响。

(4)弛缓型:主要表现为肌张力低下,但膝腱反射可引出或亢进。仅见于<2岁的脑瘫儿。为一过渡型,随年龄增长逐渐转变成痉挛型或手足徐动型。

(5)强直型:少见,以运动时躯干四肢阻力增高、铅管样强直为主。

(6)震颤型:很少见,表现为四肢静止样震颤。

(7)混合型:表现为两种或两种以上的类型,最常见的是痉挛型与手足徐动型同时存在。

2. 按瘫痪部位(肢体受累部位)分

(1)四肢瘫:四肢与躯干均受累,上下肢严重程度类似。

(2)双重性偏瘫:四肢均受累,但双上肢重,有时左右侧严重程度也不一致。

(3)双瘫:四肢均受累,上肢及躯干较轻,双下肢受累较重。

(4)三肢瘫:三个肢体受累。

(5)截瘫:只有双下肢受累,双上肢基本正常。

(6)偏瘫:一侧肢体及躯干受累,常见上肢较重。

(7)单瘫:单个肢体受累。此型较少见。

(五)脑瘫功能障碍特点

1. 运动发育异常　主要表现为发育落后和解离。发育解离指的是患儿在发育过程中各个领域的发育阶段都有明显的差距,例如运动发育与精神发育的解离。一个 2 岁的脑瘫患儿,智力及语言正常,却不能行走。发育落后指患儿在发育过程中运动、语言、智力等均不同程度地落后于正常儿童,如 3 个月俯卧位不能抬头、翻身;6 个月不会坐、不会用手抓握;8 个月不会爬及指腹捏物等。

2. 运动模式异常　表现在以下几个方面:

(1)肌张力不正常即肌张力高、肌张力低下、肌张力不稳定。

(2)身体姿势的不对称。

(3)抗重力运动困难。

(4)发育不均衡。

(5)原始反射该消失时未消失,高级反射未出现。

(6)运动时有联合反应及代偿动作,分离运动困难。

(7)缺乏正常的运动的感觉。

3. 智能低下　主要是在抽象的思维能力、对新环境的适应能力及学习能力这三大方面的缺陷。但目前学术界对以上的观点还存在异议。

4. 视觉功能障碍　脑瘫常合并斜视。另外还存在视神经萎缩、先天性白内障、眼睑下垂等。

5. 听觉、言语障碍　听觉障碍分为中枢性和末梢性。脑瘫患儿多是末梢性。听觉障碍由多种原因造成,如风疹病毒感染、产伤、脑膜脑炎等。言语障碍表现为口齿不清、失语等。

6. 缺乏社会生活的体验　脑瘫患儿由于发育障碍,不会行走等,与同龄儿童接触机会少,活动范围窄,从而很少参与社会生活。多数患儿人际关系不良,自信不足,解决问题的能力低下。

7. 日常生活能力低下　在婴幼儿期至儿童期的发育过程中,随着运动能力和智力的不断发展,身体协调性、心理及社会性的发展也在不断提高,同时,儿童的日常生活活动能力逐步增强和成熟,最终达到生活自理。但由于脑瘫患儿运动能力低下、智力残损、心理发育等问题影响了患儿的日常生活动作,使患儿的日常生活动作落后于正常同龄儿童。

(六)脑瘫的诊断

1. 诊断的基本条件

(1)在婴儿期即出现了中枢神经系统瘫痪症状与体征。

(2)有智力低下、惊厥、行为异常、感知觉障碍及其他异常等伴随症状。

(3)除外进行性疾病所致的中枢性瘫痪及正常小儿一过性运动发育落后。

2. 诊断依据

(1)有导致脑瘫的高危因素。

(2)运动发育落后。

(3)姿势发育异常。

(4)神经反射检查异常。

二、评定

对脑瘫患儿的评定是治疗的关键。每个患儿各不相同,治疗师必须能够找到影响患儿正常功能的潜在原因,才能为其制定相应的治疗方案,达到最好的治疗效果。

(一)评定的方法

1. 观察　通过观察、了解患儿,记录孩子的动作和姿势。

2. 询问病史　了解患儿的发育史、既往史及家族史。听取家长描述患儿在家里的活动方式,更多地掌握孩子的情况。

3. 检查测量　对患儿进行检查测量,帮助评定。

(二)评定的内容

包括:运动发育的评定(粗大和精细运动、反射)、肌张力、关节活动、肌力和耐力、日常生活能力的评定、认知功能评定、辅助用具的情况、周边环境评定。

1. 运动能力的评定

(1)脑瘫患者头的控制能力评定

①俯卧位:正常3个月的孩子很容易将头在身体正中线抬起并保持此姿势。观察患儿属于以下哪种情况。

·患儿可在垂直方向将头抬起,但不能保持此姿势。

·患儿可抬头但头不能在身体的中线上。

·患儿无法将头抬起。

②仰卧位拉成坐位:观察患儿头部控制情况。

·患儿的头稍前屈,下颌不贴近前胸。

·患儿保持头部与身体呈一直线。

·患儿不能保持头部与身体呈一直线。

③立位

·患儿不能将头部与身体呈一直线,但可保持此姿势。

·患儿不能将头部与身体呈一直线,突然后仰或前屈,难保持一个固定姿势。

(2)脑瘫患者翻身能力评定:主要测试患儿独立完成翻身动作和获得体位变化的能力。

·患儿可以协调地翻至俯卧位。

·患儿可以翻至俯卧位,但不能返回来。

·患儿仅上半身或下半身翻转侧卧位,可保持此姿势。

·患儿有翻身的意识,但无法完成动作。

(3)爬行能力评定:主要测试患儿爬行能力及爬行姿势。

·患儿可以手膝位,四肢交替爬行。

·患儿可以手膝位,但双下肢同时运动。

·患儿腹部紧贴地面,匍匐爬行。

·患儿腹部紧贴地面,双上肢交替拖带爬行。

·患儿以腹部为支点,原地打转。

(4)站立的评定:主要测试患儿抗重力和躯体的伸展能力。8个月的婴儿可以拉着栏杆站起,逐渐站稳。

·患儿的腿的活动方式是否异常？

·患儿是否能自如伸展髋关节？

·患儿的腿是否松软弯曲？

·患儿是否非自发地用脚踏地（不能同时把脚放在地板上）？

（5）手功能的评定

①手粗大抓握能力的评定：测试患儿手屈曲、伸展的能力及抓握的姿势。令患儿抓取直径为2.5cm大号木钉，并观察孩子的完成情况。

·患儿可五指自然伸展，抓住大号木钉。

·患儿呈"猿掌样"抓握大号木钉（掌指关节伸展，指间关节屈曲）。

·患儿可被动抓住大号木钉。

·患儿不能被动抓握大号木钉。

②手精细动作的评定：测试患儿捏取较小物品的能力及姿势。

指腹捏：令患儿捏取直径为1cm的中号木钉，并观察孩子的完成情况。

·患儿可用拇指的指腹和示指的指腹捏中号木钉。

·患儿可用拇指的指腹和示指的指侧捏中号木钉。

·患儿用三指捏中号木钉。

·患儿用整个手掌抓起中号木钉。

·患儿不能用手指取物。

指尖捏：令患儿捏取直径为0.5cm的小号木钉，并观察孩子的完成情况。

·患儿可用拇指指尖和示指指尖捏起小木钉。

·患儿用手指尖将小木钉移置桌边，再用指腹捏起。

·患儿不能运用手指指尖捏起细小物品。

（6）双手协调性评定：测试双手配合的情况。治疗师令患儿在身体中线位完成积木的拼插，并观察孩子完成的状况。

·双手可在体前正中线，完成粗大拼图的拼插。

·双手可完成拼插，但在体侧完成。

·患儿只能一只手完成拼插。

·患儿不能完成拼插动作。

（7）手眼协调性评定：主要测试患儿手和眼的配合情况。治疗师令患儿将带孔的圆片插在木棍上，并观察患儿的操作情况。

·患儿头保持中立位，将圆木块插到木棍上。

·患儿头转向一侧，用眼余光完成。

·患儿头转向一侧，用手触摸木棍的位置，然后插上。

·患儿无法完成这个动作。

2. 肌张力的评定

（1）脑瘫的主要症状是肌张力异常：治疗师可以通过姿势观察、被动活动患儿的肢体、触摸肌肉的肌腹、抱孩子来判定肌张力的情况（表3-4-1）。

表 3 - 4 - 1　肌张力的检查

	肌张力低下	肌张力增高
抱	下滑感,沉重感	强直感,抵抗感
被动运动	无抵抗力,沉重,缺乏姿势的控制能力	有抵抗力,如折刀状
姿势观察	仰卧位上下肢屈曲、外展,主动运动少,似仰翻的青蛙状	有不对称异常姿势,如角弓反张等
触诊	肌肉组织松弛柔软,无弹性	紧张、僵硬

(2)Ashworth 痉挛等级评定:如果患儿肌张力增高,在孩子配合的情况下,可以使用此评定记录肌张力增高的程度(表 3 - 4 - 2)。

表 3 - 4 - 2　Ashworth 痉挛等级评定

> 0 级:正常肌张力。
> 1 级:肌张力略微增加:受累部分被动屈伸时,在关节活动范围之末时呈现最小的阻力,或出现突然卡住和突然释放现象。
> 1 + 级:肌张力轻度增加:在关节活动后 50% 范围内出现突然卡住,然后在关节活动范围后 50% 均呈现最小阻力。
> 2 级:肌张力较明显增加:通过关节活动范围的大部分时,肌张力均较明显增加,但受累部分仍能较容易被移动。
> 3 级:肌张力严重增加:被动活动困难。
> 4 级:僵直:受累部分被动屈伸时呈现僵直状态,不能活动。

3. 主要的原始反射

(1)拥抱反射:小儿仰卧位,将头抬起后突然松手,此反射有 2 种结果:①拥抱相:双上肢对称性外展、伸展,肩和上肢内收屈曲,手指伸展、扇形外展。②伸展相:双上肢突然外展、落下。小儿出生后即出现,6 个月消失,如 3 个月内未出现 6 个月后未消失均属异常。

(2)交叉伸展反射:小儿仰卧位,一侧下肢屈曲,另一侧伸展,刺激伸展侧的足底,屈曲侧下肢伸展。生后存在,正常情况下 1 个月后消失。2 个月仍存在为异常。

(3)握持反射:治疗师将手从尺侧放入婴儿手中,注意不要碰触婴儿手背,这时婴儿的手指会出现屈曲,治疗师轻轻拉时,紧张扩散上肢、颈部,可将婴儿提起几秒钟。生后至 2 ~ 3 个月逐渐消失。持续存在可影响手的抓握。

(4)非对称性紧张性颈反射:方法:患儿平躺,头保持中立,手脚自然伸直,治疗师将手放在患儿头的两侧,令头转向一侧,观察随着头在空间位置的变化,患儿肌张力的情况。如果随着头的转动,与脸部同侧手脚伸直,对侧手脚屈曲,则说明非对称性颈反射阳性。生后 6 个月消失。如果不消失,头的运动可以影响四肢的运动,导致手中线位运动困难,行走姿势异常。

(5)对称性紧张性颈反射:方法:患儿俯卧在治疗师的腿上,治疗师将其头向上伸展,其上肢伸肌张力增高,下肢屈肌张力增高。将头向下压,上肢屈肌张力增高,下肢伸肌张力增高。此反射 6 个月消失,如果延迟消失,会导致爬行、站立困难。

4. 日常生活动作评定　根据全国脑瘫肢体残疾康复训练评估标准,将从 19 个方面进行日常生活动作评定(表 3 - 4 - 3、表 3 - 4 - 4、表 3 - 4 - 5)。

表 3 - 4 - 3　脑瘫的 ADL 评定项目

项　目	说　明
1. 头部控制	特指脑瘫患儿头的抬起、竖直及左右转动
2. 翻身	仰卧、侧卧、俯卧的体位变化过程
3. 坐起	从卧位到坐位的体位变化过程
4. 爬	用双手、双膝支撑爬行
5. 站起	从坐位到立位的体位变化过程
6. 坐位移动	在床、轮椅、椅子、便器等之间的移动
7. 步行	在平地连续走 10 步以上
8. 上下台阶	连续上或下每级高度约 15cm 的三级台阶
9. 进食	使用合适的器具将食物、饮料送入口中，咀嚼和咽下
10. 穿脱上衣	包括帽子、围巾
11. 穿脱下衣	包括鞋、袜
12. 洗漱	洗脸，漱口，刷牙，梳头
13. 大小便	穿脱裤子，使用便器，便后清洁
14. 交流	对言语、手势、文字、图示等任意一种方式的理解和表达
15. 使用辅助器具	使用轮椅、假肢、矫形器、生活自助具等辅助器具
16. 儿童参加集体活动或上学	集体活动指与其他孩子一起游戏娱乐，上学包括上幼儿园或上学前班
17. 做家务	从事 3 种以上的家务劳动
18. 劳动或工作	除家务以外的劳动
19. 参加社区的活动	在社区内使用公共设施、购物、参加健身娱乐等活动

表 3 - 4 - 4　脑瘫的 ADL 评分依据

项目序号	评分标准		说　明
1~13	3	独立完成	完成项目的运动或活动时需要他人帮助，但可以使用辅助器具
	2	少量帮助	完成项目的运动或活动时只需他人辅助性帮助
	1	大量帮助	完成项目的运动或活动时大部分需他人帮助
	0	完全帮助	完成项目的运动或活动时完全依赖他人帮助
14~19	2	能	同"独立完成"
	1	部分能	同"少量完成"和"大量完成"
	0	不能	同"完全帮助"

表 3 - 4 - 5　脑瘫的 ADL 效果评定

训练效果	标　　准	说　　明
显效	训练效果提高 15% 以上	依据脑瘫患儿的障碍和困难,在 19 个项目中确定应训练的项目,对其进行初次、中期、末期 3 次评定计分
有效	训练效果提高 1%~14%	训练效果的计算方法为:训练效果 =(末期评定分 - 初次评定
无效	训练效果无提高	分)÷初次评分×100%

三、制定治疗计划和主要训练内容

(一)治疗原则

(1)早期诊断、早期干预。

(2)注意营养,增强机体抵抗力,预防感染。保持健康是康复训练的基础。

(3)克制异常的姿势与运动模式,进行正常运动发育的易化训练,是脑瘫康复的重要的方法。

(4)扩大关节活动范围的训练,预防关节挛缩、骨骼变形,提高其移动能力,尤其对痉挛型脑瘫儿童尤为重要。

(5)寓治疗于游戏中,用游戏的方式引导患儿的主动运动,以达到要求其做的动作,如抬头、翻身、爬等。

(6)生活动作训练是脑瘫患儿最基本的生存训练,从进食、清洁、穿脱衣、大小便以及语言交往诸方面逐渐达到自理。

(7)根据患儿的具体情况可以使用矫形器协助改善功能,预防畸形的发生,亦可以外科手术矫正挛缩畸形、减轻痉挛、固定关节等,二者均需配合训练。

(二)社区康复训练流程

康复医学是多专业合作和跨学科的医学,因此,它的工作形式多采用多种专业和学科人员组成的康复小组的形式。在社区康复工作中应因地制宜,结合实际简单而有效地开展工作。

具体流程为:社区医生或社区康复员接诊患儿→进行诊断与初期评估→填写训练登记表→制定康复目标和康复训练计划→指导进行康复训练→进行中期康复评估→修订康复目标和康复计划→继续进行康复训练→做出院前康复评估与总结。

(三)制定治疗计划时的注意事项

每个脑瘫患儿的情况不同,即使相同的类型,其障碍特点也不同,因此给每个脑瘫患儿制定相应的治疗个案是非常重要的。制定治疗计划时应注意以下几点:

(1)要与患儿的实际发育阶段及需要相结合。

(2)制定能够达到的短期及长期治疗目标,且这个目标应与患儿的智力水平相一致。

(3)治疗应与游戏相结合,提高患儿的自主性,促进患儿自主的控制姿势和运动。

(4)保持正常对称性姿势,给予患儿正确运动的感觉体验,促进中枢神经系统对动作的记忆。

(5)促进肌张力趋于正常化。

（四）训练方法

1. **头部的控制训练**　抬头和头部控制是正常儿童运动发育过程中最先需要掌握的技能之一。只有在头部控制良好的基础上，才能发展出其他运动。

（1）仰卧位训练方法：①痉挛型：治疗师将两手放在患儿头部两侧，用前臂向下压患儿肩膀的同时，把头部向上抬，使头部抬起呈前倾位。②手足徐动型：治疗师将患儿上肢伸直内旋并稍向下压，将患儿慢慢自仰卧位拉至坐位，可促使患儿头部向前保持抬高。③弛缓型：治疗师将手抓住患儿肩膀，用大拇指顶在胸前，将肩膀向前，肩关节呈内收状，抬起肩膀同时将其头抬起。

（2）俯卧位训练方法：可以通过使用色彩鲜艳且能发出声音的玩具吸引患儿主动抬头或使用手指用力自头至上胸部按压脊柱两侧肌肉，刺激患儿抬头。对因背部肌肉力量较弱而使主动抬头困难的小儿可以在其前胸下垫毯子或楔形垫等柔软物品，以头高足低的形式，帮助小儿抬头；也可使小儿俯卧在大人身上，以面对面的游戏来诱发训练其头的控制（图3-4-1）。

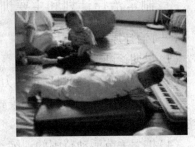

图3-4-1　俯卧位抬头训练

2. **翻身训练**　这是在患儿获得较好的头部控制后应立即开始的训练。

（1）主动诱发训练：患儿在俯卧位时，用带声响的玩具在其前面吸引他的注意，然后将玩具移至侧方，鼓励向侧方伸手取玩具。再将玩具逐渐抬高，吸引其转身至侧卧直至俯卧。反之，可以诱发自仰卧至俯卧翻身。

（2）被动诱发训练

①反射性翻身：将仰卧位的患儿头转向一侧，用手紧紧固定其下颌，另一手在颜面转向侧胸部第7~8肋间与锁骨中线的交点上，向脊柱的方向，在胸部给予压迫刺激，以诱发出翻身反射。

②上肢控制性翻身：治疗师用手握住患儿一侧手腕，使该侧上肢自伸肘、外展位向对侧内收、内旋方向运动，直至运动到身体对侧。利用上肢的运动过程，促使患儿头和身体及下肢自然反转到对侧（图3-4-2）。

③下肢控制性翻身：治疗师用双手分别握住患儿两踝关节，先使一侧的下肢伸直外展，而将另一侧下肢屈曲内收，并且内旋到对侧，以带动骨盆与躯干旋转到对侧（图3-4-3）。

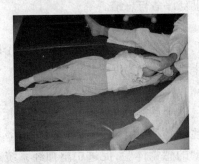

图3-4-2　上肢控制性翻身

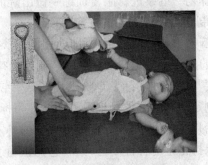

图3-4-3　下肢控制性翻身

3. 长坐位保持训练

（1）痉挛型：治疗师可从患儿身后将其两腿分开，用手按压患儿的膝关节，保持其膝关节伸直，同时鼓励患儿躯干自前倾位逐渐伸直，以纠正由于骨盆的后倾造成的猿背（图3-4-4）。

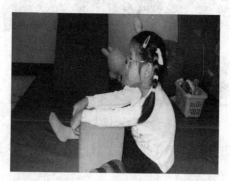

图3-4-4 痉挛型患儿长坐位保持训练

（2）手足徐动型：治疗师可先将患儿的两脚并拢弯曲，再用手抓住其肩膀向前内方旋转，促使其肩关节内收后，双上肢置于身体两侧支撑自己坐稳，增强其在坐姿时的稳定性和上肢及头部对称性姿势的保持。

（3）弛缓型：治疗师可以抱住患儿，用双手固定骨盆，并用大拇指放在脊柱两侧予以压力，以促进头和身体伸直。

4. 坐位的平衡能力训练 当患儿学会坐稳后，可以经常向两侧或前后摇晃小儿，使其学会在动态中保持平衡，也可在球上进行坐位平衡训练。

（1）长坐位或椅坐位抛接球训练：患儿保持坐位，治疗师坐在患儿对面，将球抛给患儿，令其接球，再将球扔给治疗师而保持坐位不倒。从中线位开始，以后逐渐移向两侧。

（2）坐位举棍训练：患儿坐位，令患儿两只手握棍，在保持坐位不倒的情况下，将棍向上举起。

5. 爬行训练 爬行是儿童早期移动的方式，是今后行走的基础动作之一。爬行可锻炼四肢的协调能力和躯干与四肢的控制能力。

（1）手膝位支撑训练：在被动活动降低下肢肌张力后，可以让患儿双手和双膝同时四点着地进行垂直于地面的负重训练。治疗师可在两肩部或臀部向斜内侧施加适当的压力，以提高四肢的抗重力、伸展能力。如果患儿四点支撑能力差，还可以辅助其抬高臀部和躯干。

（2）手膝位重心移动训练：在手膝位姿势控制较好的情况下，可继续进行重心移动训练，即在四点支撑时，令其抬起一侧上肢变为三肢支撑。双上肢交替训练，然后同样分别交替抬起下肢。在三点支撑平衡训练后，再进行两点支撑训练，即同时抬起一侧上肢与对侧下肢，交替练习。

（3）爬行：在掌握了上述动作的基础上，治疗师可在患儿身后，令患儿向前伸出一侧上肢支撑后，辅助患儿将对侧小腿向前送，使患儿较顺利地完成四肢模式爬行的体验。

6. 上肢支撑训练

（1）俯卧位支撑训练：令患儿爬在楔形垫上，两上肢支撑在垫子上，治疗师在其前方拿玩具吸引患儿抬头，将上肢伸直。或将患儿两下肢放在治疗师腰的两边，令患儿只用两上肢伸直支撑在垫子上（图3-4-5）。

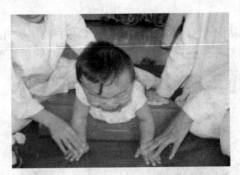

图 3 - 4 - 5　俯卧位上肢支撑训练

(2)坐位支撑训练:令患儿坐在垫子上,两上肢向后支撑在垫子上,治疗师将其两腿抬高进行后方支撑训练。

7. 上肢保护性伸展反应训练　令患儿坐在垫子上,一个治疗师将患儿分别向前、侧、后方推,另一个治疗师同时辅助患儿向前、侧、后方支撑,诱发患儿出现上肢保护性伸展反应。

8. 降低肌张力训练

(1)张力影响模式:通过调整姿势来获得。如伸肌张力为主的患儿,仰卧位时,头后仰,体干过度伸展,姿势严重不对称。这时如果在患儿头下放置一个小枕头,保持头稍前屈,就可抑制全身的伸展模式,保持对称性姿势。

(2)控制关键点:通过控制关键点,可以调整并改善身体其他部位的姿势、运动模式及张力。关键点有近端关键点和远端关键点。近端关键点有头、脊柱、胸骨、肩胛骨、骨盆、髋骨。远端关键点有下颌、腕关节、膝关节、手指、拇指根部、踝关节、大脚趾。如重度屈肌痉挛的患儿,可以让其趴在治疗师的膝盖上,治疗师通过活动自己膝盖来降低患儿的痉挛,同时刺激患儿的肩胛带和骨盆,使体干旋转,进一步缓解痉挛,刺激体干伸展。

(3)被动牵拉:治疗师一手固定在患儿的肘关节处,令肘关节伸展,一手将其前臂旋后,手指伸展,腕关节背伸90°,向肩关节处持续挤压,降低上肢的屈肌张力(图 3 - 4 - 6)。

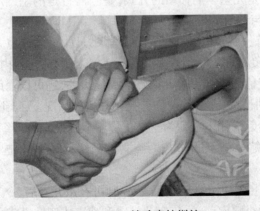

图 3 - 4 - 6　被动牵拉训练

9. 手指粗大抓握训练　选取直径2.5cm的圆柱形或圆形物体吸引患儿主动用手抓握,如果其拇指内收,刺激其大鱼际,使拇指外展抓握。如果患儿握住松不开,敲击指总伸肌腱,使手指伸展,松开物品。

10. 手指精细动作训练

（1）指腹捏物训练：选取直径 1.5cm 的珠子或中号木钉，治疗师固定患儿后三个手指，令其用拇指和示指的指腹捏取物品。

（2）指尖捏物训练：选取直径 0.5cm 的小号木钉或豆子，令患儿用拇指和示指的指尖捏取物品（图 3 - 4 - 7）。

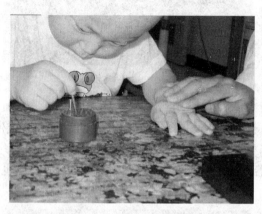

图 3 - 4 - 7　指尖捏物训练

11. 双手协调性训练　进行双手串珠子训练：令患儿一手拿线，一手拿珠子，双手配合将珠子穿在线上。

12. 手眼协调性训练　令患儿将小球放在其前方扭扭虫的手上，训练其手眼协调性（图 3 - 4 - 8）。

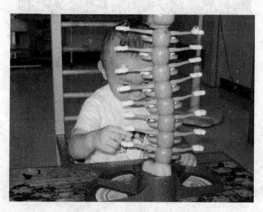

图 3 - 4 - 8　手眼协调性训练

四、日常生活动作的指导和训练

1. 日常生活动作训练方法

（1）进食训练

①喂食训练：保持正确的坐姿，让患儿坐在其妈妈的腿上，控制其肩部内收，选用边缘平浅的勺子，将盛满食物的勺子放入小儿口中将近 2/3 处，稍下压，诱发其出现吞咽反射，再将勺子取出（图 3 - 4 - 9）。

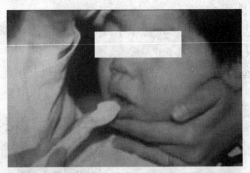

图 3-4-9 喂食训练

②进食训练:根据患儿手的实际抓握水平,选择不同的勺子如加粗勺把、改造勺颈的角度等(图 3-4-10)。对于偏瘫型患儿,应选用带吸盘的盘子和碗或使用防滑垫。对于手足徐动型患儿,应选用带挡板及吸盘的盘子和碗。刚开始练习时,治疗师可以辅助患儿的右手,使前臂旋前将食物舀出送入口中。随着进食越来越好,辅助量也越来越少,直到患儿可以独自进食。

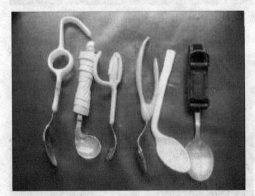

图 3-4-10 进食用的勺子

(2)更衣动作训练

①识别阶段:患儿应先学习认识身体的部位,辨别颜色、大小、衣服的类型及衣服的上下前后等各部位。

②模拟阶段:治疗师先示范,再让患儿模仿或让患儿对着镜子模拟穿衣。也可以让患儿拿着圆圈往手上套,再穿过肘关节、肩关节,让其感知衣袖穿过手的感觉(图 3-4-11)。

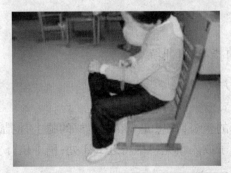

图 3-4-11 模拟穿衣训练

③辅助阶段:痉挛型四肢瘫:令患儿趴在治疗师腿上更衣。此姿势可防止屈肌痉挛,促进主动伸展。或治疗师两条腿一条放在患儿骨盆的后方,另一条固定在患儿腿上,使患儿保持稳定,用这种姿势给孩子穿衣。手足徐动型:令患儿仰卧在倾斜垫上,颈部放置枕头,此姿势可使患儿髋关节屈曲,防止角弓反张和头向一侧倾斜。或趴在治疗师的腿上进行更衣。偏瘫型:治疗师和患儿都坐在椅子上,治疗师侧坐,一条腿放在患儿骨盆处,另一条腿放在患儿的腿上,穿时,先穿患侧后穿健侧;脱时,先脱健侧,后脱患侧。弛缓型:令患儿趴在治疗师腿上穿衣。或治疗师和患儿都坐在椅子上,治疗师侧坐,一条腿放在患儿骨盆处,另一条腿放在患儿的腿上更衣。

④实际更衣阶段:仰卧位更衣:仰卧位脱穿裤子训练时,令患儿先将两个裤腿套过腿部,然后将裤子向上拉到将近臀部时,从仰卧位翻到侧卧位,再分别将裤子拉过臀部。脱时,先在侧卧位将裤子拉下臀部,再仰卧将裤子脱下。坐位更衣:衣服应选择宽松肥大的上衣,便于患儿的穿脱,应有一个稳定的坐姿。穿开襟上衣时,先将一个袖子套过手部拉至肩部,然后用另一只手拉住衣领绕过头部到对侧,再穿上这边的袖子。脱时,先将一侧衣服拉到肩部将袖子脱下,再脱另一侧上衣。对于偏瘫型患儿应先穿患侧,再穿健侧,脱时应先脱健侧再脱患侧(图3-4-12)。

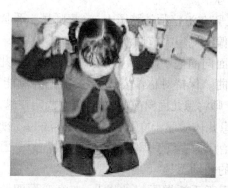

图3-4-12 坐位穿开襟上衣训练

(3)书写训练:首先应根据患儿手的实际抓握水平,选择相应的笔。如手指抓握不好的患儿,可以将笔加粗,或将乒乓球穿在笔上,便于患儿握笔书写。

另外,还应有合适的桌椅,桌子的高度要合适,不能过高或过低,令患儿保持一个稳定坐姿,双脚平放在地面上,躯干伸展稍前倾。对于全身屈肌痉挛为主的患儿,可以让其立位进行书写训练。

书写训练首先是进行连线训练,如治疗师可以在纸上画一些彩色的图案,让患儿把相同图案或相同颜色的图案横着、竖着、斜着连在一起,要求连线时尽量画直,以训练画横、竖、撇、捺,当可以写直线时,开始训练其在田格本上写简单的字,如"十"、"土"等,先写大字再写小字,逐步让患儿学会书写(图3-4-13)。

(4)抱、举:其目的是省力、保持对称性姿势、降低肌张力。

①痉挛型四肢瘫患儿:对于全身伸肌张力高的患儿,要将患儿面向前抱于胸前,治疗师一手放置患儿腘窝的近端,另一手固定其骨盆处,使髋关节屈曲,头稍向前屈曲;对于全身屈肌张力高的患儿,要令患儿侧躺在治疗师的双上肢上,治疗师一只手固定其胸部,另一只手从其两腿之间伸出固定其骨盆,这样可以令其躯干伸展且主动抬头。

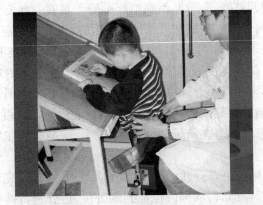

图 3 - 4 - 13　立位书写训练

②痉挛型双瘫:方法一:令患儿骑跨在治疗师的一侧,治疗师一手固定在其背部,另一只手托住患儿的臀部,防止髋关节内收、内旋,促进头及躯干的控制能力。方法二:令患儿骑在治疗师的脖子上,治疗师用双手固定其骨盆处,防止后仰。此姿势可以防止髋关节内收、内旋,提高头及躯干的控制能力。

③ 痉挛型偏瘫:令患儿骑在治疗师的脖子上,治疗师用一手固定其骨盆处,另一只手拉住患侧上肢使其伸展,防止偏瘫侧肩关节回缩。

④手足徐动型:将患儿面向前抱于胸前,治疗师一手放置患儿腘窝的近端,另一手固定其骨盆处,使髋关节稍前屈曲。保持对称性姿势,提高头部控制能力。

⑤弛缓型:方法一:治疗师将患儿面向前抱住,一只手固定在患儿的膝关节处,另一只手从患儿两侧腋下固定前胸,让患儿体验躯干立直的感觉。方法二:治疗师面对面抱患儿,令患儿两只手环抱治疗师的颈部,治疗师一只手固定患儿臀部,另一只手固定患儿背部,促进其抬头。

2. 日常生活动作常用的辅助器具

(1)加粗的勺子:主要用于手抓握不好的患儿,如痉挛型四肢瘫和手足徐动型患儿(图 3 - 4 - 14)。

(2)带吸盘的碗:主要用于稳定性差的患儿,如手足徐动型患儿和偏瘫型患儿。

(3)带挡板的盘子:主要用于稳定性差的患儿,如手足徐动型患儿。

(4)防滑垫:主要用于偏瘫型患儿,防止碗及盘子的滑动。

(5)单柄圆锥形杯子、双柄倾斜的杯子:主要用于痉挛型四肢瘫和手足徐动型及偏瘫型患儿(图 3 - 4 - 15)。

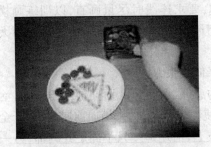

图 3 - 4 - 14　加粗的勺子

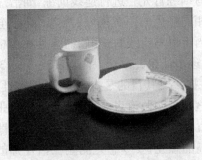

图 3 - 4 - 15　单柄圆锥形杯子及带挡板的盘子

（6）带弹簧的筷子：主要用于手指伸展差的患儿，如痉挛型四肢瘫（图3-4-16）。

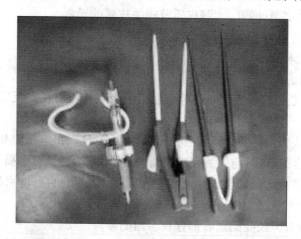

图3-4-16　带弹簧的筷子及C把插笔器

（7）万能袖带：主要用于手指无抓握能力的患儿，如手足徐动型患儿。

（刘萍）

第二节　孤独症的社区作业疗法与服务

儿童孤独症是由美国儿童精神病专家Lao Kanner在1943年首先提出的，他将这种疾病称为"孤独性情感交往紊乱"。孤独症来源于英文字母"autism"——代表"自我"、"自我兴趣"。孤独症属于广泛性发育障碍的一种，又称孤独样障碍。该病男女发病率差异显著，女性患儿病情更为严重。

一、疾病特点

（一）孤独症的病因

病因不清，但目前生物学因素（尤其是遗传因素）对孤独症的影响到底有多大，是现在研究的热点，因为许多证据表明生物学因素在孤独症的病因中起着重要的作用。

1. 遗传因素

（1）双生子同病率：Piven和Folstein在1991年报道中称单卵双生子同病率为82%，双卵子同病率为10%。

（2）同胞同病率：孤独症同胞患病率为3%~5%，大大高于一般人群。

（3）染色体异常：苯丙酮尿症、结节性硬化、脆性X综合征等先天遗传性疾病。

（4）家族聚集性：家族中出现一些精神障碍、语言发育障碍等认知障碍的患儿，且具有孤独障碍。

2. 神经心理异常

（1）心灵理论障碍：孤独症患儿缺乏解读他人心理的认知能力。

（2）执行功能障碍：孤独症患儿对事物的组织、计划能力混乱。

（3）中枢集合功能障碍：孤独症患儿忽视整体，仅仅关注事物的细节。

3. 神经系统异常　主要是小脑的发育异常,包括小脑体积减少、浦肯野细胞数量减少。还包括大脑海马回、基底节、颞叶、大脑皮质及相关皮质的异常。

4. 其他因素　如病毒的感染、环境因素的影响等。

(二)孤独症的临床表现

1. 社会互动方面的障碍

(1)缺乏目光交流:你呼唤患儿的名字,或跟他说话,他没有任何反应,根本不看你,或偶尔飞快地瞥一眼。

(2)对妈妈缺少依恋:看见妈妈等熟悉的人,脸上没反应,拒绝抚摸和拥抱。

(3)不能参与正常的游戏:与同龄孩子的集体游戏如过家家、藏猫猫等,参与困难。

(4)不能建立伙伴关系:对周围的小朋友视而不见,沉浸在自己的兴趣中,有时会突然袭击旁边的小朋友。

2. 沟通障碍　所有孤独症的患者都存在沟通的障碍。

(1)语言发展延迟和异常:如2岁的患儿还不能说话或模仿说话,如你跟他说"叫弟弟",他就反反复复地在那里说"叫弟弟",而且过一段时间后,他又突然在一个不相干的场合下重新说出这句话。

(2)语言理解障碍:患儿听力正常,但对你说的话没反应。而且孤独症患儿的一个主要特点是:无论他们的语言看上去有多好,他们都是从字面上进行解释的。妈妈告诉患孤独症的儿子:"把杯子外面擦干了。"他立即跑到外面去擦杯子。

(3)语调古怪、节律异常、语气平淡:孤独症患儿说话缺少感情色彩,没有抑扬顿挫。

(4)无实际意义的语言交流:与小朋友之间不交流,常重复一些无意义或在文法上根本不成立的句子,他们不理解人们对他说的话或正在讨论的话题,偶尔把以前听的广告词及与谈话无关的话说出来,令人不明白。

3. 感知觉障碍　有的孤独症患儿痛觉迟钝,他们常常有自伤行为,如揪自己的头发、咬手、拍头等动作。他们大多数触觉敏感,很小时候就拒绝妈妈的拥抱和抚摸,尤其是头部。有的孩子对声音过于敏感,对自己不喜欢的声音常常捂住耳朵或大声尖叫。他们常回避别人的目光,偶尔用余光或斜视看东西,但有的患儿对色彩、光线很敏感,使他们在绘画方面具有天赋。这些孩子不知道什么是饥饿感,总是过度的喝水及果汁,这种情况并不能用口渴来解释,因为在他们做喜欢的活动时,喝水量的多少他们不能够感知。患儿智力的发展不一致,3/4的儿童智力不同程度低下,操作智商高于语言智商,但有的患儿在某些方面不同寻常,如特殊的计算能力、机械性记忆能力等。

(三)孤独症的诊断

现在广泛应用的诊断标准主要有《美国精神障碍诊断手册》第4版(DSM—Ⅳ)、《国际疾病分类编码》第10版(ICD - 10)、《中国精神障碍分类与诊断标准》第3版(CCMD - 3)。下面我们主要介绍 DSM - Ⅳ 的诊断标准。

1. DSM - Ⅳ 的诊断标准　在以下1、2、3三个项目中符合6条,其中在第1项中至少符合2条,在第2或第3项中至少符合2条。

(1)在社会交往方面存在着质的缺损,下列至少有2条符合。

·在如目光对视、面部表情、身体姿势、社交姿势等多种非语言交流行为方面存在显著缺陷。

·不能建立符合其年龄水平的伙伴关系。

·缺乏自发性地寻求与他人共享快乐、兴趣或成就的表现。例如不会向其他人显示、携带其感兴趣的玩具。

·与人的社会或感情交往缺乏,如喜欢独自玩,不能参与集体游戏或活动。

（2）在交流方面存在着质的缺陷,下列至少有1条符合。

·口头语言发育延迟或完全缺失,并且没有其他的交流形式,也没有其他的交流企图,如使用哑语或文字来代替。

·拥有充分的语言能力,却没有主动发起或维持与他人对话的能力。

·语言古怪、刻板、重复。

·缺乏符合其年龄水平的模仿游戏或装扮性游戏。

（3）行为方式、活动或兴趣狭隘、刻板、重复。下列中至少有1条符合。

·沉溺于一种或多种狭隘和刻板的兴趣中,且在强度或注意程度上异常。

·固执地执行某些特别的无意义的仪式行为或常规行为。

·刻板重复的行为,如手指扑动、手的挥动、复杂的全身动作等。

·持久地沉溺于某个物体的部件,如小汽车的车轮等。

2.3 个方面中至少有 1 个方面发育延迟或异常,且 3 岁之前起病。

·社会交往。

·社会语言的运用。

·象征性游戏或互动游戏。

3. 无法用 Rett 障碍或儿童瓦解性精神病解释。

二、评定

（一）孤独症行为检查表

由 Krug 在 1978 年编制,为国内外普遍使用的孤独症诊断量表,稳定性好,阳性符合率达85%。此量表包括感觉、行为、情绪、语言等方面的异常表现,可归纳为 5 个因子的 57 个项目,分别为生活自理（S）、语言（L）、躯体运动（B）、感觉（S）和交往（R）。每项的评分根据它在孤独症诊断时的重要性决定,分别给予 1、2、3、4 级评分（如第 1 项的症状对诊断该病非常重要,故定为 4 分,第 4 项在诊断该病时特异性不强,故为 1 分）,各项分数相加等于总量表分,为 158 分,疑诊孤独症为 57,确诊孤独症为 67 分（表 3 - 4 - 6）。

表 3 - 4 - 6　孤独症行为量表

编号_____　　　　　　　　卡号_____

儿童姓名_____　　　　　　性别_____

年龄_____　　　　　　　　出生日期_____年_____月_____日

父母所在单位_____　　　　电话_____

家庭住址或通讯处_____　　邮编_____　　电话_____

填表者姓名_____　　　　　填表者与儿童关系_____

填表者文化程度_____　　职业_____　　填表日期_____年_____月_____日

填表说明:请仔细逐条阅读以下各项目,若你的孩子有该项表现,请在项目右侧的表格内的数字下划(无论表现轻微或严重)。若无此项则不划,方框内数字不要划。

项 目	评分				
	感觉	交往	躯体	语言	自理
1. 喜欢长时间的自身旋转			4		
2. 学会做一些简单的事,但是很快就忘记					2
3. 经常没有接触环境或交往的要求		4			
4. 往往不能接受简单的指令(如坐下、来这等)				1	
5. 不会玩玩具(如没完没了的转动或乱扔、揉等)			2		
6. 视觉辨别能力差(如对某种物体的大小、颜色或位置等辨别能力差)	2				
7. 无交往性微笑(即不会与人点头、招呼、微笑)		2			
8. 代词运用的颠倒或混乱(如把你说成我等)				3	
9. 长时间地总拿着某件东西			3		
10. 似乎不在听人说话,以致怀疑他有听力问题		3			
11. 说话不合音调,无节奏				4	
12. 长时间摇摆身体			4		
13. 要去拿那些实际够不到的东西		2			
14. 对环境和日常生活规律的改变产生强烈反应					3
15. 当他和其他人在一起时,对呼唤他的名字没有反应				2	
16. 经常做出前冲、旋转、脚尖行走、手指轻捏、轻弹等动作			4		
17. 对其他的人面部表情没有反应		3			
18. 说话时很少用"是"或"我"等词				2	
19. 有某一方面的特殊能力,似乎与智力不相符合					4
20. 不能执行简单的含有介词的指令(如:把球放在盒子上)				1	
21. 有时对很大的声音不产生吃惊的反应	3				
22. 经常拍手,晃手,挥舞胳膊,弹指			4		
23. 发大脾气或经常发点脾气					3
24. 主动回避与别人的目光进行接触		4			
25. 拒绝别人接触或拥抱		4			
26. 有时对很痛苦的刺激如摔伤、割破皮肤没有反应	3				
27. 身体表现有僵直,很难抱住		3			
28. 当抱着他时,感到他的肌肉松弛		2			
29. 倾向以姿势、手势来表示他渴望得到的东西				2	

（续表）

项　　　目	评分				
	感觉	交往	躯体	语言	自理
30. 常用脚尖走路			2		
31. 用咬、撞人、踢人来伤害他人		2			
32. 不断地重复短句				3	
33. 游戏时不模仿其他儿童		3			
34. 当强光直接照射眼睛时,常不眨眼	1				
35. 有自伤行为,如咬手、撞头等			2		
36. 想要什么东西不能等待,马上就要得到					2
37. 不能指出 5 个以上物体的名称				1	
38. 不能发展任何友谊		4			
39. 常常喜欢捂耳朵	4				
40. 经常旋转碰撞物体			4		
41. 控制大小便方面有问题					1
42. 一天只能提出 5 个以内的要求				2	
43. 经常受到惊吓或常常焦虑、不安		3			
44. 在正常光线下斜眼、闭眼、皱眉	3				
45. 要经常帮助,才会自己给自己穿衣					1
46. 一遍一遍地重复一些声音或词				3	
47. 喜欢长时间盯着人看		4			
48. 喜欢重复别人的问话和回答				4	
49. 常不能意识他所处的环境（或可能对危险的情况也不在意）					2
50. 特别喜欢、着迷于简单的活动和游戏（如来回来去地走,跑,蹦,跳,敲,拍）					4
51. 对周围东西喜欢触摸、嗅或尝			3		
52. 对生人常无视觉反应（对来人不看）	3				
53. 常常纠缠在一些复杂的仪式行为上,就像缠在魔圈内（如走路一定要走一定的路线,饭前或睡前或干什么以前一定要把东西摆在什么地方或做什么动作）			4		
54. 经常毁坏东西			2		
55. 在两岁前就发现他发育迟缓					1
56. 在日常生活中至少可用15个短句进行交往				3	
57. 长时间地凝视一个地方（呆呆地看一处）			4		

孤独症行为图解

感觉	交往	躯体	语言	自理	总分
26	38	38	31	25	158
16	25	25	16	16	102
12	19	19	12	12	77
10	16	16	10	10	64
5	8	8	5	5	32
0	0	0	0	0	0

该儿童还有什么其他问题,请详述:＿＿＿＿＿＿＿＿＿＿＿＿＿＿＿＿＿＿＿

(二)感觉统合评定量表

在对孤独症患儿进行感觉训练前,应根据此表对患儿感觉统合失调状况进行评估,再根据评估结果制定训练计划。本量表适用于 6～11 岁患儿,由患儿父母或知情人根据患儿最近 1 个月的表现进行填写。量表各题目按照出现的频率分为五个等级,从低分到高分分别为 0～4 分。最后按照每个部分的总分计算感觉统合失调等级。患儿的总得分低于 40 分为有轻度感觉统合失调,低于 30 分为有严重感觉统合失调(表 3-4-7)。

表 3-4-7　感觉统合评定量表

1. 特别喜欢玩旋转的凳椅或游乐设施,而不会晕。
2. 喜欢旋转或绕圈子跑,而不晕不累。
3. 虽然看到了仍然常常碰撞桌椅、柱子、门、墙或他人。
4. 行动、吃饭、敲鼓、画画时双手协调不良,常常忘了另一边。
5. 手脚笨拙,容易摔倒,拉他时仍显得笨重。
6. 俯卧在地板或床上时,头、颈、胸无法抬高。
7. 爬上爬下,跑进跑出,不听劝阻。
8. 不安地乱动,东摸西扯,不听劝阻,处罚无效。
9. 喜欢惹人,捣蛋,恶作剧。
10. 经常自言自语,重复别人说的话,喜欢背诵广告用语。
11. 表面左撇子,其实左右手都用,无固定使用哪只手。
12. 分不清左右方向,鞋子和衣服经常穿反。
13. 对陌生地方的电梯或楼梯,不敢坐或动作缓慢。
14. 物品管理能力不佳,经常弄乱东西,不喜欢整理自己的环境。
(以上为前庭失调,共 14 条)
15. 对亲人特别暴躁,强词夺理,到陌生环境则害怕。
16. 害怕到新场合,常常不久便要求离开。
17. 偏食、挑食,不吃青菜或软皮。
18. 害羞、不安,喜欢孤独,不爱和别人玩。
19. 容易黏妈妈或固定某个人,不喜欢到陌生环境,喜欢被搂抱。
20. 看电视或听故事容易大受感动,大叫或大笑,害怕恐怖镜头。
21. 严重怕黑,不喜欢空屋,到处要人陪。

（续表）

22. 早上懒得起床,晚上睡不着,上学前常常拒绝到学校,放学后又不想回家。

23. 容易生小病,生病后便不想上学,经常无缘无故拒绝上学。

24. 常常吮吸手指或咬指甲,不喜欢由别人帮忙剪指甲。

25. 换床睡不着,不能换被或睡衣,出外常常担心睡眠问题。

26. 独占性强,别人碰他的东西,常会无缘无故发脾气。

27. 不喜欢和别人聊天,不喜欢和别人玩碰撞游戏,视洗澡和洗脸为痛苦。

28. 过分保护自己的东西,尤其讨厌别人从后面接近他。

29. 怕玩沙土、水,有洁癖现象。

30. 不喜欢直接视觉接触,常常用手来表达其需要。

31. 对危险或疼痛反应迟钝或过于强烈。

32. 听而不见,过分安静,表情冷漠又无故嬉笑。

33. 过分安静或坚持奇怪玩法。

34. 喜欢咬人,并且常咬固定友伴,并无故碰坏东西。

35. 内向,软弱,爱哭,常常触摸生殖器。

（以上为触觉功能不良,共 21 条）

36. 穿脱衣裤、扣纽扣、系拉链、系鞋带动作缓慢而笨拙。

37. 顽固,偏执,不合群,孤僻。

38. 吃饭常掉饭粒,口水控制不住。

39. 语言不清,发音不佳,语言能力发育缓慢。

40. 懒惰,行动慢,做事效率低。

41. 不喜欢翻跟头,打滚或爬高。

42. 上幼儿园仍不会洗手、擦脸、剪纸和自己擦屁股。

43. 上幼儿园(大、中班)仍无法用筷子,不会拿笔,不敢攀爬或荡秋千。

44. 对小伤特别敏感,过度依赖他人照料。

45. 不善于玩积木、组合东西、排队和投球。

46. 怕爬高,拒走平衡木。

47. 到新的陌生环境容易迷失方向。

（以上为本体感失调,共 12 条）

48. 看来有正常智力,但学习、阅读或做算术题特别困难。

49. 阅读常跳字,抄写常漏字、漏行,写字笔画常颠倒。

50. 不专心,坐不住,上课常左右看。

51. 用蜡笔着色或用笔写字不好,写字慢且常超出格子外。

52. 看书容易眼酸,特别害怕数学。

53. 认字能力虽好,但不知其含义,而且无法组成较长的语句。

54. 不容易看出或认出混淆背景中的特殊图形。

55. 对老师的要求无法有效完成,常有严重挫折。

（以上为学习能力发展不足,共 8 条）

56. 使用工具能力差,对劳动或家务事均做不好。

57. 对自己的桌子或周围无法保持干净,收拾很困难。

58. 对事情反应过强,无法控制情绪,容易消极。

（以上为大年龄儿童问题,共 3 条）

三、功能训练

(一)全身协调性训练

有一些孤独症患儿,全身协调性差,动作笨拙,作业疗法师可以制定一些能令患儿配合又快乐的作业活动训练其协调性。

1. 踢球   两个治疗师一个与患儿在一起,另一个站在对面,要求患儿将球踢给对面的治疗师,治疗师再将球踢给患儿,反复进行。开始时,要求与患儿在一起的治疗师用手帮助患儿的脚去踢球,等患儿慢慢理解后,再逐渐减少辅助量,直到患儿能自己完成。

2. 双手扔球   两个治疗师一个与患儿在一起,另一个站在对面,开始时治疗师双手帮助患儿两手抱球并将球扔给对面的治疗师,再接住扔过来的球,反复进行,直到患儿自己会玩为止。

3. 骑三轮车   需要治疗师手把手地教,逐渐克服患儿的恐惧心理,帮助他们适当地运用双手和双脚。

(二)双手精细动作训练

对于双手精细动作差的患儿,可以进行以下训练:

1. 插彩色小木钉游戏   开始可以引导患儿将盒子里的彩色小木钉插在对应的木钉盘上,然后引导一点一点地减少,直到不再需要引导为止(图3-4-17)。

2. 捡豆子游戏   将绿豆、黄豆、大米等放在桌子上,令患儿将这些豆子捡起放在容器中。开始可以给予帮助。

(三)双手协调性训练

串珠子训练:令患儿一手拿珠子,一手拿线,双手配合将珠子穿在线上。治疗师开始要给予帮助(图3-4-18)。

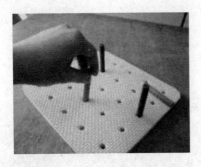　　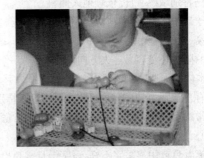

图3-4-17   精细动作训练　　　　　　图3-4-18   双手串珠子训练

(四)认知训练

孤独症患儿对信息的整合有明显的障碍。

1. 颜色的识别训练   识别顺序为颜色匹配—指认—命名。将不同颜色的圆片插在与颜色相匹配的圆柱上,进行颜色的匹配训练(图3-4-19)。

2. 整体和部分的认知训练   可以将能分开的水果模具如苹果、香蕉等先让患儿识别,再让其拿木制刀子切开两半或多半,最后将切开的部分再组合成一个整体。

3. 形状的认知训练   先训练形状的匹配,再训练形状的命名,最后训练形状的组合。如将形状放在与其匹配的木板上(图3-4-20)。

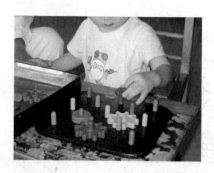

图 3 - 4 - 19 颜色匹配训练

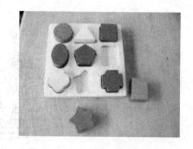

图 3 - 4 - 20 形状匹配训练

4. 大小识别训练 将大小不同的物品放在桌子上,令患儿依次挑出最大的物品。

5. 空间方位识别训练 先训练上下的认知训练,再训练辨别前后,最后训练识别左右。

(五)感觉统合训练

孤独症患儿存在感觉统合失调,不仅在单一某一方面异常,如不仅有防御过度或迟钝,还存在前庭感觉和本体感觉产生的视听协调等方面的问题。

1. 前庭平衡失调的训练

(1)滑板:令患儿俯卧在滑板上,头和双下肢上抬,从斜坡上腹滑到地板上,反复滑行 10 次(图 3 - 4 - 21)。

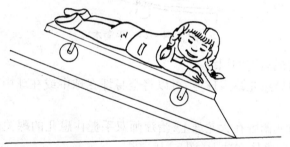

图 3 - 4 - 21 滑板训练

(2)吊缆:坐在吊缆的底盘上,令患儿双手环抱滚桶,治疗师旋转或左右摇摆滚桶(图 3 - 4 - 22)。

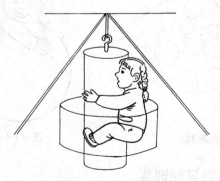

图 3 - 4 - 22 吊缆

(3)蹦床:令患儿在蹦蹦床上跳跃(图 3 - 4 - 23)。

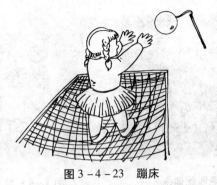

图 3 - 4 - 23 　蹦床

(4)翻跟头:令患儿用头在垫子上翻跟头。

(5)走平衡木:令患儿双手外展、抬头、沿平衡木保持平衡(图3-4-24)。

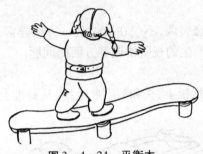

图 3 - 4 - 24 　平衡木

2. 触觉防御过度或迟钝的训练

(1)球池游戏:引导患儿跳入球池,可以将全身埋在球中或在球中翻滚跳跃(图3-4-25)。

(2)大龙球:令患儿俯卧在大龙球上,治疗师双手握住患儿的踝关节推动患儿在球上滚动。也可以按压患儿的身体在球上(图3-4-26)。

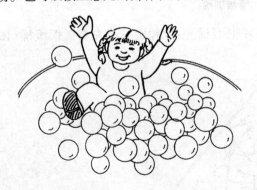

图 3 - 4 - 25 　球池游戏

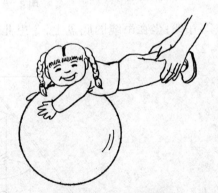

图 3 - 4 - 26 　大龙球游戏

四、日常生活动作的指导和训练

日常生活动作包括进食、更衣、洗脸、洗手、梳头、刷牙、洗澡等每天必须反复进行的动作。正常儿童会模仿父母的动作,当他们具备这种能力时,可以自己承担这些功能,进行日常生活动作训练。而孤独症患儿不会在告诉其如何去做或给其演示后就能具备这个能力，有效的办法是让患儿能从直接的体验中学会各种实用性技巧。所以，我们如果想让患儿完成某种日常生活技巧，就要手把手地引导患儿去学习这个技巧所必需的动作，使患儿最终有能力照样做。训练时，治疗师可以将任务分解成若干简单的步骤，最好的办法可以利用"反向链接"法（先教患儿最后一步，然后倒过来一步一步地教，使其总能完成任务）进行训练。如穿鞋，开始时帮助患儿将鞋穿到后脚跟时，令其将鞋向上拉，等其掌握后，再让患儿将鞋拉过后脚跟，依次向前推。

（一）更衣动作训练

更衣是一项复杂的活动，治疗师需要教会患儿正确的穿衣顺序和方法。教会患儿利用商标区分前后，先手把手地教患儿将袖子穿过手臂，再拉过颈部，再穿另一只袖子。孤独症患儿对穿衣的结果没有概念，不知道整理衣服，不知道根据季节选择衣服，也许在夏天穿厚衣服，冬天穿薄衣服，这时需要治疗师或父母给予患儿必要的帮助或口头提醒。

（二）进食训练

对于一些咀嚼和吞咽困难患儿，如果突然改成块状食物，患儿会恐慌，应先让其练习吹泡泡，用舌尖将嘴边的食物舔进来，再用手辅助下颌帮助患儿学习咀嚼食物。

对于一些拒绝变化、坚持常规的患儿，可通过混合饮食来进行处理，只在吃饭时提供食物，或在他喜欢吃的食物里放一点点其他的食物，且在外观上看不出什么差别。如果患儿能够接受，再一点点地增加数量。然后用这种方法再添加一些另外的食物。

（三）入厕训练

1. 先找出患儿大小便的规律和时间　以14日内入厕情况找出患儿的入厕规律并划出基线，从记录中选择开始训练时间，制定训练计划和目标。

2. 选择合适的稳定的座便器　小的椅式座便器会令患儿感到安全舒适。

3. 方法　孤独症患儿婴儿时期学会了将纸尿裤与大小便联系在一起，长大后仍然坚持这种常规。应逐渐打破这种常规，当患儿到了大便或小便的时间，应马上带上纸尿裤将其放在座便器上，如患儿能够接受，逐渐将纸尿裤剪窄，直到不需要纸尿裤为止。

（四）沟通的辅助用具

图片、实物和沟通板，最终教会患儿用文字的方式学会沟通和交流。

（刘萍）

思考题

1. 两岁手足徐动型患儿如何进行头部控制训练？

2. 五岁痉挛型四肢瘫患儿如何进行书写训练？

3. 双手配合动作不灵活的孤独症患儿如何进行双手协调性训练？

4. 如何对孤独症患儿进行进食训练？

第五章 环境改造和辅助器具

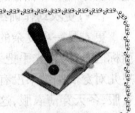

环境改造和辅助器具的使用在残疾人社区康复过程中起着至关重要的作用,既可以使残疾人的残存功能得到最大限度的有效发挥,又可以弥补、代偿功能训练所不能达到的能力水平,不仅改善了残疾人生活自理的能力,减轻了家庭和社会的负担,提高了残疾人的生活质量,还促进了残疾人就学、就业以及参与社会活动获得平等的机会,使他们能够更好地适应当今快速发展的社会需要。

第一节 环境改造

建立无障碍环境是环境改造的基本要求,其中包括物质环境、信息和交流的无障碍。物质环境无障碍是指城市道路及公共建筑物和居住区的规划、设计、建设应方便残疾人通行和使用。信息和交流的无障碍是指公共传媒应使听力言语和视力残疾人能够无障碍地获得信息,进行交流。公共环境的改造属于政府行为,有统一标准,而个人环境的改造,由于每个残疾人的障碍状况各有不同,各自的具体需求也不一样,很难制定统一标准,需要根据具体的情况进行全面的评定,并通过调整、改造与其生活娱乐、学习工作相关的环境,达到残疾人自立生活和减少他人辅助的目的。对于在社区、家庭生活的残疾人而言,首先需要解决的是家庭住宅无障碍改造问题。本节重点介绍家庭住宅改造的主要内容,对于公共环境的改造只简单介绍。

一、概述

(一)环境改造的概念

环境改造就是将残疾人的生活环境进行适当调整,通过建立无障碍设施等来消除环境因素对残疾人造成的各种影响,使改造后的环境能够更好地适应残疾人的生活、学习和工作需要,为他们参与社会活动创造良好的环境条件。

在社区家庭生活中,残疾人会因精神或身体方面的障碍,在进行家庭自立生活及参与社会活动时会遇到诸多困难,这时就有必要通过环境改造的方法扩大其能力,实现残疾人自立生活的需求。具体地说,环境改造就是将残疾人所用的建筑物及相关结构如道路、停车场、入口、走廊、电梯、房间、厨房、厕所、浴室等进行重新调整、设计、改造,为其改建一个与其身体功能相适应的、能够满足其进行自理活动和参与社会需要的环境。人与环境相互间的适应性越高,说明环境能够满足人的各种需要的程度越高,人的独立性和生活质量也就越高。

(二)环境改造的目的

环境改造的目的包括以下几个主要方面:

(1)辅助或弥补功能障碍。

(2)提高日常生活动作的自理能力,改善生活质量。

(3)提高参与社会活动能力。

(4)减少辅助量,减轻家庭和社会负担。

(5)预防损伤,防止危险发生。

(6)改善心理状况,提高自信心。

(7)减少经济支出,节约资源。

(8)降低能量消耗。

二、环境评定

(一)环境评定的概念

环境评定是指按照残疾人自身的功能水平对其即将回归的环境的安全性、能力水平和舒适程度进行实地考察、分析,找出影响其日常生活活动的因素,并提出修改方案,最大限度地提高其独立性,帮助残疾人更好地回归家庭和社会。

(二)环境评定的目的

(1)评定残疾人在家中、社区和工作环境中的安全性、功能水平以及舒适程度和方便程度。

(2)对残疾人、残疾人家庭、残疾人就业者、政府机构及费用支付者提供适当的建议和符合实际的解决方案。

(3)评定残疾人需要增加的辅助器具及恰当的设备。

(4)帮助准备出院的残疾人及其家属确定是否能够得到较好的服务,如出院后的门诊治疗、家庭健康服务等。

康复的一个主要目标是要使残疾人回到病前的环境中,并尽可能地按照以往的方式去生活和工作。环境评定的结果对于残疾人完成从康复医院到回归家庭和社区的转变过程具有积极的促进作用。通过评定,不但能够发现在特定的实际环境中残疾人的功能水平、回归程度以及安全性,更重要的是,还为康复治疗、环境改造以及正确选择使用适合的辅助用具提供了依据。

作业疗法师在进行社区康复活动时,不仅要对社区残疾人进行功能训练、日常生活动作自理训练以及使用辅助用具的训练,还要考虑残疾人的生活环境与其自身的身体功能以及辅助者方面的情况是否相适应。环境改造之前,作业疗法师首先要对残疾人进行身体功能方面的相关评定,还要了解现行的社会医疗服务体制及辅助器具相关的政策信息,并及时把相关信息介绍给残疾人和家属,联系相关部门实施环境改造。总之,环境改造在维持和提高残疾人日常生活动作的主动性、改善生活质量、减轻辅助者负担等方面起着非常重要的作用。

(三)环境评定的方法

环境评定的方法主要有问卷调查和实地评定。

1. 问卷调查 主要是通过对患者或家属进行有针对性的提问,来了解患者在环境方面可能会遇到或已经存在的问题,并提出相关建议和改造意见,达到环境评定的目的。问卷调查简单、直接,所花费的人力、物力小,但缺点是往往不能全面真实反映患者在实际中的作业活动表现,对于具体的环境的评定也不够精确。

2. 实地评定 是亲自观察残疾人在即将要回归的环境中的具体情况,观察残疾人在实际环境中的具体表现,真实发现存在的障碍因素,制定出更合理的环境改造方案。实地考察得出的改造意见将更加真实、具体、有针对性、比较实用,但是比较耗费人力和时间。

一般在进行环境评定时,要灵活地应用上述两种方法。首先,通过与残疾人及家属的问卷调查初步发现残疾人可能存在的问题,以供确定治疗目标和制定治疗计划时参考,然后更有针对性地结合实地考察和测量的结果,观察残疾人在实际环境中的活动表现,发现问题,准确、全面地为残疾人提供环境改造的解决方案。

(四)环境评定的原则

由于每个残疾人的生活状况和所受的残疾程度不同,环境改造的目标也会有所不同,所以要对残疾人的身体功能和辅助者的辅助能力进行认真的评定。环境改造是将残疾人作为普通的生活个体从最基础方面提供帮助,有关环境改造技术上的服务要在尊重残疾人本人和家属意见的基础上帮助他们实现自己的愿望。在残疾人与多位家属一起居住的情况下,如果只以残疾人本人为对象进行环境改造,可能会给家属在使用上带来不便。因此,在环境改造前要与其家属进行协商,以取得残疾人本人和家属对改造后设计的充分认可。在设计意见难以取得一致时,可以参考已改造好的住宅样板间的设计,让残疾人在接近改造后的环境下进行操作、试用。由于环境改造需要一定的费用,所以需要取得家属的理解和配合,也可以争取残疾人所在单位或社会保障部门的帮助。

三、环境改造的内容

(一)住宅改造

1. 室内布局

(1)室内要留有充裕的空间,以方便操作轮椅或其他助行器。

(2)通向各个房间的走道应通畅。

(3)电源插座、开关、电话应设置在安全、方便的位置。

2. 地面

(1)地毯或地板革等应粘牢或钉牢,以防止在使用轮椅时将其隆起或撕裂。避免使用可移动的小块地毯。购买地毯时应选择高密度、短绒毛织成的地毯,以便于轮椅或其他步行辅助器具的使用。

(2)尽量使用不滑的地板蜡。

(3)对于有视觉缺陷的残疾人,应在地面贴上颜色鲜艳的胶带以引导其在暗处行走。

3. 确保残疾人经过某场所时所需要的空间 由于残疾人经过某场所时所需要的空间是由其所使用的移动方法所决定的,所以考察需要在实际的生活场所来完成。例如,安装在走廊两侧的扶手可能对辅助残疾人步行有帮助,但也可能给轮椅的通过造成障碍。洗手间的扶手会给辅助者的辅助动作带来不便,这种情况非常多见。驱动轮椅时所必要的通行宽度为85cm;轮椅90°转弯的空间应为140cm×140cm;180°转弯的空间应为140cm×180cm;360°转弯的空间应为210cm×210cm;如果是单手单腿操作轮椅或操作电动轮椅,所需要的空间为直径200cm的圆形空间。要在实际改造的场所来评定移动方法,并且要评定轮椅的宽度和残疾人的操作能力,还要对房间的配置和家具的摆放进行设计,以方便轮椅通过。

4. 门及门把手　门开启后的宽度应足以使轮椅或其他助行器方便通过,一般手动轮椅所需门的宽度为80cm以上,而可躺式手动轮椅、电动轮椅等所需门的宽度要大些,最好大于90cm。在考虑门宽度的同时,还要考虑轮椅旋转时所需的空间、通路宽度与门宽度的关系等,当旋转空间不足或通路较窄时,则门的宽度就需要较大,以方便轮椅的出入。根据残疾人的具体情况,可以选择改变门的开启方向、使用折叠门或减轻门的重量,门扇最好选用推拉门。在墙壁空间不足时,可考虑使用三折式折叠门,但折叠后空间就会变窄,使门的穿行宽度不足,所以需要根据残疾人的实际情况来决定。也可将居室内浴室或卧室的门改为悬挂的塑料帘或布制的帘子,既方便了残疾人开关门,也节约了普通门打开时所需门前平台的空间。房间的门不要太重,压力不应超过8磅(1磅=0.4536kg)。门把手的高度为残疾人可操作的高度,一般离地要0.95~1.15m,为了使手部力量不足或手部精细动作能力差的残疾人便于操作,可采用杠杆式门把手或垂直式抓握柱,并且应采用省力、便于开启的长柄式把手。门锁最好选用一些特殊的门锁系统(如声音、磁卡、电控、红外线控制等),这对于一些较重度的残疾人非常重要。

5. 消除门槛及房间内的台阶　门口有门槛时会给轮椅的移动带来不便,也容易使视觉障碍者或使用拐杖者的移动安全出现问题。如果是在乡村等有条件自己建房的情况下,可与建筑的设计师协商,告之门口不要设计门槛,屋内也不要设计台阶以取得对方的帮助。如果是普通楼房,一般洗手间的入口处会有台阶,简单解除台阶的方法是在断面部安装三角形的斜板,但对于行走时有足下垂的步行者具有一定的危险性,所以有必要对残疾人的步行能力进行评定,尽量安装比较缓和的斜坡,并且居室内各房间之间的地面要尽量取得同等高度。在室内有楼梯时,应注意以下几点:

(1)每一级楼梯的台阶不宜有突出的前缘,台阶表面应采用防滑材料。

(2)楼梯两侧均应有扶手,有照明。

(3)对于视力差者,在接近扶手终点处可用不同于扶手的材料作为区别,或用皮筋拴绑以提醒残疾人楼梯的终点将近。

(4)可以将颜色鲜艳的暖色色带贴在每一级楼梯的边缘提示视觉损伤残疾人。

6. 消除屋外的台阶　有些房屋从室内到室外的地面会有几级台阶。对于那些有步行能力的人,则可以在台阶两侧安装扶手,步行上下台阶。每一级台阶的高度不宜超过17.5cm,深度为28cm;每一级楼梯的台阶不宜有突出的前缘,台阶表面应采用防滑材料。在使用轮椅的情况下,一般采用设置斜坡的方法。如需要设置坡道,理想的轮椅坡道的坡度为每延长30.5cm,高度增加2.5cm,坡道的宽度不应小于122cm,坡道两侧应设扶手,扶手两端各应水平延伸30cm。残疾人自己驱动轮椅时,要确保倾斜度不大于1:12,由辅助人员操作轮椅时,要确保倾斜度不大于1:8。坡道的终点应有一平台便于轮椅回转活动,面积不应小于153cm×153cm。在实际生活中使用轮椅时,如果是高度为30cm以上的台阶,最好安装升降机。

7. 安装扶手　使用扶手的主要目的是提高移动、移乘动作的安全性。扶手的材质最好选用木材与金属或金属与塑胶等的复合材质,扶手的直径应为3.2~4.5cm,以利于残疾人抓握,如果扶手过粗或过细都不利于残疾人抓握。扶手与墙的距离为3~5cm,扶手的高度为75~85cm,要在扶手首尾处向外做直线延伸,长度为30cm。扶手从外形上主要分为水平式和垂直式两种,二者各有其不同的作用。水平式扶手利于让残疾人在站、靠和水平移动时稳定身体;垂直式扶手有利于让残疾人从坐位到站起时做身体的垂直移动。为了方便残疾人使用,也可将二者结合起来,成为L型扶手,它同时可以完成水平移动与垂直移动的两种需要。因为要考虑墙面的承重能力,安装时要考虑的内容包括扶手的形状和安装的位置,为了使残疾人抓握方便而设计的扶手的粗细度以及辅助墙的施工方法等要与施工方协商后再安装,特别是安装时要请残疾人本人实际操作后再决定安装的位置,在确保安全的同时,将扶手安装在方便使用的位置非常重要。

8. 照明和色彩　由于有些住宅的房间配置和构造等原因,不可避免要有一些台阶,对于这种情况,从安全角度来考虑,可以把认为存在安全隐患的台阶改变颜色,再配合适当的照明,台阶就变得比较醒目,就可以提高残疾人和老年人的注意力,使其小心行动,尽量减少危险的发生。另外,还要注意灯光是否在台阶踏面处产生阴影,如果有这种情况发生,建议在台阶踏面处安装地灯。

9. 室内要有恒定的温度　室内的温度过高或过低都会对身体产生很大的影响,要尽量将残疾人每天所生活的空间调整成恒定的温度。

10. 厨房　对于轮椅使用者,厨房操作台的高度应符合使用者的实际需要,操作台距地面的理想高度不应超过79cm,操作台面要光滑,以便必要时可以将重物从一边滑送到另一边,既省力又达到搬运的目的。与此同时,还应注意以下几点:

(1)桌子高度最好为升降。

(2)远距离搬运时,可使用一小手推车,例如将食品从冰箱取出后运送到操作台上。

(3)水龙头的手柄应采用大的、叶片状手柄以便于操作。

(4)操作台下方、水池下方以及炉灶下方均应留有能放入双膝和小腿的空间。

(5)器皿和食品储藏位置的安排以节省身体能量为原则,即常用的工具、器皿或食品放在易拿到的地方,橱柜内的储物架采用拉筐式或轨道式以便于使用者拿取。

(6)厨房里的热水管应给予包裹或遮挡,以避免发生烫伤。

11. 确保避难通道的畅通　确保发生灾难时,有逃生的通道,特别要检查卧室及白天经常生活的房间是否有避难的通道。

12. 电梯　电梯的安装要遵循以下原则:

(1)门的宽度要允许轮椅进出。

(2)电梯内外操作按钮、紧急用电话的高度适用于轮椅使用者。

(3)电梯内正面部分要有一面大镜子,以方便残疾人独立操作轮椅进入电梯后能够观察到自己后面的情况,以减少危险情况的发生。

13. 其他　根据患者的ADL障碍特点,必要时可在床边、厨房、沙发、餐桌旁边均安装扶手,以利患者完成转移或起立动作。如果患者是四肢瘫痪,可安装使用环境控制系统(参考本章最后部分),使患者能够独立完成开关电灯、电视、电扇、窗帘、打电话等动作。对于有认知功能障碍的偏瘫患者,家庭住宅门口应做一些特殊显眼的标志,以免患者走失。同时在住宅内的各个房间门口做一些特殊装饰,帮助患者记忆和辨别各个房间的位置。有条件时,还应安排患者在家庭内训练的场地。

(二)工作环境的改造

1. 建筑物外部环境

(1)残疾人停车位置应靠近人行通道。

(2)停车位宽度应不小于 244cm。

(3)停车位应设置明显标志。

(4)应有无障碍通道。

2. 建筑物内部环境

(1)出入口应安装自动门。

(2)电梯控制按钮距地面的高度应不超过 122cm。

(3)一辆轮椅通过的宽度不小于 92cm,两辆轮椅通过的宽度为 153cm。

(4)工作区轮椅活动面积不小于 153cm×153cm。

(5)洗手间门净宽不少于 82cm,洗手间内面积不小于 183cm×183cm,厕所门向外开时,厕所内的面积不小于 120cm×80cm;向内开时,厕所内的面积不小于 150cm×150cm,座便器高度应达到 38cm,但不高于 48.5cm。

(6)公用电话距地面高度不应超过 112cm。

(三)社区环境的改造

路面宽度要大于 120cm,坡度不超过 2.54~30.5cm,路面应以坚固的防滑水泥、柏油、碎石铺成。同时,应做到以下几点:

(1)要有人行道。

(2)路边镶边石应呈斜坡状以利于轮椅能过。

(3)斜坡坡度以 2.54~30.5cm,宽度以 90~120cm 为宜。斜坡的路面应是防滑的,两侧边缘均应有 3.5cm 的路肩,以防轮椅冲出斜坡的边缘。

(4)步行者扶手高度为 90cm,轮椅使用者为 75cm。

(5)必要时使用可移动的斜坡。

(6)单级台阶可在附近的墙上装一垂直扶手,距台阶底部约 90cm,多级台阶应用水平扶手,在台阶的底端和顶端各延伸至少 30cm,注意扶手直径应为 2.5~3.2cm,扶手内侧缘与墙之间距离为 5cm,不宜太远。

(周玉梅、戴东)

第二节 辅助器具

一、概念

辅助用具、日常生活用具、辅助器械、康复器械等用语是在福祉医疗、工学等领域中重复使用的概念,在过去的康复分类中,会把辅助器具称为辅助机械或康复机械。但自从 1993 年联合国出台了残疾人平等机会法案(Standard Rules on the Equalization of Opportunities for

Persons with Disabilities)后,就将辅助器具作为行政用语使用,现将以上这些词语概括为统一用语——辅助器具,为了方便大家使用,将辅助器具定义为:为身心功能低下,并且日常生活活动需要帮助的老年人或身心功能障碍的残疾人所提供的,为其日常生活活动带来帮助以及辅助其功能训练而使用的用具。

作业治疗师在辅助器具的使用中起着非常重要的作用。辅助器具绝不是提供某一种方便就会为残疾人所接受,而一定是对残疾人来说必不可少,并且经常使用的方能被残疾人所接受。对于那些需要使用辅助器具的人,可以帮助其选择每日生活所必需的辅助器具,并建立必要的计划,帮助其选择并很好地利用辅助器具,也可以进行相关评定来判断目前所使用的辅助器具是否适合其现在的状况。

二、分类

残疾人辅助器具分类的最新国际标准为国际标准化组织(international organization for standardization,ISO)的 Technica Aids for Persons with Disabilities Classification and Terminology (ISO9999:2002 IDT)。我国现已开始使用的《残疾人辅助器具分类和术语》(GB/T 16432 – 2004)就是根据该标准设立的。《残疾人辅助器具分类和术语》按辅助器具的功能分为 11 个主类、135 个次类和 741 个支类。

(1)个人医疗辅助器具。

(2)技能训练辅助器具。

(3)矫形器和假肢。

(4)生活自理和防护辅助器具。

(5)个人移动辅助器具。

(6)家务管理辅助器具。

(7)家庭和其他场所使用的家具及其适配件。

(8)通讯、信息和讯号辅助器具。

(9)产品和物品管理辅助器具。

(10)用于环境改善的辅助器具和设备、工具和机器。

(11)休闲娱乐辅助器具。

三、作用及适配的基本原则

残疾人应用辅助器具,不仅在一定程度上消除或补偿了其身体功能上存在的缺陷或不足,还促进了残疾人发挥潜能、树立信心,最大限度地实现了生活自理和参与社会,提高了生存质量,获得了人生的价值。辅助器具的作用包括如下几项:

(1)代偿或补偿丧失的身体功能。

(2)提高保护和支持。

(3)提高生活自理能力。

(4)提高学习交流能力。

(5)节省能量,保存体力。

(6)提高就业机会,减轻社会、家庭负担。

(7)改善心理状况。

(8)节约资源,提高生活质量。

辅助器具的适配基本原则是要适合自身需求,有利于残存功能的发挥和改善。

四、适配流程

辅助器具的适配要由有经验的医疗和工学方面的专业人员进行评定、患者使用前后训练、必要的环境改造、安全指导和随访,并且需进行严格管理,规范流程,以便最大限度地发挥辅助器具的作用,减少浪费。适配流程如下:

观察残疾人的残障程度,询问残疾人的病史、生活环境和经济状况;了解残疾人的需求和希望;评定残疾人的残疾程度;确定残疾人的辅助器具处方;适配前进行训练,教会正确的使用方法;制作或选购辅助器具;使用训练;使用后评定,有功能受到限制的要进行调整改良,有环境受到限制的要进行环境改造,不能独立的要进行家属指导;在独立、安全的基础上交付使用;随访。

五、使用辅助器具时的注意事项

进行洗浴动作时,到脱衣场所之前的移动、脱衣服、开关浴室门、洗身体或向浴盆内的移动等动作都属于生活行为,其他的日常生活动作也是由一些复合动作构成,目前,还不能做到所有的动作都具有相应有效的辅助器具。使用时还要明确使用的目的,在什么场合使用,是本人使用还是护理者来使用。另外,还要明确使用的频率。

进行评定时,要评定使用者本人的运动、感觉功能及精神功能,以评定的结果为原则,力求使辅助器具与本人相适应,特别是对于那些希望通过使用辅助器具来达到生活行为自理的残疾人,要对其所使用的轮椅座面和悬吊用具的吊带等与身体接触部分进行认真的评定。为了护理者使用方便,有时要进行必要的家具更换和房屋改造,也有必要对住宅的环境是否适合机器的使用进行评定。

要想引入辅助器具,就要很好地讨论以上内容,并可以此为前提在实际的场所进行试用,对辅助器具进行具体讨论,这样治疗师就可以比较明确地掌握残疾人在使用上所存在的问题,使用者也可以比较具体地了解使用方法,解除残疾人对即将投入使用机器的不安全感,使其对设计、使用及安装理念等有较深的理解。由于辅助器具的引入会涉及一定的费用,这些可与相关部门联系,争取得到相应的帮助。

六、社区常用的辅助器具及其应用

(一)电动床

电动床的使用目的是为了减轻残疾人本人和护理者的负担,是针对那些翻身、坐起和站起存在困难的残疾人而使用的,使用电动床后会使他们容易完成这些动作。

除了考虑床的大小和外观,在功能方面还要考虑是否选择背部能升起、腿部能升起、能够调节床面高度的床,在操作方式上可以选择电动式或手动式两种。

背部能升起电动床的功能是可以保持背靠式坐位(长坐位)的效果。即使是那些必须依靠帮助才能够完成起床动作的较重度的残疾人,也可以仅仅通过操作遥控开关的按钮,就可以完成起坐动作。如果使用背部和腿部能同时升起的联动式电动床,还可以避免髋关节屈曲受限的发生。

在从床上坐起后将脚放到床边的坐位(端坐位)时,为了使残疾人能够保持坐位的稳定性,其足部需要接触地面,这时可以将床的高度调整到40cm左右,就能轻松地达到足部接触地面的要求。如果使用这种床的同时使用空气垫或水垫,由于空气或水移动的原因,即使脚接触到了地面,也会引起坐位的不稳定性,所以在需要保持坐位平衡时,可以考虑是否有必要暂时放掉空气垫内的空气。为了使站起动作变得容易,可以将床的高度调整到比保持稳定性坐位稍高的位置,可45~50cm。另外,床边应放置一张床头柜用于摆放床头灯、电话、药或呼叫铃等。对坐轮椅的患者,衣柜要降低,挂衣横杆高度一般降到距地面132cm,壁柜挂钩应距地面100~140cm,最高的隔板不应超过114cm。

(二)预防褥疮的用具

此用具可以分散身体局部所受的体压,防止皮肤的血流受阻,防止褥疮好发部位变红,同时有改善褥疮的作用。由于预防褥疮用的垫子过于柔软,所以翻身、起坐等动作变得较困难,如果情况允许,翻身时最好选择较薄的垫子。水垫和空气垫虽然有利于分散体压,但由于水和空气的移动,也会引起坐位平衡的不稳定。

(三)轮椅

1. 使用对象　轮椅是用来永久或暂时替代步行功能的行动类辅助用具。轮椅的使用对象为下肢或躯干障碍者、平衡功能障碍者、身体重要器官(心肺等)障碍者、发育迟缓者、植物人等。轮椅的作用是为了减轻残疾人步行动作的负担,使其移动起来更安全,从而使室内、室外的移动自立,力求扩大使用者的生活范围。在需要休息时,它还具备椅子的功能。在有如下情况时,可以选择使用轮椅。

(1)无步行能力者、步行效果差或行走时易跌倒者。

(2)心肺功能衰竭者、骨骼肌肉永久性或暂时性受到障碍者。

(3)使用者意识不清,但有坐姿或有运送、移动的需求时。

2. 使用轮椅的注意事项

(1)为了使残疾人能够保持坐位的稳定性,轮椅的座面、靠背、脚踏板等身体支撑部位要与使用者本人的身体功能水平相适应,并且要选择比较容易操作的轮椅。

(2)在室内使用轮椅时,由于室内的台阶和狭窄的走廊等会给轮椅的操作带来不便,在这种情况下,可以利用斜坡和住宅改造等设计进行住宅环境方面的改造。

(3)在室内使用的轮椅要尽量力求小型化,无论是在室内使用还是在室外使用都要选择轻型轮椅,特别要考虑在室外使用时有可能要搭乘汽车,所以要选择便携的、可折叠式的、轻型的并且样式较小巧的轮椅。

(4)选择轮椅时,要明确乘坐轮椅移动时是残疾人自己操作还是需要他人的帮助,为了做到任何场合都可以顺利地移乘,还要检查扶手的安装、拆卸是否安全、灵活,脚踏板的抬起是否自如。

(5)使用轮椅垫可以满足长时间的坐位、保持姿势、预防褥疮,为使存在坐位平衡不稳定的残疾人保持稳定的姿势而使用,由于坐垫的厚度会使座面高度提升,所以还要考虑能够保持稳定坐位姿势所需的足踏板的高度、桌子和作为移乘对象的床之间的高度关系。不使用专业轮椅垫时,为避免发生褥疮,应保持轮椅座面的清洁、柔软、干燥、舒适,定时进行臀部的减压,一般每30min抬臀一次,每次最好能保持3~5min。

（四）助行器

因为助行器的支撑面较宽，能够更有效地支撑体重，减轻下肢的负荷，保持身体平衡，所以可以完成较稳定的步行，来更好地提高使用者的站立和行走能力。但其缺点是不易重心转移，速度较慢。由于常用的固定式助行器行走时需要两手压着助行器，并且要在行走时每向前迈一步就要将助行器举起向前送出一下，所以需要体干有良好的平衡能力，双上肢也需具备一定功能的人才可使用，如下肢骨科术后的老年人、帕金森病患者、脑血管病患者中协调性较差者、脑瘫患者等。

（五）拐杖

拐杖的类型有手杖、腋杖、肘杖、前臂杖等，手杖又分为单脚手杖和多脚手杖。在使用多脚手杖时，由于拐杖底部的面积较宽，所以在较平坦的路面上行走较稳定，但如果居室内有台阶，则使用起来就不是很方便，并且拐底的面积较大，行走起来较慢，快走时，多脚手杖的后脚部与前脚部间会产生摇摆，反而增加了不稳定因素。同样，在室外路面不平时使用多脚手杖，由于多个拐角很难找到同一个平面，会更不稳定，因此，临床上多脚手杖常用于早期偏瘫患者的室内步行，当患者经过训练，稳定性增强后，就可以使用单脚手杖了。

（六）移乘用具

有些残疾人的身体功能较好，稍有外力支撑就能很容易站起。为了使更多的残疾人能够很轻松地完成移乘动作，可以考虑使用移乘用棒，在使用时要充分考虑轮椅和椅子放置的位置以及旋转的角度。

对于那些虽然不能站起但能保持坐位姿势、有较好的坐位平衡能力的残疾人，可以考虑使用简易的移乘用具。简易移乘用具分为旋转式简易移乘用具和可以保持在椅坐位状态下进行移乘、移动动作的用具。

旋转式简易移乘用具是让残疾人的上半身趴在安装在旋转盘支柱上部的鞍座上，使用时边旋转边移乘的简易辅助器具。因为是便携式的，所以在狭窄的房间内也可以使用。另外，因为移乘时必须要将上半身趴在鞍座上，所以要注意肩关节和髋关节关节活动范围是否充分、有无疼痛及胸部受到压迫时是否会出现不良反应等情况发生。

使用椅坐位式升降机时，是用带子兜住残疾人的臀部，并保持这种姿势使其身体向上或向下，也可保持此种姿势进行水平方向移动。

对于起居动作需全辅助的残疾人，可考虑使用将吊具挂在升降机上，将人吊起后进行移乘的升降机。它可分为沿屋顶行驶式、沿床行驶式、简易设置式、洗浴用固定设置式几种形式。

（1）沿屋顶行驶式升降机是沿着屋顶铺设的轨道滑动，并可用来升降的装置，分为滑动、升降均为电动式的升降机和滑动为手动、升降为电动的升降机两种形式。如果延长铺设的轨道，那么就不仅可以在起居室内使用，在卫生间和浴室及其他房间也可以使用了。但与此同时，工程会变得很大，费用也会相应地增加（图3-5-1）。

（2）沿床行驶式升降机在使用时有小轮沿床方向行驶（图3-5-2），可由一个辅助者轻松地完成将残疾人由床至轮椅的搬运动作。

（3）由于简易设置式升降机由木框制成并安装有轨道，所以大多数居室无需进行家居改造就可以实现。

（4）洗浴用固定设置式升降机主要用于出入浴缸，以一根支柱为支撑，可以上下升降和

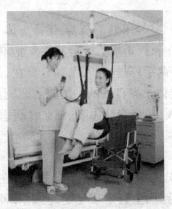

图 3 - 5 - 1　沿屋顶行驶式升降机

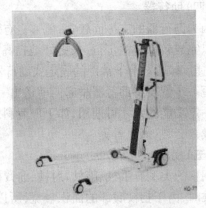

图 3 - 5 - 2　沿床行驶式升降机

旋转,升降时是利用液压功能,旋转时使用手动功能,除特殊浴室外,一般浴室安装起来都比较简单。

升降机所使用的吊具分为两根带子式和椅坐位式等。应根据所受障碍的程度选择恰当的吊具,特别是对四肢和体干存在伸展位痉挛,四肢有较强的肌紧张、关节痛时更应谨慎对待。

(七)座便器

便携式座便器可以方便移动上有困难的残疾人,不必移动到卫生间就能完成排泄动作,对提高残疾人的排泄动作自理非常有效。另外,可以利用把座便器高度提高的增高式座便器或座便器升降机,方便残疾人从座便器上站起。便携式座便器有塑料一体型、木制家具型等几种类型,因为是在床旁使用,还要考虑除臭和避开众人视线等问题。

由于排泄动作每天要重复多次,所以每次排泄物的处理是需要有人帮助才能完成的,在这种情况下,由于辅助量的增加,也要对辅助者的辅助量进行评定。由于在移乘时有时需要扶着便携马桶的扶手进行支撑,如果是轻量型马桶,可能会有向两侧倾倒的危险,所以在进行移乘时要进行认真检查。由于每天需要频繁多次地移动便携式座便器,床周围需要有足够的空间,如果空间过于狭小就会很不方便。还有便携式座便器的重量,以使辅助者容易端起为宜。

根据残疾人坐位平衡的保持能力,决定其是否有必要使用带靠背或带扶手的座便器,并以此为依据决定座便器座面的高度,一般最高不超过 48.5cm。

增高式座便器分为坐式便器和蹲式便器两种。由于增加了座便器的高度,若家属使用时,可能会给家属带来不便,所以还要考虑家属是否能够接受。

座便式升降机可使座便器升降,并可帮助残疾人抬起臀部和转移。对存在关节痛和下肢肌力下降、站起有困难的残疾人非常适用。卫生间内要有可以安装设备的足够空间,门的宽度要能使设备搬入,卫生纸要放在手容易够到的地方。

(八)洗浴用具

洗手池池底最底处应大于 68cm,水龙头采用长手柄式。镜子中心应在距离地面 105～115cm 处,以便于乘坐轮椅者使用。地面要为防滑材料。

洗浴时可以使用移乘板,也可以使用洗浴专用椅。由于洗浴用椅子比一般的椅子座面高,所以站起动作较容易完成,辅助者也容易帮助残疾人擦洗身体。

浴盆内安装的扶手不是在残疾人向浴盆内移乘时支撑身体用的,而是在残疾人洗浴动作中有不安全因素发生时而使用的。由于是固定在浴盆内的边缘,如果负荷过大就会被拽出来,容易引起浴盆的破损,所以动作一定要小心。

如果使用了浴盆内专用的椅子,在浴盆内的洗浴动作就会很容易完成,坐椅应为可调式的,椅面要宽大,椅腿需固定,并且要有靠背,椅面要长,以便于转移。如果是不可调式椅子,浴盆内放置椅子后,就会使人的身体高度升高,如果泡澡,很多时候热水不能泡到肩部,在这种情况下,可以盆浴与淋浴一同使用。

洗浴台是为了方便残疾人(尤其是截瘫患者)洗浴时的移乘动作而在浴盆周围安装的一种操作台。如果使用洗浴台,残疾人就可以先坐在洗浴台上,然后两腿再分别迈进浴盆,这样移乘动作就变得相对简单了。洗浴台从安装形式上分为以下两种:一种为洗浴台和浴盆的宽边相连;另一种为浴盆在中间,浴盆的横向两端都与洗浴台相连两种形式。由于洗浴台与浴盆宽边相连的洗浴台会使洗浴场所的空间变窄,所以多用于空间较宽的洗浴场所。使用浴盆的横向两端都与洗浴台相连的洗浴台时,要选择与浴盆相匹配的尺寸,在确定已安装牢固后方可使用。如果条件实在有限,也可在轮椅到浴缸间安装转移板或在墙的侧面安装水平扶手,扶手的高度距浴盆底部61cm。

浴室内的板条式地板有利于消除浴室入口的高度差,另外,在浴盆较高而不好跨入时,也可用其调节浴盆的高度。由于使用了板条式地板,水龙头的位置就会变低,所以需要检查洗面盆等的使用是否方便。地板的材质有木质、硬质塑料等。木质的地板使用起来比较舒适,但使用后要注意使其保持干燥。为了扫除、拆卸方便,最好选择分离式板材。与浴盆相连接的地面部分放置防滑垫。淋浴用浴室的面积至少应为920cm×920cm,并且淋浴室内还应安装扶手。浴室中的热水管要给予包裹或遮挡,以避免烫伤使用者,尤其是有感觉障碍的残疾人。

(九)阶梯用升降机

在生活中必须要上下楼梯时,可以考虑使用阶梯用升降机或家庭用电梯。由于家庭用电梯需要高额的费用,还有安装的要求较高等问题,如果是已建好的住宅多数不能安装使用。

阶梯用升降机就是将升降机固定于楼梯上,将椅子和升降用板一同进行升降,或沿着轨道将轮椅吊起进行升降。从安装形式上分为固定铺设式和可移动式电梯两种形式。

椅式阶梯升降机就是沿着已在楼梯上铺设好的轨道,用电动的方式来升降椅子的装置,它可以用于直线楼梯,也可以用于曲线楼梯,但有时由于楼梯的宽窄度、楼梯角度、楼梯踏面到屋顶的角度等原因,也可能会有不能安装的情况发生。另外,还有供室外使用的升降机。

可移动式阶梯升降机是在阶梯上安装凹凸的橡胶制传送带,由电动控制使传送带边转动边上下楼梯。另外一种是由安装有两个外轮和两个内轮的臂,用电动控制,交替转动来上下阶梯的升降机,以上两种是很具代表性的升降机。尽管如此,由于个人住宅楼梯的角度和空间的问题,在使用上很多时候是受到限制的。在应用方面,要检查轮椅和所使用的环境是否适合机器的使用,还需详细指导辅助者使用,目的是提高使用的安全性。

(十)消除高度差的升降机

残疾人在使用轮椅上下住宅楼门前的台阶时非常困难,需要有两个以上的人帮助才可以完成,设置斜坡是解决的手段之一,但许多情况下,没有很宽的地面空间,所以不很实用。

这种情况下,如果有1m左右的高度需垂直上下时,使用被称为高度差消除机的轮椅专用升降机比较适宜。它分为需要设计安装的固定设置型高度差消除机和不需安装的搁置型高度差消除机两种形式。固定设置型高度差消除机是用电动液压的方式将搭载台从下向上抬起,抬起后可获得开阔的空间,它有轮椅进入方向不受限制的优点。由于搭载台的大小是固定的,所以可以根据轮椅的大小和安装场所来选择搭载台的大小(图3-5-3)。搁置式高度差消除机有手动升降的,也有电动升降的。与固定设置型高度差消除机不同,行进方向限定在只能前进、后退方向,可升降的高度通常为70cm左右。

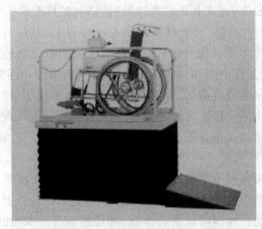

图3-5-3 固定设置型高度差消除机

(十一)交流用辅助器具

(1)无线小型呼叫铃设备简单,安装方便,可以移动,可随时安装在辅助者所需要去的房间内。

(2)可以将辅助残疾人时常用的日常用语如"吃饭"、"喝水"、"上厕所"、"冷"、"热"等预先写在硬纸板或白板上。对于那些有肌萎缩侧索硬化症和肌肉萎缩症等发音困难的残疾人,借助这些预先准备好的、带有常用词语的硬纸板或白板就可以将简单的、自己想表达的类似吃、穿、冷、热等意思传达给照顾自己的人。在需要用手指着纸板才能表达自己意愿的情况下,要将残疾人安置在手比较好指的位置。如果存在手的震颤,用手指纸板困难的情况时,可以将有一定重量的沙袋固定在残疾人的前臂处,用以稳定上肢来更好地完成动作。在残疾人无法用手指纸板的情况下,可以由辅助者一边用手指指着纸板上的字一边读,以取得残疾人用眨眼等动作和信号来表达自己的意愿的配合。

(3)电话机有只操作单键就可以通话的残疾人专用电话,即使不拿起听筒,也可以利用内置式的小麦克进行通话。

(4)环境控制系统(environmental control system,ECS)又称为环境控制装置(environmental control unit,ECU),是为四肢瘫或其他重度残疾者设计的,用来控制床周围环境中的一些常用设施,用以减少残疾人在日常生活中依赖程度的一种自动控制系统。它是利用呼气、吸气以及头、舌等身体的残存功能来控制身边的家用电器的装置。一般与环境控制系统相连接的电器有呼叫铃、电动床、空调、电视、音响、电话等,也可以根据个人情况连接其他种类的电器。典型的环境控制装置如下(图3-5-4)。

①环境控制系统的一般结构:环境控制系统包括两大部分:控制部分和执行部分。控制

部分由中央控制器(微型计算机)、显示器(电视机)、打印机和磁盘等组成。

②常用的两种控制方式:有线控制方式、无线控制方式(电磁波和超声波等)。中央控制器通过直接选择方式或扫描选择方式,实现对执行部分的控制。控制反馈常采用声音反馈和视觉反馈。控制器包括一组开关、电视频道选择、收音机波段选择、音量调节、灯光亮度控制、电动床高度控制等。

执行部分由周围环境设备组成,如电灯、收音机、电视机、窗帘开合器、警报器、门锁、电动床、加热器、电话、对讲机、打字机、翻书页器、进食辅助器、洗澡辅助器、大小便辅助器及各种家用电器等。

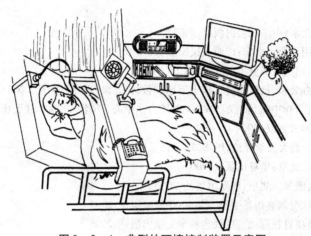

图3-5-4　典型的环境控制装置示意图

(十二)交通工具

(1)利用液压控制装置调节公共汽车踏板,使其降至于路沿同高,便于残疾者通过。

(2)对私家汽车进行改造,用手控制刹车和油门。

(3)增加方向盘辅助装置。

(4)安装升降装置将轮椅放到车内。

(周玉梅、戴东)

思考题

1. 环境改造的概念及目的是什么?

2. 环境评定的方法有哪几种?

3. 住宅改造包括哪些内容?

4. 辅助器具的定义是什么?

5. 辅助器具的作用是什么?

6. 社区常用的辅助器具有哪些?

主要参考文献

1. 邓敏杰. 创新社区. 北京:中国社会出版社,2002

2. 邓敏杰. 社区康复实用手册. 南宁:广西人民出版社,2010

3. 赵悌尊. 社区康复学. 北京:华夏出版社,2008

4. 全国残疾人康复工作办公室. 社区康复工作上岗培训教材. 北京:华夏出版社,2006

5. WHO 康复培训与研究合作中心(武汉),WHO 康复协作中心(香港). 2004 社区康复联合意见见书(CBR joint position paper 2004). 武汉. 2004

6. 李贵连. 话说"权利". 北大法学评论,1998(1):115 – 129

7. 马洪路. 社会康复学. 北京:华夏出版社,2003

8. 汤小泉,高文铸. 社区康复. 北京:华夏出版社,2000

9. 傅克礼. 残疾人基本状况调查指导手册. 北京:华夏出版社,2008

10. 叶敬忠,王伊欢. 发展项目教程. 北京:社会科学文献出版社,2006

11. 胡学强. 社区康复医学. 长春:吉林科学技术出版社,2000

12. 燕铁斌. 现代康复治疗技术. 合肥:安徽科学技术出版社,1994

13. 唐瑞. 常见病家庭运动疗法. 哈尔滨:黑龙江科学技术出版社,2002

14. 高云秋. 图解百病运动疗法. 福州:福建科学技术出版社,2001

15. 中国残疾人联合会. 肢体残疾系统康复训练. 北京:华夏出版社,1997

16. 宁宁. 骨科康复护理学. 北京:人民军医出版社,2005

17. 查特尼克. 儿童心理治疗技术:心理动力学策略. 高桦,闵容译. 北京:中国轻工业出版社, 2002

18. 李开勤. 偏瘫患者运动疗法. 北京:金盾出版社,2002

19. 李开勤. 常见病运动疗法. 北京:金盾出版社,2003

20. 宁志杰,孙磊. 现代矫形器与假肢的应用. 北京:军事医学科学出版社,2004

21. 燕铁斌. 现代康复治疗技术. 合肥:安徽科学技术出版社,1994

22. 小川恵子,宮下八重子,森倉三男. 理学療法士、作業療法士のための"地域リハビリテーション入門". 日本:協同医書出版社,1995

23. 寺山久美子. 地域作業療法学. 日本:協同医書出版社,2001

24. 小川恵子. 地域作業療法学. 日本:医学書院,2007

25. 金子翼. 作業療法評価学. 日本:協同医書出版社,2000

26. 窦祖林. 作业治疗学. 北京:人民卫生出版社,2008

27. 胡永善,戴红. 社区康复. 北京:人民卫生出版社,2006

28. 缪洪石. 康复医学理论与实践. 上海:上海科学技术出版社,2000

29. Charles Christiansen,Carolyn Baum. Occupational Therapy,Overcoming Human Performance Deficits. America:SLACK Incorporated,1991

30. 地域リハビリテーション研究会. 私たちのハウツウ地域リハ. 日本:三輪書店,1991

31. 丸山仁司.PT、OTなら知っておきたい病気のこと.日本:遊戯社,2009

32. 顾越.作业疗法学.北京:求真出版社,2010

33. 于普林.老年医学.北京:人民卫生出版社,2002

34. 卓大宏.中国残疾预防学.北京:华夏出版社,1998

35. 中国残疾人联合会.老年病致残的预防.北京:华夏出版社,2000

36. 王德全,姜晓丹.老年痴呆患病率及危险因素调查.中国公共卫生,2002,18(12):1498-1499

37. Pedretti LW, ed. Occupational Therapy; Practice Skills for Physical Dysfunction, 5th ed. St. Louis: Mosby, 2001

38. Trombly CA. Occupational Therapy for Physical Dysfunction, 5th ed. Baltimore: Williams & Wilkins, 2002

39. Helewa A., Goldsmith C. H. Effects of Occupational Therapy Home Service on Patients with Rheumatoid Arthritis. Lancet, 1991,337(8755), 1453-1457

40. Neidstadt, M. E., & Crepequ, E. B. Willard & Spackman's Occupational Therapy, 9th Ed. Philadelphia: Lippincott-Ravem Publishers,1998

41. Pedretti LW, ed. Occupational Therapy; Practice Skills for Physical Dysfunction, 5th ed. St. Louis: Mosby, 2001

42. Crewe NM. A 20-year longitudinal perspective on the vocational experiences of persons with spinal cord injury. Rehabilitation Counseling Bulletin 2000 43(3):122-133

43. Scherer MJ and Cushman LA. Measuring subjective quality of life following spinal cord injury: a validation study of the assistive technology device predisposition assessment. Disability & Rehabilitation 2001,23(9): 387-393

44. Schopp LH, Clark MJ, Hagglund KJ, Sherman AK, Stout BJ, Gray DB and Boninger ML. Life activities among individuals with spinal cord injury living in the community: perceived choice and perceived barriers. Rehabilitation Psychology 2007 52(1):82-88

45. 卓大宏.中国康复医学.北京:华夏出版社,2004

46. 张卫华.颈椎病的诊断与非手术治疗.北京:人民军医出版社,2005

47. 陈志龙,王想福.实用骨科临床检查与诊断技术.兰州:甘肃科学技术出版社,2009

48. 王玉龙.康复评定.北京:人民卫生出版社,2000

49. 周振东.颈肩部慢性疼痛治疗学.北京:人民军医出版社,2003

50. 王伯珉.图解颈肩腰腿痛.北京:华夏出版社,2001

51. 李庆涛,徐东谭,徐光辉.临床骨科康复治疗学.北京:科学技术文献出版社,2009

52. 俞永林.专家解答颈肩腰腿痛.上海:上海科学技术文献出版社,2005

53. 殷秀珍,黄永禧.现代康复医学诊疗手册.北京:北京医科大学中国协和医科大学联合出版社,1995

54. 帕特里夏.循序渐进——偏瘫患者的全面康复.刘钦刚,译.北京:华夏出版社,2007

55. 范振华.骨科康复医学.上海:上海医科大学出版社,1999

56. 王彤,临床作业疗法学.北京:华夏出版社,2005

57. 李树春,小儿脑性瘫痪.郑州:河南科学技术出版社,2000

58. 孙敦科译,孤独症谱系障碍家长及专业人员指南.北京:北京大学医学出版社,2009

59. 唐丹.作业疗法.广州:广东科技出版社,2009

60. 吴英黛.辅具评估专业技术手册.北京:华夏出版社,2009

61. 刘梅花.作业治疗学.上海:复旦大学出版社,2009

图书在版编目（CIP）数据

社区康复学/付克礼主编. –2 版 . –北京:华夏出版社,2013.1(2020.3 重印)
高等医学院校康复治疗学专业教材
ISBN 978 – 7 –5080 –7294 –4

Ⅰ.①社… Ⅱ.①付… Ⅲ.①社区－康复医学－医学院校－教材 Ⅳ.①R492

中国版本图书馆 CIP 数据核字(2012)第 262053 号

社区康复学

付克礼　主编

出版发行	**华夏出版社**
	（北京市东直门外香河园北里 4 号　邮编:100028）
经　　销	新华书店
印　　刷	三河市少明印务有限公司
装　　订	三河市少明印务有限公司
版　　次	2013 年 1 月北京第 2 版
	2020 年 3 月北京第 4 次印刷
开　　本	787×1092　1/16 开
印　　张	22
字　　数	529 千字
定　　价	49.00 元

本版图书凡有印刷、装订错误,可及时向我社发行部调换。